脊柱结核手术技巧

Surgical Techniques of Spinal Tuberculosis

主　编　秦世炳　朱昌生

科学出版社

北　京

内 容 简 介

脊柱结核是临床常见的脊柱疾病，常需要手术治疗，但适宜的术式和高超的手术技巧是临床医师面临的难题。本书作者结合 30 余年的骨关节结核诊疗经验，共收集了 32 个典型病例，以病例介绍的方式、分部位阐述了颈椎、胸椎、腰椎、腰骶椎等部位骨结核的手术适应证、禁忌证、术前计划、手术步骤、手术技巧、术后处理和随访。本书贴近临床、图文并茂，适于各级骨科医师、结核科医师、感染科医师阅读参考。

图书在版编目（CIP）数据

脊柱结核手术技巧/秦世炳，朱昌生主编. —北京：科学出版社，2022.4
ISBN 978-7-03-071852-5

Ⅰ.①脊⋯　Ⅱ.①秦⋯②朱⋯　Ⅲ.①脊柱病－骨关节结核－外科手术
Ⅳ.①R681.5

中国版本图书馆CIP数据核字（2022）第041339号

责任编辑：郭　颖 / 责任校对：郭瑞芝
责任印制：赵　博 / 封面设计：龙　岩

科学出版社 出版
北京东黄城根北街 16 号
邮政编码：100717
http://www.sciencep.com

北京画中画印刷有限公司 印刷
科学出版社发行　各地新华书店经销
*

2022 年 4 月第 一 版　开本：787×1092　1/16
2022 年 4 月第一次印刷　印张：22 1/4　插页：8
字数：558 000
定价：198.00 元
（如有印装质量问题，我社负责调换）

编委名单

☆ ☆ ☆

主　　编　秦世炳　朱昌生

副主编　寸新华　王文胜　石仕元　买尔旦·买买提　刘丰胜

　　　　　地里下提·阿不力孜　张　强　蒲　育　贺宝荣　唐　恺　范　俊

编　　委（以姓氏笔画为序）

寸新华	昆明市第三人民医院
马　良	新疆维吾尔自治区胸科医院
马鹏飞	杭州市红十字会医院
王　恒	首都医科大学附属北京胸科医院
王　倩	首都医科大学附属北京胸科医院
王　彪	西安市红会医院
王文胜	内蒙古自治区第四医院
王传庆	山东省胸科医院
石仕元	杭州市红十字会医院
兰汀隆	首都医科大学附属北京胸科医院
朱　禧	宁夏医科大学总医院
朱昌生	西安市胸科医院
朱晓丽	首都医科大学附属北京胸科医院
朱德智	内蒙古自治区第四医院
向　磊	成都市公共卫生临床医疗中心
刘丰胜	河北省胸科医院
孙党泽	西安市胸科医院
李　元	首都医科大学附属北京胸科医院
李邦银	成都市公共卫生临床医疗中心
严广璇	首都医科大学附属北京胸科医院
步荣强	中国人民解放军总医院
何　敏	成都市公共卫生临床医疗中心
张　强	广州市胸科医院
张少华	内蒙古自治区第四医院
张文龙	天津市海河医院
张西峰	中国人民解放军总医院
张会军	西安市胸科医院

陆霓虹	昆明市第三人民医院
陈其亮	陕西省结核病防治院
范　俊	首都医科大学附属北京胸科医院
金阳辉	杭州市红十字会医院
胡胜平	杭州市红十字会医院
柳盛春	沈阳市胸科医院
施建党	宁夏医科大学总医院
费　骏	杭州市红十字会医院
贺宝荣	西安市红会医院
姚黎明	陕西省结核病防治院
秦世炳	首都医科大学附属北京胸科医院
贾晨光	河北省胸科医院
夏　平	武汉市第一人民医院
徐尚胜	青海省第四人民医院
唐　恺	首都医科大学附属北京胸科医院
盛　杰	新疆维吾尔自治区胸科医院
董伟杰	首都医科大学附属北京胸科医院
蒋韶宁	上海市公共卫生临床中心
鲁增辉	西安市胸科医院
蒲　育	成都市公共卫生临床医疗中心
雷国华	首都医科大学附属北京胸科医院
鲍　锐	贵阳市公共卫生救治中心
薛海滨	解放军总医院第八医学中心
买尔旦·买买提	新疆医科大学附属第一医院
地里下提·阿不力孜	新疆维吾尔自治区胸科医院

前　言

　　脊柱结核是最常见的严重肺外结核病，常常伴有骨质破坏、空洞、死骨和脓肿形成，严重的造成脊柱后凸或侧弯畸形，甚至压迫神经脊髓导致剧烈疼痛和截瘫等严重并发症，严重影响患者身心健康，影响患者的工作和生活，因此清除坏死组织、神经脊髓减压和重建脊柱稳定性是治疗脊柱结核的主要目的，欲达到此目的正确的手术方法是关键。随着医学技术的发展，医务工作者在传统手术治疗的基础之上，不断探索创新，新的手术方式层出不穷。为了总结脊柱结核的手术方式，找到适合患者病情的手术方法，特撰写此书供大家学习参考，以提高脊柱结核的诊疗水平，使患者获得疗效好、创伤少、经济可行的手术治疗方法，增加患者的治疗满意度。

　　本书主要内容为脊柱结核的手术治疗理论的概括性总结，根据脊柱结核发病的不同部位，如颈椎、胸椎、腰椎、腰骶部进行介绍，每个部位又根据不同节段分析研究了各自的手术方法。针对一些特殊疾病如脊柱结核合并获得性免疫缺陷综合征，以及微创等新技术在脊柱结核手术中的应用等进行了分别描述。本书中，每个手术方式都是作者经历多次相似的病例后的经验总结，每个手术入路、手术方法都有详细的手术过程描述，并随文附上典型病例。"文 - 例"对照能让读者更真实地了解手术时机、手术过程、手术方法和手术感受。书中对每种手术方法和目的进行了详尽的分析，相信本书的出版将为临床脊柱结核的诊治提供宝贵的经验，对于提高广大医师脊柱结核手术治疗水平有重要意义。

　　经过近50余名作者的不懈努力，我也字斟句酌，终于实现了撰写一本脊柱结核手术方法图书的愿望。本书作者以脊柱结核一线临床医师为主，国内多个省（市、自治区）医院广泛参与；本书的撰写过程是对作者们专业与品格的双重修炼，培养了其坚强的意志，增强了团队意识，提高了专业水准及逻辑思维能力。读者是作者们的写作动力，更是本书知识的传播者、传承者和点评者。希望通过本书的介绍，每个相关从业医师能总结自己最擅长的手术入路和手术方法。我们也期待广大读者也加入到作者的队伍，推动本书的不断更新与再版，真诚敬请读者对本书不当之处予以批评和指正。

　　在本书出版之际，首先感谢《中国防痨杂志》原常务副主编薛爱华编审逐字逐句的审阅，这提升了本书的文字表达水平。其次，向本书引用参考文献的原作者们表示感谢，由于他们的科研和临床经验的积累使我们能站在现代医学发展的前沿。最后，感谢本书的全体作者，他们克服工作中的种种困难，日夜伏案笔耕参与本书撰写，可爱可敬！

首都医科大学附属北京胸科医院骨科

秦世炳

目　录

附　录

总 论 篇

第1章

脊柱结核的诊断

第一节 临床表现

脊柱是以骨盆为基座，以脊椎骨为支架，以椎间盘为连接，以肌肉、肌腱、韧带、筋膜为保护，以脊髓及神经为通信联络，以血管为能量供应的一个立柱状整体结构。

多数情况下，临床上常把脊椎等同于脊柱，实际上两者有较大区别。脊椎是由颈椎、胸椎、腰椎、骶椎、尾椎组成的骨性结构。

所谓脊柱结核就是发生在脊柱的结核分枝杆菌感染，结核分枝杆菌可累及脊柱各组成部分的一个、几个或全部组织，从而形成不同类型及程度的脊柱结核，以发生在脊椎骨最为常见。

脊柱结核多是继发性疾病，绝大多数继发于肺结核，继发于其他结核者少见。也有部分患者无肺结核病史及证据，在机体抵抗力明显下降时（比如严重烧伤治疗中、血液病化疗中、肾移植等手术后免疫抑制剂治疗等）发生脊柱结核。

脊柱结核是一个古老的疾病，最早发现的病例见于5000年前的古埃及木乃伊，1779年英国外科医师 Percival Pott 首次描述了脊柱结核。脊柱结核是最常见、最严重的肺外结核之一，常见于发展中国家，随着人口的迁移、艾滋病感染者的增多、结核分枝杆菌耐药菌株的出现等影响因素，脊柱结核的患病率及治疗难度也在不断增加，应引起广泛关注。

一、全身症状

脊柱结核在发病早期多数没有任何全身症状；随着疾病的进展，可以出现程度不同的全身症状，包括午后低热、夜间盗汗、全身倦怠、食欲缺乏、体质量减轻等，有部分患者可出现自主神经功能紊乱的症状。儿童患者发热较常见，还可出现不喜欢玩耍、夜间啼哭等现象。

二、局部症状与体征

（一）疼痛

疼痛症状往往出现较早，多为钝痛，程度不等；持续性钝痛是脊柱结核的主要特征之一。通常情况下，疼痛较为轻微，在行走、活动、劳累后加剧，休息后可减轻；在打喷嚏、咳嗽时可使疼痛短时加剧，随后逐渐缓解。

疼痛一般分为局部性和放射性两种。局部性疼痛通常出现在受累椎体棘突两旁或棘突和棘间。当病变影响到神经根时可出现相应神经节段支配区的放射痛。胸腰段病变的患者

☆ ☆ ☆ ☆

常有腰骶部的疼痛。如病变压迫脊髓和神经根，疼痛可能相当剧烈，并沿神经根放射。因椎体离棘突较远，故局部压痛不太明显，叩击局部棘突，可出现痛感。

疼痛可因病变部位不同而呈现不同的表现。

颈椎结核：颈部疼痛为主，尤其是在左颈部旋转运动或抬头或低头时疼痛加重，有的患者拒绝进行上述运动。此外，还可有上肢麻木等神经受刺激的表现，在咳嗽、打喷嚏时可使疼痛及麻木感加重。当神经根受压时，则疼痛较为剧烈，患者头颈部会强迫性保持不动，或患者常用双手托住下颌，头部前倾，颈部缩短，是非常典型的特有姿势。如果出现咽后壁脓肿，可出现程度不等的吞咽困难或呼吸困难，睡眠时打鼾。如若脓肿继续增长，有时可在颈侧部触摸到流注脓肿的包块并有波动感。

胸椎结核：胸椎结核的早期局部症状体征都较少。可有程度不等的背部疼痛，当脊神经受累及时可出现一侧或双侧的束带感；而部分下胸椎结核患者有时候表现为腰骶部疼痛。胸椎后凸畸形较为常见，尤其在儿童及老年患者，甚至是就诊的直接原因。也有患者在突然出现截瘫时才来就诊。

腰椎结核：最早出现的是行走姿势异常，患者常是双手揣腰，头和躯干后倾，称为傲慢步态，其目的是尽量减少体质量对病变椎体的压力，或者重新建立重力线，以减轻疼痛。患者从地上捡拾物品时，不能弯腰，需直腰、屈膝、屈髋、下蹲，称为拾物试验阳性。若为儿童，俯卧时检查者双手抓住患儿双足，将双下肢及骨盆轻轻向上提起，如有腰椎病变，由于肌肉痉挛，保持腰部僵直，而使生理性前凸消失。

压痛与叩击痛：因椎体结核距离棘突较远，沿脊柱长轴各棘突局部压痛的阳性体征较少，只有在附件结核时才常出现，当椎体结核累及椎弓根等时也可出现。而棘突的叩击痛更为常见，一般表现为钝痛，不向其他部位放射。当脊柱结核并发腰大肌脓肿时，常可在腹部触及包块，伴有局部压痛或深压痛阳性。

（二）活动受限

根据病变部位的不同，可发生相应脊柱节段的活动障碍，最早出现的就是晨僵。由于活动受限而导致的局部僵硬是脊柱结核最早出现的最基本的局部阳性体征。

颈椎结核有颈僵，胸椎结核有背僵，腰椎结核有腰僵，腰背僵是脊柱结核发病早期最重要的体征之一。主要原因是由于局部椎旁肌肉受到炎性刺激后痉挛所致，是机体为减少局部活动而自发形成的保护性机制。肌肉痉挛开始表现为脊柱椎旁肌肉因疼痛引起的反射性痉挛，后来转变为痉挛性肌紧张，从而引起一些异常姿势。如颈椎结核患者的斜颈，胸腰椎结核患者的傲慢步态等。儿童因入睡后肌肉松弛，在翻身或变换体位时将造成疼痛，小儿突然因疼痛而引起的"小儿夜啼"较为常见。

（三）畸形

脊柱结核的早期一般不出现脊柱畸形，只有当骨结构破坏到一定程度才会出现畸形。脊柱结核特别是椎体结核，最常见的是脊柱后凸畸形，较少有侧弯畸形，且部分侧弯多是由于肌肉痉挛性疼痛导致的姿势性侧弯。后凸畸形的形成多是由于相邻椎体的相对缘及椎间盘破坏或椎体楔形压缩导致生理弧度发生改变，形成向后的成角畸形。由于胸椎有生理性后凸，病变时的后凸畸形较为明显，而颈椎、腰椎因存在生理性前凸，因而多数后凸畸形不明显。如单椎体或双椎体病变，当骨质破坏较重时，常表现为后凸成角畸形，甚至超过 90°。如多椎体病变，当骨质破坏不是较重时，常表现为圆背畸形，与临床上的退行性变或椎体压缩骨折的改变类似。

（四）寒性脓肿与窦道

在结核病灶部位由于液化坏死导致积聚多量脓液、结核性肉芽组织、死骨和干酪样坏死组织时，因为没有一般感染性脓肿的红、热等急性炎症反应，故称为寒性脓肿或冷脓肿。

脓肿可经组织间隙流动，也可以向体表溃破形成窦道。窦道可经久不愈，经窦道口流出脓液，有时可有死骨及干酪样物质流出，并随着病情的变化而变化；有时可自行愈合，然后又破溃流脓，反复出现。脓肿也可以与空腔内脏器官沟通形成内瘘，再经皮肤传出体外，形成外瘘管。脓腔与食管、肺、肠管或膀胱相通，患者可呕出、咳出、排出、尿出脓液。

脊柱椎体破坏后形成的寒性脓肿可有两种表现。

1. **椎旁脓肿**　脓液汇集在椎体旁，可在前、后方或两侧。以积聚在椎体两侧和前方比较多见。脓液将骨膜掀起，还可以沿着韧带间隙向上或向下蔓延，使数个椎体的边缘都出现骨腐蚀，有时候脓肿的长轴要长于椎体受累的长度。脓液还可以将后纵韧带掀起，进入椎体后方或椎管，压迫脊髓和神经根，但多数情况下不会突破后纵韧带。

2. **流注脓肿**　椎旁脓肿积聚到一定程度后，压力增高，穿破骨膜，沿着筋膜间隙向下流动，在远离病灶的部位出现脓肿。颈椎结核的脓肿常突破椎前骨膜和前纵韧带，汇集在椎体骨膜前方和颈长肌的后方。C4 以上的病变脓肿位于咽腔后方，称为咽后壁脓肿；C5 以下的病变脓肿位于食管后方，称为食管后脓肿；椎体侧方病变的脓液可在颈部两侧沿椎前筋膜及斜角肌向锁骨上窝处流注而形成脓肿；下颈椎结核病变的脓液可沿颈长肌流注到上纵隔的两侧；T1 ～ T3 病变的脓液也可以沿颈长肌上行，在颈根两侧形成脓肿，需要与颈部淋巴结结核相鉴别。胸椎结核形成的椎旁脓肿可形成球形、梭形等形状，可经横突和肋间隙向背部流注，沿肋间血管神经束后方走行，而在背部形成脓肿；也可以流入胸腔及肺部，形成内瘘，造成结核性脓胸或累及肺脏周边；患者常有明确的、精确的时间记忆，且常伴有剧烈疼痛及高热。胸腰椎及腰椎结核所致的椎旁脓肿穿破骨膜后，积聚在腰大肌鞘内，形成腰大肌脓肿。浅层腰大肌脓肿位于腰大肌前方的筋膜下，向下流动积聚在髂窝内，称为髂窝脓肿。腰三角是一个潜在的间隙，髂嵴后缘、骶棘肌外缘与腹内斜肌后缘是其边界。深层的腰大肌脓肿可以穿越腰筋膜到腰三角，称为腰三角脓肿。腰大肌脓肿还可以沿腰大肌流注至股骨小转子处，成为腹股沟处的深部脓肿。还能绕过股骨上端的后方，出现在大腿外侧，甚至沿阔筋膜流注至膝上部位。腰骶椎结核可以形成腰大肌脓肿和骶前脓肿，骶前脓肿可以穿破乙状结肠和直肠形成内瘘。

寒性脓肿破溃后必然会有混合感染，引流不畅时可有高热。局部急性炎症反应时也可加重。重度混合感染时慢性消耗、贫血、中毒症状加重明显，甚至出现肝功能与肾功能衰竭等。

（五）神经功能障碍

是指病变组织直接压迫脊髓，表现为四肢感觉、运动功能障碍和大小便障碍等。脊髓受压是脊柱结核严重的并发症，是脊髓受到结核性病变物质（包括死骨、坏死的椎间盘、肉芽组织、脓液等）压迫所致。开始可仅表现为浅感觉减退、腱反射亢进，随后出现感觉功能丧失、运动及括约肌功能障碍，发生髌阵挛、踝阵挛、病理反射等，最后出现不同程度的截瘫。

颈胸段结核主要以脊髓压迫症状为主，常可出现截瘫症状；腰椎和腰骶椎结核主要表现为腰痛。胸椎和胸腰段结核常伴有后凸和（或）截瘫；而腰椎椎管较宽，病程进展缓慢，除非出现广泛性的椎体破坏。漂浮的神经根一般不易受到结核坏死组织、寒性脓肿的卡压。早期表现为疼痛，感觉障碍，逐渐出现运动障碍，表现为行走笨拙、双下肢无力及僵硬、易于跌倒等，根据压迫部位的不同及椎管受累的程度，可出现程度不等的截瘫表现、大小便障碍等。

（秦世炳　王传庆）

第二节　实验室检查

仅凭病史、体征和影像学检查，要将关节结核与其他细菌或真菌引起的感染，尤其是低毒力菌株感染，以及免疫性关节炎，原发性、继发性肿瘤区别开来非常困难，常常需要采用实验室检测技术进行辅助诊断。实验室检测技术包括分子生物学的诊断技术近年来不断有所提高，但确定早期诊断仍没有一个明确的指标或标准，且分子生物学诊断需要依赖穿刺及病理检查；而现在临床诊断仍然需要一定的临床经验才能确定。

一、常规实验室检查

血常规、红细胞沉降率（ESR）检测：脊柱结核患者的血白细胞可正常或轻度增加，淋巴细胞百分比较高。ESR 加快、C 反应蛋白升高。ESR 在结核活动期明显增快，一直用于判断病变的活动度，以及对疗效和预后的评价。

二、免疫学检查

由最早的皮肤结核菌素试验（PPD 试验）到结核分枝杆菌抗体测定（IgG、IgM 和 IgA）、单纯的结核抗原检测，经历了 60 多年的历程。但作为结核病诊断、观察病情进展的指标，由于缺乏高敏感特异的结核抗原检测试剂，决定了其特异性差；并且受机体的免疫功能和状态等影响，使得检测的准确性大打折扣，而且还难以区分结核分枝杆菌感染和活动性结核病，因此其诊断价值有限。

酶联免疫斑点试验（ELISPOT）或者结核感染 T 细胞斑点试验（T-SPOT.TB）较结核菌素试验对结核病的辅助诊断有更高的敏感度及特异度，而且不受卡介苗接种和大多数环境分枝杆菌的影响；在我国高潜伏结核感染的背景下，其假阳性率较高，但其特异度有较高的可信度，对结核病有较大的诊断价值。

1. 血清结核特异性抗体检测　结核分枝杆菌寄生在细胞内，是一种胞内寄生菌。结核分枝杆菌入侵人体后，可以发生抗感染的细胞免疫，从而产生抗结核分枝杆菌的抗体；疾病严重时，受损的范围比较大，细胞免疫减弱，结核分枝杆菌抗体产生多，即抗体随病变加重（或血行播散）而增加。因此，检测血清结核抗体对评估结核病病情严重程度有着重要的意义。

2. PPD 试验　该试验易受卡介苗接种的影响和环境分枝杆菌间的交叉反应影响，使得假阳性率较高；并且无法鉴别区分是卡介苗接种后的反应，还是结核分枝杆菌的感染。

3. 酶联免疫斑点试验（ELISPOT）或者结核感染 T 细胞斑点试验（T-SPOT.TB）　借助酶联免疫吸附法的各项原理，由单细胞水平对细胞因子进行检测的细胞免疫学技术之一；其操作十分简易，且具有较高的敏感度，能够十分迅速地对结核病进行诊断。

4. T 细胞亚群分析　通过流式细胞术（flow cytometry，FCM）分析患者外周血淋巴细

☆☆☆☆

胞亚群是目前临床评估免疫功能的方法之一，是反映机体免疫功能状态的重要指标，可为临床制订免疫干预措施、观察疗效及判断预后等方面提供依据。

三、分子生物学检查

1. 聚合酶链反应（polymerase chain reaction，PCR）测序　是分枝杆菌菌种鉴定的金标准，能够确定分枝杆菌的菌种，但容易发生交叉污染，假阳性率较高。

2. 基因检测技术　对结核病及耐多药结核病（MDR-TB）具有较高的诊断价值，可指导临床对抗结核药品进行合理选择。

（1）GeneXpert MTB/RIF：2h 即能鉴定是否为结核分枝杆菌感染，以及是否存在利福平耐药，同时还能鉴定少许几种非结核分枝杆菌。GeneXpert MTB/RIF 是基于 GeneXpert 平台和实时 PCR 技术对结核分枝杆菌及利福平耐药性检测的系统。将临床标本置于标本盒中，系统可以自动完成检测，最快在 2h 内读出结果。其在痰标本中检测结核分枝杆菌及利福平耐药性的敏感度、特异度高，是世界卫生组织推荐的结核分枝杆菌分子药物敏感性试验（简称"药敏试验"）的检测方法。已有多项研究将 GeneXpert MTB/RIF 用于肺外结核患者临床标本中检测结核分枝杆菌与利福平耐药性，结果提示同样有满意的敏感度和特异度。虽然脊柱结核临床标本存在取材困难、标本异质性大、含菌量少、前期处理难等特点，但是李力韬等报道 GeneXpert MTB/RIF 在脊柱标本检测中的敏感度和特异度分别可达到 93.33% 与 94.12%。即使在分枝杆菌培养阴性的标本中，经病理学检测验证 GeneXpert MTB/RIF 仍能检出其中 34.21% 的结核病患者，提示该技术有一定的鉴别诊断价值。

（2）线性探针结核分枝杆菌耐药快速检测系统（Hain GenoType MTBDRplus）：9h 内即能鉴定结核分枝杆菌复合群与龟分枝杆菌、脓肿分枝杆菌等 13 种常见非结核分枝杆菌，同时确定是否对异烟肼、利福平耐药。

目前，全球已开发出多种竞争性的结核分枝杆菌耐药性检测的分子药敏试验仪器，如 GeneXpert MTB/RIF（Cepheid 公司，美国）、晶芯（北京博奥生物，中国）、GenoType MTBDRplus（Hain Lifescience 公司，德国）、GenoType MTBDRsl（Hain Lifescience 公司，德国）、Inno-LiPA RifTB assay（Innogenetics NV 公司，比利时）等。诸多技术是基于检测耐药基因突变来推测结核分枝杆菌的耐药表型，具有快速、准确、相对低的技术要求和简便的标本运输等优势，其中 GeneXpert MTB/RIF、Inno-LiPA Rif TB 与 GenoType MTBDRplus 等技术已成为世界卫生组织推荐的分子药敏试验的检测方法，然而上述技术和方法在耐药脊柱结核诊断中的应用与推广相对迟滞。

四、细菌学检查

1. 抗酸杆菌染色　操作简便，但对标本的要求比较高，含菌量在 5000 ～ 10 000 条 /ml 才可检出阳性。骨关节结核标本染色镜检阳性率远低于肺结核。标本的采集、涂片和染色方法，显微镜的类型及操作人员技能水平均可影响检查结果的阳性率。
－：300 个视野内未发现抗酸杆菌；±：1 ～ 8 条抗酸杆菌 /300 个视野内，直接报告抗酸杆菌数；+：3 ～ 9 条抗酸杆菌 /100 个视野内；++：1 ～ 9 条抗酸杆菌 /10 个视野内；+++：1 ～ 9 条抗酸杆菌 / 每个视野内；++++：＞9 条抗酸杆菌 / 每个视野内。

2. 分枝杆菌培养法　目前根据采用的培养基分为 3 种培养方法：固体培养基法、液体培养基法和固液双相培养基法。

☆ ☆ ☆ ☆

（1）分枝杆菌固体培养法：固体培养基，如罗氏培养基（Lowenstein-Jensen medium）和改良罗氏培养基，可直接观察菌落的形态并做细菌鉴别、抗结核药品的药敏试验，但培养时间长，常需 1～2 个月才能获得结果，不能及时指导临床治疗。

固体培养法一般接种 3d、7d 观察菌落生长情况。此后，每周观察 1 次。阳性生长斜面经涂片染色验证后随时报告，培养阳性者应报告分枝杆菌阳性和分枝杆菌生长丰富程度。

1 周内生长的分枝杆菌或产生色素者，应立即进行快速生长的分枝杆菌菌落鉴定。

在非接触式声波移液技术（ATS）培养基上厌氧培养 4 周，可见到大小不等、形态不一的细菌，其菌落很小。此菌属于结核分枝杆菌的变种，为细胞壁缺陷型细菌，应立即转种于特殊培养基中。

分枝杆菌培养报告方式：分枝杆菌培养阴性（-）即斜面无菌落生长；分枝杆菌培养阳性（++）即菌落占斜面面积 1/2；分枝杆菌培养阳性（+++）即菌落占斜面面积 3/4；分枝杆菌培养阳性（++++）：菌落布满全斜面。

菌落占斜面面积不足 1/4 时，实报菌落数。

培养基污染情况报告：在观察分枝杆菌生长情况时，发现有非分枝杆菌生长时，应报告污染菌生长。污染菌生长（contaminate，C）情况标准报告为：C（+）即污染菌生长占培养基斜面 1/4 以下；C（++）即污染菌生长占培养基斜面 1/2 以下；C（+++）即污染菌生长占培养基斜面 3/4 以下；C（++++）即污染菌生长占满培养基斜面。

（2）分枝杆菌液体培养法：能将培养时间缩短至 2 周以内，但菌落形态无法由肉眼直接观察出来，尤其是污染菌与结核分枝杆菌鉴别困难，有时需涂片染色镜检来判断是否有结核分枝杆菌生长。

目前应用最广泛的主要是美国 BACTEC MGIT 960 全自动快速分枝杆菌培养鉴定 / 药敏试验仪（简称"BACTEC MGIT 960"），集培养、药敏试验、鉴定为一体。收集脊柱病灶中的脓液或坏死组织研磨液标本，制备培养液加入 MGIT 管中，将 MGIT 培养管置入 BACTEC MGIT 960 进行孵育培养，BACTEC MGIT 960 荧光强度记忆探测器每隔 60 min 自动连续测定培养管内荧光强度，判断管内分枝杆菌的生长情况。若出现阳性标本，仪器红色指示灯立即闪亮，同时有报警提示音。按仪器操作步骤提示阳性标本，并自动打印结果。

（3）固液双相培养基：以液体培养基为基础快速培养结核分枝杆菌，再分离纯化液体中的菌落在固体培养基上观察菌落生长形态，既发挥了液体培养基培养时间短的优点，又保留了固体培养基可直接观察菌落形态的特点。

五、病理学检查

病理标本可通过穿刺活检、手术等方法取得，标本量的多少、取材部位、切片和染色制作工艺等均可影响病理学检查的准确性。脊柱结核患者的病变部位、病变时期等不同，其具体的病理表现也不相同。早期或病变恶化时，以渗出病变为主，表现为浆液性或浆液纤维素性炎症。在病灶菌量少、毒力低或机体免疫力较强时，以增生病变为主，表现为结核结节（结节性肉芽肿）的形成，为结核病的特征性病变。结核结节由类上皮细胞、朗汉斯巨细胞、淋巴细胞和少量成纤维细胞构成。当机体变态反应强时，结核结节中央可发生干酪样坏死。在病灶菌量多、毒力强、机体免疫力低或变态反应强烈时，以坏死病变为主，典型表现为干酪样坏死。渗出、增生与坏死这几种反应常同时存在，以其中一种状态为主，另外又可以相互转化。近年来，耐药结核分枝杆菌的出现和抗生素的不当使用，使结核病病变的组织形态变异很大，出现了大量形态学改变不典型的患者，与其他肉芽肿性疾病鉴别困难，往往需借助抗酸染色及培养找到结核分枝杆菌并进行菌种鉴定来明确诊断，甚至需采用分子生物学检测手段才能明确诊断。

1. 送检病理标本注意事项　从患者病灶取得的各种标本，应及时送检。送检前切勿随意切开标本，应保持标本的原状并将标本全部送检。同一患者同时有多个不同性质或不同部位的标本时，要分别放置并加以标明。详细填写病理检查申请单，有特殊要求时要注明。送检容器上应有患者识别的姓名和条码。

2. 结核病病理学常用检查方法　①抗酸杆菌染色；②免疫组织化学检测；③ PCR 检测；④原位杂交技术检测；⑤ DNA 测序。

（秦世炳）

第三节　影像学检查

一、数字 X 线摄影

数字 X 线摄影（digital radiography，DR）通常选用正位（后前位）和侧位，是脊柱结核检查的最常用体位，主要观察各椎骨的排列及解剖部位，骨性椎管的前后径和椎旁软组织等。双斜位及过伸、过屈位主要用于观察椎弓根、椎间孔情况，以及椎体稳定性情况。

脊柱结核的 DR 表现与脊柱结核的类型及发病时间有关，主要表现为椎体的骨质破坏、椎间隙不同程度的狭窄或消失、椎旁脓肿等。由于 DR 显示的为重叠图像，在脊柱结核的早期，多为阴性发现；在发病后 6 个月左右，椎体骨质破坏较为明显时才能显示。早期征象表现为椎旁阴影增大、随之出现椎体前下缘受累和椎间隙变窄、椎体骨质稀疏、椎旁阴影扩大和死骨等。但因椎体骨质破坏区较小时，侧位片往往不能显示出来。有时在松质骨或脓肿内可见到大小不等的死骨。DR 上常见的脊柱结核的改变如下。

1. 脊柱生理曲度的改变　颈椎和腰椎曲度变直，胸椎后凸增大。严重时颈椎和腰椎可出现程度不等的前屈，胸椎可呈角状畸形。

2. 椎体骨质破坏　根据骨质破坏的部位，可分为 4 种类型。

（1）椎体中心型：常见于胸椎，病变主要起始于椎体的前 1/3 的部位，常见于儿童患者，表现为椎体内类圆形、不规则形的骨质破坏，一般边缘毛糙，可有沙砾样小死骨。

（2）椎体边缘型：是脊柱结核最常见的类型，多发生在年龄较大的儿童及成人，结核病变发生在上位椎体下缘和下位椎体上缘，常伴有椎间盘的破坏。表现为相邻椎体上、下缘模糊，不规则，密度减低，椎体前部塌陷，椎间隙狭窄甚至消失；晚期或修复期可有新骨形成，表现为不规则的骨质密度增高、硬化，或在椎体上缘或下缘骨质增生，甚至形成骨桥。

（3）韧带下型：主要见于胸椎，病变开始于前纵韧带下，累及数个椎体前缘，椎体前缘骨质破坏，病变向后发展可同时累及椎体及椎间盘。

（4）附件型：表现为以脊椎附件骨质破坏为主，棘突、横突、椎弓、椎板等相应附件骨质模糊，骨皮质连续性中断，累及关节突时常跨越关节。

3. 椎间隙改变　椎间隙变窄是脊柱结核的早期征象之一，常见于椎体边缘型，而椎体中心型少见。当相邻椎体的对应终板被结核分枝杆菌感染后，椎间盘的血液供应障碍，发生退行性变或直接被结核病灶破坏，导致椎间隙变窄。可见椎体上下缘终板的致密线模糊、中断或消失，进而椎间盘被破坏，致使椎间隙变窄，这是脊柱结核的特征性表现之一。但由于病变类型不同，椎间隙狭窄出现的早晚、程度也会不同。在脊柱结核的早期，有时也可出现椎间隙的增宽，多是出现在上位椎体下缘和下位椎体上缘骨质破坏的时候，此时椎间盘尚未累及。若是脊柱结核的晚期完全治愈后，还可表现为椎间隙的融合。值得注意的是，椎间盘的破坏是脊柱结核与脊柱肿瘤鉴别的重要依据之一。

4. 椎旁脓肿　脊柱结核形成寒性脓肿是特征性表现。脊柱结核形成的寒性脓肿常因病变部位和程度不同而不同，多以病变椎体为中心并多向下流注。颈椎结核形成的咽后壁脓肿和食管后脓肿，在正位 DR 片上不易发现，在侧位片上常表现为椎前间隙增宽，正常人颈椎前软组织厚度应不超过 7 ～ 10mm，当超过 15mm 时，即使骨质破坏难以发现也要高度怀疑颈椎结核的可能。如果脓肿较大，可表现为咽后壁软组织密度影并呈弧形前凸，气管被推向前方或者一侧。胸椎结核多形成椎旁脓肿，单侧或者双侧，常表现为椎旁的梭形脓肿影。腰椎结核形成的脓肿多为腰大肌脓肿，表现为腰大肌轮廓影增宽，单侧或者双侧，有时可见高密度的钙化影。如果腰大肌肿胀明显，则提示脓液渗出较多；若腰大肌软组织影增大不明显而其中见高密度的钙化，提示病变正在趋于稳定。

脊柱结核的 DR 表现多种多样，并非每一患者都会出现特征性的征象，可因年龄、发病部位、受累程度，以及范围、病变发展阶段不同而有较大的差别。在病变发生发展过程中，以破坏性改变为主时，可见明显的骨质破坏、椎间隙狭窄、脓肿形成等特征性征象；而在病变恢复过程中，则可能以修复为主，可见新骨形成、脓肿影变小，或趋于消失、死骨吸收等。在脊柱结核的化疗过程中，如果出现骨质破坏停止、病灶区内钙化增加、脓肿逐渐缩小或脓肿内出现钙化等征象，提示化疗有效，病变在逐渐好转；如若骨质破坏加重、脓肿持续增大等，则提示单纯化疗效果不佳或有耐药的可能性，需要改变治疗策略。

二、CT 检查

CT 检查具有较高的密度分辨率，可显示不同切面的数据信息，能更加清楚地显示脊柱的解剖学关系及毗邻关系，能提供详细的骨质情况，显示脊柱结核病灶早期、轻微的骨质破坏情况，明确椎体骨质破坏的范围、程度和死骨、脓肿形成情况；并可以清楚地显示附件有否受累，尤其是能清楚地显示椎体后缘的破坏情况，以及椎管是否受累和受累的程度与范围，能比较准确地判定椎管狭窄程度和脊髓受压程度，为能临床提供更加准确、更加全面的影像学信息，对脊柱结核的早期确诊、治疗策略的选择、手术方式及入路选择、病灶清除的范围等都有重要的指导意义，是临床上最常用的影像学检查方法。

脊柱结核最基本的 CT 征象是溶骨性骨质破坏和虫蚀样骨质破坏，表现为斑片样、蜂窝状低密度灶，边缘清楚。椎体中前部可呈典型的碎裂样破坏，椎体前缘或中心骨破坏呈溶骨性破坏，骨质可有硬化出现，多数患者都有大小不等的死骨形成，表现为骨破坏区内出现小片状及点状高密度灶。在脊柱结核后期，结核性肉芽组织可累及整个椎体，碎裂的椎体后缘骨块突向椎管内，压迫硬膜囊或神经根；当相邻椎体都受到破坏时，可见椎间盘的破坏，表现为椎间盘密度不均。CT 对椎旁脓肿及流注脓肿显示清楚，能准确判断脓肿的范围及毗邻关系，多数情况下双侧的腰大肌脓肿是不对称的，常以一侧为重，脓肿内见有斑点状或小片状的钙化，有时候也可见到脓肿内有椎体死骨。

1. 椎体破坏　当椎体破坏为溶骨型破坏时，可见椎体内或椎体前方局限性骨质缺损，被软组织影代替；但椎体破坏为碎片型时，可见椎体成为多个骨碎片；当病变累及脊椎后部结构时，还可见到椎弓根、横突、关节突甚至部分肋骨等的破坏，并由脓肿包绕；若为单纯附件结核，可仅有棘突、椎板的骨质破坏，并见局部脓肿形成。

2. 椎间盘破坏　可见椎间盘密度不均，边缘模糊，在累及椎管前壁及后纵韧带时，可见椎间盘组织突入椎管内及硬膜囊受压及椎管前后径变小的情况。

3. 死骨形成　在骨质破坏的低密度区内可见沙砾样、不规则的骨片影，在椎体中央有时可见较大的死骨块。若进行三维重建，还可见到椎体塌陷、楔形变或椎体变扁。

4. 脓肿形成　可见椎体旁软组织肿胀，或腰大肌肿胀，有时可见其中有更低密度区。腰大肌脓肿多在腰大肌的前方或后方筋膜下，有时可达髂腰肌区域，甚至流注到腰部后方皮下。在相对密度均匀的低密度区内，有时可见到高密度的死骨影或钙化影。椎旁脓肿的纵向长度多数超过受累椎体的长度。

5. 椎管受累　当相邻的椎体出现明显而严重的骨质及椎间盘破坏时，后纵韧带常被推开，突向椎管内，造成椎管前壁破坏及硬膜囊受压，致压物可为脓液、死骨块，或脓液与死骨的混合物，通常情况下，脊柱结核很少突破后纵韧带。

6. 脊柱序列曲度　CT 扫描后的三维重建技术可在提供横断面图像的基础上，通过后处理得到脊柱的矢状面、冠状面和脊柱的整体图像，能在不同的剖面观察骨质破坏、椎间盘破坏、死骨形成、脓肿形成及椎管受累的情况，并能直观地全面观察脊柱序列及曲度变化，了解骨性结构和脓肿对椎管内结构的压迫，以及椎管的狭窄情况，对椎间隙狭窄、骨缺损程度做出更好的判断；还可更直观地了解附件、肋骨头等结构的破坏情况，以及毗邻结构的受累情况，为制订手术方案提供更多的依据。

7. 增强扫描　当椎体周围软组织影与毗邻组织器官不易分辨时，增强扫描可较为清楚地显示病变是否累及周围结构；尤其是与大血管不易分辨时，增强扫描可比较清楚地分辨出是动脉瘤或者脓肿将血管包绕。对于腰骶椎结核伴骨质破坏严重时，增强扫描后的三维重建技术可显示椎前血管的走行，为手术设计和风险控制提供帮助。

三、MRI 检查

MRI 检查是评估脊柱结核最有效的方法之一。早期脊柱结核病变一般不累及椎间隙，主要累及椎体骨质和椎旁软组织；MRI 可显示脊椎结核的椎体信号改变和椎旁软组织的轻微肿胀，大多数椎体骨质破坏在 T_1WI 图像上呈均匀的较低信号，少数病灶呈混杂低信号；T_2WI 图像上呈混杂高信号。受累椎间盘在 T_1WI 图像上多呈低信号，T_2WI 图像上常呈不均匀的混杂信号。MRI 可清晰地显示脊柱结核沿前纵韧带下蔓延的特点。椎旁软组织包括脓肿和肉芽肿，T_1WI 图像上呈低信号或等信号；T_2WI 图像上多呈混杂高信号；脓肿壁在 T_1WI 图像上呈等信号或低信号，T_2WI 图像上呈混杂高信号；采用钆喷酸葡胺（Gd-DTPA）行 MR 增强扫描时，椎体骨质破坏区周围有边缘型强化，椎旁脓肿呈环形强化，脓肿壁薄且常有明显强化。同时 MRI 具有直接的三维成像功能和较高的组织结构分辨率，增强扫描能直接显示脊椎结核病变的椎管内侵犯，对于临床治疗计划的制订和治疗效果的预测评估具有指导性意义。

根据结核的不同类型和病变进程，脊椎结核 MRI 可表现为椎体炎症、椎体炎症并脓肿、椎体炎症和脓肿并椎间盘炎等不同类型。

1. 椎体骨质破坏和炎症　由于椎体内既有死骨、炎性肉芽组织，又有骨髓的水肿和少量脓液,病变椎体 T_1WI 和 T_2WI 图像上均呈混杂信号。椎体破坏严重时可致椎体压缩性骨折,或可崩解碎裂而失去椎体形体,信号强度更不均匀。

椎体破坏及骨髓水肿:发生于椎体的结核病灶常导致椎体骨质破坏和骨髓水肿, T_1WI 图像上呈低信号, T_2WI 图像上呈高信号,且由于骨小梁间隔而呈现较均匀的点状高信号;在早期结核病灶的边缘信号较为均匀,与病灶内的混杂信号形成对比。

椎体内干酪样脓肿:呈长 T_1、长 T_2 信号,形态不规则,边界清楚,此为脊柱结核的典型 MRI 征象之一。

死骨形成: T_1WI 和 T_2WI 图像上均呈低信号,但对小的死骨采用 MRI 进行观察不如 CT。

椎体内脓液积聚:椎体内脓液积聚一般较少,多与结核肉芽组织混杂存在,在 T_1WI 图像上呈低信号, T_2WI 图像上呈高信号。

终板破坏:椎体终板常受累,表现为椎体下方低信号带的破坏中断,严重者椎体终板破坏消失,此也是脊柱结核重要的 MRI 征象,脓液、肉芽或椎间盘组织可陷入椎体。

2. 附件破坏　脓液浸泡侵蚀引起的附件结构破坏多见于胸椎,可见椎旁脓肿沿骨膜下向一侧或两侧向后侵蚀蔓延,多破坏一侧的椎弓根和横突,较少向后侵犯椎板和棘突。在附件型结核中,则可见到附件结构骨质破坏,罕见有脓肿形成。附件受累后呈长 T_1、长 T_2 信号改变,正常骨皮质低信号线消失;增强扫描可呈均匀或不均匀增强。

3. 椎间盘受累及改变　椎间盘受累和椎间隙变窄是脊柱结核非常重要的特点,早期 T_1WI 图像上呈低信号, T_2WI 图像上呈高信号;随病程进展,正常髓核破坏消失, T_1WI 图像上信号降低,椎间隙消失;也可向病变的椎体内突出,椎间隙变窄,或脓肿形成,呈明显长 T_1、长 T_2 信号,增强扫描无强化。

4. 椎旁脓肿或腰大肌脓肿　是脊柱结核诊断的重要依据,出现率很高。椎旁脓肿常呈梭形,大小、范围不一,常超过病变椎体长轴,上下跨越一个或多个椎间隙,呈"拱桥征";内为长 T_1、长 T_2 无结构信号,边界多清楚,呈蜂窝状。脓肿周围包绕纤维包膜和肉芽组织,在采用 Gd-DTPA 行增强扫描后显示得更清楚。腰大肌脓肿表现为椎旁腰大肌筋膜内的长 T_1、长 T_2 无结构信号。

5. 椎管受累　MRI 可清楚地显示脊柱结核时神经压迫损伤的情况,观察肉芽组织在椎管内侵犯情况和脓肿在椎管内的流注情况,并能明确压迫组织的性质。多数椎管内硬膜外脓肿在受累最严重的椎体水平,并常跨越上下邻近的椎体水平,多呈梭形,边界清楚;压迫组织有椎体后缘骨片、坏死椎间盘组织、突破椎体后缘的结核肉芽组织、脓液,或混合压迫。死骨在 T_1WI 和 T_2WI 图像上均呈低信号;肉芽组织在 T_1WI 图像上呈中等或略高信号,在 T_2WI 图像上呈较高信号,但较脓液的信号低;脓液在 T_1WI 图像上呈低信号、 T_2WI 图像上呈高信号。多数椎管内压迫组织既有肉芽组织也有脓液,多呈混杂信号。

6. 脊髓受压改变　椎体破坏后所致的脊柱后凸畸形、骨质破坏突破椎体后缘皮质后引起碎骨片后移所致的骨性椎管狭窄,以及肉芽组织椎管内侵犯、脓液椎管内流注等所致的椎管狭窄,均可引起脊髓压迫,导致脊髓缺血、水肿,表现为脊髓缩窄, T_2WI 图像上脊髓信号增高。在脊柱结核晚期,后凸畸形长期压迫可形成脊髓软化灶,表现为受压部位脊髓呈长 T_1、长 T_2 信号。

7. 边缘型强化　增强扫描时,椎体骨破坏区周围有边缘型强化,呈花边状。寒性脓肿

☆☆☆☆

无强化而呈均匀低信号，但肉芽组织围绕于脓肿周围，增强后肉芽组织呈显著强化；因此，寒性脓肿周围有厚 2～4mm 的环状强化带，在椎体周围呈多囊状改变。

四、B 超检查

椎旁和腰大肌脓肿是脊柱结核重要的诊断和鉴别诊断依据之一，难以吸收的脓肿也是脊柱结核重要的手术指征之一。B 超是寒性脓肿最简便的检查确诊方法，能确定脓肿的有无、大小、位置、数目和脓肿的性质，对脊柱结核的诊断、治疗方案的确立、手术指征的选择、手术切口和手术方式的确定都有重要的参考价值。

B 超显示寒性脓肿为液性暗区，当坏死组织较多时，呈低回声或中等回声区，死骨表现为强回声斑，后方伴有弱声影。

脊柱结核的 B 超检查声像图表现因病变类型、脓肿大小和病变进程的不同而不同。

1. 骨质破坏　中心型病变由椎体中央开始，早期病变超声难以显示。边缘型病变始于椎体的上缘、下缘，超声可以观察到这些改变，表现为骨皮质连续性中断，出现缺损，其声像图表现为病变椎体前缘 V 形缺损，边缘毛糙。当病变发展，椎体破坏明显、形成椎旁或流注脓肿时，超声检查的检出率明显提高。

2. 椎旁脓肿和腰大肌脓肿　脓肿汇集在椎体一侧的骨膜下，称为椎旁脓肿。根据病灶的位置，可出现在椎体的前方、后方或两侧，后方的椎旁脓肿可压迫脊髓和神经根。脓液继续向各个方向侵犯椎体骨膜，上下蔓延，邻近椎体的骨膜也被掀起，形成一个广泛的椎旁脓肿，可累及好几个椎体，这些椎体长期受脓液和结核性肉芽组织的侵蚀而破坏。脓液突破椎体骨膜后，由于重力作用沿肌肉筋膜间隙向下垂方向流注，称为流注脓肿，进入软组织称为寒性脓肿，可以是单个，也可以是多个，有的脓腔有分隔。

寒性脓肿的声像图特点：脓肿可呈液性暗区、低回声区或中等回声区，可有分隔；脓腔内可见细点或团块状回声，为沙砾样死骨或脓肿内钙化；在适当切面可见脓肿与病变椎体相连的窦道回声；脓肿固定不活动。

不同脊柱节段的寒性脓肿有不同的特点。

(1) 颈椎：脓液常突破椎体前方的骨膜和前纵韧带，汇集在颈长肌及其筋膜后方。C4 以上病变的脓肿多位于咽腔后方，C5 以下病变的脓肿多位于食管后方。颈椎体侧方病变的脓肿可出现在颈部两侧，或沿椎前筋膜及斜角肌向锁骨上窝流注。B 超可见椎体前缘隆起，表面不光整，椎体高度变小，椎体前方可见脓肿液性暗区。

(2) 颈胸段：可沿颈长肌向下至纵隔两侧，类似于纵隔肿瘤。

(3) 胸椎：常局限于椎旁，也可经肋横突间隙向背部延伸，进入肌间隙或皮下形成脓肿；或沿肋间神经血管束流向肋间隙远端，形成胸壁脓肿，当脓肿较大而至横突外侧或肋骨前方时，方可显示。

(4) 腰椎：脓液穿破骨膜后，汇集在腰大肌鞘内，可表现为一侧或两侧腰大肌鞘内脓肿。腰大肌脓肿浅者位于浅层肌纤维之间，或腰大肌前方筋膜下，能妨碍患者髋关节伸直；位于腰大肌深层的脓肿也可以穿破腰筋膜而流注到两侧腰三角，脓液也可沿腰大肌下坠至股骨小转子处，再经过股骨上端后方至大腿外侧，沿阔筋膜流注到膝关节附近。检查前应排空大便，以排除肠腔内气体对检查的影响。

死骨形成：脓肿内的死骨表现为强回声光斑、光点或光带，后方可伴有或不伴有声影。

窦道形成：表现为软组织内的低回声区或无回声区，自脓肿区延伸到体表。

☆ ☆ ☆ ☆

五、影像学引导下的介入诊断

影像学引导下的介入诊断对于脊柱结核主要就是活检术，包括穿刺活检和切开活检两种。由于脊柱结核多发生在椎体、椎弓根，位置较深，切开活检的创伤较大，临床上常选择穿刺活检术。穿刺活检术包括细针穿刺活检（fine needle aspiration biopsy，FNAB）和空芯针穿刺活检（core needle biopsy，CNB）两种方法。抽吸活检术常使用细针穿刺抽吸，用以确定病变是实性还是液性，是脓性还是血性，抽吸物可进行涂片镜检观察细菌或抗酸杆菌，还可进行细胞学检查和病理学检查，是目前公认的一种有效的脊柱结核的微创诊断技术，特别适用于椎旁或腰大肌液性包块的活检。取芯活检使用空芯针穿刺深入病变取材，能够获得较大的病变组织，有利于明确病变性质及组织类型，适用于椎体破坏的活检。

早先行穿刺活检时凭借医师的临床经验与判断进行盲穿，准确性较低，危险性较高。随着影像学技术的进步发展，穿刺活检的准确性、安全性、有效性都有非常明显的提高，已经成为常用技术。尽管 X 线、CT、MRI、B 超都可以引导穿刺活检，但以 C 形臂 X 线仪和 CT 引导下最为常用。C 形臂 X 线仪引导下的穿刺多采用靶向定位技术，操作简单、快速，但取材部位不够精准；CT 引导下的穿刺操作较为复杂，但定位精准，特别适用于解剖复杂或局部出现破坏病灶的取材，阳性率高。

1. **适应证**　穿刺活检常用于不典型脊柱结核，或者需要与肿瘤进行鉴别诊断者。如单椎体破坏不伴有椎间盘破坏者、椎弓根或附件破坏者、多节段跳跃性病变伴骨质破坏者、无明显死骨和脓肿者、椎旁软组织肿块者。

2. **禁忌证**　患者一般情况差而不能耐受手术者、有出血性疾病及出血倾向者、考虑为脊柱血管性病变者、病变皮肤伴有化脓性感染者、椎旁软组织肿块与大血管不能分辨者。

3. **手术方法**　简述如下。

（1）准备：准确选择手术适应证，排除禁忌证。术者与患者及其家属进行全面沟通，明确手术的目的、方法、意义，告知可能出现的并发症，尤其是存在假阴性的可能，签署各种知情同意书。术者术前认真仔细研究穿刺方案，对穿刺部位、途径、并发症等进行精准设计和制订预案。备齐穿刺所需的各种器具，尤其是根据每一个具体患者的穿刺特点选择合适的穿刺工具。

（2）麻醉：脊柱结核的穿刺活检一般采用局部麻醉，对于儿童及因疼痛等不能主动配合者可选用全身麻醉。

（3）体位：根据选定的穿刺部位，可选择仰卧位、侧卧位或者俯卧位。

（4）方法：根据穿刺部位进行体表定位。C 形臂 X 线仪引导下穿刺定位常选用克氏针十字定位法，将体表穿刺点定位于卵圆形椎弓根的投影点。CT 引导下穿刺定位稍微复杂但更为精准。首先以 3～5mm 的螺距扫描定位目标椎体，再用 0.625～1mm 螺距扫描病变穿刺部位，选取最佳的病变区图像，进行穿刺途径设计，标记图像位置。在影像学工作站中设计穿刺途径，测量皮肤穿刺点至棘突中线的距离。打开 CT 激光定位灯，移动至先前标记的位置，激光标记线上旁开棘突中线与 CT 图像测量等距离的点为皮肤穿刺点。同时测量穿刺的内倾角、进针深度、取材深度等参数。

用尖刀在穿刺点切开皮肤 3～5mm，然后再进行穿刺。在穿刺过程中，控制好穿刺针的方向和深度，避免损伤周围结构。当穿刺到骨性结构表面时，再次透视或扫描定位，确定穿刺针在预定的途径中后再慢慢进针，切忌使用暴力；当穿刺到邻近病变时，再次透视或扫描，确定无误后准备取材。

4. 不同部位的穿刺路径不同

（1）颈椎穿刺：颈椎周围有重要结构，如椎动脉、颈动脉鞘、气管、食管等，无论选择何种穿刺途径，其潜在的并发症风险都比胸椎、腰椎要高，因此，颈椎的穿刺活检要慎重，术前必须认真计划。常规的穿刺途径有前方、侧方、后方。前方途径用于上颈椎活检，多采用口腔路径，细针经咽后壁穿刺进入椎体。前外侧途径常用于 C3～C7 椎体的活检，术中用手指将颈动脉向后外侧推移，在胸锁乳突肌前内缘进针，在血管鞘与肌腱之间穿刺进入椎体。后方途径适用于颈椎后方结构有病变的活检，多在 CT 引导下完成。

（2）胸椎穿刺：胸椎周围的结构虽然没有颈椎复杂，但椎弓根直径较小，特别是中上胸椎，故在 CT 引导下穿刺更安全、准确。穿刺多选用右侧入路，避免损伤主动脉。常用的途径有经椎弓根途径和椎弓根旁途径。经椎弓根途径适用于病变位于椎体、椎弓根的患者，此途径路径最短、安全，能满足临床多数患者的穿刺活检，但偶有穿刺针进入椎管引起脑脊液瘘的风险。经椎弓根旁路径常在横突或肋横突间接触进针，经肋椎关节进入椎体，适用于胸椎椎体病变的活检，特别适用于有椎旁软组织肿块影且难以与肿瘤鉴别的患者。穿刺中应特别注意穿刺针不能突破肋骨后内缘皮质，以免损伤胸膜和肺脏。

（3）腰椎穿刺：腰椎穿刺常规采用椎弓根入路和椎弓根旁入路。椎弓根入路适用于腰椎椎体及椎弓根的病灶，穿刺点位于乳突和横突之间的沟槽中。椎弓根穿刺活检能在 C 形臂 X 线仪引导下安全快速完成，能满足绝大多数患者的活检。椎弓根旁入路的进针点在椎弓根入路更外侧，适用于在 CT 引导下对累及椎体皮质及椎旁软组织病变的取材。在活检针穿刺至椎体骨膜表面时，要特别注意防止针尖沿椎体皮质的弯曲面向前滑动而损伤椎体前方的重要结构。

（4）骶椎穿刺：骶椎穿刺常在 CT 引导下经后侧方穿刺。对骶前间隙及前方骶椎体病变，也可从前方穿刺取材。

5. 取材　穿刺针到达病变边缘后，即病变组织与正常组织交界区时，就应准备取材，要避免只取到正常组织或病变中心的坏死组织。当穿刺针邻近病变边缘后，可在椎体不同位置多点取材，以增大穿刺活检的阳性率。

6. 术后处理　穿刺完成后，血液可经穿刺通道流出或进入周围组织。拔出套管前，可用明胶海绵封堵止血，局部加压包扎以压迫止血。术后立即检查患者生命体征，检查患者神经功能状态，嘱患者休息观察至少 30min，必要时重复检查上述项目。穿刺获取的组织标本立即用 10% 甲醛溶液固定送检；细针抽吸的组织标本立即涂片，用 90% 乙醇固定后进行镜检；对穿刺获取的液体标本或血样标本可进行镜检、细胞学检查及生物学培养等。

（秦世炳）

第四节　诊断与鉴别诊断

根据临床表现、实验室及影像学检查结果，典型脊柱结核的诊断比较容易确立；当部分患者的临床表现不典型、实验室检查无阳性结果、影像学表现不典型时，诊断较为困难，需要与多种疾病进行鉴别。

一、脊柱结核确诊依据

1.具有典型的临床表现，如结核病的全身中毒症状，不同脊柱节段的典型的体征，如拾物试验阳性，以及后凸畸形、脓肿和（或）窦道形成等；或有其他部位结核的确诊证据。

2.具有明确的实验室依据支持，如 PPD 试验强阳性、血清结核抗体阳性、分子生物学检查阳性。

3.具有典型的影像学特征，如椎间隙狭窄、骨质破坏、脊柱畸形、脓肿形成等。

4.具有细菌学或（和）病理学诊断结核的证据。

二、脊柱结核临床诊断依据

1.具有典型的临床表现，如结核病的全身中毒症状，不同脊柱节段的典型的体征，如拾物试验阳性，以及后凸畸形、脓肿和（或）窦道形成等；或有其他部位结核的确诊证据。

2.具有明确的实验室依据支持，如 PPD 试验强阳性、血清结核抗体阳性、分子生物学检查阳性。

3.具有典型的影像学特征，如椎间隙狭窄、骨质破坏、脊柱畸形、脓肿形成等。

4.缺乏（暂无）细菌学和病理学诊断结核的证据，但临床高度怀疑结核。

三、脊柱结核可疑诊断

1.临床表现不典型，临床仅有部分结核中毒的特征。

2.实验室检查无明显的肯定的阳性发现，或仅有部分实验室检测结果为一般阳性。

3.影像学表现为非脊柱结核典型表现。

4.无细菌学和病理学诊断依据。

四、脊柱结核诊断的书写方式

为了进一步规范脊柱结核的诊断书写方式，便于学术交流，结合肺结核诊断的书写要求，建议脊柱结核的书写方式为：

脊柱结核＋病变部位＋细菌学＋药敏试验结果＋脊髓损伤分级＋治疗史。

病变部位分为：颈椎（C1 ～ C7）、胸椎（T1 ～ T12）、腰椎（L1 ～ L5）、骶椎（S1 ～ S4）、尾椎（Co1 ～ Co4）。

细菌学分为：(标本类型）涂阳、涂阴、培阳、培阴、分子生物学阳性 / 阴性、未检。

药敏试验结果分为：敏感（S）、单耐药结核病（MR-TB）、多耐药结核病（PDR-TB）、耐多药结核病（MDR-TB）、广泛耐药结核病（XDR-TB）、利福平耐药结核病（RR-TB）、未知。

脊髓损伤依据美国脊髓损伤协会（ASIA）神经功能分级分为：A 级、B 级、C 级、D 级、E 级。

治疗史分为：初治、复治。

如：脊柱结核 T7 ～ T8；涂阳（脓液）；MDR-TB；B 级；复治。

五、脊柱结核的鉴别诊断

根据病史、症状、体征、实验室检查和影像学表现，典型脊柱结核的临床诊断一般不

☆☆☆☆

太困难，但确诊需要依据细菌学和病理学依据。非典型脊柱结核在临床上可能与许多疾病类似或相似，在影像学上也可表现为不同的改变，常常需要与以下疾病进行鉴别。

（一）脊柱转移性肿瘤

脊柱转移性肿瘤多有原发病灶，既往多有其他肿瘤诊疗病史；脊柱结核患者往往有肺结核病史，伴有结核中毒症状，如午后低热、夜间盗汗、乏力等。

影像学检查脊柱结核大多有椎间盘受累导致的椎间隙狭窄，脊柱转移性肿瘤的椎间盘一般不受累，也很少出现椎间隙狭窄；脊柱结核往往有椎旁脓肿，脊柱转移性肿瘤不出现椎旁脓肿，但可出现椎旁软组织影，需要仔细甄别。

脊柱结核多累及 2 个及以上椎体，常累及椎间隙；脊柱转移瘤多累及单个椎体，且很少累及椎间隙。脊柱转移性肿瘤一般为多发，肿瘤同时累及椎体及附件者多见，胸椎受累常见，腰椎次之，颈椎少见。

脊柱转移性肿瘤比较典型的特征为：MRI 的 T_1WI 与 T_2WI 及增强图像均呈低信号。但脊柱转移性肿瘤的来源多种多样，肺癌、胃癌、乳腺癌等都可成为来源，其各自的影像学表现也各不相同。

脊柱结核特别是非典型脊柱结核与肿瘤的鉴别是较为困难的，可在影像学引导下行穿刺活检，取得病理学诊断依据是最重要的。

（二）脊柱化脓性骨髓炎

脊柱化脓性骨髓炎往往呈急性发病，疼痛剧烈，常有高热、白细胞增高，发热期间行血培养可找到致病菌。脊椎椎体和附件常同时受累，以增生为主，没有脓肿或脓肿较小，死骨体积较小且数量少。

脊椎结核往往有肺结核、胸膜结核等其他部位结核病史，病程较为缓慢，病程往往较长。影像学表现以骨破坏为主，椎间隙变窄，附件很少受累及，椎旁脓肿及腰大肌脓肿较大，术中可见脓液稀薄，有干酪样物质和较大死骨形成。

临床上根据病史、影像学表现特点多能进行区别，但确诊需要行穿刺活检获取病灶组织标本，取得细菌学及病理学检查结果。

（三）强直性脊柱炎

强直性脊柱炎是一种慢性免疫性疾病，主要侵犯骶髂关节、脊柱骨突、脊柱旁软组织及外周关节，并可伴发关节外表现。临床主要表现为腰、背、颈、臀、髋部疼痛，以及关节肿痛，严重者可发生脊柱畸形和关节强直。影像学表现为骶髂关节软骨下骨缘模糊，骨质糜烂，关节间隙模糊，骨密度增高及关节融合。典型的强直性脊柱炎的影像学表现为椎体骨质疏松和方形改变，椎小关节模糊，椎旁韧带钙化及骨桥形成。晚期呈严重的骨化骨桥表现，称为竹节样脊柱。耻骨联合、坐骨结节和肌腱附着点的骨质糜烂，伴邻近骨质的反应性硬化及绒毛状改变，可见新骨形成。本病无全身性中毒症状，一般不出现骨质破坏和死骨，无椎旁及腰大肌脓肿。血清人类白细胞分化抗原 B27（HLA-B27）检查阳性，基本可以确立诊断。

（四）施莫尔（Schmorl）结节

施莫尔结节为椎间盘组织经断裂的软骨板进入椎体内形成的软骨结节，为椎间盘脱出的一个类型。CT 表现多呈与椎间盘相邻椎体内类圆形或不规则形低密度灶，CT 值略高于椎间盘，外围以骨硬化环，环的宽度均匀一致，偶见弥漫性骨硬化。结节多为单发，偶见多发。施莫尔结节的周围可有清楚的骨硬化环，但无脓肿和脊柱的成角畸形。

（五）布氏杆菌性脊柱炎

布氏杆菌性脊柱炎是最严重的脊柱炎之一。布氏杆菌病患者均有程度不等的牛羊等接触史，或饮用过未经消毒灭菌的乳品或涮牛羊肉史。临床表现为弛张热、乏力、盗汗、食欲缺乏、贫血等；可伴有其他脏器感染，以呼吸系统和生殖系统感染较多，肝脾淋巴结肿大；多发性、游走性全身肌肉疼痛和大关节疼痛，持续性腰痛及下背痛，局部压痛、叩击痛，伴相应神经根放射痛或脊髓受压症状、肌肉痉挛等；但无脊柱后凸畸形，较少形成腰大肌脓肿，极少发生寒性脓肿，极少因硬膜外脓肿而致截瘫。

实验室检查包括：病原体分离、试管凝集试验、补体结合试验、抗人球蛋白试验。DR 和 CT 检查表现为边缘型椎体破坏最常见，多侵犯 1～2 个椎体上缘，少数 3 个椎体。邻近病变椎体小关节面破坏不规则，关节间隙进行性变窄，也可表现为继发性增生性关节炎，骨性强直，前纵韧带和肌腱韧带钙化。早期椎间隙狭窄，密度增高，但椎体终板无破坏倾向。MRI 表现特点是厚而不规则增强的脓肿壁和界限不清的脊柱旁异常信号，T_1WI 呈低信号，T_2WI 呈高信号；MR 压脂扫描图像显示椎体、椎间盘、附件及椎管内不均匀高信号。通过牛羊接触史、临床表现、实验室检查及影像学检查，可与脊柱结核进行鉴别。

（六）嗜酸性肉芽肿

好发于儿童和青少年，少有发热等全身症状，多见于胸椎。可单发或多发，除椎体外，还可侵犯颅骨、肋骨或长骨干。DR 检查可见以局部溶骨性破坏改变为主，溶骨区周围有致密骨反应，整个椎体呈均匀性变扁的线条状，上下椎间隙完全正常。血液检查往往嗜酸性粒细胞总数及百分比都明显升高，最终确诊仍需要依靠病理检查。

（七）椎间盘突出症

椎间盘突出症在临床上较为常见，多为中老年患者或有急性外伤史的年轻人。典型症状为患处疼痛并有所属神经根受累表现，一般无全身症状；多以反复下腰疼痛伴下肢放射痛为主诉，活动后加重，休息后缓解；DR 检查可见椎间隙狭窄、终板硬化或塌陷，很难与早期椎体结核鉴别；CT 检查无明显骨破坏征象，周围软组织无肿胀，往往可看到凸出的髓核影；MRI 检查可见椎体水肿信号或骨质硬化表现，与脊柱结核相比较其信号均匀，可见到凸出的髓核及相应节段神经受压，周围软组织无肿胀或脓肿影。实验室检查一般无 ESR 加快、C 反应蛋白升高等异常。

（八）脊柱退变性疾病

脊柱退变性疾病是指随着年龄的增长，脊柱椎体组织逐渐发生退变，主要是髓核组织中水分减少，纤维环和椎间盘的界限变得模糊，椎间盘的弹性降低。在纵向负荷的作用下，椎间盘受压后不能恢复原有的高度，从而使脊柱前柱高度丧失，引起小关节和椎体周围骨赘增生、韧带钙化、脊柱不稳，以及滑移、椎间盘突出和椎管狭窄等。临床表现主要是颈肩及腰腿疼痛、四肢感觉运动障碍等症状，无低热、盗汗等全身症状。DR 检查主要表现为病变椎间隙变窄，脊柱生理曲度欠佳，椎体边缘有骨赘生成，关节突肥大、增生、内聚。一般无椎体破坏，无椎旁脓肿形成。CT 检查主要表现为椎间盘组织的低信号，即所谓"黑间盘"，可向后凸出压迫椎管，如脊髓受压会出现点片状高信号区。影像学检查表现为椎体一般不受累，仅椎间盘发生退变。结合体征及影像学检查，一般不难与脊柱结核鉴别。

（九）骨质疏松性骨折

骨质疏松性骨折是指患者伴有骨质疏松症，因骨密度和骨质量下降导致骨强度减低，受到轻微暴力甚至在日常活动中即可发生骨折，属于病理性骨折，是骨质疏松症最严重的

☆ ☆ ☆ ☆

后果。

　　一般骨量丢失 20% 以上即可发生骨折。常见的骨折部位是脊柱、髋部、桡骨远端和肱骨近端。发生于脊柱的压缩性骨折多见于下段胸椎和腰椎，可单一椎体受累，也可多椎体受累。临床表现主要是以骨折相应部位的脊柱棘突有强烈的压痛及叩击痛为主，伴活动受限。但约有 20% ～ 50% 的患者无明显症状。如处于围绝经期的骨质疏松症，则出现自主神经功能紊乱症候群，包括潮热多汗、心悸、水肿、头晕及失眠等。DR 检查主要表现为椎体的楔形变，即椎体前缘较后缘变窄；还有骨质疏松的表现，如骨密度降低、骨小梁稀疏、骨皮质变薄、骨髓腔变大等。CT 检查可准确显示骨折破坏的程度，并能显示椎管内压迫情况。MRI 检查则可以发现较隐匿的骨折，以及鉴别新鲜骨折与陈旧性骨折。但均未见骨质破坏及脓肿征象。结合病史及影像学特点，与脊柱结核不难鉴别。

　　（十）多发性骨髓瘤

　　骨髓瘤由恶性浆细胞播散引起，常为多发，多见于中老年患者；临床常表现为反复发热、贫血、骨痛，活动或负重时加剧，卧床休息后缓解。实验室检查常有贫血、ESR 加快、蛋白尿、高钙血症，部分患者尿本周蛋白（Bence-Jones protein，BJP）检测阳性，免疫球蛋白检查、骨髓象检查有重要的诊断鉴别意义。

　　（十一）脊柱原发性肿瘤

　　原发性骨肿瘤比较少见，包括成神经细胞瘤、骨巨细胞瘤、软骨肉瘤等；各有其不同的特点，但骨质破坏的形态多样，几乎不形成椎旁脓肿及腰大肌脓肿，椎旁软组织影密度较高，多需要穿刺活检进行病理学检查确诊。

（秦世炳）

第 2 章
脊柱结核的手术治疗

脊柱结核是全身结核病的一部分，不是所有的脊柱结核都需要手术治疗，也不是所有的脊柱结核都不需要手术治疗。脊柱结核是否需要手术治疗，以及选择怎样的手术治疗方式，需要综合考虑局部病灶与整体情况，既不能将手术治疗指征扩大化，也不能墨守成规；提倡在合适的时机，依据患者的病灶部位、椎体破坏程度及范围、椎管累及程度、椎旁脓肿及流注脓肿的部位及大小，个体化地选择合适的手术方式。

第一节　手术适应证与禁忌证

一、手术适应证

脊柱结核的手术指征随着对脊柱结核的不断认识和医学技术的不断进步而不断变化，也随着人们对疾病治疗预期结果的不断提高和对疾病不同的要求而不断地进步。

1957 年，方先之等在《骨关节结核病灶清除疗法》中阐述的脊柱结核病灶清除适应证如下：①有明确脓肿存在者；②有明确死骨存在者；③有继发感染慢性窦道存在者；④有并发脊髓截瘫或神经根（马尾部位）压迫症状者。

2007 年张光铂等认为，脊柱结核手术治疗的目的是治愈病灶、稳定脊柱、脊髓减压和早日康复，提出脊柱结核手术的适应证为：①穿刺活检无法确诊，不能排除肿瘤者；②一线抗结核药品治疗失败后，耐药者特别是耐多药者；③较大的寒性脓肿持续存在或脓肿对局部器官产生压迫症状、经久不愈的窦道及较大的死骨或空洞存在者；④出现脊髓或马尾神经、神经根受压的表现，椎管内、硬膜内外有结核肉芽肿者；⑤椎体严重破坏塌陷或缺失者；⑥严重的骨破坏致腰背痛者；⑦脊柱畸形或不稳者；⑧脊柱结核未治愈或复发者。

二、手术禁忌证

并发严重的结核性脑膜炎或血行播散性肺结核危及生命者；有混合感染、中毒症状明显且经综合评估不能耐受手术者；患者并发有其他重要疾病难以耐受手术者。

相对禁忌证：患者有其他脏器结核性病变并尚处于活动期，但如果经过一段时间非手术治疗及准备工作，全身情况好转时，仍可接受手术；有混合感染、体温升高但不超过38.5℃，病灶清除术后有可能帮助患者改善一般情况，有利于控制结核病病情，如急性粟粒性肺结核、结核性脑膜炎等。

（秦世炳）

第二节　手术方式的选择

脊柱结核的手术方式应根据患者的病灶部位、病变程度而采用个体化的手术方式，不可一味强调某一种手术方式。既没有一种手术方式能够包罗万象，也没有一种手术方式具有绝对优势；没有最好，只有合适。脊柱结核常用的手术方式介绍如下。

一、引流术

（一）穿刺引流术

骨关节结核性脓肿称为寒性脓肿或冷脓肿，是骨关节结核最常见的并发症之一，脓肿穿刺是骨关节结核常见的诊断、治疗方法之一。

1. **骨关节结核浅表脓肿穿刺术**　其适应证为脓肿较大，准备非手术疗法治疗；脓肿较大，影响患者起居活动；脓肿较大，欲破溃；诊断性穿刺，做涂片查找结核分枝杆菌和送结核分枝杆菌培养和药敏试验。

消毒皮肤，局部麻醉。用手于脓肿下方向上挤压脓肿，于脓肿上方斜向进针，缓缓抽吸，以防干酪块堵塞针头。当针头被干酪块堵住，可用针芯疏通针头，或用生理盐水注入冲开堵塞的针头。当注射器抽吸满时，可扶好针头，维持原方位不动，拔下注射器，用无菌棉球堵住针头勿使脓液外溢，将脓液慢慢注入无菌试管或其他容器内，并将注射器再次接上针头继续抽吸脓液。脓液抽吸完毕，可注入抗结核药品（如异烟肼 100～300mg、链霉素 0.75～1.0g 等），拔出针头，重新消毒皮肤，覆盖敷料。脓液送交实验室作涂片查找结核分枝杆菌和进行结核分枝杆菌及普通细菌培养及药敏试验。注意事项：严格无菌操作。

2. **腰大肌（髂窝）结核脓肿穿刺术**　腰椎结核、胸腰椎结核常于腰大肌内形成脓肿，其流注脓肿常远离骨病灶，位于下腹部深面的骨盆髂窝处，因此也称为髂窝脓肿。

（1）适应证：实施保守疗法者；脓肿欲破溃者；脓肿较大，影响患者活动者；诊断性穿刺。

（2）禁忌证：昏迷或无自制能力者。

（3）术前准备及操作：脓肿较大且明显者，术者术前应双手触摸脓肿，确定波动最明显处及穿刺深度，如触诊不满意者可通过 B 超确定脓肿穿刺点及深度。平卧或患侧腰部垫以小枕使身体略向健侧偏斜，以使腹部脏器向健侧偏移。局麻，儿童及无法合作者可行全麻。消毒皮肤，助手立于患者健侧，戴手套双手将腹部脏器挤压向健侧，术者于患侧以左手抵住脓肿，右手持针管于髂嵴内 2～3cm 处，由上向下、由外向内斜行缓慢刺入脓肿，将脓液抽出。余步骤同上述结核性脓肿穿刺。

3. **寰枢椎结核咽后壁脓肿穿刺术**

（1）适应证：咽后壁脓肿较大，压迫颈髓或影响患者吞咽活动和呼吸，暂时无条件进行手术治疗者；咽后壁脓肿较大，决定实施非手术疗法进行治疗者；诊断性穿刺。

（2）禁忌证：患者昏迷或无自制能力者。

（3）手术前 1～2d 用多贝尔漱口液漱口，每日多次清洁口腔。仰卧法，颈部后仰，过伸，项部垫以小软枕，尽量将口张大或用开口器将口张开。咽后壁局部消毒后，用普鲁卡因或地卡因于咽后壁正中线行局部浸润麻醉。于咽后正中线脓肿最高点穿刺进入脓肿（注意勿偏离正中线），缓缓将脓液抽出。穿刺术毕用多贝尔漱口液反复漱口，将口腔内分泌物吐出，直至口腔内清洁为止。穿刺后 1～2d 用多贝尔漱口液进行多次漱口，清洁口腔。口腔内分泌勿下咽，应该尽数吐出。适当应用抗生素。

4. CT 引导下脊柱结核椎旁脓肿穿刺术

（1）适应证：当脊椎结核诊断不明确，又无表浅脓肿者。

（2）禁忌证：患者昏迷或无自制能力者。

（3）侧卧位患侧朝上，或俯卧位，局麻。CT 确定脊柱椎旁软组织肿胀阴影或椎体显示为异常 CT 值部位，避开重要血管脏器，确定穿刺角度与深度。局麻成功后，用尖刀将皮肤切开一小切口，将带针芯的活检长针头沿 CT 引导的进针点及方向进针，通常为棘突正中连线旁开 3 ～ 4cm，胸椎于肋骨颈上缘，腰椎于横突旁斜向内进针。开始进针深度应比预计的要浅 1/2，再次 CT 扫描确定进针方向与深度无误时，方可继续进针至所需深度。此时针尖应位于所需穿刺的椎旁软组织中心，不可过深。拔除针芯，接上注射器开始抽吸，吸出脓液或血及其他液体后，固定针头，拔下注射器，并用针芯将针头堵上。将注射器内的脓或液体注入无菌培养管内，并将少量脓或液体滴在载玻片上进行涂片检查。拔出针芯，接上注射器，边抽吸、边旋转切割拔出针头。用 75% 酒精棉球消毒针眼，并覆盖无菌纱布敷料。将针头内吸出物注入固定液中，并用针芯将针头内残余吸出物捅入固定液中，再用少量盐水将针头内残余物刷尽且一并放入固定液中送病理检查。术中应严格无菌操作，严格控制进针部位、方向与深度。

（二）切开引流术

1. 适应证　脓肿较大，局部皮肤红肿有破溃迹象者；中毒症状明显暂时无手术条件者，如高热不退者。

2. 禁忌证　患者昏迷或无自制能力者。

3. 浅部脓肿　用 2% 普鲁卡因行局部麻醉（应做普鲁卡因皮肤试验）。用尖刀刺破脓腔中央皮肤，向两端延长切口，切口应尽量小。切开脓腔后，以手指伸入其中，如有间隔组织，可轻轻地将其分开，使其成为单一腔隙，以利排脓；如脓腔不大，可在脓肿两侧处切开进行对口引流。松松填入湿盐水纱布或碘仿纱布 / 凡士林纱布，并用干纱布或棉垫包扎。

4. 深部脓肿　选用适当的有效麻醉。切开皮肤、皮下组织，然后顺针头的方向用止血钳钝性分开肌层，到达脓腔，手术后置入有侧孔的引流管。若脓肿切开后腔内有多量出血时，可用干纱布按顺序紧紧地填塞整个脓腔，以压迫止血；术后 2d，用无菌盐水浸湿全部填塞的敷料，然后轻轻取出，改换引流片引流。术后做好手术记录，注明引流量。

5. 注意事项　严格无菌操作；一般不进行单纯脓肿引流，因骨病灶不同时清除容易招致窦道和混合感染的发生。

二、病灶清除术

经手术直接进入病变部位，将死骨、脓液及结核性肉芽组织完全清理，局部放置一定量的抗结核药品，然后严密缝合创口。该手术方式的应用不但提高了脊柱结核病灶的治愈率，同时还大大缩短了治疗时间，有效地遏制了骨关节结核的进一步发展。

三、植骨融合术

植骨融合本身是为了修复脊柱结核病灶清除后的骨缺损，以恢复椎体高度，矫正后凸畸形，重建脊柱稳定性。自体髂骨、肋骨，以及异体骨均可以应用于成人脊柱结核病灶清

☆ ☆ ☆ ☆

除后的骨重建。

四、减压手术

脊柱结核伴神经功能损伤的患者多为结核病灶压迫脊髓所致，故需要手术彻底清除结核病灶，对脊髓的压迫进行减压，为神经功能恢复创造条件。

五、矫形术

多针对脊柱结核出现病理弯曲的患者，纠正异常弯曲，形成正常弯曲。

六、内固定术

近年来人们对脊柱稳定性认知度逐渐提升，脊柱结核远期疗效是重点，内固定系统对脊柱结核患者的脊柱有一定的稳定性作用，可以减少并发症的产生，提高患者的生活质量。

（秦世炳）

第三节 手术入路

脊柱结核的手术入路多种多样，可简单划分为单纯前路手术、单纯后路手术及后前路联合手术（一期或分期）。

选择手术入路时需要结合：①医院硬件、软件设施情况。②医师对入路术式的熟练程度。③患者年龄、一般情况及是否并发其他疾病。如高龄、并发糖尿病及心脏病而无法耐受大手术的患者，只能选择单纯前路或后路手术或后前路分期手术，以尽量减少创伤和围术期风险。④病变部位。胸椎结核前路手术可以提供宽阔视野并提供肋骨植骨，在条件许可下应尽可能选择前路手术。颈椎结核前路手术可以提供良好的暴露，而且并发症较少。⑤是否并发腰大肌脓肿或胸腔脓肿。选择前路手术可以同时清除脓肿，尤其是并发结核性脓胸时，前路手术可一起完成。⑥脊柱稳定性程度。脊柱结核稳定性如何进行科学评估缺乏统一标准，采取哪种内固定方式需要慎重。

对于脊柱结核而言，不同节段、不同部位、不同范围、不同程度、不同患者的入路选择没有绝对统一的标准，但入路选择的原则是一致的，即尽最大可能充分显露病灶，尽最大可能减少组织功能损伤。

常用的入路有：① C1～ C2 结核经口咽入路，必要时可联合后路手术。② C3～T1椎体结核采用前外侧横切口，或胸锁乳突肌斜切口。③ C6～ T4 颈胸段椎体结核采用肋横突入路，并且该入路适用于全部胸椎椎体结核。④颈胸切口相结合的入路。⑤经胸腔入路适用于 T3～ T12 椎体结核，是显露术野和手术操作方便的入路。⑥经胸廓胸膜外入路适用于 T3～ T12 椎体结核，手术中不切开壁胸膜，所有手术操作在胸膜外进行，对胸腔感染的风险较轻，但在实际操作中常因胸膜破裂而等同于经胸腔入路。⑦胸腹联合切口适用于 T11～ L2 范围内的椎体结核患者。该入路显露充分，视野大，但创伤相对较大。⑧腹膜外斜切口。⑨经腹腔入路。⑩后正中入路。

以上手术方式和手术入路在实践中往往又组合使用，根据病变节段、程度及入路的不同，临床上最为常用的是：①前路病灶清除＋植骨融合术＋内固定术；②前路病灶清除＋

植骨融合术＋后路内固定术；③后路病灶清除＋植骨融合术＋内固定术。

一、前路病灶清除＋植骨融合术＋内固定术

前路手术治疗能够彻底清除病灶，解除脊髓压迫、恢复脊柱稳定性、构建脊柱力线，有效缩短治疗疗程，减轻长期卧床导致的并发症，是目前临床最为常用的手术选择。

前路病灶清除＋植骨融合术＋内固定术适用于：①巨大寒性脓肿或经久不愈窦道形成者；②病灶内有较大的死骨或空洞者；③2 个节段以内后凸角度不大（Cobb 角＜ 35°）者；④椎体破坏严重，稳定性丧失者；⑤脊髓受压、神经功能进行性损害者；⑥预计发生后凸畸形风险高，需要早期手术干预者。

单纯前路病灶清除＋植骨融合术＋内固定术的绝对禁忌证为并发有严重后凸畸形或心肺功能不全而不能耐受开胸手术者。相对禁忌证为颈胸段结核、腰骶段结核内固定困难者；累及节段较长，严重骨质疏松患者；低龄儿童脊柱结核患者需要进行前后路椎体植骨融合时。

二、前路病灶清除＋植骨融合术＋后路内固定术

脊柱结核绝大多数为椎体结核，脓肿、骨质破坏多发生在椎体，脊柱的稳定性破坏及脊髓损伤也多数来自前方，经过前方入路进行病灶清除＋植骨融合术是最简捷最方便的手术方式。由于受到病变范围的限制，有些患者难以经过前路进行内固定，且前路椎体固定的稳定性不如后路的三柱固定，后路椎弓根螺钉内固定可以在脊柱结核治愈后取出，加之通过肌间隙入路及经皮置钉微创方法的广泛使用，前路病灶清除＋植骨融合术＋后路内固定术正逐渐成为最实用的手术方式。

前路病灶清除＋植骨融合术＋后路内固定术几乎适用于所有节段的脊柱结核患者，尤其对于单纯通过前路病灶清除＋植骨融合术后无法合理完成脊柱内固定者；单纯通过后路手术难以很好地进行病灶清除＋植骨融合者；超过 3 个及以上运动节段脊柱结核患者；严重后凸畸形者。

前路病灶清除＋植骨融合术＋后路内固定术可以分期完成，也可以一期完成，需要综合评估患者的综合情况加以选择。但对于高龄患者、一般情况相对差的患者、儿童患者、手术节段相对较多的患者，以及并发多种疾病的患者，建议采用分期手术，以降低手术风险。

三、后路病灶清除＋植骨融合术＋内固定术

基于脊柱结核的病变特点，单纯后路手术的适应范围相对较小，唯附件结核是其绝对适应证。从胸椎、腰椎解剖看，单纯后路手术治疗胸椎结核、腰椎结核存在破坏正常结构，以及前路病灶清除因视野受限导致清除不够彻底的问题，因而不宜作为首选方法。

后路病灶清除＋植骨融合术＋内固定术适用于腰椎结核，椎体骨质破坏塌陷＜ 50%，病变组织凸向后方，硬膜或神经根受压严重，椎体前方无巨大脓肿者；部分不适宜经前路进行病灶清除患者，如存在严重胸膜粘连、既往有前路手术史等；部分老年、体质差的患者，不伴有截瘫症状，但存在局部脊柱不稳导致的剧烈疼痛，可仅行后路内固定手术，以利于患者早期下床和进行功能锻炼。

（秦世炳）

第四节 病灶清除术

1934 年日本骨科学者伊藤等报告采用病灶清除疗法处理腰椎结核，因为当时无抗结核药品的保护，多数患者的最后治疗效果不良，未被推广。随着链霉素等抗结核药品的广泛使用，骨关节结核的处理已经步入比较积极的方向。1951 年方先之等根据当时有限的经验，著文提倡早期施行彻底手术来治疗骨关节结核患者，并在此后的多家医院治疗 1400 多例，收到良好效果。1957 年在《骨关节结核病灶清除疗法》中描述：早期采用适当的外科手术，直接进入结核病灶，清除寒性脓肿、结核性肉芽、病骨和死骨，采用此种疗法可以彻底或近乎彻底清除病灶，基本上可防止结核病变继续发展和愈后复发，且可保留脊柱关节的全部或一部分运动功能；对于无畸形的关节或肢体，可以防止畸形的发生；对有畸形者可以同时矫正畸形；需要固定者可以同时加以固定。

一、病灶清除术的适应证

1. *有明确脓肿存在者* 脓肿的存在，表示结核病变正在急剧进展或至少尚未停止进展。其长期存在一方面严重影响椎体的血运，另一方面可以因其广泛的接触而造成腐蚀性椎体破坏，所以，应尽早将其清除。

2. *有明确死骨存在者* 椎体结核产生死骨，常与脓肿并存，由于椎体软组织不多，死骨不易被吸收。死骨的存在将妨碍结核病变的愈合，随时可能引起复发，因此，死骨必须取出。

3. *有慢性窦道存在继发感染者* 继发感染可以引起慢性致密性椎体骨髓炎，不易治愈；对于此类患者，应尽早采用病灶清除手术，防止继发感染向椎体内发展。

4. *并发脊髓或神经根（马尾部位）压迫症状者* 压迫脊髓导致截瘫不是脊柱结核病灶清除术的禁忌证，相反，是手术治疗最重要或最迫切的适应证。

目前，脊柱结核外科治疗的手术适应证主要是以上内容，由于不典型脊柱结核与脊柱转移瘤在很大程度上鉴别困难，对于穿刺活检阴性而需要进行临床病理诊断者，也可以考虑手术清除并进行病理检查。

单纯结核病灶清除术较少应用，仅适用于腰大肌或髂窝脓肿而椎体破坏不明显的腰骶椎结核，以及胸椎结核有局限性破坏或单侧椎旁脓肿但无明显脊髓压迫的患者。该类脊柱结核患者无论结核病灶破坏还是手术均不能对脊柱稳定性产生明显影响，通过单纯病灶清除术完全可以起到治疗作用，一般采用腹膜后入路或经肋横突胸膜外入路。

二、关于彻底病灶清除

彻底病灶清除是脊柱结核手术治疗的目的之一，是治愈脊柱结核、减少复发的基础，也是使用内固定的安全保证。彻底病灶清除的理念已获得广泛认同，但在具体如何理解彻底病灶清除方面却又有不同的认识。脊柱结核既有椎体的病变（如死骨、干酪样坏死物质），也有椎旁病变（如脓肿、肉芽肿），还有邻近椎间盘组织的破坏和坏死，甚至出现椎管内结核性肉芽肿或骨块压迫脊髓或神经根等。多数患者有多种成分破坏或压迫。病灶清除要彻底清除上述结核病灶。彻底是针对病变组织而言，病变组织清除了即是彻底。因此，彻底是相对的。清除病变区内所有病变组织，如脓液、干酪样物质、死骨、肉芽组织、坏死间盘、坏死液化组织等，保留健康和亚健康组织即是彻底。

有作者认为，早期的病灶清除只是通过窦道或脓肿内进行结核病灶的刮除，其实这是一个误解。在方先之的经典著作中就描述了刮除、凿除、切除等具体的手术技巧和方法，只是限于当时条件，可能在各单位技术推广方面受到很大限制。诚然，单纯刮除难以达到有效的"彻底"，有作者提出"病椎切除"或"病椎部分切除"以别于病灶清除术。这样，"彻底"就有被扩大化的趋势；一味扩大切除范围，甚至切除整个椎体，是人为加重创伤和骨质缺损，不利于病变的修复和愈合，也不能减少复发和缩短药品治疗的疗程。对于一些复杂病变，由于病灶范围大、术野限制等因素，有时术中难以做到彻底进行病灶清除，过于强调"彻底"、过大范围清除病灶会增加创伤和手术的风险。况且"切除"这个概念只能应用在骨和椎间盘组织的手术处理，却无法涵盖对脓肿清除、脓肿壁处理、椎管内肉芽组织处理等手术。

三、如何进行彻底病灶清除

局部结核病灶的彻底清除是脊柱结核外科治疗成功的关键，而影响病灶彻底清除的主要因素是切口的显露。因此，手术切口要做到充分显露。术者应根据术前的影像学资料，充分评估术中可能遇到的问题及其对策，认真设计切口显露途径。尽可能做到彻底清除脓肿、干酪样物质、肉芽组织、坏死椎间盘组织、死骨等，创造一个相对理想的植骨床，重点把握：①充分引流脓液，特别是主要间隔脓肿、相邻脓肿的引流；②刮、切、咬、凿等技术相结合，把椎间盘、终板和骨组织切除，脓肿壁的坏死组织反复用刮匙刮除，直至创面见点状出血；③对于特别大的冷脓肿壁，可用干纱布反复擦拭，这对去除脓苔、部分坏死组织特别有效；④加压冲洗创面，可以应用 3% 双氧水、甲硝唑、碘伏水、含抗生素的生理盐水反复加压冲洗创面，以降低局部细菌量。

在施行病灶清除术时，要正确处理彻底病灶清除和尽量保留正常骨质的关系。椎体结核时，出现骨质破坏、死骨、结核性肉芽组织及脓液等，在破坏区周围则是骨质反应区，可以出现炎症性水肿或者增生改变（硬化）等。在 MRI 图像上，这种反应区与破坏区没有明显的分界，给人的印象是椎体破坏严重而需要进行广泛的病灶清除，其实不尽然。临床上，如条件许可，最好能同时进行 CT 扫描，更有助于确定结核病变范围及病灶清除范围。根据影像学资料结合术中判断，清除病灶范围要足够，不能有残留死骨和其他病灶，但是对于周围炎症反应性改变应尽量保留，以见到骨质创面有点片状渗血为准。病灶清除后要充分引流，使残留坏死组织及局部积血能够及时排出，减少局部结核复燃或者复发的可能性。

四、硬化骨的处理

椎体结核病变发生过程是感染性炎症的过程，必然存在着炎症性破坏和再生修复两个方面，即病灶内发生破坏 - 液化 - 坏死，病灶边缘发生修复 - 硬化 - 替代 - 重建。当前者处于优势时，病变进展恶化；而后者处于优势时，则病变趋于稳定静止。临床上将椎体硬化性改变大致分为两种情况：活动性病变的硬化和静止性病变的硬化。对于活动性病变的硬化，病灶内有脓液、干酪、死骨、肉芽、坏死间盘、坏死液化组织等，病变边缘硬化范围较小且硬化不完全，硬化区内可有死骨或肉芽。这种硬化为不稳定性硬化，随病变进展可演化为死骨、坏死液化组织，通常临床症状和体征较重，应手术切除。而静止性病变的硬化通常多见于病变稳定、病程较长的患者，临床上多无症状或仅有较轻症状，是一种慢性稳定性病变，硬化区通常较大，有时可涉及整个椎体。这种硬化为稳定性硬化，通常硬化可维系数年或更久，无须特殊处理。

王自立等对脊柱结核椎体硬化骨质进行了基础与临床研究，发现硬化骨壁厚 2 ~ 8mm，表面坚硬，骨小梁增粗、结构致密，似板层骨结构，但无皮质骨结构的哈弗斯系统（Haversian system）；且硬化骨壁内存在结核病灶，在硬化骨壁中抗结核药品的浓度极低。通过脊柱结核病椎组织中异烟肼、利福平、吡嗪酰胺等浓度的测定表明，抗结核药品不能进到有硬化骨的病灶中央。主张病灶清除时，需要将硬化壁的切除深度达 4mm，由于病灶组织形成的硬化壁是不规则的，需要牺牲一些"亚正常骨"以达到彻底清除的程度。因此造成的脊柱原有不稳定的加重状况可通过植骨融合与内固定来解决。

上述研究为临床结核病灶硬化骨的处理提供了一定的经验，但是对于硬化骨的处理也要根据部位和病理变化的不同而区别对待。正如在治疗硬化性慢性骨髓炎时，并不需要完全切除硬化骨一样，只需部分切除硬化骨，即能够满足摘除死骨、植骨床准备，以及抗结核药品的渗透。一般在手术显露的椎体一侧（满足显露需要）及上下端植骨接触面（满足植骨床准备）的硬化骨需要清除，直至创面有新鲜渗血；而对侧硬化骨若无死骨，完全可以保留。需要了解的是，及时通过病灶清除、植骨融合等治愈脊柱结核后，局部的植骨块愈合、融合等过程中，结核病灶形成包裹性结节还会在局部长期潜伏存在，这也是脊柱结核长期愈合后再次复发的主要原因。

脊柱结核病灶清除术是脊柱结核外科治疗的基础术式，应正确认识彻底病灶清除的概念，根据不同脊柱结核患者的结核破坏情况，采用相应的手术方法和技巧；达到既能彻底清除病灶，又能尽可能保留正常或者可以存活的组织，以及缩短治疗周期、促进结核病灶愈合、减少并发症、提高生命质量的目的。

（秦世炳）

第五节　植骨材料的选择

任何植骨材料都必须符合多个条件，理想的骨移植需要具备如下特性：①移植物在植入处有稳定的生物相容性，能承担施加在脊柱上的载荷；②移植物必须具有骨传导和骨诱导特征，使新骨形成，取代被吸收的移植材料；③不致病，移植材料必须避免在供体和受体之间传播感染性疾病；④包含最小的抗原特性；⑤移植物使用方便，易于塑形；⑥费用可以接受。

一、常用的植骨材料

主要有自体骨、异体骨及人工骨三大类。

（一）自体骨

自体骨是指患者本人手术部位外的其他部位的骨骼组织。自体骨具有优良的骨传导、骨诱导和成骨特性，是目前骨移植的最好移植材料。最常用的自体骨多取自髂骨，也可取自腓骨、胫骨等硬质骨。

自体骨移植后会经历两个阶段：第一阶段持续时间大约 2 周，成骨主要依赖于自体骨中的细胞成分；第二阶段中宿主细胞逐渐参与成骨。自体松质骨植入后能够迅速实现血管化并整合入宿主。松质骨能够很好地填充空隙，但不能提供结构支撑。移植的松质骨主要起骨传导作用，支撑新生血管长入，以及新的成骨细胞和成骨细胞前体进入。释放的骨诱导因子对成骨也发挥了部分作用。尽管松质骨不能提供即刻的结构支撑，但其能够迅速与受体区域整合，最终在 6 ～ 12 个月后达到皮质骨的结构强度。

自体松质骨主要来源于髂嵴，对于 < 6cm 直径的骨缺损修复效果较好。自体皮质骨来源有腓骨、肋骨和髂嵴。自体皮质骨几乎没有诱导成骨能力，仅有骨传导性，植入后能够起到即刻良好的结构支撑作用。然而其支撑作用随着吸收和再血管化而减弱，移植后最初的 6 周后强度会减弱。6 ～ 12 个月后，血管化或非血管化的自体皮质骨强度差别不大。血管化的皮质骨能够快速融入受区，改建过程与正常骨类似。与血管化的皮质骨不同，移植骨不发生吸收和再血管化，能够在植入后前 6 个月提供良好的结构支撑。自体皮质骨对于 > 6cm 直径的骨缺损是良好的选择。对于 > 12cm 直径的骨缺损，血管化的皮质骨在治疗效果上优于非血管化的皮质骨。

自体骨的优点：有最好的骨传导性、成骨性和骨诱导性，是骨移植的最好移植材料；无免疫排斥和血源性感染风险；植骨融合骨量最大；自体骨的塌陷率较低。

自体骨的缺点：来源有限（一般只能取髂骨、肋骨、腓骨和胫骨），不能满足大量植骨的需要（拆了东墙补西墙）；取骨区的各种并发症，如疼痛、血肿形成、感染、功能障碍等，给患者带来额外的创伤和痛苦，延长了手术时间，故不适用于病情严重及年老体弱者；另外，有生物力学不匹配的缺点。

（二）异体骨

异体骨分为同种异体骨和异种骨。

植入后早期异体骨主要起支撑和骨传导作用，之后随骨吸收开始发挥诱导成骨作用。皮质骨主要通过爬行替代以膜内成骨方式在皮质接合部成骨，因此血管化缓慢、成骨表浅且程度有限。异体骨移植存在疾病传播的风险，故很少采用新鲜异体骨；冻干技术能够减少疾病传播的风险，但仍然无法完全杜绝疾病传播。冻干处理可造成骨细胞死亡和蛋白变性，因而需要更长的血管化和整合时间；冻干处理减弱了移植物的机械强度，且费用较高。

1. 同种异体骨　目前，临产上常用的是经冻干处理的同种异体骨，可以是髂骨块、股骨头等。

（1）同种异体骨的优点：来源相对充足；可避免取自体骨所产生的并发症；骨传导活性强；适用于病灶较大或存在严重骨质疏松的患者，以及儿童患者骨量相对不足时；支撑固定可靠。

（2）同种异体骨的缺点：骨诱导活性弱；移植骨的性能受加工方法的影响较大；新生骨及血管传入的速度和程度较差，骨吸收倾向明显；可能存在免疫排斥反应；有引起交叉感染的可能。

2. 异种骨　目前，异种骨产品主要为牛骨。经骨库技术和特殊理化处理，可完全去除有机成分，保留天然孔架结构，消除抗原性；但由于丧失了骨诱导活性，降低了力学和可塑性，加之人们对潜在疾病传播的畏惧心理，异种骨一直未被广泛接受。

（三）人工骨

目前，应用的人工骨主要包括生物陶瓷 [硫酸钙、磷酸钙和羟基磷灰石（HA）等]、天然和人工高分子聚合物及复合材料。此类材料主要作为骨传导支架使用，与异体骨和异种骨相比，其优势在于制备方法可控、降解和力学特性可控、可塑性强、无抗原性和潜在疾病传播风险，临床应用和开发潜力十分巨大。

临床常用的人工骨有 HA、脱钙骨基质、重组人骨形成蛋白、自固化磷酸钙人工骨等。

1. 钛笼　腔内装填骨质的钛笼可以通过钛笼与骨质交界面形成广泛的生物整合性，不需要通过钛笼内骨质形成彻底的骨性结合即可获得稳定性。使用钛笼腔内填加异体松质骨进行椎间支撑植骨后，获得的稳定时间可能短于异体松质骨被替代的时间。但钛笼植骨存在一定的塌陷率。

2. 人工椎体　为恢复脊柱的生理解剖结构，以及矫正脊柱后凸畸形提供了新的治疗手段，适用于整个椎体或双椎体的切除。一般多用于肿瘤患者，较少用于脊柱结核。

3. 3D 打印技术　是一种快速成型技术，能够利用生物材料制作出具有复杂三维结构的组织工程支架。由于脊柱结核术后缺损形态的不确定性，目前尚未见报道。

二、骨移植的未来

从骨移植的发展历程看，已从单纯恢复骨结构到追求仿生性骨重建。随着组织工程、材料科学和分子生物学等多学科、多领域的发展与交叉融合，骨移植材料必将得到快速发展，新的材料层出不穷，部分已经应用于临床。骨移植材料发展的方向是不断改良材料的物理、化学与生物特性，致力于实现材料的结构仿生化、功能智能化、特性积优化、降解再生同步化。动态三维培养技术、纳米组织工程支架构建技术等的介入将为骨移植材料的发展注入新的活力。对于新型植骨材料的移植效果，以及安全性评价的标准与流程，需要进一步确立和统一。将细胞、生长因子与各种新型支架材料复合构建理想的复合骨移植材料，实现与宿主骨快速整合，达到生理性解剖和功能重建，是骨移植未来发展的重要方向。

（秦世炳）

第六节　内固定术的选择

脊柱结核手术后有无必要进行内固定术，是一个争论了很久且逐渐被接受的过程。早先认为，在感染的病灶中是不能放置金属内植物的，担心金属内植物作为异物将会导致感染并难以控制。但随着基础及临床研究的不断深入，人们的这种担心是多余的，在脊柱结核病灶清除植骨融合术后进行内固定，对矫正脊柱后凸畸形、重建脊柱的稳定性、促进植骨融合等有促进作用。

内固定材料也随着骨科技术的进步不断发展，逐渐发展到椎弓根螺钉的三柱固定技术。在脊柱结核手术中使用内固定材料已经得到基础及临床的充分验证，是可行与安全的；但在诸多细节方面仍有一些争论，如适应证是什么？前路固定还是后路固定更好？以及固定融合的节段多寡等。

内固定术的适应证及作用：①脊柱结核引起的骨质破坏导致椎体高度丢失，产生高度不稳。椎体结核的本质是骨质的破坏性改变，正常骨质的溶骨、硬化改变导致椎体的缺损、塌陷、骨质疏松，然后产生空洞、无效腔，其间可填充脓液、死骨、肉芽组织、干酪样物质、坏死的椎间盘组织等，从而导致脊柱前柱、中柱的高度丢失，产生高度不稳，这种高度丢失需要矫正。②脊柱结核病灶彻底清除后使缺损更大，从而使脊柱更加不稳。③单纯植骨融合不能从根本上解决不稳，病灶清除后遗留的残腔，可以通过支撑植骨、镶嵌植骨、填充植骨等来部分消灭，但在达到骨性融合前脊柱不仅不能完全稳定，且由于病灶清除后的骨质缺损造成活动性更大，此种较大范围的活动性可影响植骨融合的时间。这就如同果树的嫁接，不仅需要选择合适的砧木和接穗，保证接穗与砧木对接完好，还需要进行严密的包扎以保持稳定性，只有三点都做好了，才能保证嫁接的成功。④脊柱结核发生的后凸畸形，需要通过各种手段进行矫正，但校正后必须通过内固定来维持，直至骨性融合。⑤在脊柱结核手术中通过彻底的病灶清除、可靠的植骨措施、坚强的内固定手段，可使患者术后早期活动时保持脊柱的稳定性，能使患者早期下床活动，促进疾病早期康复，避免长期卧床导致的各种并发症。

但也不是所有的脊柱结核患者术后都需要进行内固定，对于那些椎体病变破坏较轻者、椎体形态尚正常者、病灶清除后椎体高度丢失较少者、病灶清除后不需要进行植骨融合者可以不考虑行内固定术。而如下情况适合进行内固定术：①椎体破坏和塌陷较重，需要植骨修复缺损以恢复椎体高度者。②患者有较重的后凸畸形需要矫正，以及经截骨等处理后出现脊柱不稳者。③有需要手术处理的脊髓（或马尾神经）损伤者；其在减压过程中行内固定术能保持脊柱稳定性，避免加重脊髓二次损伤，且术后能够保持脊柱稳定性。④超过连续 3 个椎体破坏的脊柱结核患者及跳跃性脊柱结核而均需要手术者，根据患者不同情况选择合适的内固定术是最佳的选择。而对于高龄患者，尽管多个椎体破坏不是很严重，但存在较为严重的疼痛，患者因各种原因不能长期卧床，也可选择采用单纯后路内固定术以保持脊柱稳定性；并且使得患者能够早期下床、避免长期卧床导致出现更为严重的并发症。

一、脊柱结核前路内固定术

前路内固定术的主要优势是可以在一个切口内完成手术。脊柱结核主要是椎体结核，病变在脊柱前方，前路手术顺理成章，可以进行彻底的矫形与维持稳定，且发生与植骨相关的并发症少；脊髓减压彻底；提供即刻的脊柱稳定性保证；内固定可以促进植骨融合。前路内固定适用于几乎全部脊柱节段的结核，但寰枢椎结核、颈胸段结核、腰骶椎结核前路固定较为困难，选择后路固定更加简单且风险更低；对于累及连续 3 个及 3 个以上椎体结核而需要固定者，前路固定往往不够牢靠，操作难度也较大，需要破坏的节段血管较多，可能对植骨融合不利。

二、脊柱结核后路内固定术

脊椎结核后路内固定术的优点是矫形与固定效果可靠，对病变椎体的干扰较少，能够进行长节段的固定。适用于如下情况：①胸椎、腰椎结核，病变累及 3 个及 3 个以上椎体的多节段结核，以及跳跃性脊柱结核患者；②需要进行枕颈固定的寰枢椎结核患者；③涉及颈胸段及腰骶椎的结核，前路内固定有困难的患者；④附件结核患者；⑤需要前路病灶清除植骨联合后路内固定的患者。

后路内固定可以根据患者的具体情况，以及术者的熟练程度选择单纯后路手术（一个切口完成病灶清除与植骨）或者前后路联合手术（后路切口行内固定，前路切口行病灶清除与植骨融合，一期或分期完成）。

对于前路手术还是后路手术或者前后路联合手术，不同的学者有不同的见解，可谓是仁者见仁，智者见智。实际上对脊柱结核而言，没有一个术式是最佳的，也没有一个术式是绝对不能选用的；根本在于在现有的条件下（包括设备、医师与技术），能够以较少的创伤代价，

☆☆☆☆

解决实际问题（包括病灶、畸形、截瘫、费用）且患者能耐受的手术方式就是合适的。

随着脊柱结核外科的不断进步、发展和理念更新，在彻底病灶清除、植骨融合、畸形矫正后行内固定稳定脊柱已经成为脊柱结核外科治疗的常规术式，也达到了绝大多数学者的共同认可。至于固定节段的多寡，有学者认为固定的范围除包括病椎外，需要上下各固定1个或2个椎体，这样才能保证内固定的牢靠。也有学者将脊柱结核的固定范围分为短节段固定（为跨越病变椎体上、下各1个正常运动单元的内固定方式）、长节段固定（为跨越病变椎体上、下各2个及2个以上正常运动单元的内固定方式）、单节段固定（仅固定病变运动单元的内固定方式）及病椎间固定（病变运动单元之间的内固定方式）。不论怎样选择，万变不离其宗，那就是在脊柱结核治疗的整个过程中，始终贯彻一切从患者的实际病情出发，兼顾病灶清除、畸形矫正、植骨融合、内固定选择的整体统一；精细规划手术方案，精准规范手术操作；始终贯彻快速康复、患者第一的方针，加强围术期的科学管理；始终坚持微创理念，以较小的经济与创伤代价，解决患者的最大诉求，促进患者早期康复，回归社会。

（秦世炳）

第七节　术后的疗效评价

脊柱结核与肺结核一样，目前仍缺少统一规范的疗效评价体系，并且由于我国南北、东西地区的医疗条件差别大，难以形成统一的评价体系。

一、天津医院脊柱结核患者的治愈标准

1. 患者全身情况较好，食欲佳，体温不高，ESR正常或接近正常。
2. 局部疼痛消失，无脓肿，无窦道。
3. X线摄影复查显示基本骨融合。
4. 起床活动后1年或恢复参加工作6个月后仍能保持以上3条者为治愈。

二、郑久生等提出的脊柱结核疗效评价标准

1. 优　结核症状及腰腿疼痛消失，1年后完全恢复体力劳动，X线摄影复查显示病变消失，椎间骨性融合，内固定无松动。
2. 良　偶有轻度腰痛，1年后能从事轻体力劳动，X线摄影复查显示内固定无松动，但畸形矫正角度有5°～10°丢失，椎间骨性融合不充分，但无假关节存在。
3. 可　术后结核症状持续3～4个月，1年后X线摄影复查显示椎间骨性融合不完全，只能从事一般体力劳动。
4. 差　术后切口一期愈合，但结核症状持续3～4个月，1年后除日常生活可自理外不能从事体力劳动，X线摄影复查显示内固定松动，骨性融合不佳。

三、王自立等提出的脊柱结核治愈标准

1. 临床表现　患者结核病症状消失，一般情况良好，无主诉疼痛，恢复正常生活或工作；体温正常，病变局部无叩击痛；无流注脓肿及窦道出现；神经功能恢复或基本恢复；术后1个月佩戴支具下地，4～5个月恢复正常生活与工作。

2.实验室检查　ESR 和 C 反应蛋白检测同时或其中一项正常或接近于正常。

3.影像学检查　X 线摄影、CT、MRI 复查显示脓肿消失，无新生破坏灶，无植骨床与植骨吸收现象，出现植骨界面融合征象。随访时后凸、侧凸畸形矫正满意，畸形矫正角度丢失小于 5°。

4.B 超复查　可能出现椎旁脓肿或流注脓肿的部位未见液性暗区。

四、郭立新等提出的脊柱结核治愈标准

1.患者结核中毒症状和病椎疼痛消失 6 个月以上。

2.结核性窦道愈合 6 个月以上。

3.ESR 和 C 反应蛋白检测持续正常 6 个月以上。

4.X 线摄影或 CT 检查显示病椎植骨融合 6 个月以上。

5.抗结核化疗结束 1 年后病灶无复发。

五、马远征等提出脊柱结核的疗效评价标准

1.优　患者结核中毒症状消失，局部及根性疼痛消失，无脓肿，无窦道，ESR 或 C 反应蛋白检测正常或趋于正常，X 线摄影或 CT 检查显示病灶植骨融合或骨性愈合，截瘫完全恢复，患者恢复至发病前的体力劳动或生活自理能力。

2.良　患者结核中毒症状消失，偶有局部或根性疼痛，但不需要服用止痛药品；无脓肿，无窦道，ESR 或 C 反应蛋白检测正常或趋于正常，X 线摄影或 CT 检查显示病灶植骨融合或骨性融合，截瘫完全恢复，患者基本恢复至发病前的体力劳动或生活自理能力。

3.可　患者结核中毒症状消失，存在局部或根性疼痛，应用止痛药品可缓解；无脓肿，无窦道，ESR 或 C 反应蛋白检测正常或趋于正常，X 线摄影或 CT 检查显示病灶植骨融合或骨性愈合欠佳，但无假关节存在，截瘫部分恢复，患者体力劳动或生活自理能力较发病前有部分下降。

4.差　病灶未愈合或复发；存在局部或根性疼痛，服用止痛药缓解欠佳，需辅以手术治疗；截瘫未恢复或加重；患者丧失体力劳动或生活自理能力。符合上述任何一条即为差。疗效的评价要求至少在治疗 1 年后进行。

不同学者在不同时期从不同的侧重点提出了多种脊柱结核的疗效评价标准，为更好地评估脊柱结核的疗效起到了积极的作用，但仍需要从更多的方面进行深入研究。脊柱结核涉及的范围较广，对劳动力的影响也较大，如何从生物、医学、社会等诸多方面全面评价脊柱结核的治疗效果，是一个大课题，需要多学科、多中心、多维度地做进一步研究。

（秦世炳　王传庆）

主要参考文献

[1] Zhao YL, Xu SF, Wang LX, et al. National survey of drug-resistant tuberculosis in China. N Engl J Med, 2012, 366(23): 2161-2170.

[2] 全国第五次结核病流行病学抽样调查技术指导组, 全国第五次结核病流行病学抽样调查办公室 .2010 年全国第五次结核病流行病学抽样调查报告 . 中国防痨杂志 , 2012, 34(8): 485-508.

[3] 马远征 , 胡明 , 才晓军 , 等 . 脊柱结核外科治疗的探讨 . 中华骨科杂志 , 2005, 25(2): 68-73.

[4] Sandher DS, Al-Jibury M, Paton RW, et al. Bone and joint tuberculosis: cases in Blackburn between 1988

and 2005. J Bone Joint Surg Br, 2007, 89(10): 1379-1381.

[5]　do Amaral SH, Silva MN, Giraldi M, et al. Intravertebral abscess in a patient with spinal tuberculosis. J Neurosurg Spine, 2009, 10(2): 160.

[6]　Dunn R, Zondagh I, Candy S.Spinal tuberculosis: magnetic resonance imaging and neurological impairment. Spine(Phila Pa 1976), 2011, 36(6): 469-473.　doi: 10.1097/brs.0b013e3181d265c0.

[7]　Kaila R, Malhi AM, Mahmood B, et al.The incidence of multiple level noncontiguous vertebral tuberculosis detected using whole spine MRI. J Spinal Disord Tech, 2007, 20(1): 78-81.

[8]　Kobayashi N, Fraser TG, Bauer TW, et al. The use of real-time polymerase chain reaction for rapid diagnosis of skeletal tuberculosis. Arch Pathol Lab Med, 2006, 130(7): 1053-1056.

[9]　van Zyl-Smit RN, Pai M, Peprah K, et al. Within-subject variability and boosting of T-cell interferongamma responses after tuberculin skin testing. Am J Respir Crit Care Med, 2009, 180(1): 49-58.

[10]　Boehme CC, Nabeta P, Hillemann D, et al. Rapid molecular detection of tuberculosis and rifampin resistance. N Engl J Med, 2010, 363(11): 1005-1015.

[11]　秦世炳 . 重视结核病诊治和脊柱结核手术时机的选择 . 中国骨伤 , 2013, 26(7): 533-535.

[12]　Pang XY, Shen XJ, Wu P, et al. Thoracolumbar spinal tuberculosis with psoas abscesses treated by one-stage posterior transforaminal lumbar debridement, interbody fusion, posterior instrumentation, and postural drainage. Arch Orthop Trauma Surg, 2013, 133(6): 765-772.

[13]　Liu P, Zhu QA, Jiang JM. Distribution of three antituberculous drugs and their metabolites in different parts of pathological vertebrae with spinal tuberculosis. Spine(Phila Pa 1976), 2011, 36(20): E1290-1295.

[14]　张宏其 , 肖勋刚 , 刘少华 , 等 . 荧光定量 PCR 检测脊柱结核伴截瘫患者手术前后外周血结核杆菌 DNA 含量及临床意义 . 中国医学工程 , 2007, 15(7): 548-551, 554.

[15]　Nathanson E, Nunn P, Uplekar M, et al. MDR tuberculosis--critical steps for prevention and control. N Engl J Med, 2010, 363(11): 1050-1058.

实战与思考篇

第 3 章
颈 椎

第一节　前路病灶清除植骨并后路内固定术治疗寰枢椎结核

【病历摘要】　患者，男，29 岁。以"左颈部疼痛 4 个月"为主诉入院。患者 4 个月前无明显诱因出现左颈部疼痛，在当地医院经保守治疗未见好转，随后出现一随病程逐渐增大的颈部肿块，且四肢肌力逐渐减退。颈椎 MRI 检查考虑炎性病变，患者为求进一步诊治入住我院。

一、专科检查

见左颈部中上段一 7cm×10cm 的外生性肿块，局部无红肿，皮温不高，触痛明显，颈部活动受限，C1 及 C2 部位压痛、叩击痛阳性，椎旁肌痉挛，自 C4 平面以下患者躯干及四肢感觉和运动功能减退，ASIA 分级为 C 级。

二、实验室检查

患者血常规未见明显异常，ESR 为 135mm/h，C 反应蛋白为 98mmol/L，T-SPOT.TB 检测结果为阳性。

三、术前影像学检查

1. 颈椎正侧位 X 线摄影　正位 X 线摄影显示颈椎轻度侧弯；侧位 X 线摄影显示上颈椎骨质结构紊乱，C1、C2 椎体轮廓不规则（图 3-1）。

2. 颈椎 CT 扫描＋三维重建　显示 C2 椎体及齿状突左侧骨质严重破坏，椎旁软组织肿胀（图 3-2）。

3. 颈椎 CT 扫描三维成像　显示结核病灶致寰椎左侧椎体侧块破坏缺如，枢椎左侧齿突及椎体严重破坏，寰枢椎稳定性丢失（彩图 1）。

4. 颈椎 MRI 检查：显示寰枢椎椎旁脓肿及咽后壁脓肿形成，结核病灶凸入椎管内，导致 C1～C2 节段脊髓受压明显（图 3-3）。

四、局部解剖

寰枢关节（lateral atlantoaxial joint）由 3 个独立的关节构成，其中 2 个由寰椎侧块的下关节面和枢椎的上关节面构成，另一个由枢椎齿突的前关节面和寰椎前弓后面的齿凹构

☆☆☆☆

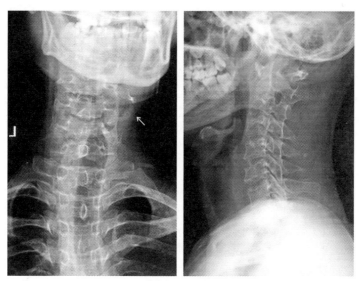

图 3-1　颈椎正侧位 X 线摄影。颈椎正位 X 线摄影显示颈椎轻度侧弯；颈椎侧位 X 线摄影显示上颈椎骨质结构紊乱，C1、C2 椎体轮廓不规则

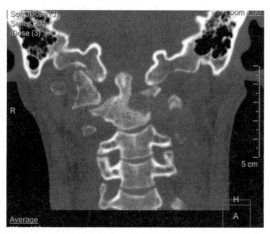

图 3-2　颈椎 CT 扫描 + 三维重建，显示 C2 椎体及齿状突左侧骨质严重破坏，椎旁软组织肿胀

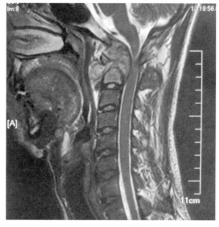

图 3-3　MRI 检查显示寰枢椎椎旁脓肿及咽后壁脓肿形成，结核病灶凸入椎管内，导致 C1～C2 节段脊髓受压明显

成。寰枢关节的关节囊薄而松弛，囊外有由齿突尖至枕骨大孔前缘的齿突尖韧带（apical ligament of dens）、由齿突延至枕骨髁内侧面的翼状韧带（alar ligament）和由连结寰椎两侧块的寰椎横韧带（ligamentum transversum atlantis）。寰椎横韧带中部向上下方各发出一条纵行纤维束与寰椎横韧带共同构成的寰椎十字韧带（cruciform ligament of atlas）。寰枢关节全体是一个车轴关节，只有一个运动轴，寰椎与颅一同绕垂直轴做左右回旋运动。

五、手术适应证

1. 患者结核病灶致寰枢椎不同程度骨质破坏，寰枢椎稳定性丢失，需后路重建脊柱稳定性。

2. 椎体前方结核病灶凸入椎管内，导致相应节段脊髓受压，需行前路病灶清除及脊髓

☆☆☆☆☆

减压。因此患者适宜采用前路病灶清除植骨，后路植骨融合内固定术治疗。

六、术前计划与手术技巧

1. 术前计划　患者咽喉壁脓肿较多见，同时前方结核病灶及脓性组织凸入椎管内，导致 C1 ～ C2 节段脊髓受压，从 MRI 图像上可见病灶未突破后纵韧带。先行前路手术，清除病灶，以解除脊髓压迫，避免先行后路固定术时患者翻身致神经损伤症状进一步加重。后路手术方式可以有多种选择，主要是固定融合方式的不同，术者可选择寰枢固定融合或颈枕固定融合。在结核病灶彻底清除的前提下，尽可能选择短节段固定融合，从而最大限度地保留颈椎的活动度，最大程度地减少患者颈椎活动度的丢失，这是选择固定融合方式的首要原则。由此可见，寰枢固定融合更具优势。然而，由于本患者病情已进展为晚期，造成寰枢椎严重破坏，无法完成寰椎椎弓根螺钉或侧块螺钉置入；而寰椎后弓螺钉强度欠佳不能很好地重建上颈椎的稳定性。因此，笔者选择颈枕固定融合。相对于上颈椎的活动度，笔者认为重建其稳定性显得更为重要。

2. 手术技巧　首先行前路手术，患者取仰卧位，气管插管全身麻醉。依据颈椎 CT 检查图像上显示骨破坏及 MRI 图像上显示左侧脓液较多，故选择颈部标准左侧切口，以下颌角平面为中心，并以其为切口起点沿胸锁乳突肌内侧缘做一长约 5cm 的弧形切口。切开颈阔肌，向外侧牵开胸锁乳突肌，经颈动脉鞘及气管 - 食管鞘间隙斜向上钝性分离椎前筋膜。切开椎前筋膜及脓肿壁，吸出脓液，向头侧显露寰枢椎，彻底清除干酪样坏死组织、死骨等病灶组织，留取部分病灶组织标本分别行病理学检查和结核分枝杆菌培养及药敏试验。小心去除凸入椎管内的结核病灶，充分解除脊髓压迫。采用小型冲洗枪彻底冲洗，取髂骨植骨，局部喷洒链霉素粉末，并用链霉素明胶海绵覆盖于椎前，留置引流管，分层关闭切口。

在硬性颈托外固定的保护下，小心翻转患者使之改为俯卧位，以便行后路手术。取枕颈后正中纵行切口，依次切开皮肤、皮下组织，沿棘突两侧做骨膜下剥离，充分显露颅底、C1 后弓及 C2 ～ C4 椎板。行颈枕固定、自体髂骨植骨融合治疗。

七、术后处理及随访

术后病理学检查进一步证实患者为结核感染；术后常规使用抗生素 48h，使用糖皮质激素、脱水药品治疗 3d，待患者病情平稳后出院；患者出院后佩戴头颈胸支具 3 个月。采用异烟肼、利福平、吡嗪酰胺及链霉素四联强化抗结核治疗 3 个月后停用链霉素，加用乙胺丁醇继续治疗 9 ～ 15 个月。每月定期进行 ESR、C 反应蛋白及肝肾功能复查。

八、术后影像学检查

1. 术后 1 周行颈椎正侧位 X 线摄影复查　显示颈椎生理曲度恢复良好，内固定位置佳，上颈椎稳定性重建满意（图 3-4）。

2. 颈椎 CT 三维重建　术后 9 个月 CT 检查显示颈枕植骨融合良好（图 3-5）。

3. 颈椎 CT 三维成像　术后 5 年行颈椎 CT 扫描 + 三维成像复查，显示内固定位置良好，颈椎生理曲度保持良好（彩图 2）。

九、术后经验总结

对于寰枢椎结核并发神经功能损伤及上颈椎失稳患者的治疗，采用前后路联合手术能

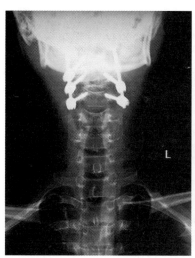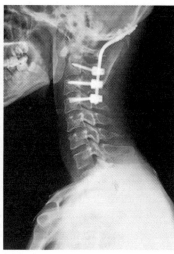

图 3-4 术后 1 周行颈椎正侧位 X 线摄影复查，显示颈椎生理曲度恢复良好，内固定位置佳，上颈椎稳定性重建满意

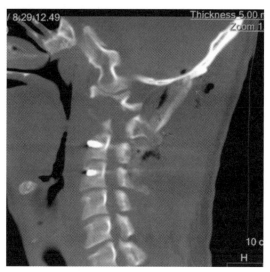

图 3-5 术后 9 个月行颈椎 CT 扫描 + 三维重建复查，显示颈枕植骨融合良好

够完成结核病灶的彻底清除、脊髓的彻底减压及上颈椎稳定性的重建。前路手术采用传统颈前入路、后路手术进行颈枕固定融合是一种合理、可靠的治疗选择。

（王 彪 贺宝荣）

主要参考文献

[1] Wang B, Shang R, Yang T, et al. Evaluation of clinical outcomes of one-stage anterior and posterior surgical treatment for atlantoaxial tuberculosis complicated with neurological damage. BMC Musculoskelet Disord, 2019, 20(1): 148.

[2] Sinha S, Singh AK, Gupta V, et al. Surgical management and outcome of tuberculous atlantoaxial dislocation: a 15-year experience. Neurosurgery, 2003, 52(2): 331–339.

[3] Behari S, Nayak SR, Bhargava V, et al. Craniocervical tuberculosis: protocol of surgical

management. Neurosurgery, 2003, 52(1): 72–81.

[4] Teegala R, Kumar P, Kale SS, et al. Craniovertebral junction tuberculosis: a new comprehensive therapeutic strategy. Neurosurgery, 2008, 63(5): 946–955.

[5] 施建党, 王自立, 耿广起, 等. 单纯应用抗结核药物治疗早期脊柱结核的疗效观察. 中国脊柱脊髓杂志, 2011, 21(10): 798-801.

[6] 秦世炳. 重视结核病诊治和脊柱结核手术时机的选择. 中国骨伤, 2013, 26(7): 533-535.

[7] 唐神结. 结核病临床诊疗进展年度报告 (2013). 北京: 人民卫生出版社, 2014.

[8] 曾晖, 廖志辉, 李晓云. 病灶清除植骨融合内固定治疗胸腰椎脊柱结核. 医学临床研究, 2012, 29(1): 115-118.

[9] Valafar F. Pathogenesis of multi drug-resistant and extensively drug-resistant tuberculosis as a determinant of future treatment success. Int J Mycobacteriol, 2016, 5 Suppl 1: S64-65.

[10] Rahman MA, Sarkar A. Extensively Drug-resistant Tuberculosis(XDR-TB): A daunting challenge to the current End TB Strategy and policy recommendations. Indian J Tuberc, 2017, 64(3): 153-160.

[11] 沈雄杰, 李伟伟, 王锡阳. 胸腰段脊柱结核术后未愈及术后复发原因的探讨. 医学临床研究, 2011, 28(4): 616-619.

[12] 袁保东, 郑春兰, 肖勇, 等. 血沉及高敏 C 反应蛋白判定肺结核病情活动的价值. 武汉大学学报 (医学版), 2008, 29(4): 524-527.

[13] 郝蓉美, 王传庆, 侯代伦, 等. 脊柱结核非手术治疗临床管理路径研究 (附 102 例临床分析). 中国防痨杂志, 2017, 39(8): 862-869.

[14] Kondrup J, Rasmussen HH, Hamberg O, et al. Nutritional risk Screening(NRS 2002): a new method based on analysis of controlled clinical trials. Clin Nutr, 2003, 22(3): 321-336.

[15] Pang Y, Lu J, Huo F, at el. Prevalence and treatment outcome of extensively drug-resistant tuberculosis plus additional drug resistance from the National Clinical Center for Tuberculosis in China: A five-year review. J Infect, 2017, 75(5): 433-440.

第二节　后路病灶清除植骨内固定治疗寰枢椎结核

【病历摘要】　患者, 男, 37 岁。以"左颈部疼痛 6 个月"为主诉入院。患者 6 个月前无明显诱因出现左颈部疼痛, 在当地医院经保守治疗未见好转, 随后出现一随病程逐渐增大的颈部肿块, 且四肢肌力逐渐减退。行颈椎 MRI 检查考虑炎性病变, 患者为求进一步诊治入住我院。

一、专科检查

见左颈部中上段一 3cm×5cm 大小的外生性肿块, 局部无红肿, 皮温不高, 触痛明显, 颈部活动受限, C1 及 C2 部位压痛、叩击痛阳性, 椎旁肌痉挛, 自 C4 平面以下患者躯干及四肢感觉和运动功能减退, ASIA 分级为 C 级。

二、实验室检查

患者血常规未见明显异常, ESR 为 142mm/h, C 反应蛋白为 103mmol/L, T-SPOT.TB 检测结果阳性。

三、术前影像学检查

1. 颈椎正侧位 X 线摄影　显示上颈椎骨质结构紊乱, C1～C2 椎体轮廓不规则 (图 3-6)。

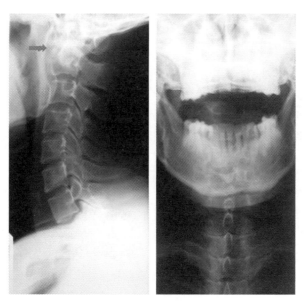

图 3-6　颈椎正侧位 X 线摄影，显示上颈椎骨质结构紊乱，C1 ～ C2 椎体轮廓不规则

2. 颈椎 CT 检查　C1 前弓左侧、C2 椎体及齿状突左侧骨质严重破坏，椎旁软组织肿胀（图 3-7）。

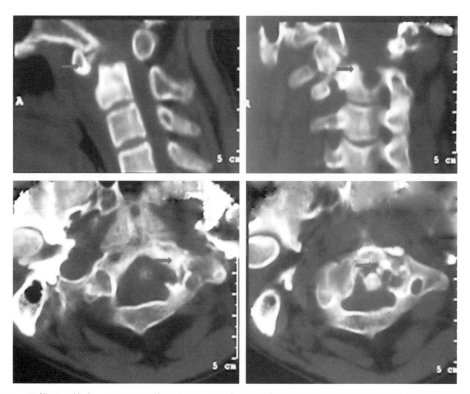

图 3-7　颈椎 CT 检查。显示 C1 前弓左侧、C2 椎体及齿状突左侧骨质严重破坏，椎旁软组织肿胀

3. 颈椎 MRI 检查　显示寰枢椎椎旁脓肿及咽后壁脓肿形成，结核病灶凸入椎管内，导致 C1 ～ C2 节段脊髓受压明显（图 3-8）。

☆ ☆ ☆ ☆

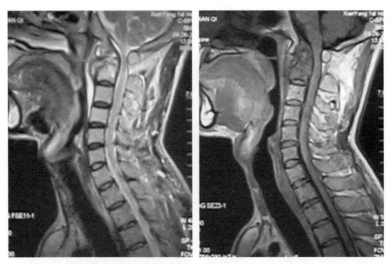

图 3-8　颈椎 MRI 检查。显示寰枢椎椎旁脓肿及咽后壁脓肿形成，结核病灶凸入椎管内，导致 C1 ～ C2 节段脊髓受压明显

四、手术适应证

1. 患者结核病灶致寰枢椎不同程度骨质破坏，寰枢椎稳定性丢失，需后路重建脊柱稳定性。

2. 椎体结核病灶凸入椎管内，导致相应节段脊髓受压，需行病灶清除及脊髓减压。

因此患者适宜采用一期单纯后路病灶清除减压植骨融合内固定术治疗。

五、术前计划与手术技巧

1. 术前计划　患者咽喉壁脓肿较多见，本例患者同时存在前方结核病灶及脓性组织凸入椎管内，导致 C1 ～ C2 节段脊髓受压，因此需行病灶清除及脊髓减压。过去病灶清除通常通过前路进行，然而颈椎前路手术可能导致喉返神经损伤、食管损伤、气管损伤、主要血管损伤和椎前血肿形成。其次，先行前路手术清除病灶，再行后路内固定，会增加手术时间和失血量，同时翻身可能导致神经损伤症状进一步加重。因此，笔者采用一期单纯后路病灶清除减压植骨融合内固定术。结核病灶彻底清除后，后路手术方式可以有多种选择，主要是固定融合方式的不同，术者可选择寰枢固定融合或颈枕固定融合。在结核病灶彻底清除的前提下，尽可能选择短节段固定融合，从而最大限度地保留颈椎的活动度，最大程度地减少患者颈椎活动度的丢失，这是选择固定融合方式的首要原则。由此可见，寰枢固定融合更具优势。然而由于本患者病情已经进展至较晚期，造成寰枢椎严重破坏，无法完成寰椎椎弓根螺钉或侧块螺钉置入；而寰椎后弓置入螺钉的强度欠佳，不能很好地重建上颈椎的稳定性；因此，笔者选择颈枕固定融合。相对于上颈椎的活动度，笔者认为重建其稳定性显得更为重要。

2. 手术技巧　首先行后路结核病灶清除术。全身麻醉，取俯卧位，安装颅骨牵引，使颈部后伸。取枕骨隆突至 C3 后正中切口，依次切开皮肤、皮下组织、项韧带，充分显露颅底、C1 后弓及 C2、C3 椎板。依据颈椎 CT 检查显示的骨破坏及 MRI 检查显示的脓液较多，利用超声骨刀将左侧后方附件切除，暴露出脊髓和神经根，切断左侧 C2 神经根，钝性分离，显露左侧寰枢椎和结核病灶，吸出脓液，小心去除凸入椎管内的结核病灶，充分解除脊髓压迫，彻底清除干酪样坏死组织、死骨等炎性组织，留取部分结核病灶组织分别行病理学检查和结核分枝杆菌培养及药敏试验。使用小型冲洗枪进行彻底冲洗，取髂骨植骨，局部喷洒链霉素粉末。彻底清除病灶后行颈枕固定，自体髂骨植骨融合。术中 X 线透视显示内固定位置良好，寰枢椎序列可。充分冲洗后，放置引流管，分层关闭切口。

六、术后处理及随访

术后病理学检查结果进一步证实患者为结核感染，术后常规使用抗生素 48h，使用糖皮质激素、脱水药品治疗 3d；待患者病情平稳后出院，出院后佩戴头颈胸支具 3 个月。采用异烟肼、利福平、吡嗪酰胺及链霉素四联强化抗结核治疗 3 个月后停用链霉素，加用乙胺丁醇继续治疗 9～15 个月。每月定期进行 ESR、C 反应蛋白及肝肾功能复查。

七、术后影像学检查

颈椎正侧位 X 线摄影：术后 3 个月 X 线摄影复查显示颈椎生理曲度恢复良好，内固定位置佳，上颈椎稳定性重建满意（图 3-9）。

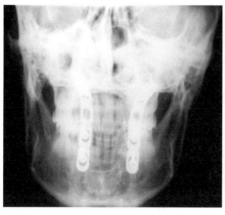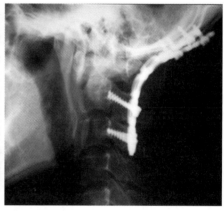

图 3-9　颈椎正侧位 X 线摄影。术后 3 个月 X 线摄影复查显示颈椎生理曲度恢复良好，内固定位置佳，上颈椎稳定性重建满意

八、术后经验总结

对于寰枢椎结核并发神经功能损伤及上颈椎失稳患者的治疗，采用一期单纯后路病灶清除减压植骨融合内固定术不仅能够完成结核病灶的彻底清除、脊髓的彻底减压及上颈椎稳定性的重建，而且可以缩短手术时间和减少失血量，减少前路手术面临的解剖风险。因此，一期单纯通过后路病灶清除减压＋颈枕固定融合是一种合理、可靠的治疗选择。

（贺宝荣）

主要参考文献

[1] Mandavia R, Fox R, Meir A. Atlantoaxial TB with paralysis: posterior-only cervical approach with good results. JRSM Open, 2017, 8(6): 2054270417697866.

[2] 高延征, 邢帅, 高坤, 等. 后路病灶清除联合寰枢椎融合治疗上颈椎结核. 中华外科杂志, 2016, 54(6): 451-455.

☆☆☆☆

[3] Sinha S, Singh AK, Gupta V, et al. Surgical management and outcome of tuberculous atlantoaxial dislocation: a 15-year experience. Neurosurgery, 2003, 52(2): 331-339.

[4] Behari S, Nayak SR, Bhargava V, et al. Craniocervical tuberculosis: protocol of surgical management. Neurosurgery, 2003, 52(1): 72-81.

[5] Teegala R, Kumar P, Kale SS, et al. Craniovertebral junction tuberculosis: a new comprehensive therapeutic strategy. Neurosurgery, 2008, 63(5): 946-955.

[6] World Health Organization. World Health Organization treatment guidelines for drug-resistant tuberculosis, 2016 update. Geneva: World Health Organization, 2016.

[7] Kondrup J, Rasmussen HH, Hamberg O, et al. Nutritional risk Screening(NRS 2002): a new method based on analysis of controlled clinical trials. Clin Nutr, 2003, 22(3): 321-336.

[8] 沈兴利, 张子凡, 孙柏峰, 等. 脊柱结核手术治疗研究进展. 脊柱外科杂志, 2018, 16(4): 253-256, 封3.

[9] 胡斌, 钱选昆, 王文己. 一期单纯后路和前后联合入路病灶清除植骨内固定术治疗脊柱结核的临床疗效对比. 脊柱外科杂志, 2016, 14(5): 267-271.

[10] 杨宗强, 施建党, 何胤, 等. 脊柱结核治疗失败、复发的原因及防治措施. 骨科, 2015, 6(5): 277-280.

[11] Pang X, Shen X, Wu P, et al. Thoracolumbar spinal tuberculosis with psoas abscesses treated by one-stage posterior transforaminal lumbar debridement, interbody fusion, posterior instrumentation, and postural drainage. Arch Orthop Trauma Surg, 2013, 133(6): 765-772.

[12] Liu P, Zhu Q, Jiang J. Distribution of three antituberculous drugs and their metabolites in different parts of pathological vertebrae with spinal tuberculosis. Spine(Phila Pa 1976), 2011, 36(20): E1290-E1295.

[13] Rufai SB, Kumar P, Singh A, et al. Comparison of Xpert MTB/RIF with line probe assay for detection of rifampin-monoresistant Mycobacterium tuberculosis. J Clin Microbiol, 2014, 52(6): 1846-1852.

[14] Keshavjee S, Farmer PE. Tuberculosis, drug resistance, and the history of modern medicine. N Engl J Med, 2012, 367(10): 931-936.

[15] 许宾, 孙加源, 黄燕. 综合医院肺外结核 101 例临床分析. 中国防痨杂志, 2004, 26(3): 151-154.

[16] Yoon HJ, Song YG, Park WI, et al. Clinical manifestations and diagnosis of extrapulmonary tuberculosis. Yonsei Med J, 2004, 45(3): 453-461.

第三节　上颈椎结核后路手术治疗

【病历摘要】　患者男，25岁。枕颈疼痛伴活动受限2个月。患者2个月前无明显诱因出现枕颈疼痛，疼痛以活动时明显，伴有吞咽不适、乏力。无四肢无力及麻木，无体质量骤降，否认有外伤史。

一、专科检查

颈套固定，颈椎活动受限，C1、C2 后方及两侧压痛，口咽部肿胀；ESR 45mm/h。

二、术前影像学检查

颈椎正侧位 X 线摄影：未见骨质破坏及寰枢椎脱位等异常（图 3-10）。

颈椎 CT 检查 + 三维重建：显示 C2 齿状突后方骨质部分缺如，周围有软组织肿胀阴影（图 3-11）。

颈椎矢状面 MRI 检查：显示 C2 ～ C3 椎体、齿状突周围 T_1WI 呈低信号、T_2WI 呈中高混合信号，提示脓肿形成；周围软组织肿胀，寰齿间隙略变宽，同水平硬膜囊受压（图 3-12）。

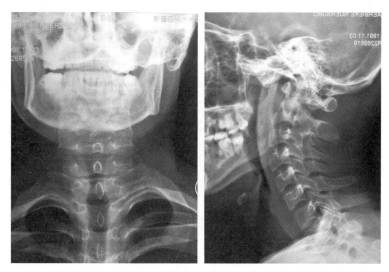

图 3-10 颈椎正侧位 X 线摄影，未见骨质破坏及寰枢椎脱位等异常

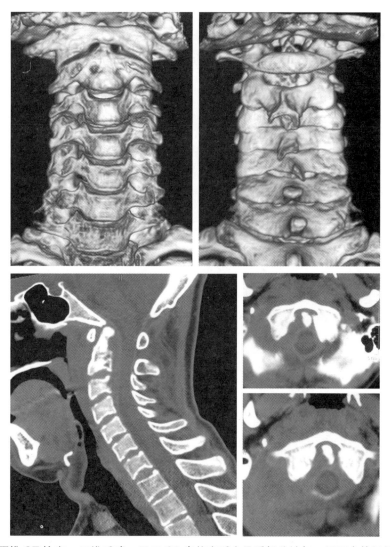

图 3-11 颈椎 CT 检查 + 三维重建，显示 C2 齿状突后方骨质部分缺如，周围有软组织肿胀阴影

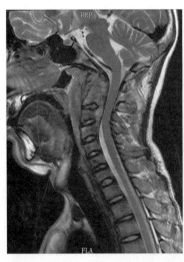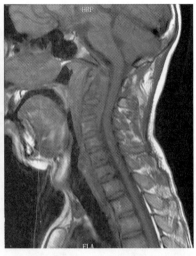

图 3-12　颈椎矢状面 MRI 检查：显示 C2 ～ C3 椎体、齿状突周围 T_1WI 呈低信号、T_2WI 呈中高混合信号，提示脓肿形成；周围软组织肿胀，寰齿间隙略变宽，同水平硬膜囊受压

三、手术适应证

1.患者，男，25 岁。诊断明确为上颈椎结核。

2.C2 椎体齿状突骨质破坏，脓肿形成。

3.寰枢椎有不稳。

4.脊髓硬膜囊前方有受压。

5.单纯行抗结核药品治疗达不到快速治愈的目的，可能出现延脊髓受损，寰枢椎脱位等潜在风险。

四、术前计划与手术技巧

1.术前计划　患者寰枢椎骨质破坏范围较小、脓肿形成，如果单纯行抗结核药品治疗，可能延长治愈时间，出现延脊髓受损、寰枢椎脱位等潜在风险，而且寰椎不稳将引起疼痛难忍。因此制订"上颈椎结核一期后路植骨融合内固定术"加抗结核药品治疗。

2.手术技巧　将患者置于俯卧位，头部固定在头颅架上，采用后正中切口，用 C1 ～ C2 椎弓根螺钉加以固定，C1 ～ C2 后方植骨融合。

五、术后处理及随访

术后第 2 天戴颈套固定下地行走，第 7 ～ 12 天拔出后方引流管，术后第 7 天行 X 线摄影复查（图 3-13），可见内固定稳定。出院后继续进行定期随访及抗结核药品治疗。

术后颈椎正侧位 X 线摄影，显示寰枢椎椎弓根固定位置尚好。术后 1.5 年行颈椎正侧位 X 线摄影复查，显示位置较前没有明显变化，寰枢椎椎弓根固定位置尚好，后方骨性融合（图 3-14）。

六、小结

上颈椎结核因解剖特点，有学者认为彻底清除病灶难以实现，故达到减压目的即可。对于单纯枢椎侧方及后方受累患者，后路病灶清除术与前路病灶清除术比较，其可在病灶

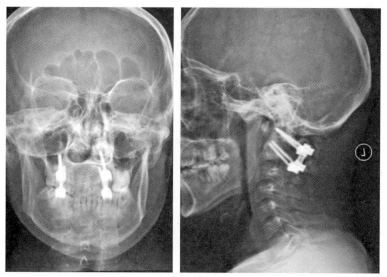

图 3-13　术后 1 周行颈椎正侧位 X 线摄影复查，显示内固定稳定，未见明显脱位

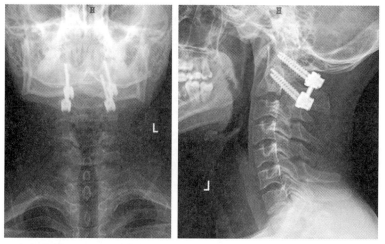

图 3-14　术后 1.5 年行颈椎正侧位 X 线摄影复查，显示位置较前没有明显变化，寰枢椎椎弓根固定位置尚好，后方骨性融合

清除的同时可行后路内固定融合，具有不可替代的优点。对于后方结构较完整的患者，优先选用短节段融合，配合后路病灶清除；此术具有出血少、手术简化、融合后保留枕颈活动度等优点。对于病灶位于椎体侧方及后方，有神经压迫症状、椎体结构不稳但寰椎置钉入路完整的上颈椎结核患者，可行后路病灶清除融合内固定术。对于儿童患者行一期后路病灶清除加短节段固定融合，术后神经症状可得到明显改善。此外，儿童患者行前路手术可破坏脊柱前部生长，影响脊柱稳定性的重建，可引起进行性后凸畸形，而后路手术因固定融合可预防及改善后凸畸形的发生。有些需要 Halo 架外固定加抗结核药品治疗的患者，由于难以接受 Halo 架外固定时，可以后路单纯固定加抗结核药品治疗。后路减压融合术相对前路手术并发症少，且早期就能恢复上颈椎局部结构稳定以减轻疼痛和改善神经功能，是目前较常用的病灶清除方式。

（买尔旦·买买提）

主要参考文献

[1] Xing S, Gao Y, Gao K, et al. Anterior Cervical Retropharyngeal Debridement Combined With Occipital Cervical Fusion to Upper Cervical Tuberculosis. Spine(Phila Pa 1976), 2016, 41(2): 104-110.

[2] Chadha M, Agarwal A, Singh AP. Craniovertebral tuberculosis: a retrospective review of 13cases managed conservatively. Spine(Phila Pa 1976), 2007, 32(15): 1629-1634.

[3] 韦峰, 刘晓光, 刘忠军, 等. 上颈椎结核的诊断与治疗. 中国脊柱脊髓杂志, 2011, 21(10): 802-806.

[4] World Health Organization. Treatment of tuberculosis: guidelines. 4th ed. Geneva: World Health Organization, 2010.

[5] Xu L, Jian-Zhong X, Xue-Mei L, et al. Drug susceptibility testing guided treatment for drug-resistant spinal tuberculosis: a retrospective analysis of 19 patients. Int Surg, 2013, 98(2): 175-180.

[6] Mohan K, Rawall S, Pawar UM, et al. Drug resistance patterns in 111cases of drug-resistant tuberculosis spine. Eur Spine J, 2013, 22 Suppl 4: S647-S652.

第四节　上颈椎结核前、后联合手术治疗

【病历摘要】 患者女, 23 岁。枕颈部疼痛伴活动受限 3 个月。患者 3 个月前无明显诱因出现枕颈部疼痛, 疼痛以活动时明显, 伴有盗汗、乏力, 自行颈套固定则疼痛减轻。未出现四肢无力及麻木, 无体质量骤降, 否认有外伤史。

一、专科检查

颈套固定, 颈椎活动受限, C1 ～ C 2 后方及两侧压痛, 口咽部肿胀、充血; ESR 60mm/h, T-SPOT.TB 检测（±）。

二、术前影像学检查

对患者行 X 线摄影及 CT、MRI 检查, 可见 C2 骨质破坏, 前缘脓肿影（图 3-15、彩图 3 和图 3-16）。

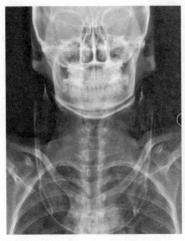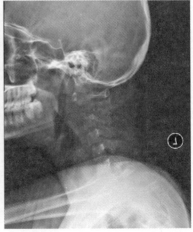

图 3-15　颈椎正侧位 X 线摄影, 显示生理前凸变浅、变直, C2 椎体前方形态不规则, 骨质破坏, 寰椎前移

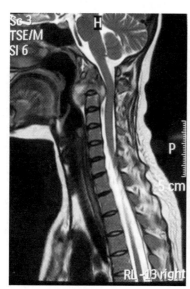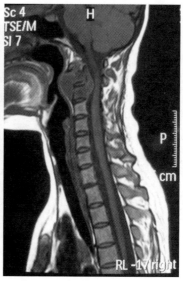

图 3-16　颈椎矢状面 MRI 扫描，显示 C2 椎体、齿状突骨质破坏，局部 T_1WI 呈低信号、T_2WI 呈中高信号，提示脓肿形成；周围软组织肿胀，寰齿间隙变宽，同水平硬膜囊受压，硬膜囊与脊髓前间隙消失

三、手术适应证

1. 患者，女，23 岁。诊断明确为寰枢椎结核。
2. C2 椎体、齿状突及左侧寰枢椎外侧关节骨质破坏，死骨、脓肿形成。
3. 寰枢椎脱位，有不稳。
4. 脊髓硬膜囊前方有受压。
5. 保守治疗达不到快速治愈的目的，可能出现寰枢椎脱位加重、延脊髓受损等相关并发症的风险。

四、术前计划与手术技巧

1. 术前计划　患者寰枢椎骨质破坏范围较大、死骨较多、脓肿形成，如果行单纯后路手术，则不能彻底清除前方病灶，也不能进行前方支撑植骨。如果行单纯前方手术，对左侧寰枢椎外侧关节及椎板病灶清除困难，不能坚固地固定上颈椎、重建稳定。因此制定"上颈椎结核一期前、后路联合病灶清除植骨融合内固定术"。

2. 手术技巧　首先，置患者于仰卧位，颈后垫高，头后仰，右侧颌下横切口，经咽后入路清除前方病灶，加自体髂骨粒钛网植入；钛网上方修剪成"U"形槽，套入寰椎前弓，下方用 3 枚螺钉固定至 C3 椎体，逐层缝合伤口，并放置引流管 1 条。

然后，将患者体位改为俯卧位，头部固定在头颅架上，后正中切口，继续清除左后方病灶，用椎弓根螺钉加以固定，植骨。

五、术后处理及随访

术后第 3 天戴颈套固定下地行走，第 3 天拔出前方引流管，第 12 天拔出后方引流管，术后第 12 天行 X 线摄影复查（图 3-17），出院后进行定期随访、抗结核药品治疗。

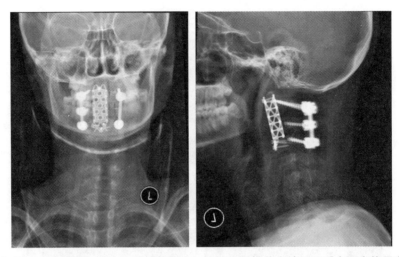

图 3-17　术后颈椎正侧位 X 线摄影复查，显示上颈椎前方钛网及后方固定位置尚好

六、小结

对于上颈椎结核伴有上颈椎骨质破坏严重，尤其是齿状突及椎弓根破坏、寰枢椎脱位患者，可选择前、后联合手术治疗。这种手术方式的优点为可充分进行前路病灶清除、后路牢固固定。缺点为手术创伤大、手术时间长、手术出血量多等。

由于前路结核病灶清除范围广，椎体破坏大，且目前尚无较好的内固定方式恢复上颈椎稳定性；故前路病灶清除后是否需要行后路内固定，需根据患者情况进行个体化分析。对发育期儿童和青少年患者，应避免过多的内固定。儿童患者在前路术后使用 Halo 架固定直至骨愈合也是常用方法之一。对于不适用 Halo 架的成年或老年患者，应尽早行后路内固定以减少外固定时间。后路内固定疗效因明显好于前路内固定，若病灶侵及寰椎侧块和枢椎椎体，此时前路内固定效果常不太理想，此时行前路病灶清除后往往采用后路融合内固定，从而重建椎体稳定性并预防或矫正上颈椎的畸形。上颈椎后路固定融合是目前治疗上颈椎结核较为常用且成熟的一种手术方式之一，该方法可以得到较好的固定效果，重建上颈椎稳定性的同时可保留寰枕关节和下颈椎的运动功能。若枢椎使用椎弓根螺钉的置钉条件差，可使用椎板螺钉进行固定。椎板螺钉相对椎弓根螺钉操作简单，同时可以获得较好的椎体稳定性。若寰椎置钉条件较差，可考虑行枕颈融合、钛缆固定、椎板钩等方式。枕颈融合术也可获得与寰枢椎融合术相似的效果，且技术也较为成熟。

（买尔旦·买买提）

主要参考文献

[1] Lifeso R. Atlanto-axial tuberculosis in adults. J Bone Joint Surg Br, 1987, 9(2): 183-187.

[2] Chaudhary K, Potdar P, Bapat M, et al. Structural odontoid lesions in craniovertebral tuberculosis: a review of 15 cases. Spine(Phila Pa 1976), 2012, 37(14): E836-843.

[3] 张西峰，肖嵩华，刘郑生，等 . 局部化疗治疗颈椎结核的临床研究 . 脊柱外科杂志，2012, 10(1): 29-31.

[4] Hassan MG. Anterior plating for lower cervical spine tuberculosis. Int Orthop, 2003, 27(2): 73-77.

[5] 王健伟，荀传辉，张健，等 . 单纯前路及前后路联合手术治疗上颈椎结核的疗效分析 . 中国脊柱脊髓杂志，2019, 29(3): 220-227.

[6] Whitesides TE Jr, Kelly RP. Lateral approach to the upper cervical spine for anterior fusion. South Med J, 1966, 59(8): 879-883.

[7] McAfee PC, Bohlman HH, Riley LH Jr, et al. The anterior retropharyngeal approach to the upper part of the cervical spine. J Bone Joint Surg Am, 1987, 69(9): 1371-1383.

[8] Vender JR, Harrison SJ, McDonnell DE. Fusion and instrumentation at C1 − 3 via the high anterior cervical approach. J Neurosurg, 2000, 92(1 Suppl): S24-S29.

[9] Qureshi MA, Afzal W, Khalique AB, et al. Tuberculosis of the craniovertebral junction. Eur Spine J, 2013, 22 Suppl 4: S612-S617.

第五节　前方经颈动脉鞘内侧入路病灶清除植骨并内固定术治疗颈椎结核

【病历摘要】　患者男，55 岁。颈部、腰背部疼痛 11 个月，加重伴双下肢乏力 2 个月。11 个月前患者无明显诱因出现颈部、腰背部疼痛，伴发热，体温最高 38℃，午后为著。就诊于当地医院，行胸椎 MRI 检查显示 C 7 信号异常，考虑血管瘤可能。就诊于当地市人民医院，行 X 线摄影检查后考虑为腰椎退行性病变。1 个月前就诊于另一市人民医院，考虑"结核"，采用 H-R-Z-E 化疗方案行抗结核药品治疗 1 个月，患者仍持续发热，考虑颈椎、腰椎结核可能。

一、专科检查

双上肢肌力Ⅲ级，肌张力减弱，双侧腹股沟以下感觉麻木，双侧股四头肌肌力Ⅳ级，小便潴留。ASIA 分级为 C 级。

二、术前影像学检查

1. 正侧位 X 线摄影　显示 C7 骨质破坏，椎旁可见置入引流管。同时显示颈椎后凸畸形，T1 上终板形态不规则（图 3-18）。

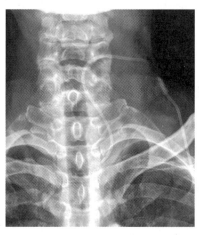
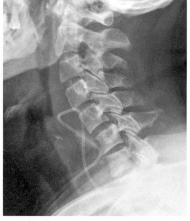

图 3-18　颈椎正侧位 X 线摄影，显示 C7 骨质破坏，椎旁可见置入引流管。同时显示 C6 ～ C7 间隙狭窄，后凸畸形，T1 上终板形态不规则

2. 颈椎 CT 摄影　显示 C 7 骨质破坏，椎前咽后壁可见巨大脓肿（图 3-19）。

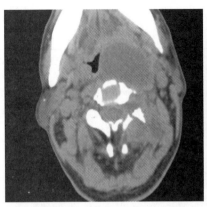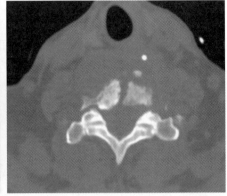

图 3-19　颈椎 CT 检查，显示 C7 骨质破坏，死骨形成，椎旁软组织肿胀，伴脓肿影

3. 颈椎 MRI 检查　显示 C 7 骨质破坏，椎前咽后壁可见巨大脓肿（图 3-20）。

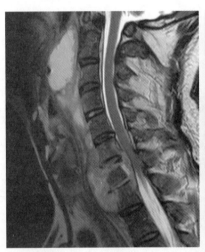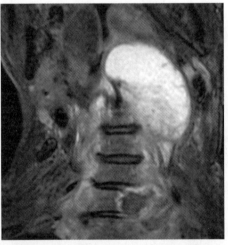

图 3-20　颈椎 MRI 检查。T_2WI 可见 C6 ～ T1 异常高信号，椎体楔形变。椎体后方组织增生，向后凸出，压迫硬膜囊。横断面扫描，C7 椎管水平脊髓受压，颈椎椎前大量脓肿形成

4. 颈椎 MRI 横断面扫描　显示 C7 骨质破坏，椎前咽后壁可见巨大脓肿（图 3-21）。

三、手术适应证

1. 患者 C7 骨质破坏加重，前柱、中柱稳定性丧失，C7 椎体塌陷导致后凸畸形，需重建脊柱稳定性。

2. 患者 ASIA 分级为 C 级，脊髓受压，椎管内有大量脓肿，需行椎管扩大打开病灶清除减压术。

3. 患者椎前大量脓肿，伴左侧颈部大量脓肿，不能耐受后前路联合手术。因此患者适宜采用前方经颈动脉鞘内侧入路病灶清除、植骨、内固定术治疗颈椎结核并矫正后凸畸形。

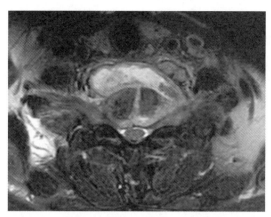

图 3-21 颈椎 MRI 检查。矢状面 T_2WI 可见 C7 异常高信号，椎体楔形变。椎体后方组织增生，向后凸出，压迫硬膜囊。横断面扫描，显示 C7 椎管水平脊髓受压，椎前及椎管内大量脓肿形成

四、手术禁忌证

高龄体弱患者，并发心脏疾患、糖尿病、肝肾等其他严重病症者。

五、术前计划与手术技巧

1. 术前计划 患者影像学检查显示 C6 ～ T1 骨质破坏、大量脓肿，此处形成后凸畸形。通过病灶清除，矫正颈椎后凸畸形。颈椎椎管内形成脓肿、肉芽组织，压迫硬膜囊。患者有神经损伤表现，通过前方减压，解除硬膜囊背侧的压迫。椎旁大量脓肿可经前路通过搔刮、冲洗，从而尽可能彻底清除。最后通过撑开椎间隙，将合适尺寸的钛网置入残余椎间隙，重建脊柱前、中柱结构。

2. 手术技巧

（1）患者仰卧，肩部下垫软枕，颈后伸并歪向健侧。

（2）成年人宜采用局部麻醉，儿童及无自制能力者可采用全麻。

3. 操作步骤 颈椎结核手术切口分为胸锁乳突肌前缘斜切口和颈部横切口两种。

（1）斜切口：于胸锁乳突肌前缘做一斜切口，以病灶水平为中心，斜向胸骨柄。

（2）横切口：于胸锁乳突肌中点，横向越过中线达对侧（图 3-22）。

六、手术步骤

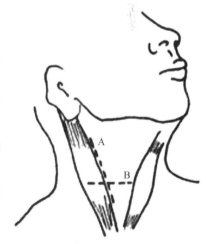

图 3-22 颈椎结核前侧方切口示意图

1. 显露病灶

（1）斜切口入路者：沿胸锁乳突肌前缘切开皮肤、皮下浅筋膜及颈阔肌后，切断并结扎颈外静脉分支，沿该肌分离前缘脂肪组织后，将胸锁乳突肌牵向后外侧。分离肩胛舌骨肌，必要时于其腱部将其切断，并向上下掀开显露其下方的颈动脉鞘。显露 C2 ～ C4 病灶时，于颈动脉鞘外侧进入，将胸锁乳突肌向外侧牵，将颈动脉鞘、甲状腺、喉等向内牵，即可显露前斜角肌颈长肌和颈椎前的脓肿，为手术方便可结扎甲状腺上动脉。显露 C4 ～ C7 病

☆ ☆ ☆ ☆

灶时，于颈动脉鞘内侧进入，将颈动脉鞘向外牵，即可显露其下方的椎前筋膜和脓肿，为方便手术可将颈横动脉结扎，注意勿伤及与甲状腺下动脉伴行的喉返神经。如要显露 C7、T1 时可切断胸锁乳突肌锁骨头。

（2）横切口入路者：横行切开皮肤、皮下浅筋膜及颈阔肌，将胸锁乳突肌及颈动脉鞘向外侧牵开，即可显露颈长肌、椎前筋膜及椎前脓肿。

2. 清除病灶　仔细辨认椎前脓肿，在侧方勿将颈椎横突前结节误认为椎体，在前方勿伤及食管。穿刺确定椎前脓肿无误后，纵行切开脓肿并彻底刮除病灶内干酪样组织、肉芽、死骨。要吸尽脓液，彻底冲洗。

骨质缺损较大、颈椎不稳定者，可于病灶上下正常骨质开槽，取髂骨嵌插植入，植骨块植入应稳定牢固，以避免脱出。

术毕放置病灶引流管引流，缝合伤口。

七、术后处理及随访

1. 术后 2 ～ 3d 内观察伤口，如无引流液渗出可拔除引流管。

2. 未植骨颈椎较稳定者，术后 4 ～ 6 周戴颈托起床活动；植骨者术后 2 ～ 3 个月进行 X 线摄影复查，植骨融合后可起床活动。术后第 2 天，指导患者进行双下肢功能锻炼；给予抗结核药品治疗及静脉营养支持，待引流彻底干净后拔除引流管。术后 2 周行颈椎正侧位 X 线摄影及颈椎 CT 扫描＋三维重建复查，患者出院后必须进行定期随访。

八、注意事项

1. 斜切口进入 C2 ～ C4 病灶前、将胸锁乳突肌牵向外侧时，应注意勿损伤由该肌上 1/3 穿出的副神经。

2. 进入 C4 ～ C7 骨病灶前应注意勿损伤与甲状腺下动脉伴行的喉神经。

3. 进入 C7 ～ T1 病灶时，应注意勿损伤胸膜顶，左侧勿损伤静脉角处胸导管。

九、术后影像学检查

1. 颈椎正侧位 X 线摄影复查　显示内固定及钛网位置满意，后凸畸形得到矫正，椎体间高度恢复（图 3-23）。

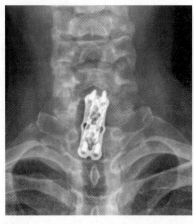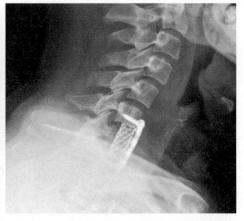

图 3-23　颈椎正侧位 X 线摄影复查，显示内固定及钛网位置满意；后凸畸形得到矫正，椎体间高度恢复

2. 术后颈椎 CT 复查　内固定稳定，植入物无松动（图 3-24）。

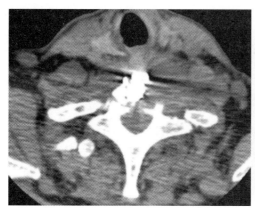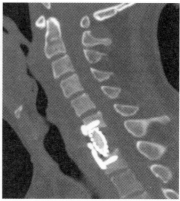

图 3-24　胸椎 CT 扫描 + 三维重建复查，显示内固定及钛网位置满意

（范　俊）

主要参考文献

[1] 李大伟，马远征，李力韬，等. 脊柱结核伴截瘫外科治疗的疗效分析. 中华骨科杂志, 2014, 34(2): 156-161.

[2] 董健，李娟. 脊柱结核手术时机的选择. 中华骨科杂志, 2014, 34(2): 247-249.

[3] 谢均. 72 例急性脊髓炎患者的临床特征及甲基泼尼松龙治疗效果分析. 海峡药学, 2012, 24(4): 205-207.

[4] 吴彦. 高血压患者在围术期的血压控制要点. 中国医学前沿杂志（电子版）, 2014, 6(4): 9-12.

[5] Rajasekaran S. Kyphotic deformity in spinal tuberculosis and its management. Int Orthop, 2012, 36(2): 359-365.

[6] 范顺武，胡子昂. 重视脊柱结核化学药物治疗的重要性. 中国骨伤, 2017, 30(9): 783-786.

[7] Tan Y, Li Q, Wang Q, Sun H, et al. Evaluation of the MTBDRplus 2.0 assay for the detection of multidrug resistance among persons with presumptive pulmonary TB in China. Sci Rep, 2017, 7(1): 3364.

[8] Rufai SB, Kumar P, Singh A, et al. Comparison of Xpert MTB ／ RIF with line probe assay for detection of rifampin-monoresistant Mycobacterium tuberculosis. J Clin Microbiol, 2014, 52(6): 1846-1852.

[9] Wang G, Dong W, Lan T, et al. Diagnostic accuracy evaluation of the conventional and molecular tests for Spinal Tuberculosis in a cohort, head-to-head study. Emerg Microbes Infect, 2018, 7(1): 109.

[10] 彭卫生，王英年，肖成志. 新编结核病学. 北京：中国医药科技出版社, 1994: 234-247.

[11] 王自立. 对彻底治愈脊柱结核病灶及其相关问题的管见. 中国脊柱脊髓杂志, 2008, 18(8): 568-570.

[12] 郭立新，马远征，陈兴，等. 复治的脊柱结核外科治疗加短程化疗的临床研究. 中国骨伤, 2010, 23(7): 491-494.

[13] 许建中，蒋电明，王爱民，等. 脊柱结核再次手术原因分析及治疗方案选择. 中华骨科杂志, 2008, 28(12): 969-973.

[14] Huang J, Zhang H, Zeng K, et al. The clinical outcomes of surgical treatment of noncontiguous spinal tuberculosis: a retrospective study in 23cases. PLoS One, 2014, 9(4): E93648.

[15] Liu P, Sun M, Li S, et al. A retrospective controlled study of three different operative approaches for the treatment of thoracic and lumbar spinal tuberculosis: three years of follow-up. Clin Neurol Neurosurg, 2015, 128: 25-34.

[16] Soares Do Brito J, Tirado A, Fernandes P. Surgical treatment of spinal tuberculosis complicated with

☆ ☆ ☆ ☆

extensive abscess. Iowa Orthop J, 2014, 34: 129-136.

第六节　前路病灶清除、植骨、内固定术治疗颈椎结核

【病历摘要】　患者男，22 岁。因"右手无力 3 个月"入院。3 个月前患者无明显诱因出现右手无力，持物费力；2 个月前曾于外院行颈椎 MRI 检查，怀疑结核，口服中药治疗 1 个月，右手无力症状无改善；2 周前来我院诊断为 C7、T1 结核，给予 H-R-E-Z 抗结核药品治疗，2 周后收入院拟行手术治疗。

一、专科检查

患者步入病房，颈椎生理弯曲正常，右手小鱼际萎缩，右侧小指伸肌及右中指指屈深肌肌力Ⅲ级，双侧 Hoffman 征阴性。

二、术前影像学检查

1. 正侧位 X 线摄影　颈胸段由于肩关节遮挡，X 线摄影不能清晰显示颈胸段椎体的形态及椎间隙改变，对于疾病的诊断作用有限（图 3-25）。

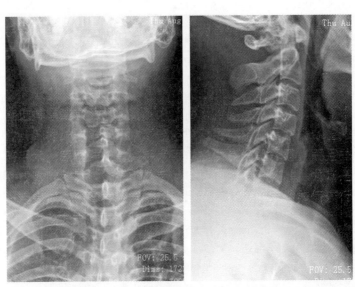

图 3-25　颈胸段正侧位 X 线摄影，显示 C7、T1 椎间隙狭窄，椎体骨质破坏，右侧椎旁可见异常高密度信号，提示脓肿影

2. CT 检查

（1）CT 扫描＋三维重建显示 C7、T1 椎间隙狭窄，椎体骨质破坏，累及椎体后缘；椎体破坏以右侧为著，椎前软组织影增宽，椎管内可见长条形占位，自 C7 椎体中部至整个 T1 椎体后缘（图 3-26）。

（2）CT 横断面扫描显示 C7 椎体中央骨质破坏，T1 椎体偏后方骨质破坏，椎前软组织影增宽，以右侧为著（图 3-27）。

3. 颈胸段 MRI 检查　矢状面扫描显示 C7、T1 椎间隙狭窄，椎体呈短 T_1、长 T_2 信号改变；C7、T1 水平椎管内可见占位病变，呈短 T_1、长 T_2 信号改变；压脂序列扫描可见椎体病灶

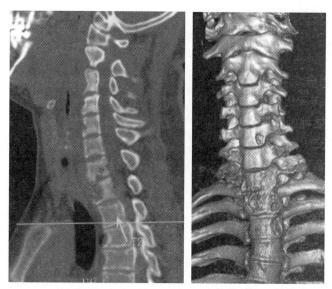

图 3-26　CT 扫描 + 三维重建，显示 C7、T1 椎体骨质破坏，椎体前后缘均有脓肿影

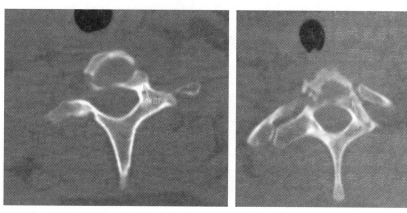

图 3-27　颈胸段 CT 横断面扫描，显示 C7 椎体中央骨质破坏，T1 椎体偏后方骨质破坏，椎前软组织影增宽，以右侧为著

及椎管内占位病变，呈长 T_2 信号改变；硬膜囊受压变细，脊髓内未见异常信号。横断面扫描 T_2WI 显示 T1 水平椎管内偏右侧脓肿压迫硬膜囊，脊髓受压，椎前脓肿偏左侧，脓肿厚度几乎与椎体前后径相当，椎体内偏右侧可见长 T_2 信号改变（图 3-28，图 3-29）。

三、手术适应证

C7、T1 骨质破坏，相应椎体水平椎管内脓肿，压迫右侧 C8、T1 神经根致右手无力。

四、术前计划与手术技巧

1. 术前计划　患者 C7、T1 椎旁脓肿较大，并且胸骨柄上切迹平 T2 椎体下缘水平，采用锁骨上横切口可以直达病灶，方便安放固定钛板，并可以在前路直视下行椎管减压术，因此采用一期前路病灶清除、减压、融合固定的手术方案。

2. 手术技巧　患者仰卧位，双肩以宽胶带尽量向下拉伸以增加颈胸段手术区域操作空

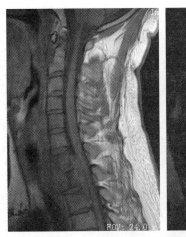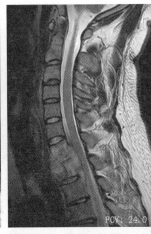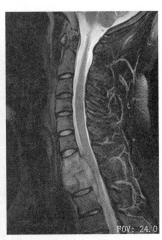

图 3-28　颈椎 MRI 矢状面扫描，显示 C7、T1 椎间隙狭窄，硬膜囊受压变细，脊髓内未见异常信号

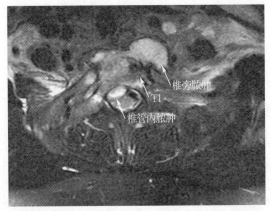

图 3-29　颈胸段 MRI 检查，横断面扫描 T_2WI 显示 T1 水平椎管内偏右侧脓肿压迫硬膜囊，脊髓受压，椎前脓肿偏左侧，脓肿厚度几与椎体前后径相当，椎体内偏右侧可见长 T_2 信号改变

间，取锁骨上一横指处采用横行切口，长约 5cm。自胸锁乳突肌内侧间隙钝性分离，将颈动脉鞘牵向外侧，切开气管 - 食管旁筋膜，将气管、食管牵向对侧，显露椎前筋膜，可见脓肿将筋膜顶起，自中线纵行钝性分开椎前脓腔，抽吸完椎旁脓液，总量约 30ml。去除 C7 ～ T1 破坏椎间盘及骨病灶坏死组织，同时以稀碘伏水不断冲洗病灶，保持术野清晰。次全切除 T1 椎体直至后纵韧带，清除破坏的韧带及椎管内脓肿直至显露硬脊膜。于髂前上棘处切口切开，取左侧髂骨植入椎间缺损，于 C7 椎体下缘及 T2 椎体上缘安放钛棒，并各以 2 枚螺钉固定。术毕于切口留置负压引流管 1 根。

五、术后处理及随访

术后 5d 待 24h 引流量少于 5 ml 时拔除引流管。术后 3 个月对植骨融合情况进行复查，术后继续给予抗结核药品治疗 1 年后停药。

六、术后影像学检查

1. 颈胸段正侧位 X 线摄影复查　正位摄影图像可见 C7 ～ T2 前方以钛板固定，侧位摄影图像因肩关节遮挡未显示钛板位置（图 3-30）。

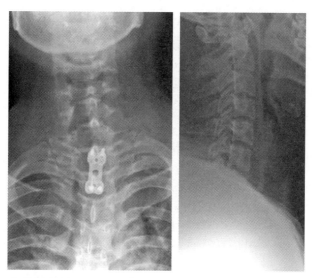

图 3-30　术后颈胸段正侧位 X 线摄影：颈椎病灶清除内固定术后，可见钛板

2. 颈胸段 CT 复查（术后 12 个月）　显示植骨融合，钛板位置稳定，椎前脓肿消失（图 3-31）。

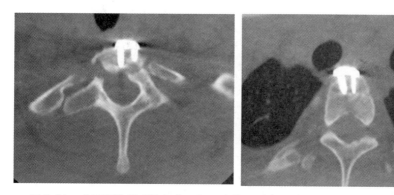

图 3-31　术后颈胸段 CT 复查，显示内植骨融合，钛板位置稳定，椎前脓肿消失

（董伟杰）

主要参考文献

[1] 唐恺，董伟杰，兰汀隆，等. 一期后路病灶清除植骨内固定治疗上胸椎结核. 中国防痨杂志，2014，36(8)：675-678.

[2] 李宏伟，余方圆，马远征，等. 颈胸段脊柱结核的手术入路选择. 军事医学科学院院刊，2008，32(1)：27-30.

[3] 张庄，修鹏，胡博文，等. 前路与后路手术治疗上胸椎结核的临床疗效及并发症对比. 中国脊柱脊髓杂志，2019，29(8)：684-691.

[4] 肖增明，贺茂林，詹新立，等. 前方经胸骨入路治疗上胸椎结核. 中华骨科杂志，2007，27(9)：657-661.

[5] Tan Y, Li Q, Wang Q, et al. Evaluation of the MTBDRplus 2.0 assay for the detection of multidrug resistance among persons with presumptive pulmonary TB in China. Sci Rep, 2017, 7(1): 3364.

[6] Rufai SB, Kumar P, Singh A, et al. Comparison of Xpert MTB/RIF with line probe assay for detection of

☆ ☆ ☆ ☆

rifampin-monoresistant Mycobacterium tuberculosis. J Clin Microbiol, 2014, 52(6): 1846-1852.

[7] Wang G, Dong W, Lan T, et al. Diagnostic accuracy evaluation of the conventional and molecular tests for Spinal Tuberculosis in a cohort, head-to-head study. Emerg Microbes Infect, 2018, 7(1): 109.

[8] 施建党，王自立. 脊柱结核术后未愈及术后复发的原因探讨. 中国矫形外科杂志, 2005, 13(15): 1184-1186.

[9] 秦世炳，董伟杰，兰汀隆，等. 128 例脊柱结核耐药患者的临床分析. 中国防痨杂志, 2013, 35(5): 299-304.

[10] 姚晓伟，董昭良，李卓，等. 60 例耐药脊柱结核患者个体化治疗及疗效的临床研究. 中国防痨杂志, 2016, 38(11): 978-984.

[11] 张丽帆，边赛男，刘晓清，等. 利奈唑胺治疗广泛耐药结核研究进展. 中华实验和临床感染病杂志 (电子版), 2016, 10(6): 649-653.

[12] Li Y, Jia W, Lei G, et al. Diagnostic efficiency of Xpert MTB/RIF assay for osteoarticular tuberculosis in patients with inflammatory arthritis in China. PLoS One, 2018, 13(6): e0198600.

[13] 李力韬，马远征，李大伟，等. 21 例耐多药脊柱结核手术联合个体化化疗的临床分析. 中国防痨杂志, 2013, 35(5): 317-321.

[14] 秦世炳，董伟杰，徐双铮. 脊柱结核药物治疗回顾性分析. 第三军医大学学报, 2009, 31(20): 1929-1931.

第七节　后路颈胸椎内固定、病灶清除、植骨术治疗颈椎结核

【病历摘要】　患者男，67 岁。因"背部酸胀 5 个月余"入院。该患者 5 个多月前无明显诱因出现背部酸胀，并有间断发热，未诊治。2 个月前外院行 CT 检查发现 T1、T2 骨质破坏，进一步做 MRI 检查怀疑为结核，为进一步诊治收入我院。既往有高血压病史，无结核病史及接触史。

一、专科检查

步入病房，颈部前屈受限，T1、T2 棘突压痛，四肢肌力、肌张力正常，无感觉异常区，双侧膝与跟腱反射正常，双侧巴氏征阴性。

二、术前影像学检查

1. 正侧位 X 线摄影　颈胸段由于肩关节遮挡，X 线摄影不能清晰显示颈胸段椎体的形态及椎间隙改变，对于疾病的诊断作用有限（图 3-32）。

2. CT 检查　CT 扫描 + 三维重建显示 T1 前缘塌陷，T1 ～ T2 间隙狭窄；矢状面 CT 扫描 + 三维重建显示 T1 ～ T2 椎间盘及椎体骨质破坏；冠状面扫描显示椎旁软组织影增宽（彩图 4）。

CT 横断面扫描显示 T1 椎体偏后缘及 T2 椎体腐蚀破坏，椎前软组织影增宽，偏左侧为著，部分甚至侵蚀胸膜，凸入左肺上叶（图 3-33）。

3. 颈胸段 MRI 检查　矢状面扫描显示 T1 ～ T2 间隙狭窄，椎体呈短 T_1、长 T_2 信号改变，压脂序列扫描可见椎体病灶呈长 T_2 信号改变，硬膜囊轻度受压。横断面 T_2WI 显示 T1 水平椎旁脓肿偏左侧的椎体内见混杂长 T_2 信号改变（图 3-34，图 3-35）。

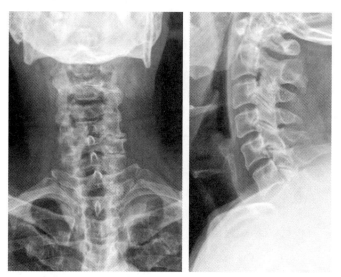

图 3-32　颈胸段正侧位 X 线摄影，显示 T1 及 T2 间隙狭窄，T1 椎体偏后缘及 T2 椎体腐蚀破坏，椎前软组织影增宽

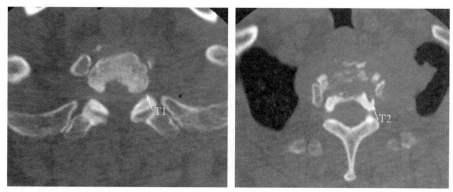

图 3-33　颈胸段 CT 横断面扫描，显示 T1 及 T2 骨质破坏，T2 椎体大量死骨影，椎前软组织影增宽

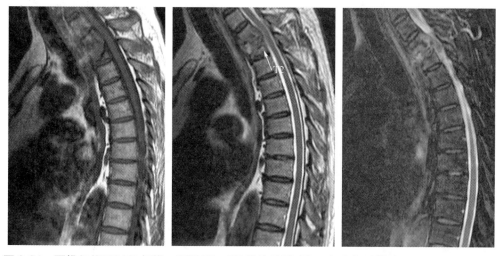

图 3-34　颈椎矢状面 MRI 扫描，可见 T1、T2 椎体骨质破坏，部分侵及椎管，T1、T2 间隙狭窄

☆★☆☆

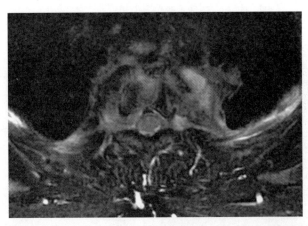

图 3-35　颈椎 MRI 横断面扫描，可见胸椎椎前大量脓肿影，伴炎症信号改变

三、手术适应证

T1、T2 骨质破坏，导致背部及肩胛间区疼痛，影响患者坐立，经抗结核药品治疗 2 周以上疼痛无缓解。

四、术前计划与手术技巧

1. 术前计划　本例系老年男性患者，T1、T2 椎体病灶以骨质破坏为主，椎旁脓肿不大，临床表现以背痛为主，与 T1、T2 骨质破坏影响脊柱稳定性相关。采用后路椎间孔入路清除病灶、颗粒打压植骨融合内固定的手术策略。

2. 手术技巧　胸背部正中纵行切口，长约 15cm。剥离双侧椎旁肌，显露 T1 ～ T4 棘突、椎板及关节突，自 T1、T3、T4 置入椎弓根螺钉。切除 T2 右侧椎板并右侧 T2 部分上关节突，显露长约 2cm 硬膜囊，剥离硬膜囊表面炎性粘连组织，显露右侧 T1 神经根，自硬膜外间隙及右侧 T1 神经根腋下切开后纵韧带，进入 T1、T2 椎间隙，自病灶抽吸出约 2 ml 稀薄淡黄色脓液，去除 T1、T2 坏死间盘及骨病灶坏死组织，并不断用稀碘伏盐水冲洗病灶，保持术野清晰。清除病灶直至骨组织有新鲜渗血，将自体椎板骨修整成直径约 3mm 颗粒状连同同种异体骨颗粒 3 ml 打压植入 T1、T2 椎间隙。置入钛棒等内固定系统，切口留置负压引流管 1 根。

五、术后处理及随访

术后组织标本病理检查确诊为结核，GeneXpert 检测阳性，无 *rpo*B 突变，分枝杆菌液体培养阴性。待病灶引流管 24h 引流量少于 20ml 时拔除，继续抗结核药品治疗 12 个月，术后 3 个月影像学复查显示植骨融合，患者于术后 6 周佩戴支具逐步进行坐立位功能锻炼。

术后影像学复查显示患者恢复良好。

1. 颈胸段正侧位 X 线摄影　可见 T1、T3、T4 弓根螺钉内固定位置良好，侧位因肩关节遮挡 T1 弓根螺钉显示不佳（图 3-36）。

2. 颈胸段 CT 复查（术后 6 个月）　显示颗粒植骨位置可，T1、T3、T4 弓根螺钉位置稳定，椎旁脓肿基本消失（图 3-37）。

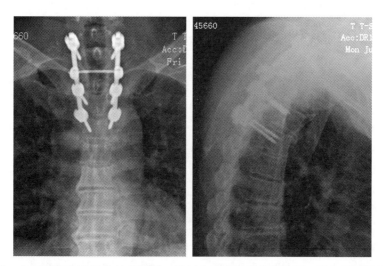

图 3-36　术后颈胸段正侧位 X 线摄影，显示内固定置入位置合适，T1、T2 病灶处撑开

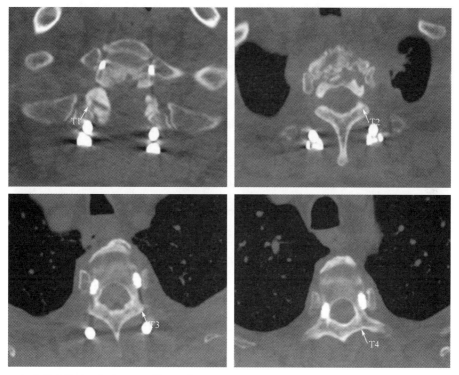

图 3-37　术后颈胸段 CT 复查。CT 横断面扫描显示内固定稳定，植入骨质融合吸收，周边无脓肿形成

（董伟杰）

主要参考文献

[1]　唐恺，董伟杰，兰汀隆，等 . 一期后路病灶清除植骨内固定治疗上胸椎结核 . 中国防痨杂志，2014，36(8): 675-678.

[2]　李宏伟，余方圆，马远征，等 . 颈胸段脊柱结核的手术入路选择 . 军事医学科学院院刊，2008，32(1): 27-30.

[3] 张庄，修鹏，胡博文，等 . 前路与后路手术治疗上胸椎结核的临床疗效及并发症对比 . 中国脊柱脊髓杂志，2019, 29(8): 684-691.

[4] 肖增明，贺茂林，詹新立，等 . 前方经胸骨入路治疗上胸椎结核 . 中华骨科杂志，2007, 27(9): 657-661.

[5] 秦世炳，董伟杰，兰汀隆，等 . 128 例脊柱结核耐药患者的临床分析 . 中国防痨杂志，2013, 35(5): 299-304.

[6] 全国第五次结核病流行病学抽样调查技术指导组，全国第五次结核病流行病学抽样调查办公室 . 2010年全国第五次结核病流行病学抽样调查报告 . 中国防痨杂志，2012, 34(8): 485-508.

[7] 许建中 . 规范脊柱结核治疗，为我国结核病防治做出更大贡献 . 中华骨科杂志，2014, 34(2): 97-101.

[8] 程鹏，张泽华，李力韬，等 . 基因芯片法快速检测脊柱结核临床分离株 SM、EMB、LVFX、AMK、CPM 耐药 . 第三军医大学学报，2014, 36(13): 1345-1349.

[9] 董伟杰，秦世炳，兰汀隆，等 . Xpert MTB/RIF 技术在骨关节结核临床诊断中的应用研究 . 中国防痨杂志，2017, 39(4): 337-341.

[10] 肖和平 . 耐多药结核病化疗药物的选择与方案的制定 . 中华结核和呼吸杂志，2006, 29(8): 517-519.

[11] 秦世炳，董伟杰，徐双铮 . 脊柱结核药物治疗回顾性分析 . 第三军医大学学报，2009, 31(20): 1929-1931.

[12] 施建党，王自立 . 脊柱结核术后未愈及术后复发的原因探讨 . 中国矫形外科杂志，2005, 13(15): 1184-1186.

[13] Pawar UM, Kundnani V, Agashe V, et al. Multidrug-resistant tuberculosis of the spine--is it the beginning of the end? A study of twenty-five culture proven multidrug-resistant tuberculosis spine patients . Spine(Phila Pa 1976), 2009, 34(22): E806-E810.

[14] 孙雯雯，吴福蓉，肖和平，等 . 强化期含左氧氟沙星方案保守治疗脊柱结核的近期疗效分析 . 中国防痨杂志，2013, 35(10): 840-842.

[15] 姚黎明，赵茜，刘丰胜，等 . 复治脊柱结核的治疗方案及疗效的临床研究 . 河北医科大学学报，2016, 37(5): 550-554.

[16] 中国防痨协会 . 耐药结核病化学治疗指南 (2015). 中国防痨杂志，2015, 37(5): 421-469.

第 4 章
胸 椎

第一节 后路病灶清除植骨并内固定术

【病历摘要】 患者女，72 岁。腰背部疼痛伴发热 3 周。3 周前患者无明显诱因出现腰背部（胸腰段）疼痛，伴发热，体温 39℃；就诊于当地医院，行胸椎 MRI 检查，发现 T11、T12 信号椎体异常，考虑转移癌可能。2 周前就诊于当地医院，行单光子发射计算机体层成像术（SPECT）检查：考虑炎性病变。9d 前就诊于当地另一医院，血常规示白细胞正常，ESR、C 反应蛋白升高，给予头孢三代行抗感染治疗 1 周，仍持续发热，考虑胸椎结核可能，就诊于北京胸科医院。

一、专科检查

患者平车推入病房，腰背部疼痛，胸腰椎活动受限。双侧腹股沟以下浅感觉减退，双侧股四头肌肌力Ⅳ级，其余关键肌肌力Ⅴ级。尿潴留。双侧膝反射正常，双侧巴氏征（－），双侧髌阵挛、踝阵挛（－）。ASIA 分级为 D 级。

二、术前影像学检查

1. 正侧位 X 线摄影 胸椎正位 X 线摄影显示 T11 ～ T12 椎间隙变窄，T12 椎体轮廓不规则。胸椎侧位 X 线摄影显示 T11、T12 后凸畸形，T12 上终板形态不规则（图 4-1）。

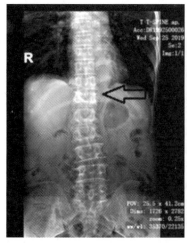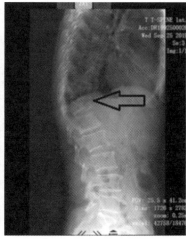

图 4-1 胸椎正侧位 X 线摄影。胸椎正位 X 线摄影显示 T11 ～ T12 椎间隙变窄，T12 椎体轮廓不规则。胸椎侧位 X 线摄影显示 T11、T12 后凸畸形，T12 上终板形态不规则

2. CT 扫描＋三维重建　显示胸椎 11、12 骨质破坏,死骨形成,椎旁软组织肿胀(图 4-2)。

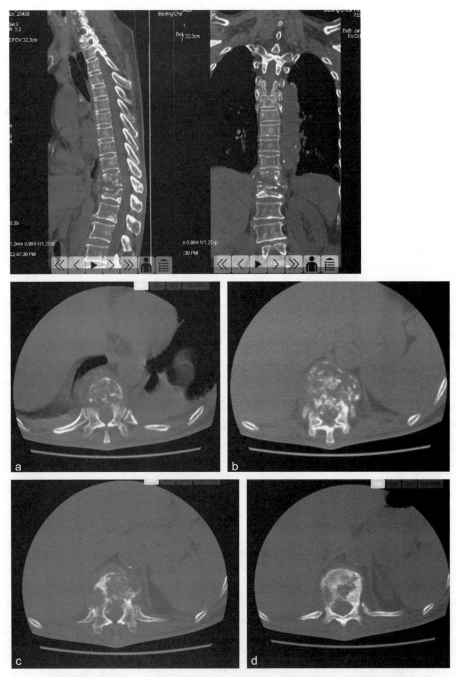

图 4-2　胸椎 CT 扫描＋三维重建。显示 T11、T12 骨质破坏,死骨形成,椎旁软组织肿胀。a. 显示 T11
椎体前缘骨质破坏,伴左侧胸腔积液,胸膜增厚;b. 显示 T11 椎体下缘骨质破坏程度加重,有大量碎死骨;
c. 显示 T12 椎体骨质破坏;d. 显示 T12 椎体下缘椎体骨质破坏

3. 胸椎 MRI 检查　矢状面 T_2WI 显示 T11、T12 异常高信号,椎体楔形变。椎体后方
组织增生,向后凸出,压迫硬膜囊。横断面扫描显示 T11 ～ T12 椎体水平脊髓受压。椎旁
脓肿形成 (图 4-3,图 4-4)。

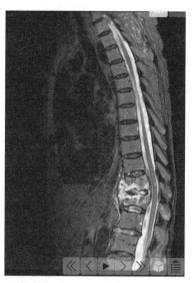

图 4-3　胸椎 MRI 检查。矢状面 T_2WI 显示 T11、T12 异常高信号，椎体楔形变。椎体后方组织增生，向后凸出，压迫硬膜囊

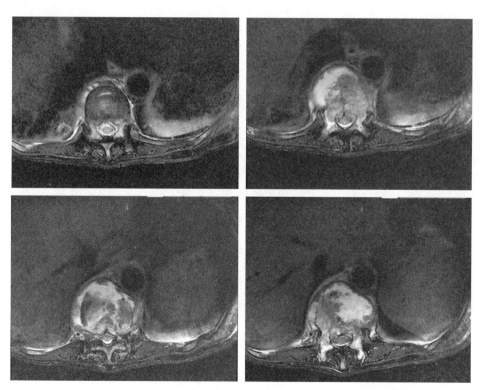

图 4-4　胸椎 MRI 横断面扫描，显示 T11～T12 椎管水平脊髓受压；椎旁脓肿形成，椎体后方组织增生，压迫硬膜囊

三、手术适应证

1. 患者 T11、T12 骨质破坏加重，前柱、中柱稳定性丧失，T11、T12 椎体塌陷导致后凸畸形，需重建脊柱稳定性。

☆ ☆ ☆ ☆

2. 患者 ASIA 分级为 D 级，脊髓受压，需行椎管扩大减压。

3. 患者高龄，不能耐受后前路联合手术。因此，患者适宜采用后路椎板切除减压，经椎间孔植入钛网，椎弓根螺钉内固定矫正后凸畸形。

四、术前计划与手术要点

1. 术前计划　患者 T11 椎体下 2/3 及 T12 椎体上 1/3 骨质破坏，泥沙样死骨形成；T11 ~ T12 椎间隙塌陷，此处形成后凸畸形。通过后路椎弓根螺钉内固定重建脊椎后柱结构的稳定性，矫正胸椎后凸畸形。胸椎管内形成肉芽组织，压迫 T11、T12 节段硬膜囊。患者有神经损伤表现，通过切除后方棘突、椎板及部分关节突，可扩大椎管，解除硬膜囊背侧的压迫。经椎间孔及椎弓根清除 T11、T12 椎体及椎间盘病变组织，解除硬膜囊腹侧的压迫。椎旁少量脓肿可通过椎间孔进行搔刮、冲洗，从而尽可能彻底清除。最后通过撑开椎间隙，经椎间孔将合适尺寸的钛网植入 T11、T12 残余椎间隙，重建脊柱前、中柱结构。

2. 手术要点　患者俯卧位，胸背部正中切口，显露 T9 ~ T12、L1 ~ L2 关节突关节；T9 ~ T10、L1 ~ L2 各置入 2 枚椎弓根螺钉，T11 左侧置入 1 枚椎弓根螺钉。T11 ~ T12 椎板切除、椎管扩大成形，切除 T11、T12 右侧肋横突关节，注意保护 T11、T12 神经根。清除 T11、T12 病灶。安装左侧连接棒，适当撑开 T11、T12 间隙，测量椎间缺损的高度，植入钛网。安装右侧连接棒，于 T12 椎弓根水平放置横连连接钛棒，留置引流管，逐层关闭切口（彩图 5）。

五、术后处理及随访

术后第 2 天，行双下肢功能锻炼。给予抗结核药品、静脉营养支持，待引流管彻底引流干净后拔除。术后 2 周行胸椎正侧位 X 线摄影及胸椎 CT 扫描＋三维重建复查。出院后定期随访。

术后影像学检查患者恢复良好。

1. 胸椎正侧位 X 线摄影　显示内固定及钛网位置满意。后凸畸形得到矫正，椎体高度恢复（图 4-5）。

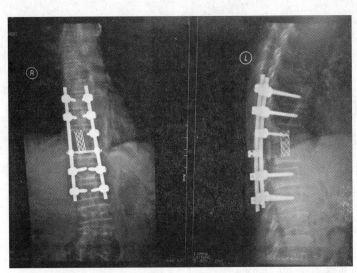

图 4-5　胸椎正侧位 X 线摄影，显示内固定及钛网位置满意，后凸畸形得到矫正，椎体高度恢复

2. 胸椎 CT 检查 + 三维重建扫描　显示内固定及钛网位置满意（图 4-6，图 4-7）。

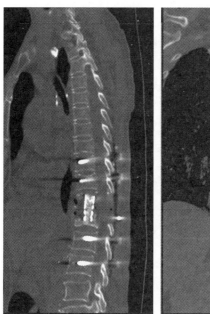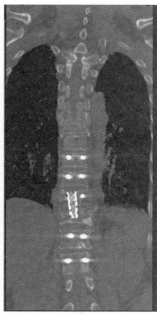

图 4-6　胸椎 CT 扫描 + 三维重建复查，显示内固定及钛网位置满意

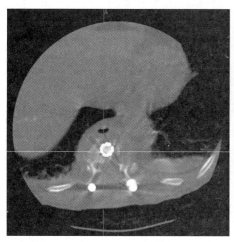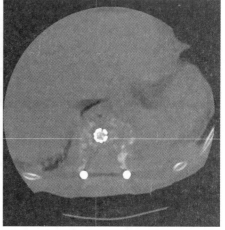

图 4-7　胸椎 CT 横断面扫描复查，显示内固定及钛网位置满意，周围病灶清除彻底

六、术后经验总结

1. 后路手术操作通道的建立，需根据手术的目的进行个体化设计。切除范围包括病变节段的棘突、一侧（或双侧）关节突关节、横突、肋横突关节及小段肋骨。本例患者病变椎体前中柱均严重破坏，椎管内有病变组织压迫硬膜囊，双侧均有神经损伤的症状，因此，切除了双侧椎板、关节突关节，进行椎管扩大成形。然后，切除右侧 T11 横突、肋横突关节及约长 3cm 的肋骨，为椎体的病灶清除、硬膜囊前方的减压，以及钛网的置入创造了空间。左侧横突、肋横突关节及肋骨予以保留，以增加后方结构的稳定性。

☆★☆☆

2.病灶清除时,在尽可能彻底清除脓液、干酪、死骨、肉芽组织的前提下,适当保留"亚健康"骨质,可增加局部脊柱稳定性。本例患者 T11 椎体仅残留上终板,如果清除 T11 上终板,T10 ~ T11 的间盘也要一并清除,这样就使椎间缺损增加 0.5cm 左右,增加了局部应力,影响后期植骨愈合;因此术者认为应尽可能保留"亚健康"骨质,术后通过规范抗结核药品治疗杀灭残留的结核分枝杆菌。

3.本例患者椎旁有少量脓肿,且与病变椎体相通,术中以长硅胶管插入脓肿内进行冲洗,结合负压吸引,重复上述操作,直至冲洗液中无明显病变组织。

4.固定节段一般认为以病变椎体为中心上下包含 2 个节段的健康椎体。对于骨质破坏＞3 个节段和伴有重度骨质疏松的患者,可适当延长固定节段。如果病变椎体的椎弓根尚完整,应在病椎处置钉,以分散局部应力。

5.通过后路置入钛网时,应注意保护神经根。有文献报道,结扎一侧单节段肋间神经,仅有肋间的感觉障碍和肋间肌轻度麻痹,不会造成严重后果。但笔者认为尽量不要结扎肋间神经,特别是 T12 神经根可能参与腰丛的构成,结扎后可能影响下肢功能。

(唐　恺)

主要参考文献

[1] 田浩,王辉,丁文元.后路椎板减压病灶清除钛网植骨内固定术治疗胸椎结核.脊柱外科杂志,2018,16(4): 222-226.

[2] 刘键,李明东,王先安,等.老年脊柱结核手术并发症的原因分析及处理.国际老年医学杂志,2018,39(4): 168-171, 198.

[3] Muheremu A, Niu X, Wu Z, et al. Study on anterior and posterior approaches for spinal tuberculosis: a meta-analysis. Eur J Orthop Surg Traumatol, 2015, 25 Suppl 1: S69-S76.

[4] 王自立,施建党.胸、腰椎脊柱结核手术方式选择的基本问题.中华骨科杂志,2014,34(2): 232-239.

[5] Wang G, Dong W, Lan T, et al. Diagnostic accuracy evaluation of the conventional and molecular tests for Spinal Tuberculosis in a cohort, head-to-head study. Emerg Microbes Infect, 2018, 7(1): 109.

[6] Jin D, Qu D, Chen J, et al. One-stage anterior interbody autografting and instrumentation in primary surgical management of thoracolumbar spinal tuberculosis. Eur Spine J, 2004, 13(2): 114-121.

[7] 张强,洪标辉,游佩涛,等.前路病椎切除一期植骨内固定治疗脊柱结核.中国脊柱脊髓杂志,2004,14(12): 728-731.

[8] 丁江平,翁习生,王斌,等.经脊柱前路病灶清除植骨一期前路内固定术治疗脊柱结核.中华骨科杂志,2007, 27(1): 54-58.

[9] 陈兴,余方圆,马远征,等.前路一期手术治疗胸椎及胸腰段脊柱结核.脊柱外科杂志,2010, 8(6): 356-358.

[10] Caws M, Thwaites G, Dunstan S, et al.The influence of host and bacterial genotype on the development of disseminated disease with Mycobacterium tuberculosis. PLoS Pathog, 2008, 4(3): e1000034.

[11] Li M, Du J, Meng H, et al. One-stage surgical management for thoracic tuberculosis by anterior debridement, decompression and autogenous rib grafts, and instrumentation. Spine J, 2011, 11(8): 726-733.

[12] Turgut M. Spinal tuberculosis(Pott's disease): its clinical presentation, surgical management, and outcome. A survey study on 694 patients.Neurosurg Rev, 2001, 24(1): 8-13.

[13] Govender S. The outcome of allografts and anterior instrumentation in spinal tuberculosis.Clin Orthop Relat Res, 2002, (398): 60-66.

[14] 瞿东滨,金大地,陈建庭,等.脊柱结核的一期手术治疗.中华医学杂志,2003, 83(2): 110-113.

[15] Rasouli MR, Mirkoohi M, Vaccaro AR, et al. Spinal tuberculosis: diagnosis and management. Asian Spine

☆ ☆ ☆ ★

J, 2012, 6(4): 294-308.

[16] 陈少健, 肖增明, 罗红艳, 等. 脊柱结核术后复发因素 COX 回归分析. 航空航天医学杂志, 2013, 24(9): 1055-1057.

第二节　前路经肋床开胸病灶清除植骨并内固定术

【例 1 病历摘要】　患者男, 27 岁。胸背部疼痛 6 个月, 加重伴双下肢无力 2 周入院。6 个月前患者无明显诱因出现胸背部疼痛, 为胸腰段, 就诊于当地医院, 予以对症止痛、物理治疗效果不佳。近 2 周以来胸背部疼痛加重, 出现双下肢无力, 到当地医院就诊, 行胸部 CT 检查, 报告为"肺结核, T10、T11 椎体结核可能", 未行抗结核治疗。5d 前患者出现双下肢瘫痪, 二便困难, 考虑"胸椎结核"收入我科。

一、专科检查

双侧脐以下浅感觉减退, 右侧髂腰肌肌力 Ⅱ 级, 左侧髂腰肌肌力 0 级, 右侧股四头肌肌力 Ⅱ 级, 左侧股四头肌肌力为 0 级, 双侧胫前肌肌力 0 级, 尿潴留。ASIA 分级为 C 级。

二、术前影像学检查

1. 正侧位 X 线摄影　胸椎正位 X 线摄影显示 T10 ～ T11 椎间隙变窄, T11 椎体轮廓不规则。胸椎侧位 X 线摄影显示 T10、T11 后凸畸形, T11 椎体形态不规则, 呈压缩性改变 (图 4-8)。

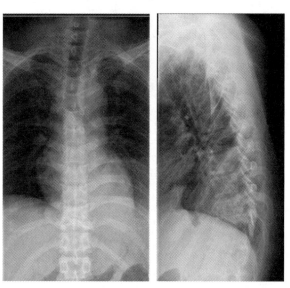

图 4-8　胸椎正侧位 X 线摄影。胸椎正位 X 线摄影显示 T10 ～ T11 椎间隙变窄, T11 椎体轮廓不规则。胸椎侧位 X 线摄影显示 T10、T11 后凸畸形, T11 椎体形态不规则, 呈压缩性改变

2. 胸椎 CT 扫描＋三维重建　显示 T10、T11 骨质破坏, 死骨形成, 椎旁软组织肿胀, 死骨凸向椎管 (图 4-9)。

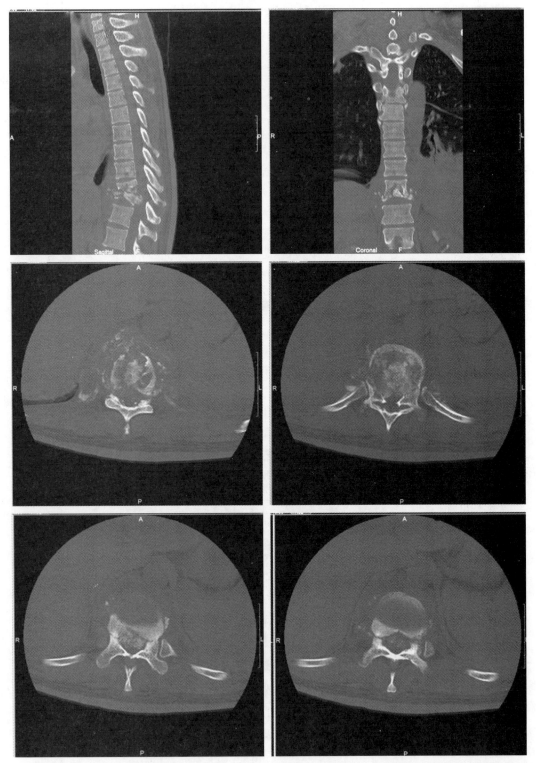

图 4-9　胸椎 CT 扫描 + 三维重建，显示 T10、T11 骨质破坏，死骨形成，椎旁软组织肿胀，死骨凸向椎管

3. 胸椎 MRI 检查　矢状面 T_2WI 显示 T10 ～ T11 异常高信号，椎体楔形变。椎体后方坏死组织，向后突出，压迫硬膜囊。横断面扫描显示 T10 ～ T11 椎体水平的脊髓受压，双

侧椎旁脓肿形成（图 4-10）。

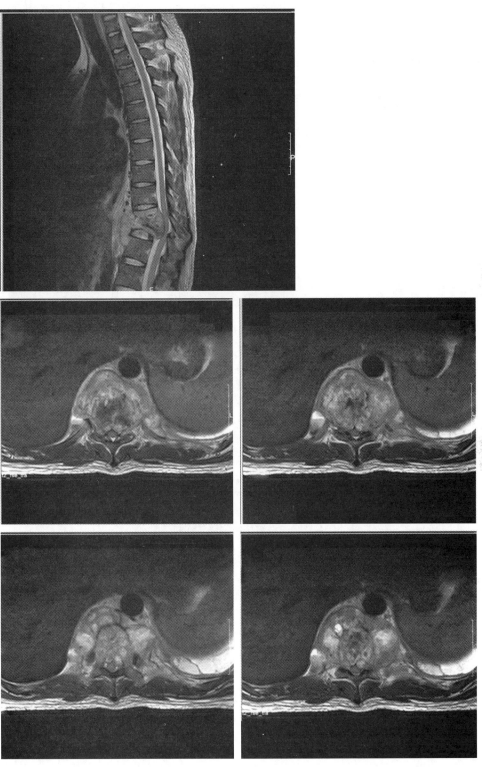

图 4-10　胸椎 MRI 检查。矢状面 T_2WI 显示 T10 ～ T11 异常高信号，椎体楔形变。椎体后方坏死组织，向后凸出，压迫硬膜囊。横断面扫描显示 T10 ～ T11 椎体水平脊髓受压，双侧椎旁脓肿形成

三、手术适应证

1. 患者 T10、T11 骨质破坏严重，前柱、中柱稳定性丧失，T10、T11 椎体塌陷导致后凸畸形，需重建脊柱稳定性。

2. 患者 ASIA 分级为 C 级，脊髓受压，需行病灶清除 + 椎管减压。

3. 患者影像学检查显示椎旁脓肿范围广泛，单纯后路手术难以彻底清除上述病灶。

4. 患者为年轻男性，一般状态良好，无其他严重疾病，可耐受前路经胸腔手术。因此，患者适宜采用右侧前路经第 8 肋间开胸入路行 T10、T11 椎体结核病灶清除 + 椎管减压 +3D 打印人工椎体椎间植入 + 侧方钉棒内固定术。

四、手术过程及注意事项

（一）体位与麻醉

1. **体位**　侧卧患侧朝上，双上肢上举 90°，前伸固定在板上，健侧下肢伸直患侧下肢屈髋屈膝，两膝间垫一小软枕。

2. **麻醉**　采用气管内插管全麻。

（二）操作步骤

1. **切口**　皮肤切口取后外侧，中胸段（T6 ～ T10）结核后端起自骶棘肌外缘，沿预定截除肋骨方向走行，前端终于腋前线；上胸段（T1 ～ T5）结核后端起自骶棘肌外缘与肩胛骨内缘之间，向下向前绕过肩胛下角上行，终于腋前线，切口呈"U"形；下胸段(T10 ～ T12)结核切口沿第 9 ～ 10 肋或第 11 肋向前下方走行（图 4-11）。

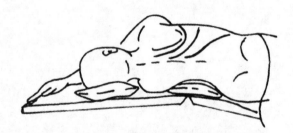

图 4-11　胸椎结核经胸膜腔切口示意图

2. **肋骨截除**　中、下胸段（T6 ～ T12）结核一般选择截除高于病灶椎体水平第 1 ～ 2 肋中的一根肋骨，上胸段（T1 ～ T5）结核选择第 3 ～ 5 肋中的一根肋骨。截除范围前端以肋软骨为界，后端以肋骨颈为界。10 岁以下儿童可不截除肋骨而由肋间进胸。欲行椎间带血管蒂肋骨植骨者，术中可暂不截除肋骨将肋骨后方截断保留肋间神经血管束的连续性以备植骨用，由肋床区进入胸腔。

3. **病灶清除**　截除肋骨剪开肋骨床、胸膜壁层进入胸腔，剥离胸膜腔内粘连，显露椎旁软组织及脓肿。用撑开器撑开切口，拉钩将肺拉向中线，椎旁脓肿穿刺抽得脓液后，将脓液做分枝杆菌涂片培养。于椎体侧方纵行切开椎旁软组织及脓肿壁，边切边用丝线缝扎止血。吸净脓液，于椎体侧方行骨膜下剥离并向前至对侧，充分显露骨病灶，严密止血，彻底清除病灶内脓液、干酪样组织、肉芽、死骨及坏死间盘，彻底搔刮病灶骨，至骨创面有新鲜渗血为止。

4. **椎间植骨**　对于病灶清除后骨质缺损较大者可考虑行椎间植骨融合术，植骨材料可选用开胸时截除的肋骨或髂骨。于病灶上、下椎体间开槽，根据骨槽大小修整植骨块。植骨时助手用手顶住病变椎体后方向前推挤，使病灶植骨间隙扩大，植入植骨块后助手松开手，此时植骨块牢固植入骨槽内。

5.减压 对于并发脊髓压迫和截瘫者应同时行椎管前外侧减压。病灶清除彻底后，于欲减压处与前述脓肿壁纵行切口相垂直，向外做一横切口呈"T"形。从横切口下剥离肋骨头残端，肋骨头多已明显破坏，将破坏的肋骨头切除，显露椎间孔并依次切开椎管侧壁与前壁（椎体后缘）。显露椎管及硬脊膜，清除凸入椎管内的死骨、干酪样组织、肉芽、脓液、坏死间盘及凸入椎管的椎体后缘骨嵴。同时应将硬膜外的粘连纤维索条及包绕脊髓硬膜外的环状纤维组织剥离切除，以达到彻底减压。根据需要可切除相邻的肋骨头及椎体侧壁与后壁。上、下扩大减压范围以达满意减压为止。

6.关胸缝合 术毕缝合椎旁软组织切口，冲洗胸腔后于切口下（或上）第1～2肋间安放硅胶管一根，行胸腔闭式引流。如术中同时处理了肺内病变，肺创面有漏气或进胸时剥离粘连肺表面时存在破损者，应于第2、3肋间加置一根胸腔闭式引流管，将气体排出。

（三）术后处理

1.胸腔闭式引流管接床边水封瓶，水封瓶玻璃管下端应于水封瓶液面下2～3cm，玻璃管内水柱应为液面上8～10cm。以保证引流通畅。密切注意引流管是否通畅，以及观察引流量多少并做相应处理。

2.鼓励患者咳痰和深呼吸，协助翻身及排痰，常规面罩雾化吸入。

3.术后常规行胸部X线摄影，警惕肺不张及肺部感染的发生。

4.以肺膨胀良好、胸腔内无残存液气为拔管标准。大多数患者于术后48～72h拔管。

（四）注意事项

1.胸腔内粘连不应行广泛剥离，应以清晰显露术野为准。

2.椎旁软组织（脓肿壁）纵向切开时应小心稳妥，切开线应于椎体侧面；先切一小口，行骨膜下剥离，缝扎后再上下扩大切口，以避免横行于椎体侧方的血管出血。

3.右侧开胸应注意勿损伤奇静脉主干，其分支可予结扎。

4.植骨时植骨块嵌入应大小合适、稳定牢固，以防松动。

五、术前计划与手术技巧

1.术前计划 患者主要为胸椎前中柱破坏，后柱结构稳定，应当选择侧前入路，如此可在不破坏脊柱后方结构的方式下重建胸椎前中柱稳定性。患者T10椎体下3/4及T11全椎体广泛骨质破坏，椎旁泥沙样和游离碎片样死骨及肉芽肿病灶形成，前路直视下通过凿骨、搔刮、冲洗等方式行彻底病灶清除术，切除T10、T11椎体及T9～T10、T10～T11、T11～T12椎间盘。胸椎管内形成肉芽组织，压迫T10～T11节段硬膜囊，亦可直视下通过搔刮、钳夹等技巧彻底清除椎管内死骨病灶，解除对硬膜囊腹侧的压迫。T10～T11椎间隙塌陷，此处形成后凸畸形，通过前路椎体间撑开植入合适的3D打印人工椎体，以及侧方脊柱钉棒系统重建脊柱中前柱结构的稳定性。最后放置引流导管。

2.手术技巧 患者左侧卧位，双上肢上举90°前伸，固定在托板上，躯体胸廓腋下垫一薄枕，下肢微屈髋、屈膝，两膝间垫一软枕，骨盆前后给予挡板固定，术前画线标记T8肋间切口（彩图6）。

☆★☆☆

经第 8 肋间入胸，开胸器撑开肋间，剥离胸膜腔粘连，以大方纱包裹并牵拉肺叶向中线，显露 T9 ～ T12 椎体侧方软组织及脓肿。椎旁脓肿穿刺抽得脓液后，将脓液标本送分枝杆菌培养。于椎体侧方切开椎旁软组织及脓肿壁，吸净脓液及肉芽肿病灶组织，边切边缝扎止血。于椎体侧方做骨膜下剥离，向前至对侧，充分显露骨病灶，严密止血。

彻底清除椎体、椎管内病灶，如脓液、干酪、肉芽、死骨及坏死椎间盘；切除 T10、T11 椎体以及 T9 ～ T10、T10 ～ T11、T11 ～ T12 椎间盘，搔刮 T9 椎体下缘、T12 椎体上缘植骨床，至植骨床面有微微渗血，并冲洗术野。

病灶清除后于椎间骨缺损区植入 3D 打印钛合金人工椎体，一助手以骨刀置于 T9 椎体下缘，人工椎体一端置于 T12 椎体上缘，另一端置于助手骨刀间并斜行放置；这时另一助手顶住病变椎体后方棘突向前挤压，使椎体间隙扩大，这时由术者植入 3D 打印钛合金人工椎体，并同时由助手缓缓去除骨刀，此时人工椎体牢固植入椎间骨缺损处（彩图 7）。

于 T9 椎体、T12 椎体分别植入侧方螺钉各 2 枚，安装连接棒及横连（彩图 8），再次冲洗胸腔后放置引流管做胸腔闭式引流，关胸，逐层缝合。

六、术后处理及随访

患者术后第 2 天，行呼吸功能锻炼和双下肢持续被动运动机（CPM）训练，以及指导床边双下肢康复训练。给予抗结核、静脉营养支持，行床边胸部 X 线摄影复查，肺复张后及待彻底引流干净后拔除引流管。术后 2 周行胸椎正侧位 X 线摄影及胸椎 CT 扫描＋三维重建复查。出院后要进行定期随访。

术后影像学复查显示患者恢复良好。

1. 床边 X 线摄影复查　显示右肺已复张（图 4-12）。

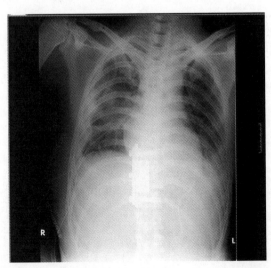

图 4-12　床边胸部 X 线摄影复查，显示右肺已复张

2. 胸椎正侧位 X 线摄影复查　显示内固定及人工椎体位置满意，后凸畸形得到矫正，椎体高度恢复（图 4-13）。

3. 胸椎 CT 扫描＋三维重建复查　显示内固定及人工椎体位置满意，椎管压迫解除（图 4-14）。

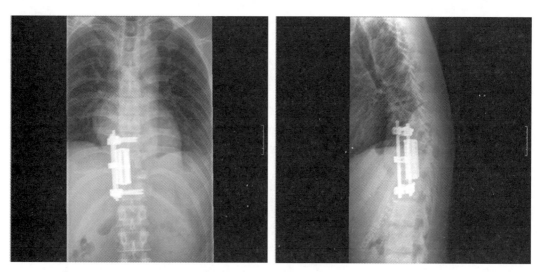

图 4-13　胸椎正侧位 X 线摄影复查，显示内固定及人工椎体位置满意，后凸畸形得到矫正，椎体高度恢复

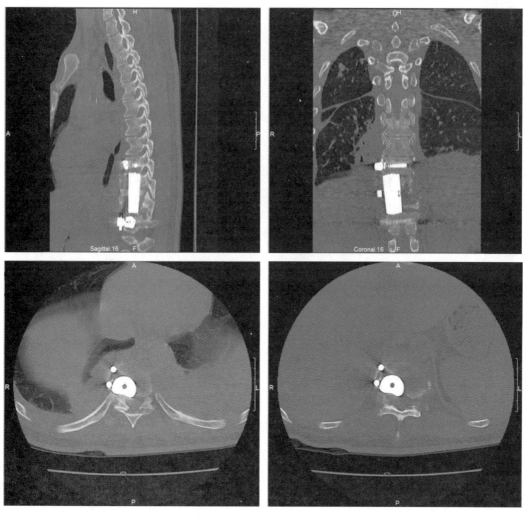

图 4-14　胸椎 CT 扫描 + 三维重建复查，显示内固定及人工椎体位置满意，椎管压迫解除

☆☆☆☆

【例2病历摘要】 患者女，62岁。胸背部疼痛3个月，加重伴双下肢乏力10d入院。3个月前患者无明显诱因出现胸背部疼痛，为胸腰段，未就诊，经休息未能缓解。10d前疼痛明显加重，伴双侧肋间疼痛及双下肢乏力，于当地医院就诊，MRI检查报告："T12椎体压缩骨折，椎旁软组织肿胀，T11～L1椎体骨髓水肿，特异性炎性病变不排除"；当地医院未予以明确诊治，随即到当地市正骨医院求诊，再次行MRI检查报告为"T11～L1椎体及T11～T12椎间盘破坏，并发冷脓肿，考虑结核"，建议到我院进一步治疗；遂于门诊拟诊断为"胸椎结核"收入我科做进一步诊治。

一、专科检查

患者脊柱胸腰段外观轻度后凸，T11、T12椎体棘突叩痛明显，疼痛未向他处放射；双侧腹股沟以下浅感觉减退，双下肢体肌力Ⅴ级，生理反射存在，病理反射未引出。ASIA分级为E级。

二、术前影像学检查

1. 正侧位X线摄影　胸椎正位X线摄影显示T11～T12椎间隙变窄，T12椎体轮廓不规则。胸椎侧位X线摄影显示T11～T12后凸畸形，T12椎体形态不规则，呈压缩性改变（图4-15）。

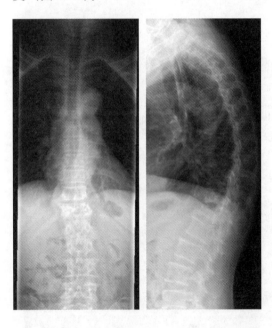

图4-15　胸椎正侧位X线摄影。胸椎正位X线摄影显示T11～T12椎间隙变窄，T12椎体轮廓不规则。胸椎侧位X线摄影显示T11～T12后凸畸形，T12椎体形态不规则，呈压缩性改变

2. 胸椎CT扫描＋三维重建　显示T11～T12骨质破坏，死骨形成，椎旁软组织肿胀（图4-16）。

3. 胸椎MRI检查　矢状面T_2WI显示T11～T12异常高信号，T12椎体楔形变。椎体后方病灶组织向椎管内突出，压迫硬膜囊。横断面显示T11～T12椎体水平脊髓受压，椎旁脓肿形成（图4-17）。

三、手术适应证

1. 患者T11、T12骨质破坏严重，前柱、中柱稳定性丧失，T11、T12椎体塌陷导致后

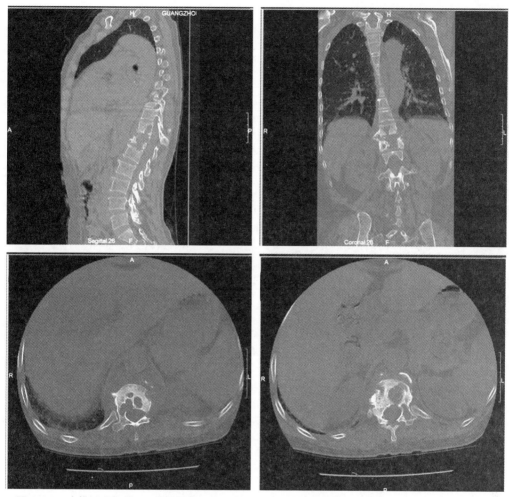

图 4-16 胸椎 CT 扫描 + 三维重建，显示 T11 ～ T12 骨质破坏，死骨形成，椎旁软组织肿胀

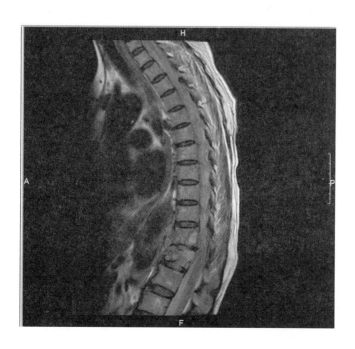

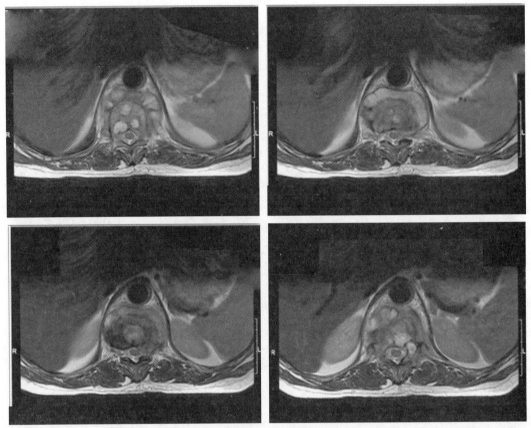

图 4-17　胸椎 MRI 检查。矢状面 T_2WI 显示 T11～T12 异常高信号，T12 椎体楔形变。椎体后方病灶组织向椎管内突出，压迫硬膜囊。横断面显示 T11～T12 椎管水平脊髓受压，椎旁脓肿形成

凸畸形，需重建脊柱稳定性。

2.患者 ASIA 分级为 E 级，双侧腹股沟以下浅感觉减退，双下肢自觉乏力，已有进行性脊髓神经损伤症状，影像学检查显示脊髓受压，需行病灶清除＋椎管减压。

3.患者为中老年女性，一般状态良好，无其他严重疾病，可耐受前路经胸腔手术。因此，患者适宜采用右侧前路取第 9 肋骨开胸行 T11、T12 椎体结核病灶清除＋椎管减压＋椎间同种异体骨笼植骨融合＋侧方钉棒内固定术。

四、术前计划与手术技巧

1.术前计划　患者主要为胸椎前中柱破坏，后柱结构稳定，应当选择侧前入路取第 9 肋入胸，可在不破坏脊柱后方结构的方式下重建胸椎前中柱稳定性。患者 T11 椎体下 3/4 及 T12 全椎体广泛骨质破坏，椎旁脓肿形成，可通过前路直视下行彻底的病灶清除术，切除 T11、T12 椎体，以及 T10～T11、T11～T12 椎间盘、T12～L1 椎间盘。胸椎管内形成病灶组织，压迫 T10～T11 节段硬膜囊，亦可通过直视下通过搔刮、钳夹等技巧彻底清除椎管内病灶，解除硬膜囊腹侧的压迫。T11～T12 椎间隙塌陷，此处形成后凸畸形，通过前路椎体间撑开植入合适大小的同种异体骨笼（填塞自体肋骨），以及侧方脊柱钉棒系统重建脊柱中前柱结构的稳定性。最后放置引流导管。

2. **手术技巧**　患者左侧卧位，双上肢上举 90°前伸，固定在托板上，躯体胸廓腋下垫一薄枕，下肢微屈髋、屈膝，两膝间垫一软枕，骨盆前后给予挡板固定，术前画线标记 T9 肋切口，取第 9 肋入胸（彩图 9）。

开胸器撑开肋间，剥离胸膜腔粘连，以大方纱包裹并牵拉肺叶向中线，显露 T10～T12 椎体侧方；椎旁脓肿穿刺抽得脓液后，将脓液标本送病原学检查。于椎体侧方切开椎旁软组织及脓肿壁，吸净脓液及肉芽肿病灶组织，边切边缝扎止血（彩图 10）。

于椎体侧方做骨膜下剥离，向前至对侧，充分显露骨病灶，严密止血。另经胸腔腹膜外入路，切开部分膈肌（彩图 11）显露 T12～L1 椎间盘及 L1 椎体侧方，彻底清除椎体、椎管内病灶，如脓液、干酪样组织、肉芽、死骨及坏死椎间盘；切除 T11、T12 椎体及 T10～T11、T11～T12 椎间盘、T12～L1 椎间盘；骨刀修整 T10 椎体下缘、L1 椎体上缘，并搔刮植骨床至植骨床面有微微渗血，显露并冲洗椎间骨缺损处（彩图 12）。

裁剪肋骨填塞于合适大小的同种异体骨笼内（彩图 13），病灶清除后于椎间骨缺损区植入填塞条状肋骨的同种异体骨笼。一助手以骨刀置于 T10 椎体下缘，同种异体骨笼一端置于 L1 椎体上缘，另一端置于助手骨刀间斜行放置；这时另一助手顶住病变椎体后方棘突向前挤压，使椎体间隙扩大，这时由主刀植入同种异体骨笼，并同时由助手缓缓去除骨刀，此时同种异体骨笼植入椎间骨缺损处（彩图 14）。

于 T10 椎体、L1 椎体分别植入侧方螺钉各 2 枚，安装连接棒及横联（彩图 15），修补膈肌，再次冲洗胸腔后放置引流管作胸腔闭式引流，关胸，逐层缝合。

五、术后处理及随访

患者术后第 2 天，行呼吸功能锻炼及床边下肢功能康复训练。给予抗结核药品、静脉营养支持，行床边胸部 X 线摄影复查，显示肺部复张后及待彻底引流干净后拔除引流管。术后 2 周行胸椎正侧位 X 线摄影，继续行抗结核药品治疗，每月门诊复诊随访，每月进行血常规、肝肾功能、ESR、C 反应蛋白复查，每 3 个月做 1 次 CT 复查。

术后影像学复查显示患者恢复良好。

1. **床边 X 线摄影复查**　显示右肺已复张（图 4-18）。

2. **胸椎正侧位 X 线摄影复查**　显示内固定及人工椎体位置满意；后凸畸形得到矫正，椎体高度恢复（图 4-19）。

3. **术后 1 年胸椎 CT 扫描＋三维重建复查**　显示内固定及同种异体骨笼位置满意，椎间植骨已融合，椎管压迫解除（图 4-20）。

六、经胸腔行一期病灶清除植骨内固定术的思考

经胸腔行病灶清除植骨手术是治疗胸椎结核的经典术式，20 世纪 90 年代随着钛合金椎体侧前方内固定系统的问世，金大地教授在国内首次将内固定系统加入该术式，开展了"一期病灶清除植骨内固定"治疗胸椎结核并取得良好的疗效，以后该术式逐渐得到广泛的认同和开展。该术式的优势在于：①适用于 T3 至 T12（打开膈肌）节段的椎体结核手术。②适用于病变范围大的多椎体结核。③由于该术式与"后路病灶清除植骨术"相比，术野广阔、清晰，使术中各项操作更便利和到位，有病灶清除彻底、邻近器官（食管、胸主动脉、腔静脉等）误伤概率低、椎间缺损植骨重建满意等优势，是"后路病灶清除植骨术"无可比拟的。④该术式入路无须破坏正常的后柱及附属结构便可进入受损的脊椎前中柱，最大

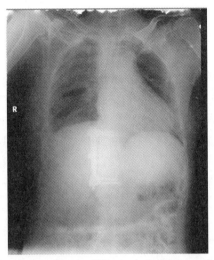

图 4-18　床边 X 线摄影，显示右肺已复张

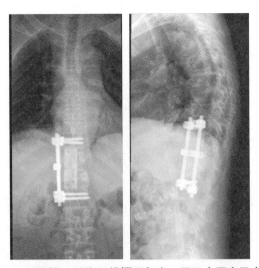

图 4-19　胸椎正侧位 X 线摄影复查，显示内固定及人工椎体位置满意；后凸畸形得到矫正，椎体高度恢复

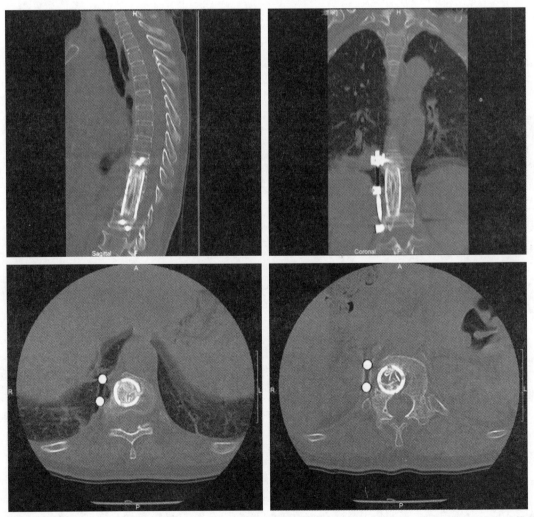

图 4-20　胸椎 CT 扫描＋三维重建复查，显示内固定及同种异体骨笼位置满意，椎间植骨已融合，椎管压迫解除

限度地保留了脊柱的稳定性。⑤该术式可以兼顾处理术前存在椎旁脓肿破溃污染胸腔或侵蚀肺组织的患者。⑥该术式也是"后路病灶清除植骨术"失败后可采用的翻修术式。

该术式的不足之处在于：①该术式的应用必须以脊椎后柱结构完整为前提。②椎体侧前方内固定系统只是维持脊椎前中柱的稳定，其强度不如起三柱稳定作用的椎弓根钉内固定系统，对于年老常并发骨质疏松的患者，椎体侧前方内固定系统的把持力弱；因此，这类患者不建议单纯使用该内固定系统，应加用或选用椎弓根钉内固定系统。③对于术侧既往有胸膜炎病史、肺与胸壁广泛粘连的患者，应用该术式会有一定的难度。④应用该术式者必须具备胸外科基础技能。⑤术前必须评估患者心肺功能可承受开胸手术和术后康复锻炼。

总之，本手术的适应证为：① T4～12椎体结核，有明显椎旁脓肿、死骨存在，非手术治疗无效者。②胸椎结核并发脓肿破入肺脏或胸腔者。③胸椎结核需同期手术处理的肺内或胸腔内病变者。④胸椎结核并发截瘫或有严重后凸畸形脊柱不稳定者。⑤胸椎病变治愈型截瘫。

禁忌证为：①肺功能严重减退者。②有活动性肺结核、结核性脑膜炎未治愈者。③高龄体弱并发有心脏疾患、糖尿病、肝肾等其他严重病症者。

（张　强）

主要参考文献

[1] 金大地，陈建庭，张浩，等．一期前路椎体间植骨并内固定治疗胸腰椎结核．中华外科杂志，2000，38(12): 900-902.

[2] 陈非凡，张泽华，李建华，等．一期前路病灶清除同种异体骨移植病灶区内固定术治疗脊柱结核的随访观察．第三军医大学学报，2015, 37(12): 1267-1271.

[3] 胡明，王聪，李大伟，等．一期前路病灶清除植骨融合内固定术治疗胸腰椎脊柱结核．中国矫形外科杂志，2018, 26(2): 132-137.

[4] 王永清，夏仁云，孙明学，等．人工椎体和椎间盘在胸腰椎结核中的疗效．中国矫形外科杂志，2008，16(19): 1454-1457.

[5] 严广璇，秦世炳，董伟杰，等．胸椎结核病变活动型合并截瘫患者手术疗效分析．中国防痨杂志，2015, 37(3): 223-229.

[6] Hassan K, Elmorshidy E. Anterior versus posterior approach in surgical treatment of tuberculous spondylodiscitis of thoracic and lumbar spine. Eur Spine J, 2016, 25(4): 1056-1063.

[7] Shi JD, Wang Q, Wang ZL. Primary issues in the selection of surgical procedures for thoracic and lumbar spinal tuberculosis. Orthop Surg, 2014, 6(4): 259-268.

[8] 张宏其，郭强，郭超峰，等．单纯后路、单纯前路或前后联合入路治疗成人腰椎结核的中期疗效比较．中华骨科杂志，2016, 36(11): 651-661.

[9] Ito M, Abumi K, Kotani Y, et al. Clinical outcome of posterolateral endoscopic surgery for pyogenic spondylodiscitis: results of 15 patients with serious comorbid conditions. Spine(Phila Pa 1976), 2007, 32(2): 200-206.

[10] Arora S, Sabat D, Maini L, et al. The results of nonoperative treatment of craniovenebral junction tuberculosis: a review of twenty-six cases. J Bone Joint Surg Am, 2011, 93(6): 540-547.

[11] Wibaux C, Moafo-Tiatsop M, Andrei I, et al. Changes in the incidence and management of spinal tuberculosis in a French university hospital rheumatology department from 1966 to 2010. Joint Bone Spine, 2013, 80(5): 516-519.

[12] Soares do Brito J, Batista N, Tirado A, et al. Tratamento cirúrgico da espondilodiscite tuberculosa: experiência de um serviço de ortopedia [Surgical treatment of spinal tuberculosis: an orthopedic service ex-

☆★☆★

perience]. Acta Med Port, 2013, 26(4): 349-356.

[13] Jain AK. Treatment of tuberculosis of the spine with neurologic complications. Clin Orthop Relat Res, 2002(398): 75-84.

[14] Bilsel N, Aydingöz O, Hanci M, et al. Late onset Pott's paraplegia. Spinal Cord, 2000, 38(11): 669-674.

[15] Shimizu K, Nakamura M, Nishikawa Y, et al. Spinal kyphosis causes demyelination and neuronal loss in the spinal cord: a new model of kyphotic deformity using juvenile Japanese small game fowls . Spine(Phila Pa 1976), 2005, 30(21): 2388-2392.

第三节　后路内固定前路经胸腔病灶清除植骨术

【病历摘要】　患者女，65 岁。胸背部疼痛伴双侧肋间放射痛 6 个月，加重 4 个月，症状逐渐加重。4 个月前就诊于当地医院，行胸椎 CT 检查，示 T7、T8 骨质破坏，椎旁软组织肿胀。考虑胸椎结核，给予四联抗结核药品治疗 4 个月，胸背部疼痛及肋间放射痛无明缓解。来我院门诊，为进一步诊治收入院。

既往史：8 年前发现系统性红斑狼疮，口服甲泼尼龙 200mg/d；雷公藤多苷 2mg/ 次，2 次 / 天，已停药 4 个月。9 个月前双侧肋骨骨折，4 个月前发现骨质疏松，给予口服碳酸钙 600mg/d。

一、专科检查

患者步行入病房，胸背部疼痛，胸椎局部叩击痛。双下肢感觉正常，双下肢肌肌力Ⅴ级。双侧膝反射正常，双侧巴氏征（－），双侧髌阵挛、踝阵挛（－）。ASIA 分级为 E 级。

二、术前影像学检查

1. 正侧位 X 线摄影　胸椎正位 X 线摄影显示 T7 ～ T8 椎间隙变窄，T7 椎体轮廓不规则。胸椎侧位 X 线摄影显示 T7 ～ T8 后凸畸形，Cobb 角 30.2°，T7 下终板形态不规则，椎体楔形变（图 4-21）。

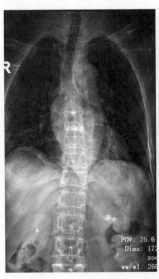
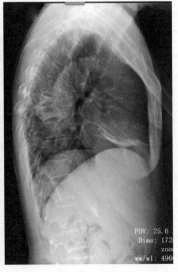

图 4-21　胸椎正侧位 X 线摄影。正位 X 线摄影显示 T7 ～ T8 椎间隙变窄，T7 椎体轮廓不规则。侧位 X 线摄影显示 T7 ～ T8 后凸畸形，Cobb 角 30.2°，T7 下终板形态不规则，椎体楔形变

2.CT 扫描 + 三维重建　显示 T7 ~ T8 椎间隙变窄，后凸畸形，T7 ~ T8 椎体骨质破坏，可见泥沙样死骨形成，部分死骨凸入椎管内，压迫硬膜囊。椎旁软组织肿胀（图 4-22，图 4-23）。

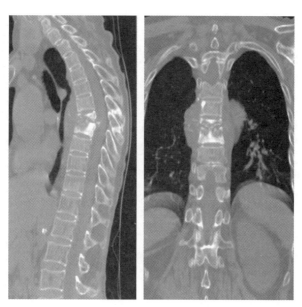

图 4-22　胸椎 CT 扫描 + 三维重建，显示 T7、T8 骨质破坏，死骨形成，椎旁软组织肿胀

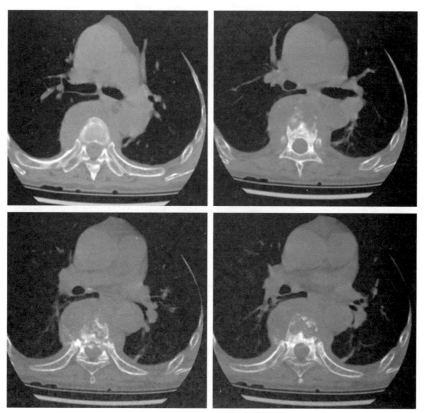

图 4-23　胸椎 CT 横断面扫描，显示 T7、T8 骨质破坏，死骨形成，椎旁软组织肿胀，大量脓肿影

☆ ☆ ☆ ☆

3. 胸椎 MRI 检查　矢状面 T_2WI 显示 T7 ～ T8 异常高信号，椎体楔形变。T7 椎体后方坏死组织，向后凸出、压迫硬膜囊。冠状面扫描显示 T7 椎体压缩变扁，双侧椎旁脓肿形成。横断面扫描显示 T7 ～ T8 椎体水平硬膜囊轻度受压，椎旁脓肿形成（图 4-24，图 4-25）。

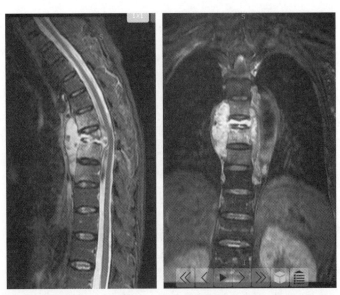

图 4-24　胸椎 MRI 检查。矢状面 T_2WI 显示 T7 ～ T8 异常高信号，椎体楔形变。椎体后方坏死组织，向后凸出、压迫硬膜囊。冠状面扫描显示 T7 椎体压缩变扁，双侧椎旁脓肿形成

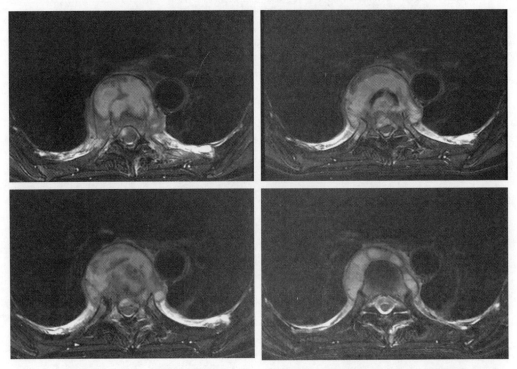

图 4-25　胸椎 MRI 检查。横断面扫描显示 T7 ～ T8 椎体水平硬膜囊轻度受压，椎旁脓肿形成

☆ ☆ ☆ ☆

三、手术适应证及分析

1. 患者 T7、T8 骨质破坏，T7 椎体破坏较重，仅残存上终板。椎体破坏主要位于前柱，导致稳定性丧失，T7～T8 椎体塌陷导致后凸畸形，需重建脊柱稳定性、矫正后凸畸形。

2. 患者双侧肋间神经放射痛，考虑双侧 T7 神经根刺激，与椎旁脓肿较大有关，需行椎旁脓肿清除。

3. 患者既往患有系统性红斑狼疮，长期服用糖皮质激素，致使骨质疏松，需注意椎弓根钉把持力弱导致松动，应适当延长内固定节段。

4. 患者心肺功能基本正常，可以耐受开胸手术。因此，患者适宜采用后路椎弓根螺钉内固定矫正后凸畸形，开胸行 T7、T8 病灶清除，肋骨椎间植骨融合。

四、术前计划与手术要点

1. 术前计划　患者 T7 椎体仅残存部分上终板，T8 椎体前柱破坏上 1/2，泥沙样死骨形成，T7～T8 椎间隙塌陷，此处形成后凸畸形。通过后路椎弓根螺钉内固定重建脊椎后柱结构的稳定性，矫正胸椎后凸畸形。胸椎后凸畸形矫正后，T7～T8 椎间缺损增大，于 T7、T8 病灶清除后，拟行多段肋骨植入椎间隙的植骨术，双侧椎旁脓肿一并清除。T7～T8 水平胸椎管内形成肉芽组织，相应节段脊髓轻度受压，清除椎体病灶后，切除残存椎体后缘及后纵韧带，显露硬膜囊，剥离硬膜囊腹侧的肉芽组织，直至硬膜囊无明显受压。

2. 手术要点　俯卧位，背部正中切口，显露 T5～T10 关节突关节，T5、T6、T7、T9、T10 各置入 2 枚椎弓根螺钉，其中 T7 置入短钉，C 形臂 X 线仪透视显示螺钉位置满意，预弯适当弧度的钛棒，安装内固定。于 T7～T8 间隙安放横连，C 形臂 X 线仪透视显示胸椎后凸畸形基本矫正。留置引流管，逐层关闭切口。

左侧卧位，右侧胸壁肩胛下沿第 7 肋骨切开切口，依次切开皮肤、皮下组织、背阔肌、前锯肌，剥离第 7 肋骨骨膜，切除长约 17cm 肋骨以备植骨用。切开肋骨床及壁层胸膜进胸，右侧胸腔见少量炎性渗出液，T6～T9 椎旁软组织膨隆，与肺组织粘连。行左肺单肺通气，仔细剥离粘连的肺组织以显露椎旁软组织。抽取脓液送细菌、结核分枝杆菌培养及检测。自椎体中份纵行切开椎旁软组织，电凝肋间血管止血。抽吸出黄色黏稠脓液约 100ml，刮匙搔刮出干酪样坏死组织约 30ml 及大量炎性肉芽组织。切除 T6～T7、T7～T8 间盘，切除 T7 全椎体、T8 上 2/3 椎体至对侧椎旁，清理对侧脓液，并加压冲洗对侧椎旁脓腔。切除 T7 残存的椎体后壁及后纵韧带，显露 T7～T8 硬膜囊腹侧，见硬膜囊表面炎性肉芽组织覆盖，以神经剥离子仔细分离病变组织，直至硬膜囊无明显受压，探查远、近端椎管通畅。测量 T6 下终板至 T8 残余椎体间间距约为 4cm，截取 4 段肋骨植入椎间隙。修补、缝合椎旁软组织，冲洗胸腔，双肺通气后检查右肺无漏气现象，留置胸腔闭式引流管，逐层关闭切口。

五、术后处理及随访

患者术后第 2 天，行肺功能锻炼，促进胸腔内渗出液排出，促进右肺复张，行双下肢功能锻炼。给予抗结核药品、静脉营养支持，待彻底引流干净后拔除引流管。术后 2 周行胸椎正侧位 X 线摄影及胸椎 CT 三维重建复查，出院后进行定期随访。

术后影像学复查患者恢复良好。

☆ ☆ ☆ ☆

1. 胸椎正侧位 X 线摄影　显示内固定及肋骨植骨位置满意；后凸畸形得到矫正，Cobb 角为 18.8°（术前为 30.2°），椎体高度恢复（图 4-26）。

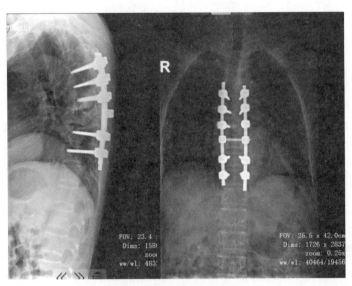

图 4-26　胸椎正侧位 X 线摄影，显示内固定及肋骨植骨位置满意，后凸畸形得到矫正，椎体高度恢复

2. 胸椎 CT 扫描 + 三维重建　显示内固定及肋骨植骨位置满意，椎旁脓肿基本得到了彻底清除，右侧胸腔少量积液（图 4-27，图 4-28）。

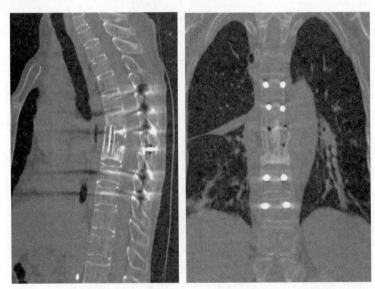

图 4-27　胸椎 CT 扫描 + 三维重建复查，显示内固定及肋骨植骨位置满意，椎旁脓肿基本得到了彻底清除

六、术后经验总结

1. 后前路联合手术既可以经前路直视下清除病灶，视野好，病灶清除彻底，一并清除双侧椎旁脓肿，同时解除硬膜的压迫，大块骨植骨可达到结构性支撑的作用，稳定前中柱；

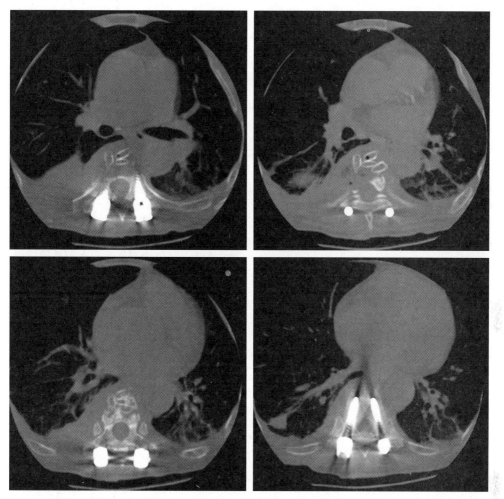

图 4-28　胸椎 CT 横断面扫描复查，显示内固定及肋骨植骨位置满意，椎旁脓肿基本得到了彻底清除

又可通过后路椎弓根螺钉内固定系统实施牢固固定，矫正后凸畸形。

2.本术式避免了后路病灶清除时对椎板及椎弓根的切除，从而避免了后方结构的破坏。

3.后前路手术操作为 2 个相互独立的过程，使病灶与内固定过程分开，避免了前方病灶污染后方结构，安全性好。

4.前路术中撑开椎间隙植骨，解除了后凸椎体对脊髓的压迫，增大了椎体间隙，便于病灶清除和椎管减压，以及维持椎间高度；植骨块稳定性好，植骨融合时间短、愈合率高。

5.一期前后路联合手术创伤较大，尤其开胸术后对患者呼吸功能影响较大，胸腔渗出液残留会引起压迫性肺不张，如患者不能及时行肺功能锻炼，促进渗出液排出，将严重影响患者术后肺功能的恢复。

（唐　恺）

主要参考文献

[1] 杨启远，冯敬，杨雯栋，等.后路一期病灶清除结合内固定治疗多节段脊柱结核.实用骨科杂志，2016, 22(4): 293-298.

[2] Wang XB, Li J, Lü GH, et al. Single-stage posterior instrumentation and anterior debridement for active

tuberculosis of the thoracic and lumbar spine with kyphotic deformity. Int Orthop, 2012, 36(2): 373-380.

[3] Vamvanij V, Ruangchainikom M, Thanapipatsiri S, et al. The outcomes of combined posterior instrumentation and anterior radical debridement with fusion for multilevel spinal tuberculosis. J Med Assoc Thai, 2014, 97 Suppl 9: S50-S55.

[4] Wang Z, Wu Q, Geng G. Anterior debridement and bone grafting with posterior single-segment internal fixation for the treatment of mono-segmental spinal tuberculosis. Injury, 2013, 44(2): 253-257.

[5] Fuster S, Sala P, Prat S, et al. Tuberculosis espinal: tratamiento quirúrgico temprano coadyuvante al trata-miento médico [Spinal tuberculosis: early surgical treatment combined with medical treatment]. Med Clin(Barc), 2001, 117(12): 457-459.

[6] Hee HT, Majd ME, Holt RT, et al. Better treatment of vertebral osteomyelitis using posterior stabilization and titanium mesh cages. J Spinal Disord Tech, 2002, 15(2): 149-156.

[7] 马远征，王自立，金大地，等. 脊柱结核. 北京：人民卫生出版社，2013.

[8] Kim SJ, Postigo R, Koo S, et al. Total hip replacement for patients with active tuberculosis of the hip: a systematic review and pooled analysis. Bone Joint J, 2013, 95-B(5): 578-582.

[9] 王永清，赵臣堂，王凤江，等. 结核杆菌在可植入材料表面黏附性和生物膜形成的体外研究. 生物医学工程与临床，2008, 12(4): 282-284.

[10] Tuli SM. General principles of osteoarticular tuberculosis. Clin Orthop Relat Res, 2002, (398): 11-19.

[11] 兰汀隆，董伟杰，范俊，等. 39 例胸椎结核累及胸腔的手术时机、手术方式和疗效分析. 中国防痨杂志，2017, 39(4): 342-347.

[12] 窦学军，王亮，路伟强，等. 78 例结核性脓胸的外科治疗. 中国防痨杂志，2013, 35(9): 738-740.

[13] 董健，李娟. 脊柱结核手术时机的选择. 中华骨科杂志，2014, 34(2): 247-249.

[14] 张嘉利，李大伟，马远征，等. 多节段胸腰椎脊柱结核外科治疗的回顾性研究. 中国防痨杂志，2013, 35(5): 305-308.

[15] 施建党，王自立，马小民. 病灶清除植骨内固定治疗相邻多椎体脊柱结核. 中国脊柱脊髓杂志，2010, 20(2): 98-102.

第四节　经肋骨横突入路行病灶清除植骨内固定术

【病历摘要】　患者女，61 岁。胸背疼痛 3 个月，加重伴双下肢麻痛 2 周。3 个月前患者无明显诱因出现腰背部疼痛，未介意，就诊于当地医院。行胸椎 MRI 检查发现 T11、T12 信号异常，胸椎结核可能性大，遂转入我院。入院时患者小便不畅，大便尚可；血常规检查白细胞计数正常，ESR、C 反应蛋白升高，给予 H-R-Z-E 方案化疗 ＋ 手术治疗。

一、专科检查

T11、T12 棘突压叩痛（＋），直腿抬高试验阳性，双侧腹股沟以远麻木，左大腿及小腿外侧麻痛，左下肢屈髋、伸膝、踝背伸肌肌力Ⅲ级[+]，右下肢屈髋、伸膝、踝背伸肌肌力Ⅳ级。ASIA 分级为 D 级。视觉模拟评分法（VAS）评分为 7 分。

二、术前影像学检查

1. 正侧位 X 线摄影　胸椎正位 X 线摄影显示 T11 ～ T12 椎间隙变窄，T12 椎体轮廓不规则，左上角似有部分缺如。胸椎侧位 X 线摄影显示 T11 ～ T12 间隙变窄，T12 终板形态不规则，前上角似有缺失（图 4-29）。

2. 胸椎 CT 扫描 ＋ 三维重建　显示 T11、T12 骨质破坏、部分缺失，骨洞、死骨形成，

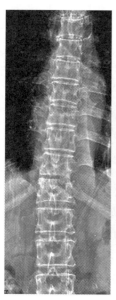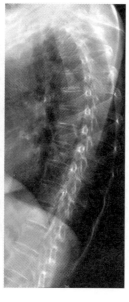

图 4-29　胸椎正侧位 X 线摄影。胸椎正位 X 线摄影显示 T11 ～ T12 椎间隙变窄，T12 椎体轮廓不规则，左上角似有部分缺如。胸椎侧位 X 线摄影显示 T11 ～ T12 间隙变窄，T12 终板形态不规则，前上角似有缺失

左侧椎旁软组织呈梭形增宽（图 4-30）。

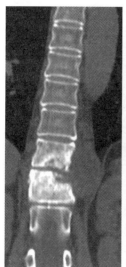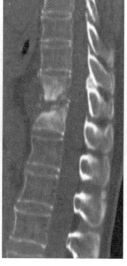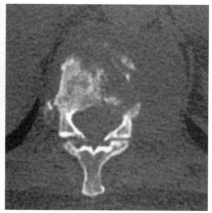

图 4-30　胸椎 CT 扫描 + 三维重建。显示 T11、T12 骨质破坏、部分缺失，骨洞、死骨形成，左侧椎旁软组织呈梭形增宽

3. 胸椎 MRI 检查　矢状面、冠状面 T_2WI 可见 T11 ～ T12 高信号影，椎体楔形变。椎体后方组织凸向椎管，压迫硬膜囊；轴面扫描见 T11、T12 椎体对应椎管水平脊髓受压，约占椎管 1/2。椎旁脓肿形成，以左侧为主（图 4-31）。

三、手术适应证

1. 患者 T11、T12 骨质破坏，前柱、中柱稳定性丧失，T11 ～ T12 椎体塌陷导致后凸畸形，需重建脊柱稳定性。

2. 患者 ASIA 分级为 D 级，VAS 评分为 7 分，脊髓受压，需行椎管减压。

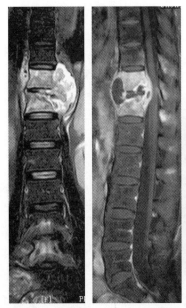
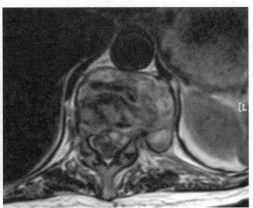

图 4-31　胸椎 MRI 检查。矢状面、冠状面 T_2WI 可见 T11 ～ T12 高信号影,椎体楔形变。椎体后方组织凸向椎管,压迫硬膜囊;轴面扫描见 T11、T12 对应椎管水平脊髓受压,约占椎管 1/2。椎旁脓肿形成,以左侧为主

3. 患者体质较弱,不能耐受后前路联合手术。因此,患者适宜采用后路改良肋横突入路减压,植入钛网,椎弓根螺钉内固定。

四、手术过程及注意事项

(一)体位与麻醉

患者取侧卧位,患侧在上,气管内插管全麻。

(二)操作步骤

1. 切口　以病椎为中心,棘突正中线旁开 5 ～ 6cm 做一弧形切口,切开皮肤及浅筋膜(图 4-32)。

2. 显露病灶　纵行切开斜方肌及菱形肌。于棘突旁 4cm 处纵形劈开骶棘肌,并向两侧牵开,显露肋骨及肋间肌,严密止血。于肋骨颈沿肋骨走行方向切开肋骨骨膜 7 ～ 8cm,做骨膜下剥离。距肋骨颈 6cm 处剪断肋骨,用柯赫尔钳夹住肋骨近侧断端向外牵拉,切开肋椎关节韧带及肋横关节韧带及关节囊,用骨膜剥离器插入肋横关节撬拨肋骨头、颈,将肋骨头及颈完整拔出,并用咬骨钳咬去该横突。此时即有脓液流出。吸净脓液,找出肋间动、静脉予以结扎,肋间神经可尽量保留。同样操作切除病灶上、下各一段肋骨,并处理肋间血管与神经。

3. 清除病灶　用骨膜剥离器和纱布进行脊椎骨膜下剥离,显露骨病灶椎体侧方及前方。清除骨病灶内脓液、干酪样组织、肉芽、死骨及坏死间盘。通过椎体病灶骨缺损

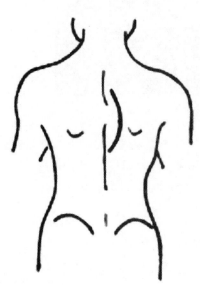

图 4-32　胸椎结核胸膜外肋骨横突切口示意图

及摘除坏死间盘的空隙谨慎地刮吸椎体对侧的干酪样组织、肉芽、结核性坏死组织及脓液。对于病灶清除彻底者,可考虑同期行椎体间肋骨或髂骨植骨。如病灶清除不满意者应 4 ～ 6 周后实施二期对侧开胸病灶清除后再行植骨。

4.减压　对并发脊髓压迫或截瘫患者,应同时行椎管侧方减压,于摘除的肋骨头下方可找到椎间孔,切除椎体缘及部分弓根即可显露脊髓,并上下扩椎管侧壁行侧前方减压,清除椎管内肉芽、干酪样组织、死骨等结核性病变,彻底减压。

5.缝合　于病灶区放置硅胶引流管,逐层缝合椎旁软组织、肌层、筋膜层及皮肤。

（三）术后处理

1.术后应注意患者呼吸道状况并行胸部 X 线摄影复查,以防遗漏术中拔除肋骨头时胸膜破损造成的气胸,如有发生应及时处理。

2.术中放置的病灶引流管,2 ～ 3d 后拔除。

（四）注意事项

1.术中处理肋间血管、神经时,在保障手术野清晰前提下肋间神经应尽量少的切断。处理下位胸椎病灶时,第 12 肋间神经尽量不予切断。

2.术中拔除肋骨头时,勿损伤胸膜。骨膜下剥离应小心充分。

五、术前计划与手术技巧

1.术前计划　患者 T11、T12 椎体前缘后缘及 T11 椎体左侧骨质破坏,泥沙样死骨形成,T11 ～ T12 椎间隙塌陷,左侧椎旁脓肿形成;通过后路椎弓根螺钉内固定重建脊椎后柱结构的稳定性。胸椎椎管内形成肉芽组织,压迫 T11 ～ T12 节段硬膜囊。患者有神经损伤表现,通过切除后方横突及肋横关节、部分肋骨,可暴露病椎椎体侧方,解除硬膜囊背侧的压迫;清除 T11、T12 椎体及椎间盘病变组织,解除硬膜囊腹侧的压迫。椎旁脓肿进行搔刮、冲洗从而尽可能彻底清除。最后通过撑开椎间隙,将合适尺寸的钛网植入 T11 ～ T12 残余椎间隙,重建脊柱前、中柱结构。

2.手术技巧　患者全身麻醉,俯卧位。后正中切口,经双侧 Wiltse 入路显露进针点并置钉,安放钛棒。暴露病椎间上一病椎肋横突关节后方,骨刀切除横突并暴露肋骨近端,距离正中线 6cm 处切断肋骨。游离肋椎关节,取出近端肋骨。处理肋间组织,向对侧倾斜手术床约 30°,沿椎体侧方软组织下剥离,从侧方显露病灶,彻底清除病灶内坏死组织,注意彻底清除椎管前方的病灶,以确保彻底减压。在残余椎体上修整植骨槽,冲洗并测量骨缺损高度,将填充骨粒的钛网经侧方放入椎间植骨槽,C 形臂 X 线仪透视证实植骨位置满意后,适当纵向加压。术中置入椎弓根螺钉,切除病椎横突及肋骨头、部分肋骨,处理肋间血管,清除椎间坏死肉芽组织、死骨,将钛网植入 T11 ～ T12 残余椎体间隙,最后安装钛棒及横联固定（彩图 16）。病灶内留置引流管,病椎双侧椎板表面去皮质化处理制备植骨床,自体连骨或异体骨颗粒植骨。逐层关闭手术切口。

六、术后处理及随访

患者术后第 2 天,行双下肢功能锻炼。给予抗结核药品、静脉营养支持,待彻底引流干净后拔除引流管。术后 2 周行胸椎正侧位 X 线摄影及胸椎 CT 扫描 + 三维重建复查,出院后定期随访。

术后影像学检查显示患者恢复良好。

☆ ☆ ☆ ☆

1. 胸椎正侧位 X 线摄影复查　内固定稳定，植入骨质均对合良好（图 4-33）。

2. 胸椎 CT 扫描＋三维重建复查　显示脊柱序列恢复，内固定及钛网位置满意，病灶清除彻底，无死骨残留，椎旁脓肿影明显缩小（图 4-34，图 4-35）。

3. 术后 1 年胸椎正侧位 X 线摄影复查　显示钉棒内固定物已取出，Cobbs 角无明显丢失，T11 ～ T12 运动单元融合，疗效满意（图 4-36）。

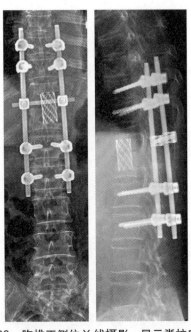

图 4-33　胸椎正侧位 X 线摄影，显示脊柱序列恢复，内固定及钛网位置满意。椎体高度恢复

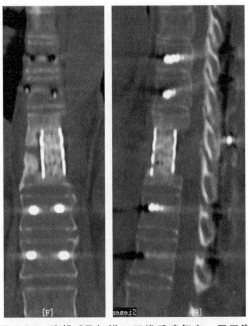

图 4-34　胸椎 CT 扫描＋三维重建复查，显示脊柱序列恢复，内固定及钛网位置满意，病灶清除彻底，无死骨残留

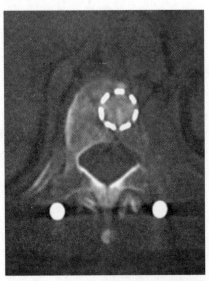

图 4-35　胸椎 CT 横断面扫描复查，显示内固定及钛网位置满意，病灶清除彻底，椎旁脓肿影明显缩小

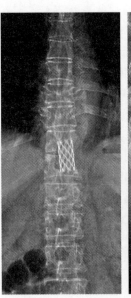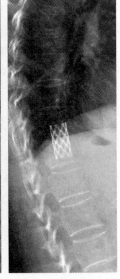

图 4-36　术后 1 年胸椎正侧位 X 线摄影复查，显示钉棒内固定物已取出，T11 ～ T12 椎体融合

七、小结

该改良术式保留了双侧的椎板及关节突关节。不破坏脊柱的后柱结构，辅以椎弓根螺钉三柱固定，使病变节段充分稳定、静止，有助于结核病灶的愈合和防止矫正的后凸畸形在骨性融合前丢失。双侧后路关节突关节间、椎板间植骨，加上椎间植骨，达到 360° 融合。尤其是关节突关节间的融合，其形成的纵向骨板更靠近脊柱的旋转中心，较单纯的椎板表面植骨更能抗屈曲，防止远期渐进后凸的发生。本术式较后路术式的切除椎板入路、切除关节突入路、切除椎弓根入路更向外侧倾斜，理论上讲更容易清除椎体前方尤其是对侧的病灶。单一后正中切口，经 Wiltse 入路进入置钉，创伤小，并发症少，畸形矫正满意，是一种符合"微创"理念的有效术式。

（柳盛春）

主要参考文献

[1] Dunn RN, Ben Husien M. Spinal tuberculosis: review of current management. Bone Joint J, 2018, 100-B(4): 425-431.

[2] Fuentes Ferrer M, Gutiérrez Torres L, Ayala Ramírez O, et al. Tuberculosis of the spine. A systematic review of case series. Int Orthop, 2012, 36(2): 221-231.

[3] Jain AK. Tuberculosis of the spine: a fresh look at an old disease. J Bone Joint Sarg Br, 2010, 92(7): 905-913.

[4] 宋向伟，王骞，施建党，等. 脊柱结核彻底病灶清除术后 3～4.5 个月超短程化疗方案的疗效观察. 中国脊柱脊髓杂志, 2017, 27(4): 326-332.

[5] 郭春生，柳盛春，陈凯，等. 采用经肋横突入路术式一期治疗老年胸椎结核合并截瘫患者的疗效分析. 中国防痨杂志, 2015, 37(3): 266-270.

[6] 姜荃月，柳盛春，陈凯，等. 一期后路保留脊柱后柱结构椎弓根钉内固定植骨融合术治疗胸椎结核的疗效分析. 中国脊柱脊髓杂志, 2019, 29(8): 765-768.

[7] 戴力扬. 脊柱内固定的生物力学. 医用生物力学, 2001, 16(2): 封 2, 124-129.

[8] 赵明伟，杨素珉，周伟东，等. 棘突旁小切口经多裂肌间隙入路多节段固定在腰椎结核后路手术中的应用. 中华临床医师杂志（电子版）, 2014, 8(23): 4177-4181.

[9] Sun L, Song Y, Liu L, et al. One-stage posterior surgical treatment for lumbosacral tuberculosis with major vertebral body loss and kyphosis. Orthopedics, 2013, 36(8): e1082-1090.

[10] Rasouli MR, Mirkoohi M, Vaccaro AR, et al. Spinal tuberculosis: diagnosis and management. Asian Spine J, 2012, 6(4): 294-308.

[11] 陈少健，肖增明，罗红艳，等. 脊柱结核术后复发因素 COX 回归分析. 航空航天医学杂志, 2013, 24(9): 1055-1057.

[12] Hassan K, Elmorshidy E. Anterior versus posterior approach in surgical treatment of tuberculous spondylodiscitis of thoracic and lumbar spine. Eur Spine J, 2016, 25(4): 1056-1063.

[13] 应小樟，郑琦，石仕元，等. 前路小切口病灶清除联合后路内固定治疗腰椎结核. 中国骨伤, 2016, 29(6): 517-521.

[14] Shi JD, Wang Q, Wang ZL. Primary issues in the selection of surgical procedures for thoracic and lumbar spinal tuberculosis. Orthop Surg, 2014, 6(4): 259-268.

[15] 张宏其，郭强，郭超峰，等. 单纯后路、单纯前路或前后联合入路治疗成人腰椎结核的中期疗效比较. 中华骨科杂志, 2016, 36(11): 651-661.

[16] 胡胜平，石仕元，赖震. 脊柱结核外科治疗进展. 浙江中西医结合杂志, 2014, 24(7): 657-659.

☆☆☆☆

第五节 后路病灶清除植骨并内固定术

【例1病历摘要】 患者男，43岁。腰痛3个月，右下肢疼痛伴无力1个月。3个月前患者无明显诱因出现腰背部疼痛，无双下肢放射痛，当时未予重视。1个月前腰背症状加重，并出现右下肢疼痛伴无力，就诊于当地多家医院，行相关检查考虑"腰椎间盘突出症"，给予保守治疗，但治疗效果欠佳，症状持续加重。患者无寒战高热，但自感乏力并有体质量下降，为求进一步诊治就诊我院。血常规检查显示白细胞总计数及分类均正常，动态ESR、C反应蛋白升高；行腰椎X线摄影及CT检查，考虑L1～L2椎体结核可能，遂收住我院。

一、专科检查

以L1～L2为中心压痛及叩击痛阳性，右侧股四头肌肌力Ⅳ级，双下肢皮肤针刺觉正常，马鞍区感觉正常。ASIA分级为D级。

二、术前影像学检查

1. 胸腰段正侧位X线摄影 正位X线摄影显示，L1～L2椎间隙变窄，L1、L2椎体楔形变。侧位X线摄影显示，L1～L2轻度后凸畸形，L1椎体下终板及L2椎体上终板形态不规则（图4-37）。

2. 胸腰段脊柱CT扫描+三维重建 显示L1、L2椎体骨质破坏，L1椎体下终板及L2椎体上1/3呈虫蚀样破坏，脊柱轻度后凸畸形。轴面CT扫描显示，L1、L2椎体内有小的空洞及死骨形成。椎间隙变窄，其内也有小的死骨。椎旁软组织肿胀（图4-38）。

3. 腰椎MRI检查 矢状面T_2WI显示，L1、L2椎体异常高信号，椎体楔形变。椎旁及椎体后方椎管内有炎性肉芽组织增生，向后突入压迫硬膜囊。脊柱轻度后凸畸形。冠状面扫

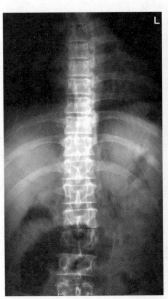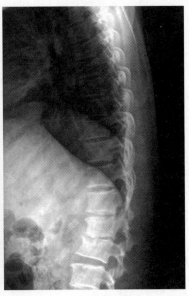

图4-37 胸腰段正侧位X线摄影。正位X线摄影显示，L1～L2椎间隙变窄，L2椎体楔形变。侧位X线摄影显示，L1～L2轻度后凸畸形，L1椎体下终板及L2椎体上终板形态不规则

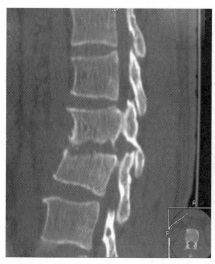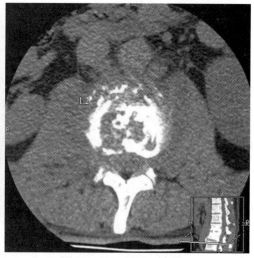

图 4-38　胸腰段脊柱 CT 扫描 + 三维重建。显示 L1、L2 椎体骨质破坏，L1 椎体下终板及 L2 椎体上 1/3 呈虫蚀样破坏，脊柱轻度后凸畸形。轴面 CT 扫描显示，L1、L2 椎体内有小的空洞及死骨形成。椎间隙变窄，其内也有小的死骨；椎旁软组织肿胀

描显示 L1 ～ L2 椎间隙明显狭窄，椎旁两侧有腰大肌脓肿，未见明显流注脓肿。轴面扫描显示脓肿及肉芽组织突入椎管，L1 ～ L2 椎管水平硬脊囊受压。椎旁腰大肌脓肿形成(图 4-39)。

三、手术适应证及分析

1. 脊柱不稳，前柱、中柱破坏，稳定性受损，L1、L2 椎体塌陷导致后凸畸形，需重建脊柱稳定性。

2. 患者硬脊囊受压并存在神经压迫症状，ASIA 分级为 D 级；影像学检查提示硬脊囊受压，需行椎管扩大减压。

3. L1、L2 椎体破坏，有死骨及脓肿形成。

4. 其他：病变节段较少，仅累及 L1 ～ L2；椎体破坏 < 50%，病变靠近椎间盘，上下分别距椎间盘均不超过椎体的 1/2；椎旁脓肿较局限，未见明显流注脓肿。

因此，患者适宜采用经后方扩大的椎间孔入路行腰椎椎间融合术（TLIF 法），完成病灶清除、椎板切除减压、支撑植骨，椎弓根螺钉内固定、矫正后凸畸形。

扩大的 TLIF 法是指在常规的椎间孔入路的基础上，为了扩大显露，可切除一侧椎板或全椎板（即切除一侧关节突关节及同侧或两侧的椎板），经过椎间孔径路，处理前方椎体间的病灶，并完成椎体间植骨融合。

单节段病椎间手术的概念是，单节段手术系指对于单节段的胸腰椎结核仅在病变节段内施行结核病灶彻底清除、减压、矫形、植骨及内固定。病椎间手术系指按照单节段手术的方法对于胸腰椎结核施行病变侵及节段的操作，手术操作不涉及相邻的正常运动单元。

四、术前计划与手术技巧

（一）术前计划

1. 单节段病椎间手术　患者 L1 椎体下 1/3 及 L2 椎体上 1/3 骨质破坏，泥沙样死骨形成，

☆★☆☆

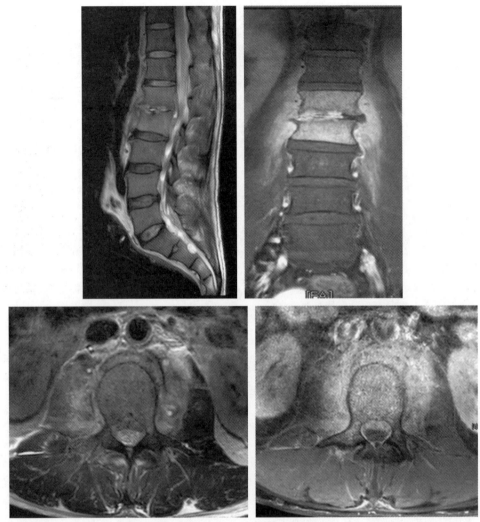

图 4-39　腰椎 MRI 检查。矢状面 T_2WI 显示 L1、L2 椎体异常高信号，椎体楔形变。椎旁及椎体后方椎管内有炎性肉芽组织增生，向后突入压迫硬膜囊；脊柱轻度后凸畸形。冠状面扫描显示 L1～L2 椎间隙明显狭窄，椎旁两侧有腰大肌脓肿，无明显流注。轴面扫描显示脓肿及肉芽组织突入椎管，L1～L2 椎管水平脊髓受压；椎旁腰大肌脓肿形成

L1～L2 椎间隙塌陷，形成后凸畸形，Cobb 角＜20°。病椎相邻椎间隙未受累及，可保留相邻的正常运动单元。通过单节段后路病椎间椎弓根螺钉内固定即可重建病椎的稳定性，矫正胸腰段后凸畸形。

2. 扩大的 TLIF 法　腰椎管内形成脓肿及肉芽组织，压迫 L1～L2 水平的硬膜囊及脊髓。患者有神经损伤表现，通过切除后方棘突、椎板及部分关节突，可扩大椎管，解除硬膜囊背侧的压迫。经一侧椎间孔入路可以清除 L1～L2 椎间盘及椎体病变组织，解除硬膜囊腹侧的压迫。椎旁少量脓肿可通过椎间孔进行搔刮、冲洗，从而尽可能得到彻底清除。病灶清除后，可从髂后上棘取适当大小皮质髂骨块作为支撑植骨材料，通过撑开椎间隙，经椎间孔将修建好的髂骨块植入 L1～L2 椎间隙，重建脊柱前中柱结构。

（二）手术技巧

患者俯卧位，腰背部后正中切口，显露 L1～L2 脊椎的棘突、椎板、关节突及横突。

L1、L2 各置入 2 枚椎弓根螺钉。切除 L1 ～ L2 椎板及 L1 ～ L2 左侧关节突关节，注意保护 L1、L2 神经根。自左侧 L1 ～ L2 神经根之间进入，清除椎管内的脓肿及肉芽组织。摘除 L1 ～ L2 椎间盘，应用 14 号椎间盘铰刀，进一步铰除终板及相邻椎体病变部分，部分死角区域采用窄骨刀凿除，直到椎体骨面无明显空洞及死骨存在、椎体骨面平整，为植骨块植入创造条件。L1、L2 病灶清除完成后，安装右侧连接棒，适当撑开 L1 ～ L2 椎间隙，测量椎间缺损的长度，从髂后上棘取等长的适当大小的三面皮质骨骨块，修剪合适后植入椎间隙。安装左侧连接棒，于两组椎弓根钉之间放置横联，留置负压引流管，逐层关闭切口（彩图 17）。

五、术后处理及随访

术后第 2 天，进行双下肢屈伸及直腿抬高功能锻炼。给予抗结核药品、静脉营养支持，待引流液少于 50ml 后拔除引流管。术后第 2 天行胸腰段脊柱正侧位 X 线摄影及 CT 扫描＋三维重建复查。术后 3d 佩戴胸腰支架下地活动。出院后定期随访。

术后影像学复查显示患者恢复良好。

1. 腰椎正侧位 X 线摄影复查　L1、L2 内固定及椎间所植入的髂骨块位置良好。后凸畸形矫正满意，椎体高度恢复（图 4-40）。

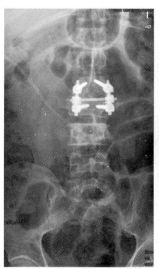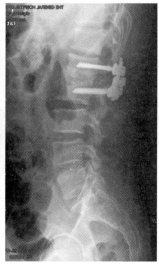

图 4-40　腰椎正侧位 X 线摄影复查，显示 L1 ～ L2 内固定及椎间所植入的髂骨块位置良好；后凸畸形矫正满意，椎体高度恢复

2. 腰椎 CT 扫描＋三维重建复查　显示病灶清除彻底，内固定椎弓根钉及所植入的髂骨块位置满意，固定可靠，椎管内无压迫（图 4-41）。

3. 术后 6 个月胸腰椎正侧位 X 线摄影复查　内固定及所植入的髂骨块位置良好。髂骨块有部分吸收，后凸角度无丢失，植骨界面已部分融合（图 4-42）。

4. 术后 6 个月腰椎 CT 扫描＋三维重建复查　显示内固定及所植入的髂骨块位置良好。髂骨块小部分吸收，后凸矫正角度无丢失，植骨界面已部分融合（图 4-43）。

【例 2 病历摘要】　患者女，51 岁。腰痛伴双下肢疼痛 7 年，加重伴间歇性跛行 1 个月。7 年前无明显诱因出现腰背部疼痛不适伴双下肢疼痛不适，活动后加重，休息后略缓解，

☆ ☆ ☆ ☆

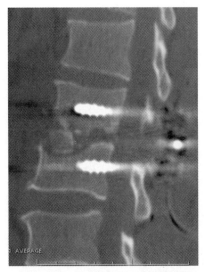

图 4-41　腰椎 CT 扫描 + 三维重建复查，显示病灶清除彻底，内固定椎弓根钉及植入的髂骨块位置良好，固定可靠，椎管内无压迫

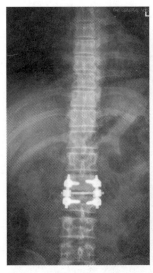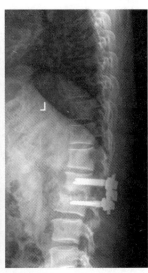

图 4-42　胸腰椎正侧位 X 线摄影复查（术后 6 个月），显示内固定及植入的髂骨块位置满意；髂骨块小部分吸收，后凸矫正角度无丢失，植骨界面已部分融合

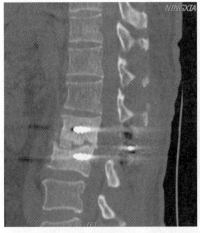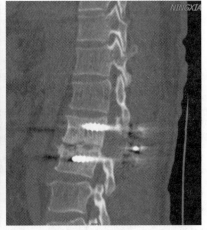

图 4-43　腰椎 CT 扫描 + 三维重建复查，显示内固定及植入的髂骨块位置良好；髂骨块小部分吸收，后凸矫正角度无丢失，植骨界面已部分融合

当地医院按"骨质增生"予以治疗无好转。1 个月前腰痛加重并间歇性跛行，当地医院行腰椎 X 线摄影及 MRI 检查提示：T11 ～ L2 椎体破坏。结核抗体检测阳性；ESR 47mm/h；C 反应蛋白 68.5mg/L。考虑"脊柱结核"，给予"异烟肼、利福平、乙醇酰胺"行抗结核治疗，为求进一步手术治疗，就诊于我院。

一、专科检查

以 T12 为中心脊柱呈现后凸畸形，T11 ～ L2 棘突及椎旁压痛、叩痛（+），双下肢感觉、肌力、肌张力均正常，生理反射存在，病理反射未引出，大、小便正常。ASIA 分级为 E 级。

二、术前影像学检查

1.胸腰段脊柱正侧位 X 线摄影 正位 X 线摄影显示 T12、L1 椎体破坏严重，椎体轮廓不规则，椎间隙几乎消失，T11 ～ T12、L1 ～ L2 椎间隙狭窄。侧位 X 线摄影显示胸腰段成角后凸畸形，后凸角 50°。骨嵴凸入椎管，相邻椎体 T11、L1 椎体有骨质破坏表现（图 4-44）。

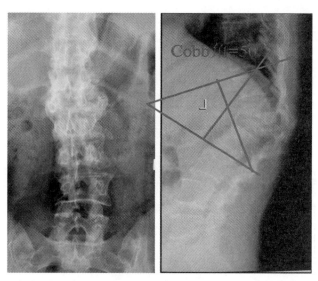

图 4-44 胸腰段脊柱正侧位 X 线摄影。正位 X 线摄影显示 T12、L1 椎体破坏严重，椎体轮廓不规则，椎间隙几乎消失，T11 ～ T12、L1 ～ L2 椎间隙狭窄。侧位 X 线摄影显示胸腰段成角后凸畸形，后凸角 50°；骨嵴凸入椎管，相邻 T11、L1 椎体有骨质破坏表现

2.胸腰段脊柱 CT 扫描＋三维重建 胸腰段以 T12 ～ L1 椎间隙为顶点呈角状后凸畸形，后方棘突及关节突关节似有融合。T12、L1 椎体破坏严重，椎间隙及椎体破坏严重，正常结构消失，死骨呈泥沙样改变，骨嵴突入椎管，占据椎管水平面积 90% 以上。相邻的 T11、L2 椎体有小的死骨及空洞形成（图 4-45）。

3.胸腰段脊柱 MRI 检查 矢状面扫描显示胸腰段以 T12 ～ L1 椎间隙为顶点呈角状后凸畸形，T12 ～ L1 骨质被完全破坏，椎间盘结构消失，被肉芽组织和坏死物质填充；T_2WI 显示异常混杂信号，椎体楔形变。椎体后方见坏死组织和脓肿，向后突出，压迫硬膜囊及脊髓。轴面扫描显示 T12 ～ L1 椎管水平脊髓受压，占据椎管水平面积的 90% 以上。椎旁脓肿形成（图 4-46）。

三、手术适应证及分析

1.脊柱不稳，T12 ～ L1 骨质破坏严重，前柱、中柱稳定性丧失，需重建脊柱稳定性。

2.脊髓受压，T12、L1 椎体破坏楔形变，椎体后方增生的骨嵴、坏死组织和脓肿向后凸出，占据椎管水平面积的 90% 以上，压迫硬膜囊及脊髓。病变范围大，需彻底切除 T12、L1 椎体。

3.重度畸形，T12、L1 椎体塌陷导致角状后凸畸形，角状后凸大于 50°，后凸顶点位于胸腰段，需三柱截骨矫形。

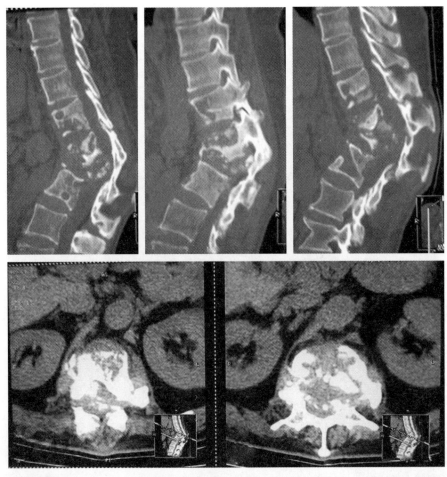

图 4-45　胸腰段脊柱 CT 扫描 + 三维重建。显示胸腰段以 T12 ～ L1 椎间隙为顶点呈角状后凸畸形，后方棘突及关节突关节似有融合。T12、L1 椎体破坏严重，椎间隙及椎体破坏严重，正常结构消失，死骨呈泥沙样改变，骨嵴突入椎管，占据椎管水平面积 90% 以上。相邻的 T11、L2 椎体有小的死骨及空洞形成

　　4. 病灶破坏严重，T12、L1 椎体骨质完全破坏，椎体楔形变，椎间盘结构消失，被肉芽组织和坏死物质填充，椎体后方见坏死组织和脓肿。彻底清除病灶，意味着必须全椎体切除。

　　5. 其他，椎旁脓肿较小，未形成流注脓肿，后前路及单纯前路手术无法完成彻底病灶清除、畸形矫正、神经减压的任务。

　　因此，适宜采用后路全脊椎切除（PVCRS）法，进行病灶清除、截骨矫形联合钛网支撑植骨内固定术。PVCR 法系指通过后方入路，切除目标椎体的棘突、椎板、关节突关节、横突及前方椎体，完成截骨矫形的目的。

四、术前计划与手术技巧

（一）术前计划

　　1. 不切除椎体难以完成彻底病灶清除　患者 T12、L1 椎体几乎完全破坏，为大量的死骨、空洞、肉芽组织及增生的不规则骨组织替代，无法保留。传统前路病灶清除术，无法彻底清除各个角落的病灶，尤其是显露相对的另一侧椎体及椎弓根的病灶。也难以

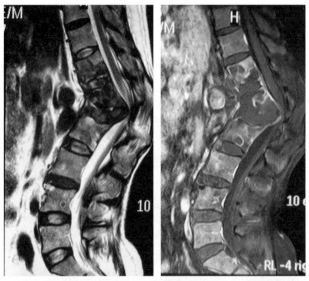

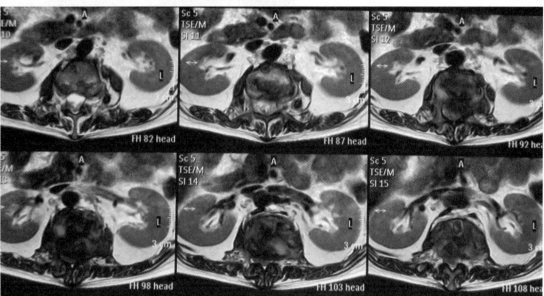

图 4-46　胸腰段脊柱 MRI 检查。矢状面扫描显示胸腰段以 T12 ～ L1 椎间隙为顶点呈角状后凸畸形，T12 ～ L1 骨质被完全破坏，椎间盘结构消失，被肉芽组织和坏死物质填充；T_2WI 显示异常混杂信号，椎体楔形变。椎体后方见坏死组织和脓肿，向后突出，压迫硬膜囊及脊髓。横断面扫描显示 T12 ～ L1 椎管水平脊髓受压，占据椎管水平面积的 90% 以上。椎旁脓肿形成

获得一个良好的植骨床。如实现彻底病灶清除的目的，必须切除 T12、L1 变性坏死的椎体。

2. 不切除椎体难以完成后凸畸形矫正　通过传统后路经椎弓楔形截骨术（PSO）及经椎弓椎体椎间截骨术（BDBO）截骨矫形范围较小，难以完成大角度（> 40°）畸形矫正，而且存在极大的脊髓损伤风险。此例患者 T12 ～ L1 后凸畸形 > 50°，脊髓及硬膜囊明显受压，PVCRS 手术在实现彻底病灶清除的同时可以满意矫正畸形。

3. 不切除椎体难以完成椎管彻底减压　对此患者，传统前路病椎椎管减压难以彻底。重度脊柱畸形限制了前方的椎管显露。PVCRS 手术通过后方打开椎管，极易完成对脊髓

☆ ☆ ☆ ☆

进行 360°无死角的减压术。而当脊髓充分减压后，T12、L1 椎体残部分也所剩无几。

传统方法难以彻底清除病灶、难以完成后凸畸形矫正、难以达到椎管彻底减压，只有通过全脊椎切除，才能实现以上手术目的。在满足病灶清除的同时实现满意减压、满意矫形及满意植骨。后路椎弓根螺钉内固定重建胸腰段脊柱的稳定性，后路截骨手术在直视下保护硬膜囊，彻底清除椎管内的脓肿及肉芽组织、T12、L1 病变椎体及椎间盘组织，360°解除脊髓压迫。总之，对此类患者，PVCRS 手术的完成，就意味着病灶彻底清除、椎管彻底减压，畸形满意矫正，理想的植骨床形成，钛网椎间植入，重建前中柱稳定性，完成正常脊柱力线及良好骨性融合，防止脊髓损伤等并发症的发生，可早期活动。

T11 及 L2 椎体破坏程度较轻，仅有少量空洞及死骨，椎旁少量脓肿，但椎体大部分骨质结构正常，椎体外形轮廓存在，进行搔刮、冲洗可以完成病灶清除，依靠术后给予抗结核药品做进一步治疗。

（二）手术技巧

患者俯卧位，腰背部后正中切口，显露 T9～L4 棘突、椎板、关节突、横突及 T12 肋骨内侧部分 4cm，C 形臂 X 线仪定位应切除的 T12、L1 椎体，分别于 T9、T10、L3、L4 置入正常长度的椎弓根螺钉，因 T11、L2 椎体有破坏，分别置入短椎弓根螺钉。

在截骨操作的对侧按脊柱的后凸弧度置入临时固定棒，L1 截骨时，切除截骨平面相应的棘突、双侧的椎板、关节突关节，显露椎管，分离并保护神经根，在横突基底部，切断上部分椎体的双侧横突；T12 截骨时，同样切除截骨平面后柱结构，切除部分肋骨（肋横突关节和肋骨头），切断 T12 一侧肋间神经，分块切除椎弓根、T12、L1 椎体及相邻的上下椎间盘。保护好脊髓和神经根，切除椎体和椎间盘一侧后，交换临时固定棒，相同的方法进行对侧椎体切除，双侧联合完成全脊椎切除。截骨减压完毕后，替换临时固定棒，用撑开钳在前方椎体间保持适度撑开，在后方将预弯的固定棒与截骨椎体两端椎弓根螺钉相连，通过复位钳和持棒器安装矫形棒，适度加压逐步矫正后凸畸形。测量前方椎体间截骨面的高度，选择合适高度的钛笼，将填充自体松质骨颗粒的钛网行椎体间支撑植骨，再次行脊柱后方结构闭合，完成畸形矫正。将粉碎的椎板骨及同种异体骨植于钛网周围的椎体间。于全脊椎切除部分的近端和远端分别放置横联，留置引流管，逐层关闭切口（彩图 18）。

五、术后处理及随访

患者术后第 2 天，开始进行双下肢功能锻炼。给予口服抗结核药品、静脉营养支持治疗，待引流液少于 50ml 后拔除引流管。术后第 2 天行胸腰椎正侧位 X 线摄影及胸腰椎 CT 三维重建、胸腰段 MRI 复查。出院后定期复查随诊。

术后影像学复查显示患者恢复良好。

1. **胸腰段脊柱正侧位 X 线摄影**　显示内固定及钛网的位置良好。后凸畸形得到矫正，椎体高度恢复满意（图 4-47）。

2. **胸腰段脊柱 CT 扫描＋三维重建**　显示内固定及钛网位置良好，T11、L2 椎体有少量残留病灶。钛网内填充植骨材料，钛网周围所植的同种异体骨联通 T11～L2 椎体之间（图 4-48）。

3. **胸腰段脊柱 MRI 检查**　矢状面扫描显示胸腰段脊柱后凸矫正满意，椎管内病灶彻底

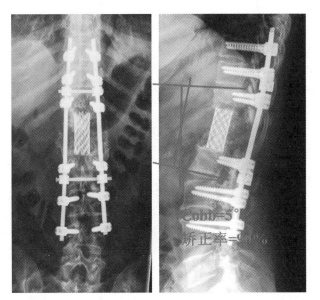

图 4-47　胸腰椎正侧位 X 线摄影复查，显示内固定及钛网位置良好；后凸畸形得到矫正，椎间高度恢复满意

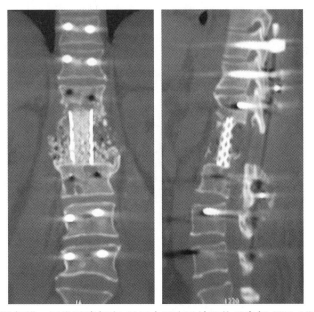

图 4-48　胸腰段脊柱 CT 扫描 + 三维重建复查，显示内固定及钛网位置良好，T11、L2 椎体有少量残留病灶。可见钛网内填充植骨材料，钛网周围所植的同种异体骨联通 T11 ～ L2 椎体之间

清除，脊髓及硬膜囊压迫解除，T11、L2 椎体可见少量病灶；冠状面扫描显示椎旁脓肿已彻底清除（图 4-49）。

　　4. 患者术后 15 个月胸腰段脊柱正侧位 X 线摄影　显示内固定及钛网位置良好。钛网无移位及下陷，后凸矫正角度无丢失，植骨界面已骨性融合（图 4-50）。

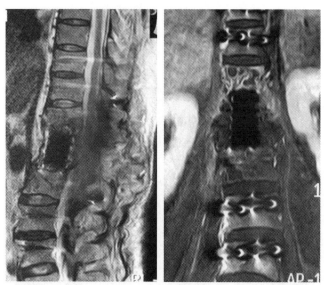

图 4-49　胸腰段脊柱 MRI 复查。矢状面扫描显示胸腰段后凸矫正满意，椎管内病灶彻底清除，脊髓及硬膜囊压迫解除，T11、L2 椎体可见少量病灶；冠状面扫描显示椎旁脓肿已彻底清除

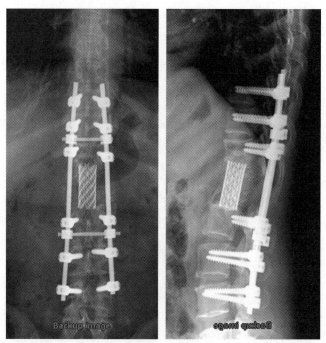

图 4-50　胸腰段脊柱正侧位 X 线摄影（术后 15 个月）复查，显示内固定及钛网位置良好。钛网无移位及下陷，后凸矫正角度无丢失，植骨界面已骨性融合

（施建党　朱　禧）

主要参考文献

[1]　田浩，王辉，丁文元. 后路椎板减压病灶清除钛网植骨内固定术治疗胸椎结核. 脊柱外科杂志，2018，16(4): 222-226.

☆ ☆ ☆ ☆

[2]　杨宗强，唐静，施建党，等．后路全脊椎截骨矫形联合钛网支撑治疗脊柱结核角状后凸畸形的临床疗效观察．骨科，2018, 9(6): 451-457.

[3]　Muheremu A, Niu X, Wu Z, et al. Study on anterior and posterior approaches for spinal tuberculosis: a meta-analysis. Eur J Orthop Surg Traumatol, 2015, 25 Suppl 1: S69-S76.

[4]　王自立，施建党．胸、腰椎脊柱结核手术方式选择的基本问题．中华骨科杂志，2014, 34(2): 232-239.

[5]　Wang Z, Shi J, Geng G, et a1. Ultra-short-course chemotherapy for spinal tuberculosis: five years of observation. Eur Spine J, 2013, 22(2): 274-281.

[6]　Shi JD, Wang ZL, Geng GQ, eta1. Intervertebral focal surgery for the treatment of non-contiguous multifocal spinal tuberculosis. Int Orthop, 2012, 36(7): 1423-1427.

[7]　Arora S, Sabat D, Maini L, et al. The results of nonoperative treatment of craniovertebral junction tuberculosis: a review of twenty-six cases. J Bone Joint Surg Am, 2011, 93(6): 540-547.

[8]　马玙，朱莉贞，潘毓萱．结核病．北京：人民卫生出版社，2006.

[9]　崔后春，荆鑫，王金光，等．一期病灶清除植骨选择性内固定治疗脊柱结核伴神经损害．临床骨科杂志，2013, 16(2): 141-143.

[10]　杨宗强，施建党，何胤，等．脊柱结核治疗失败、复发的原因及防治措施．骨科，2015, 6(5): 277-280.

[11]　Hassan K, Elmorshidy E. Anterior versus posterior approach in surgical treatment of tuberculous spondylodiscitis of thoracic and lumbar spine. Eur Spine J, 2016, 25(4): 1056-1063.

[12]　瞿东滨，金大地．正确认识脊柱结核病灶清除术．中国脊柱脊髓杂志，2008, 18(8): 565- 567.

[13]　Molinari RW, Bridwell KH, Klepps SJ, et al. Minimum 5-year follow-up of anterior column structural allografts in the thoracic and lumbar spine. Spine(Phila Pa 1976), 1999, 24(10): 967-972.

[14]　郭华，许正伟，郝定均，等．合并窦道形成的复发性复杂脊柱结核的复发原因分析和临床治疗．中华骨科杂志，2014, 34(2): 162-170.

[15]　Zheng B, Hao D, Guo H, et al. Anterior versus posterior surgical approach for lumbosacral tuberculosis. J Int Med Res, 2018, 46(7): 2569-2577.

[16]　Lü G, Wang B, Li J, et al. Anterior debridement and reconstruction via thoracoscopy-assisted mini-open approach for the treatment of thoracic spinal tuberculosis: minimum 5-year follow-up. Eur Spine J, 2012, 21(3): 463-469.

第六节　前路经胸腹膜外病灶清除植骨并内固定术

【病历摘要】　患者女，21 岁。腰痛 2 个月，发热 1 个月。2 个月前无明显原因及诱因出现腰部刺痛，程度中等，无放射痛，弯腰时易出现，静卧休息时腰痛消失；双下肢活动正常，无发热，无咳嗽咳痰，无乏力盗汗，无其他不适。于当地医院就诊，腰椎影像学检查提示肌腱损伤（自诉），给予活血化瘀药品口服（具体不详），腰痛加重，性质同前；1 个月前患者出现夜间低热，体温最高 37.5℃，无寒战，遂收住当地市人民医院。腰椎 CT 检查示 L1、L2 椎体上缘骨质破坏伴椎旁软组织脓肿，ESR 33mm/h，血清 T-SPOT.TB 检测阳性，诊断为腰椎结核，给予 H-R-Z-E 方案抗结核药品治疗及护肝治疗；4d 前出现全身皮疹，伴有发热，体温最高 38.5℃，自行停用"吡嗪酰胺"后皮疹渐消失。腰椎影像学检查提示 L1、L2 椎体结核，伴腰大肌脓肿，考虑腰椎结核，为进一步诊治来我院。发病以来，食纳及睡眠差，大、小便正常，体质量无明显变化。

一、专科检查

双侧腹股沟以下皮肤痛温觉减退，双侧股四头肌肌力Ⅳ级，小便潴留。ASIA 分级为 D 级。

☆ ☆ ☆ ☆

二、术前影像学检查

1. 正侧位 X 线摄影　　腰椎正位 X 线摄影显示 L1～L2 椎间隙变窄，L12 椎体轮廓不规则。腰椎侧位 X 线摄影显示腰椎生理前曲消失 L1～L2 椎间隙变窄，椎体密度不均匀（图 4-51）。

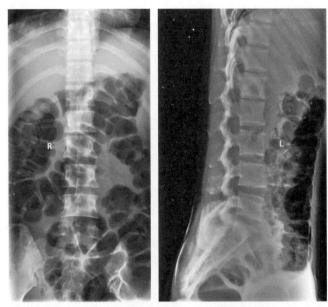

图 4-51　腰椎正侧位 X 线摄影。正位 X 线摄影显示 L1～L2 椎间隙变窄，L1～L2 椎体轮廓不规则；侧位 X 线摄影显示腰椎生理前曲消失 L1～L2 椎间隙变窄，椎体密度不均匀

2. CT 扫描＋三维重建　　显示 L1～L2 骨质破坏，死骨形成，椎旁软组织及右侧腰大肿胀（图 4-52）。

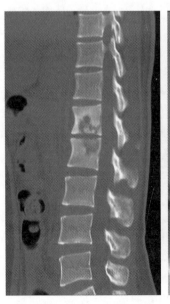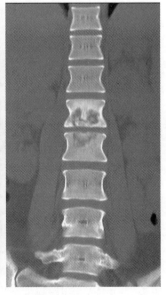

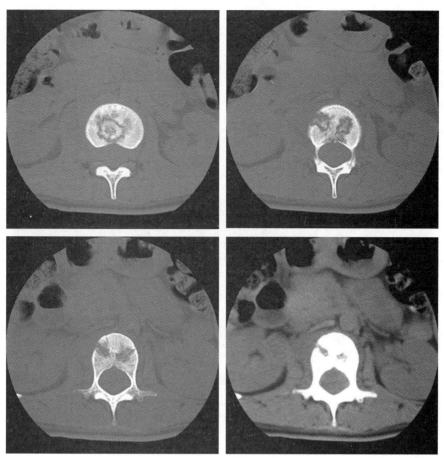

图 4-52　腰椎 CT 扫描 + 三维重建，显示 L1 ～ L2 骨质破坏，死骨形成，椎旁软组织及右侧腰大肌肿胀

3. 腰椎 MRI 检查　矢状面 T_2WI 显示 L1、L2 异常高信号。椎体后方组织增生，向后突出，压迫硬膜囊。横断面扫描显示 L1 ～ L2 椎管水平硬膜囊受压，椎旁及右侧腰大肌脓肿形成（图 4-53）。

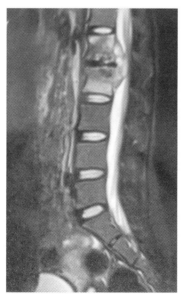

☆ ☆ ☆ ☆

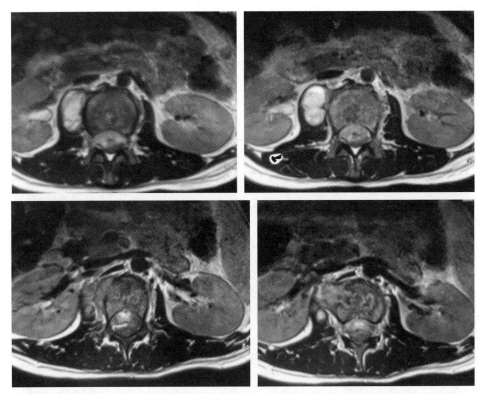

图 4-53　腰椎 MRI 检查。矢状面 T_2WI 显示 L1～L2 异常高信号。椎体后方组织增生，向后突出，压迫硬膜囊。横断面扫描显示 L1～L2 椎管水平硬膜囊受压，椎旁及右侧腰大肌脓肿形成

三、手术适应证

1. 患者 L1～L2 骨质破坏严重，前柱、中柱稳定性丧失，需重建脊柱稳定性。

2. 患者 ASIA 分级为 D 级，椎管内脓肿向后压迫硬膜囊，小便潴留，需行椎管减压。

3. 患者为青年女性，椎体破坏范围不超过 2 个椎体，合并右侧腰大肌脓肿。因此，患者适宜采用前路经胸腹膜外病灶清除、椎管减压、植骨、内固定术。

四、手术过程与注意事项

（一）体位与麻醉

1. 体位　侧位患侧朝上，病灶对准手术床的桥，将桥摇起。

2. 麻醉　气管内插管全麻。

（二）操作步骤

1. 切口　于 T10、T11 横突旁纵形向下达第 12 肋，沿肋骨向外下达髂前上棘内侧 3～4cm（图 4-54）。

2. 显露病灶　切开皮肤、浅筋膜显露斜方肌、背阔肌和腹外斜肌。纵行切开斜方肌下部及背阔肌，于第 12 肋下缘切开背阔肌下及下后锯肌。将第 12 肋骨骨膜切开，并行骨膜下剥离，于肋横关节处截除第 12 肋。保护第 12 肋血管神经。沿第 12 肋下缘至髂前上棘内侧 3～4cm 切开腹部诸肌，用纱布及纱布球将腹膜及腹膜外脂肪推向内侧以显露腰大肌

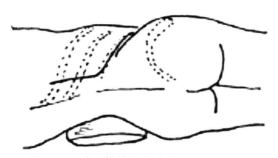

图 4-54　胸腰椎结核胸腹膜外切口示意图

脓肿。并向上钝性剥离达 L1、L2 侧方。切开部分第 12 肋肋骨床，将肋骨床、胸壁和膈肌与壁层胸膜分开。注意胸膜勿破损，撕破者应立即缝合。

　　胸腰椎骨病灶显露还可采用经胸腔方式，即截除第 10 肋进胸腔显露 T10 ～ T12 病灶，即经胸腔腹膜外途径。

　　3. 清除病灶　切开脓肿壁一小口，吸尽脓液，扩大切口显露骨病灶，清除干酪样组织、肉芽、死骨、坏死间盘；搔刮病灶，彻底清除坏死组织。

　　4. 减压　对并发有脊髓压迫或截瘫患者，应同时行椎管侧减压，摘除第 12 肋骨头找到椎间孔，切除椎体部分椎体、弓根即可显露脊髓，并上下扩椎管侧壁行侧前方减压，清除椎管内肉芽、干酪样组织、死骨等结核性病变，彻底减压。

　　5. 引流　冲洗并逐层缝合，放置负压引流作术后病灶引流。经胸腔者术毕还应安置硅胶管作胸腔闭式引流。

　　对于对侧的骨质破坏及脓肿亦应清除。如患者一般状况较好者，可于术侧覆盖敷料后，翻身改变卧位，同期处理另一侧骨病灶或脓肿；如患者一般状况较差，则对侧病灶及脓肿可于术后 4 ～ 6 周进行二期处理。

　　（三）术后处理

　　1. 观察病灶引流情况，术后 2 ～ 3d 无引流液时即可拔除引流管。

　　2. 经胸腔者，术后注意患者呼吸情况，雾化吸入协助患者翻身排痰，胸部 X 线摄影复查观察肺部膨胀情况，如无异常则术后 2 ～ 3d 可拔除胸腔闭式引流管。

　　（四）注意事项

　　1. 胸腹膜外途径在肋骨床下剥离时应小心勿剥破胸膜。

　　2. 术中切开腰椎侧方脓肿壁之前，应先行处理 L1、L2 椎体侧方横行的腰动、静脉，以防出血。

五、术前计划与手术技巧

　　（一）术前计划

　　患者 L1 ～ L2 骨质破坏，椎旁脓肿及死骨形成；L1 ～ L2 椎间隙塌陷，通过前路病灶清除，钛笼植骨，重建脊椎前中柱结构的稳定性。腰椎管内形成脓肿，压迫 L1 ～ L2 节段硬膜囊，患者有神经损伤表现；通过清理坏死椎间盘、椎体部分切除，可达到椎管减压目的，解除对硬膜囊的压迫。椎旁脓肿可在直视下进行搔刮、冲洗，从而彻底清除。适当撑开椎间隙，经椎间孔将合适尺寸的钛网植入 L1 ～ L2 残余椎间隙，重建脊柱前、中柱结构。

（二）手术技巧

患者左侧卧位，沿第12肋做"倒八字"切口，显露L1～L2椎体，可在直视下清理椎旁脓肿及椎间隙坏死椎间盘、椎体死骨，利用上下椎体健康或亚健康骨做骨槽，轻度撑开，植入适当长度钛笼，上下椎体各置入1枚胸腰椎前路钛板主钉以固定放置的前路钛板，并采用螺帽加压固定，同时根据病椎残余范围，选择适当长度的辅钉进一步加强固定。注意保护第12肋神经根、肋间血管，清理椎体前部病灶时宜沿椎体骨面剥离，避免损伤前方大血管、乳糜池等。椎管减压时避免损伤硬脊膜，防止产生脑脊液漏。椎旁放置引流管，逐层关闭切口（彩图19）。

六、术后处理及随访

患者术后第2天，行双下肢功能锻炼。给予抗结核药品、静脉营养支持，待彻底引流干净后拔除引流管。术后2周行胸腰椎正侧位X线摄影及胸腰椎CT扫描三维重建复查。术后3周佩戴支具下床进行功能锻炼。出院后定期随访。

术后影像学复查显示患者恢复良好。

1. 胸腰椎正侧位X线摄影复查　显示内固定及钛网位置满意。（图4-55）。

2. 胸腰椎CT扫描＋三维重建复查　显示内固定及钛网位置满意（图4-56）。

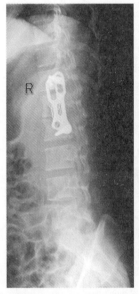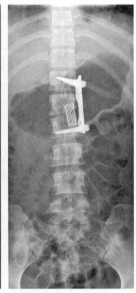

图4-55　胸腰椎正侧位X线摄影复查，显示内固定及钛网位置满意

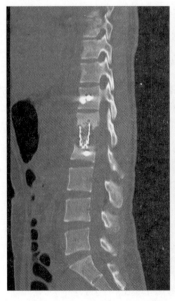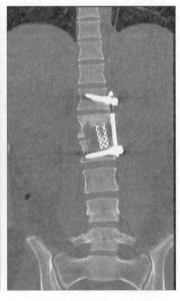

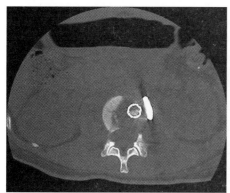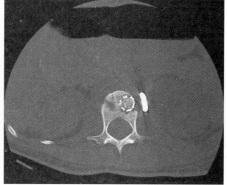

图 4-56　胸腰椎 CT 扫描 + 三维重建复查，显示内固定及钛网位置满意

（陈其亮）

主要参考文献

[1] Harland NJ, Dawkin MJ, Martin D. Relative utility of a visual analogue scale vs. a six- point Likert scale in the measurement of global subject outcome in patients with low back pain receiving physiotherapy. Physiotherapy, 2015, 101(1): 50-54.

[2] Chiarotto A, Maxwell LJ, Terwee CB, et al. Roland-Morris Disability Questionnaire and Oswestry Disability Index: Which Has Better Measurement Properties for Measuring Physical Functioning in Nonspecific Low Back Pain? Systematic Review and Meta-Analysis. Phys Ther, 2016, 96(10): 1620-1637.

[3] Childs BR, Moore TA, Como JJ, et al. American Spinal Injury Association Impairment Scale Predicts the Need for Tracheostomy After Cervical Spinal Cord Injury. Spine(Phila Pa 1976), 2015, 40(18): 1407-1413.

[4] 汪卫，周永强，王勇平 . 前路病灶清除植骨内固定与后路内固定治疗多节段胸腰椎椎体结核的疗效对比分析 . 生物骨科材料与临床研究，2016, 13(3): 38-41.

[5] 赵增辉，朱勇，罗伟，等 . 一期后路经单侧入路病灶清除植骨内固定治疗多节段胸腰椎结核 . 中国修复重建外科杂志，2017, 31(9): 1073-1079.

[6] Ren HL, Jiang JM, Wang JX, et al. Is duration of preoperative anti-tuberculosis treatment a risk factor for postoperative relapse or non-healing of spinal tuberculosis? Eur Spine J, 2016, 25(12): 3875-3883.

[7] 肖和平 . 耐多药结核病化疗药物的选择与方案的制定 . 中华结核和呼吸杂志，2006, 29(8): 517-519.

[8] 甄平，刘兴炎，高明暄，等 . 临床症状轻微型重度结核性脊髓压迫症 . 中国矫形外科杂志，2007, 15(19): 1457-1459.

[9] Arora S, Sabat D, Maini L, et al. The results of nonoperative treatment of craniovertebral junction tuberculosis: a review of twenty-six cases. J Bone Joint Surg Am, 2011, 93(6): 540-547.

[10] 王自立，王骞 . 脊柱结核的手术策略 . 中华骨科杂志，2010, 30(7): 717-723.

[11] 何清义，周强，卢宏伟，等 . 儿童胸腰椎结核手术治疗的效果及并发症分析 . 中国脊柱脊髓杂志，2015, 25(9): 820-825.

[12] Wang Z, Ge Z, Jin W, et al. Treatment of spinal tuberculosis with ultrashort-course chemotherapy in conjunction with partial excision of pathologic vertebrae. Spine J, 2007, 7(6): 671-681.

[13] 金卫东，王骞，王自立，等 . 彻底与非彻底病灶清除术治疗脊柱结核的比较 . 中华骨科杂志，2014, 34(2): 196-203.

[14] 张西峰，王岩，肖嵩华，等 . 经皮穿刺置管冲洗引流持续局部化疗治疗活动期多椎体脊柱结核 . 中国脊柱脊髓杂志，2007, 17(11): 842-845.

[15] 张宏其，王龙杰，唐明星，等 . 脓肿清除术联合置管小剂量灌洗处理胸腰椎结核术后复发的临床疗效 .

☆ ☆ ☆ ☆

中国矫形外科杂志, 2016, 24(5): 401-405.

[16] 侯晓华, 孙晓威, 殷胜春, 等. CT 引导下经皮病灶内置管局部化疗治疗脊柱结核. 中国骨与关节杂志, 2015, 4(10): 775-778.

[17] Pombo F, Martín-Egaña R, Cela A, et al. Percutaneous catheter drainage of tuberculous psoas abscesses. Acta Radiol, 1993, 34(4): 366-368.

第七节　后路内固定并前路经胸腹膜外病灶清除植骨术

【例 1 病历摘要】　患者男, 34 岁。腰背部疼痛不适 1 年, 加重 4 个月。1 年前无明显诱因出现腰背部疼痛不适, 无咳嗽、咳痰、胸闷气短等表现, 当时未予重视, 疼痛时自行服用止痛药后可缓解。4 个月前疼痛加重, 服用之前的同类止痛药效果不佳, 平卧时翻身困难, 活动时尤为明显。无寒战、发热, 无双下肢疼痛、麻木及无力等表现。就诊当地医院, 患者胸椎 CT 扫描提示 T12 及 L1 椎体呈虫蚀样骨质破坏, 考虑"胸腰段脊柱结核", 建议转诊我院。门诊行血常规检查显示白细胞计数正常, ESR、C 反应蛋白升高, T-SPOT.TB 检测阳性, 遂以 T12 ～ L1 椎体结核收住入院。

一、专科检查

T12、L1 棘突及椎旁压痛、叩压痛 (+), 双下肢感觉、肌力、肌张力均正常。生理反射存在, 病理反射未引出, 大、小便正常。ASIA 分级为 E 级。

二、术前影像学检查

1. 胸腰椎正侧位 X 线摄影　正位 X 线摄影显示 T12 ～ L1 椎间隙变窄, L1 椎体楔变, 其上 1/2 椎体骨质破坏, 以右侧明显, 椎弓根形态完整。侧位 X 线摄影显示 T12 ～ L1 轻度后凸, T12 椎体下终板及 L1 椎体上终板形态不规则 (图 4-57)。

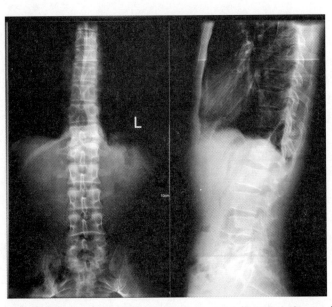

图 4-57　胸腰椎正侧位 X 线摄影。正位 X 线摄影显示 T12 ～ L1 椎间隙变窄, L1 椎体楔形改变, 其上 1/2 椎体骨质破坏, 以右侧明显, 椎弓根形态完整。侧位 X 线摄影显示 T12 ～ L1 轻度后凸, T12 椎体下终板及 L1 椎体上终板形态不规则

2. 胸腰段脊柱 CT 扫描 + 三维重建　矢状面及冠状面扫描显示以 T12 ～ L1 椎间隙为顶点呈轻度后凸畸形，椎体前缘软组织阴影，椎体破坏，椎体内有大块死骨和空洞形成，椎间隙变窄。横断面扫描显示，T12 椎体空洞内有散在的死骨，L1 椎体呈泥沙样破坏，右侧形成巨大空洞，空洞边缘硬化；椎旁脓肿形成（图 4-58）。

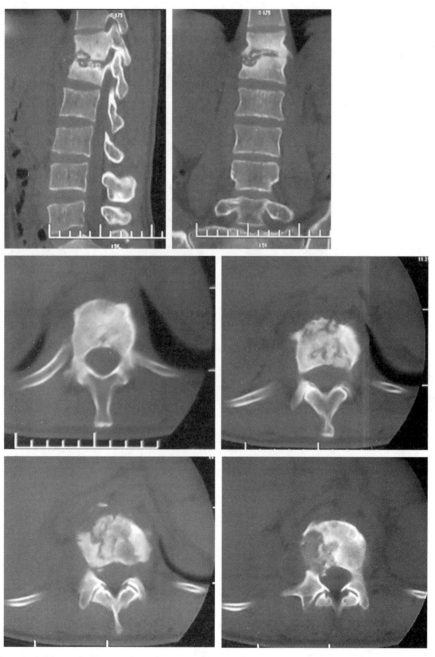

图 4-58　胸腰段脊柱 CT 扫描 + 三维重建。矢状面及冠状面扫描，显示以 T12 ～ L1 椎间隙为顶点呈轻度后凸畸形，T12 椎体前缘可见软组织阴影，椎体破坏约 1/3，L1 椎体破坏超过椎体结构的 50%，椎体内有大块死骨和空洞形成，椎间隙变窄。轴面扫描，显示 T12 椎体空洞内有散在的死骨，L1 椎体呈泥沙样破坏，右侧形成巨大空洞，空洞边缘硬化；椎旁脓肿形成软组织阴影

☆⭐☆⭐

3. 胸腰段脊柱 MRI 检查　矢状面和冠状面扫描，显示 T12～L1 椎间隙狭窄，椎间盘完全破坏，T12 椎体的 1/2、L1 椎体的 2/3 在 T_2WI 时呈现异常混杂信号，椎体明显楔形变。椎体后方炎性肉芽组织和脓肿向椎管内突出，硬膜囊及脊髓轻度受压。矢状面和横断面扫描，可见脓肿侵入椎管，T12～L1 椎管水平脊髓及硬膜囊受压，椎旁有流注脓肿形成。增强扫描可见典型的脓肿表现，脓肿壁明显强化，并可见形成流注脓肿（图 4-59）。

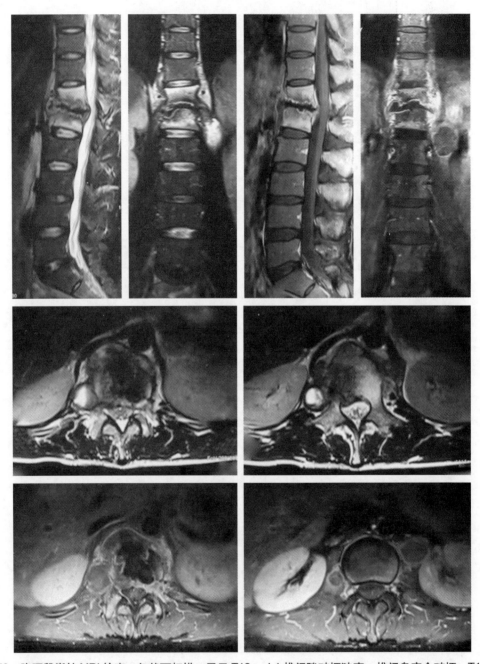

图 4-59　胸腰段脊柱 MRI 检查。矢状面扫描，显示 T12～L1 椎间隙破坏狭窄，椎间盘完全破坏，T12 椎体的 1/2、L1 椎体的 2/3 在 T2WI 时呈现异常混杂信号，椎体明显楔形变。椎体后方炎性肉芽组织和脓肿向椎管内凸出，硬膜囊及脊髓轻度受压。冠状面和轴面扫描，可见脓肿侵入椎管，T12～L1 椎管水平脊髓及硬膜囊受压，椎旁有流注脓肿形成。增强扫描可见典型的脓肿表现，脓肿壁明显强化，并可见形成流注脓肿

三、手术适应证

1. **病灶破坏程度重** 椎体破坏，出现较大的空洞、死骨及流注脓肿。

2. **脊柱不稳** 前柱、中柱稳定性被破坏，T12、L1 椎体塌陷导致脊柱不稳定，需要重建脊柱稳定性。

3. **神经受压** 炎性肉芽组织及脓肿侵入椎管，脊髓前方受压，需从前方行椎管减压。

4. **后凸畸形** 腰椎生理前屈消失，T12～L1 出现轻度后凸畸形。

5. **其他** 病变节段仅累及 T12～L1 节段；已形成椎旁流注脓肿，需从侧前方清除病灶。患者年轻，骨质强度良好。

因此，患者适宜采用病椎间单节段手术方法，后路内固定，前路胸、腹膜外病灶清除植骨术。

四、术前计划与手术技巧

（一）术前计划

1. **单节段病灶间手术** 患者为 T12～L1 单一节段病变，相邻运动单元结构正常，病变主要累及 T12、L1 椎体的前中柱，T12、L1 后柱结构完整，单节段固定可以满足脊柱的稳定性和载荷要求。单节段固定与短节段固定相比较，保留了 2 个正常的运动单元，减少了多椎体固定后的并发症。因此首选单节段固定、病椎间融合手术。

2. **短椎弓根螺钉固定** 患者椎体破坏，有空洞及死骨形成，椎间隙完全破坏，脊柱稳定性丢失。病变的 T12、L1 椎体因骨质破坏，如病椎置入正常椎弓根螺钉，螺钉加入病灶区，将使得前路彻底清除病灶无法进行，T12、L1 椎弓根未遭到破坏，故可行短椎弓根螺钉置入病椎后的单节段内固定。短椎弓根螺钉固定配合前路良好的支撑植骨，对于无骨质疏松的患者，可以满足脊柱稳定性重建的要求（宁夏医科大学总医院王自立团队的基础及临床研究已论证）。

3. **前方彻底病灶清除术** 病灶内死骨大，破坏范围超过上位椎体椎弓根的下缘或下位椎体椎弓根的上缘，后路手术难以彻底清除，故选择前路病灶清除手术。T12～L1 节段病变首选经胸、腹膜外联合入路，可充分显露 T12～L1 椎体的侧前方；前方入路，对病灶的暴露充分，可以直视下彻底清除病灶包括脓肿、肉芽组织、干酪样物质、硬化壁、空洞及死骨，直视下清除压迫脊髓的骨嵴、坏死的椎间盘。病灶清除后，T12 椎体的上 1/2 和 L1 椎体的下 1/3 可保留，具备良好的病椎间支撑植骨条件。患者病灶累及 1 个运动单元，首选三面皮质的自体髂骨块行支撑植骨。

4. **患者状况分析** 该患者为中青年患者，无骨质疏松，无严重的后凸畸形，可一期行后前路联合手术。

（二）手术技巧

1. **后路手术** 患者取俯卧位，腰背部后正中切口，显露 T12～L1 棘突、椎板、关节突及横突，分于 T12、L1 置入短椎弓根螺钉；T12 椎体破坏未超过 2/3，可置入 3.5cm 短螺钉，L1 椎体置入 2.5cm 短螺钉，以保证螺钉前方不进入病灶区，使得前路能够行彻底的病灶清除。后外侧融合仅做 T12～L1 关节突关节及横突间融合，注意保护相邻正常节段的后方结构，安装横联后留置负压引流管，逐层关闭切口。

2. **前路手术** 患者取右侧卧位（椎旁流注脓肿主要位于椎体左侧）左侧入路。左侧

☆ ☆ ☆ ☆

沿第 11 肋缘做标准皮肤切口，切开并剥离第 11 肋骨骨膜，保留肋床完整，切开肋软骨，游离膈肌及腹横筋膜在肋软骨上的附着部分，在肋床下仔细分离并保护壁层胸膜的完整；在第 11 肋肋尖处分层切开腹外斜肌、腹内斜肌和腹横肌。剪开肋床后置入开胸器，切开膈肌在第 12 肋肋尖上的附着点，在膈肌下表面钝性分离腹膜囊，显露并辨明跨 T12、L1 椎体及横突的腰大肌。触诊可鉴别出椎间盘。从 T12 ～ L1 椎体和横突的附着处逆向牵开腰大肌，在腰大肌附着处用电凝止血。在胸膜外和腹膜外切口内暴露 T12 和 L1 椎体。在椎间盘间隙置定位针，采用 X 线仪行透视定位。从脊柱上切断膈肌脚并用骨膜剥离器向头侧推开。随着膈肌脚向头侧的推开和腰大肌向侧下方的牵开，T12 ～ L1 的椎间盘则可充分显露。分别电凝并切断 T12、L1 椎体的节段血管。直视下清除椎旁脓肿及炎性肉芽组织，骨刀切除病变的 T12 椎体下 1/2、L1 椎体的上 2/3 及 T12 ～ L1 的椎间盘，彻底清除 T12、L1 椎体病变的硬化壁、空洞、死骨。直视下行椎管前方减压，小心保护硬膜囊及脊髓。植骨床修建规整后，测量骨缺损的高度，取等高的左侧前方髂骨三面皮质骨块，修整合适后，将植骨块严密植入椎间骨缺损处。冲洗并放置引流管，逐层关闭切口。关闭时的关键点在于将第 11 肋肋尖端的肋软骨尽量复位；使用间断缝合关闭肋床，然后每层关闭都使用可吸收缝线（彩图 20）。

五、术后处理及随访

患者于术后第 2 天，进行双下肢功能锻炼。给予抗结核药品、静脉营养支持治疗。待引流液少于 50ml 后拔除引流管。术后第 2 天行胸腰椎正侧位 X 线摄影、CT 扫描＋三维重建及 MRI 检查。出院后定期随访。

术后影像学复查显示患者恢复良好。

1.胸腰段正侧位 X 线摄影复查　显示内固定及植骨块位置满意。胸腰段脊柱正常的生理曲度恢复，椎间高度恢复满意（图 4-60）。

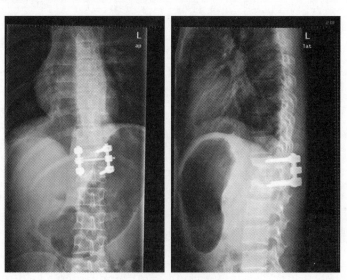

图 4-60　胸腰椎正侧位 X 线摄影复查，显示内固定及植骨块位置良好；胸腰段脊柱正常生理曲度恢复，椎间高度恢复良好

2.胸腰段脊柱 CT 扫描＋三维重建复查　显示内固定及植骨块位置良好，T12、L1 椎体病灶清除彻底（图 4-61）。

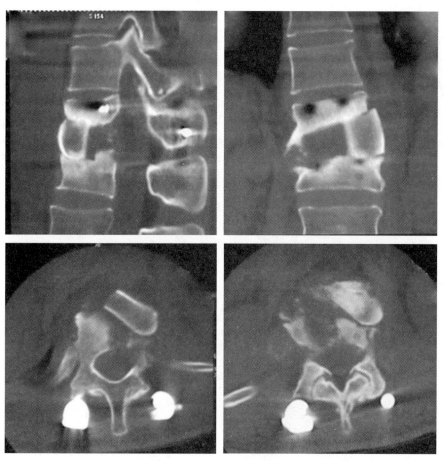

图 4-61　胸腰段脊柱 CT 扫描 + 三维重建复查，显示内固定及植骨块位置良好，T12、L1 椎体病灶清除彻底

3. 胸腰段脊柱 MRI 复查　矢状面扫描显示胸腰段序列正常，椎管内病灶彻底清除，硬膜囊及脊髓压迫解除，植骨块有效支撑。冠状面及横断面扫描可见椎旁脓肿已彻底清除(图 4-62)。

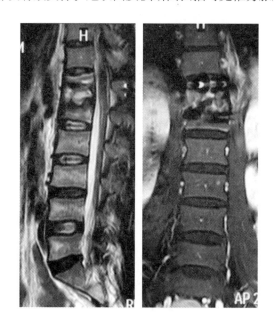

☆☆☆☆

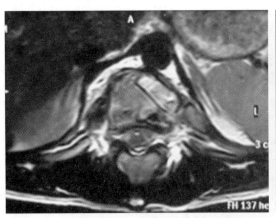
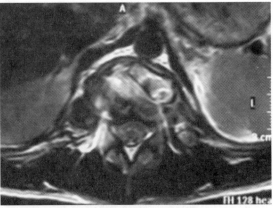

图 4-62　胸腰段脊柱 MRI 复查。矢状面扫描显示胸腰段序列正常，椎管内病灶已彻底清除，硬膜囊及脊髓压迫解除，植骨块有效支撑。冠状面及横断面扫描可见椎旁脓肿已彻底清除

4. 患者术后 12 个月行胸腰段脊柱正侧位 X 线摄影复查　显示内固定无松动断裂，植骨块无吸收，与上下椎体界面均已呈骨性融合，胸腰段脊柱未发生后凸畸形（图 4-63）。

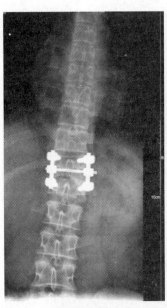
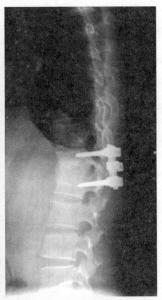

图 4-63　患者术后 12 个月行胸腰椎正侧位 X 线摄影复查，显示内固定无松动断裂，植骨块无吸收，与上下椎体界面均已呈骨性融合，胸腰段脊柱未发生后凸畸形

5. 患者术后 12 个月行胸腰段脊柱 CT 扫描＋三维重建复查　显示病灶已彻底治愈，内固定及植骨块位置良好，支撑植骨块已呈现完全骨性融合，胸腰段曲度正常，无后凸畸形（图4-64）。

6. 患者术后 12 个月胸腰段脊柱 MRI 检查　显示病灶已彻底清除并治愈，内固定及植骨块位置满意，支撑植骨块已呈现完全骨性融合，胸腰段曲度正常，无后凸畸形（图 4-65）。

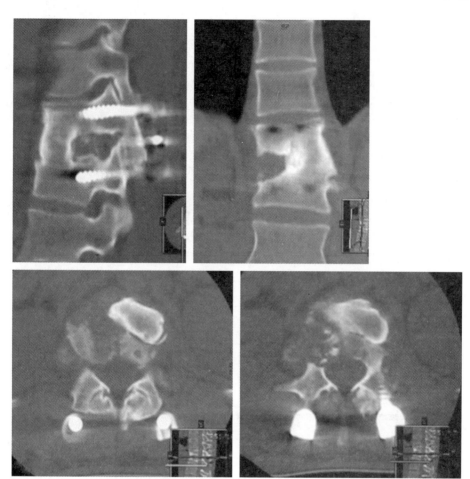

图 4-64　患者术后 12 个月行胸腰段脊柱 CT 扫描 + 三维重建复查，显示病灶已彻底治愈，内固定及植骨块位置良好，支撑植骨块已呈现完全骨性融合，胸腰段曲度正常，无后凸畸形

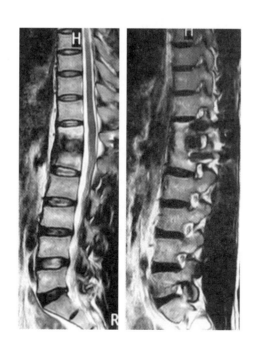

☆☆☆☆

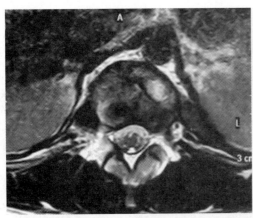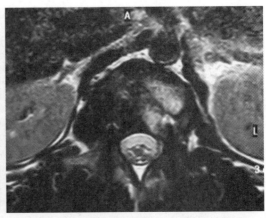

图 4-65　患者术后 12 个月行胸腰段脊柱 MRI 复查，显示病灶已彻底清除并治愈，内固定及植骨块位置良好，支撑植骨块已呈现完全骨性融合，胸腰段曲度正常，无后凸畸形

【例 2 病历摘要】　患者女，46 岁。腰背痛伴咳嗽、咳痰、胸闷气短 15d 余。15d 前无明显诱因出现腰背部疼痛不适，伴咳嗽、咳痰、胸闷气短，为白色泡沫样痰，活动后症状加重。无寒战、发热，伴有乏力、食欲缺乏。当地医院行胸部 CT 检查提示胸腔积液，考虑"肺部感染"，并给予抗感染、止咳及胸腔穿刺等治疗。患者咳嗽症状改善，但胸背部疼痛无明显缓解。为求进一步诊治，就诊于我院。胸部 CT 扫描复查提示：右肺感染、右侧胸腔积液，T12 椎体骨质破坏。门诊行血常规检查显示白细胞计数正常，ESR、C 反应蛋白升高；行胸腰椎 X 线摄影及 CT 检查，考虑 T12～L1 椎体结核可能，遂收住入院。

一、专科检查

患者 T12、L1 棘突及椎旁压痛、叩压痛（+），双下肢感觉、肌力、肌张力均正常，生理反射存在，病理反射未引出，大、小便正常。ASIA 分级为 E 级。

二、术前影像学检查

1. 胸腰椎正侧位 X 线摄影　正位 X 线摄影显示 T12～L1 椎间隙变窄，L1 椎体上终板破坏缺损，T12～L1 右侧缘有病变性骨桥形成。侧位 X 线摄影显示 T12～L1 轻度后凸，T12 椎体下终板及 L1 椎体上终板形态不规则（图 4-66）。

2. 胸腰段脊柱 CT 扫描＋三维重建　矢状面及冠状面扫描显示以 T12～L1 椎间隙为顶点呈轻度后凸畸形，T12 椎体破坏超过椎体结构的 50%，椎体内有大块死骨和空洞形成，椎间隙变窄。横断面扫描显示 T12 椎体空洞内有散在的死骨，空洞边缘硬化；椎旁无明显脓肿形成（图 4-67）。

3. 胸腰段脊柱 MRI 检查　矢状面扫描显示 T12～L1 椎间隙破坏狭窄，椎间盘结构消失；增强扫描脓肿壁呈明显强化，为典型的脓肿表现；T12 椎体的下 2/3、L1 椎体的上 1/2 在 T_2WI 时呈现异常混杂信号，椎体轻度楔形变。椎体后方炎性肉芽组织和脓肿向椎管内凸出，硬膜囊受压。冠状面和横断面扫描显示脓肿侵入椎管，T12～L1 椎管水平脊髓及硬膜囊受压；椎旁有流注脓肿形成（图 4-68）。

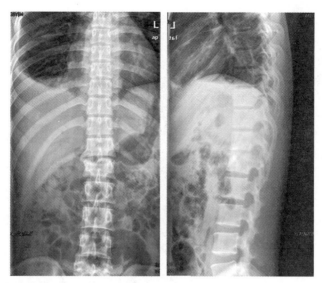

图 4-66　胸腰椎正侧位 X 线摄影。正位 X 线摄影显示 T12 ～ L1 椎间隙变窄，L1 椎体上终板破坏缺损，T12 ～ L1 右侧缘有病变性骨桥形成。侧位 X 线摄影显示 T12 ～ L1 轻度后突，T12 椎体下终板及 L2 椎体上终板形态不规则

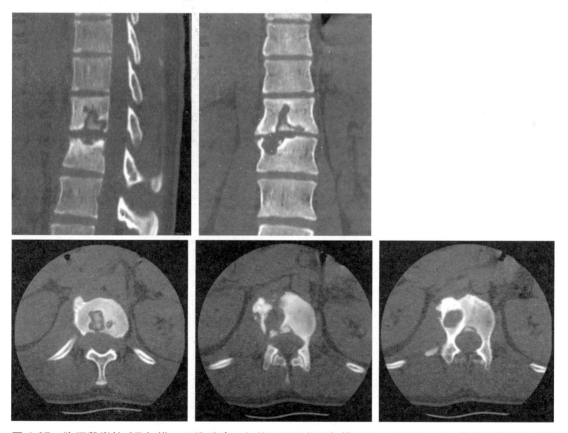

图 4-67　胸腰段脊柱 CT 扫描 + 三维重建。矢状面及冠状面扫描显示，以 T12 ～ L1 椎间隙为顶点呈轻度后凸畸形，T12 椎体破坏超过椎体结构的 50%，椎体内有大块死骨和空洞形成，椎间隙变窄。横断面扫描显示，T12 椎体空洞内有散在的死骨，空洞边缘硬化；椎旁无明显脓肿形成

☆★☆☆

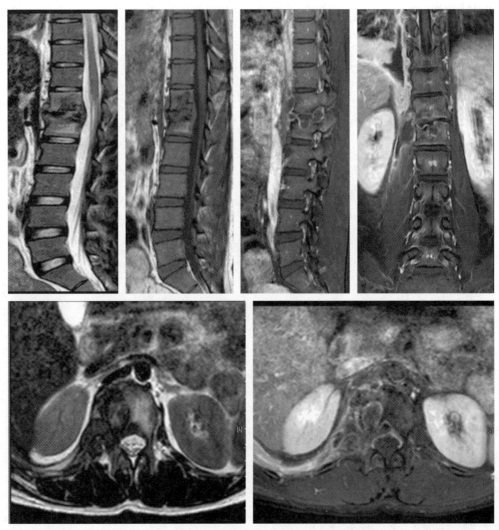

图 4-68　胸腰段脊柱 MRI 检查。矢状面扫描显示 T12～L1 椎间隙破坏狭窄，椎间盘结构消失，增强扫描脓肿壁呈明显强化，为典型的脓肿表现；T12 椎体的下 2/3、L1 椎体的上 1/2 在 T2WI 时呈现异常混杂信号，椎体轻度楔形变。椎体后方炎性肉芽组织和脓肿向椎管突出，硬膜囊受压。冠状面和横断面扫描显示脓肿侵入椎管，T12～L1 椎管水平脊髓及硬膜囊受压；椎旁有流注脓肿形成

三、手术适应证及分析

1. 病灶破坏程度重，椎体破坏，有较大的空洞、死骨及流注脓肿形成。

2. 脊柱不稳，前柱、中柱稳定性破坏；T12、L1 椎体塌陷导致脊柱不稳定，需要重建脊柱稳定性。

3. 神经受压，炎性肉芽组织及脓肿侵入椎管，脊髓前方受压，需从前方行椎管减压术。

4. 其他，病变节段仅累及 T12～L1 节段；右侧椎旁脓肿较大，已形成流注脓肿和病变性骨桥，需从侧前方清除病灶。

因此，患者适宜采用后路病椎间短节段手术，包括后路内固定，前路经胸腹膜外病灶清除植骨术。

☆ ☆ ☆ ☆

后路病椎间短节段手术系指短节段固定的范围扩大到病椎上下各 1 个正常运动单元，与上述的单节段、病椎间手术适应证相同。但当存在骨质条件差，如骨质疏松等，单纯采用病椎植钉强度不足；畸形较为严重需要强力矫形者，应该增加运动单元的固定，以增加固定强度。但临床上决不可以无原则地扩大固定的范围。

四、术前计划与手术技巧

1. 术前计划

（1）患者 T12 椎体破坏，有空洞及死骨形成，椎间隙完全破坏，脊柱稳定性丢失。病变的 T12、L1 椎体因骨质破坏无法行正常椎弓根螺钉置入，但椎弓根未遭到破坏，可行短椎弓根螺钉置入病椎的短节段内固定重建脊柱的稳定性。如此可避免长节段固定牺牲更多正常的脊柱运动单元。

（2）患者病变位于胸腰椎体交界处，活动时剪力大，同时存在后凸畸形；故单纯单节段病椎间固定力量不足，因此选择短节段固定以加强病变节段的稳定性。

（3）病灶内死骨大，向上高度超过了 T12 椎弓根的下界，后路手术难以清除，故选择前路病灶清除手术。T12 ～ L1 首选经胸、腹膜外联合入路，可充分显露 T12 ～ L1 及上下椎体的侧前方，可直视下彻底清除病灶（包括脓肿、硬化壁、空洞、死骨及病变性骨桥等），并直视下清除压迫脊髓的骨嵴、坏死的椎间盘、脓肿、肉芽组织及干酪样物质。支撑植骨融合仅在病椎间进行，正常运动单元不需要融合，仅病椎间植骨、病椎间融合。患者病灶累及 1 个运动单元，首选三面皮质的自体髂骨块行支撑植骨。

（4）该患者为青年患者，无基础疾病，可行一期后前路联合手术。

2. 手术技巧

（1）后路手术。患者俯卧位，腰背部后正中切口，显露 T11 ～ L2 棘突、椎板、关节突及横突，分别于 T11、L2 置入合适长度的椎弓根螺钉，于 T12、L1 置入短椎弓根螺钉，以保证其前方不进入病灶区，使得前路能够彻底进行病灶清除。后外侧融合仅做 T12 ～ L1 关节突关节及横突间融合，注意保护相邻正常节段的后方结构，安装横联后留置负压引流管，逐层关闭切口。

（2）前路手术。患者全身状况良好，可以行一期前路手术。患者取左侧卧位（椎旁流注脓肿及病变性骨桥主要位于椎体右侧，故前路病灶清除取左侧卧位）、右侧入路。采取切除右侧第 12 肋入路，具体方法同本节例 1 的前路显露。同样方法完成彻底病灶清除、自体髂骨植骨。留置引流管行负压引流，逐层关闭切口（彩图 20）。

五、术后处理及随访

患者于术后第 2 天即可行双下肢功能锻炼。给予抗结核药品、静脉营养支持治疗。待引流液少于 50ml 后拔除引流管。术后第 2 天行胸腰椎正侧位 X 线摄影、CT 三维重建及 MRI 复查；出院后定期随访。

患者术后影像学复查显示恢复良好。

1. 胸腰段正侧位 X 线摄影　显示内固定及植骨块位置满意，胸腰段正常曲度得到了恢复，椎间高度恢复满意（图 4-69）。

2. 胸腰段脊柱 CT 扫描 + 三维重建　显示内固定及植骨块位置满意，T12、L1 椎体病灶清除彻底（图 4-70）。

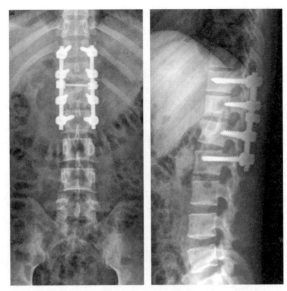

图 4-69　胸椎正侧位 X 线摄影复查，显示内固定及植骨块位置满意，胸腰段正常曲度得到了恢复，椎间高度恢复满意

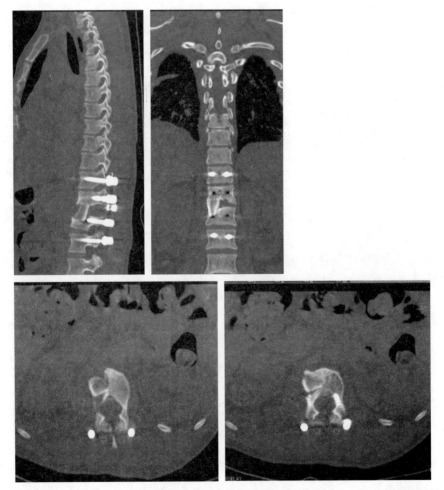

图 4-70　胸腰段脊柱 CT 扫描 + 三维重建复查，显示内固定及植骨块位置满意，T12、L1 椎体病灶清除彻底

　　3. 胸腰段脊柱 MRI　矢状面扫描显示胸腰段序列正常，椎管内病灶彻底清除，植骨块有效支撑，脊髓及硬膜囊压迫解除。横断面扫描可见椎旁脓肿彻底清除（图 4-71）。

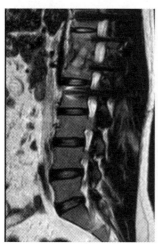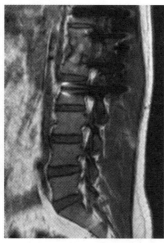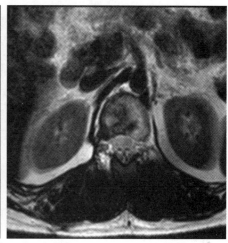

图 4-71　胸腰段脊柱 MRI 复查，矢状面扫描显示胸腰段序列正常，椎管内病灶彻底清除，植骨块有效支撑，脊髓及硬膜囊压迫解除；横断面扫描可见椎旁脓肿彻底清除

　　4. 术后 18 个月胸腰段脊柱正侧位 X 线摄影　显示内固定及植骨块位置良好。植骨块无吸收，植骨界面已呈骨性融合，胸腰段未发生后凸畸形（图 4-72）。

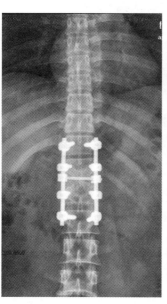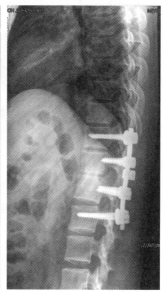

图 4-72　患者术后 18 个月胸腰椎正侧位 X 线摄影复查，显示内固定及植骨块位置良好。植骨块无吸收，植骨界面已呈骨性融合，胸腰段未发生后凸畸形

　　5. 术后 12 个月胸腰段脊柱 CT 扫描＋三维重建　显示病灶已彻底清除并治愈，内固定及植骨块位置良好，支撑植骨块已呈完全骨性融合，胸腰段曲度正常，无后凸畸形（图 4-73）。

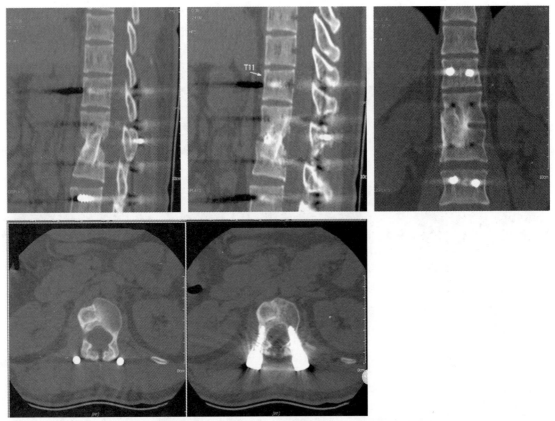

图 4-73　患者术后 18 个月胸腰段脊柱 CT 扫描 + 三维重建复查，显示病灶已彻底清除并治愈，内固定及植骨块位置良好，支撑植骨块已呈完全骨性融合，胸腰段曲度正常，无后凸畸形

（施建党　朱　禧）

主要参考文献

[1]　王亚楠，杨毅，肖伟，等. 不同手术入路治疗成人胸腰椎结核疗效的 Meta 分析. 中国矫形外科杂志，2013, 2l(7): 658-662.

[2]　施建党，刘园园，王骞，等. 病椎固定治疗胸腰椎结核的疗效分析. 中华骨科杂志，2016, 36(11): 681-690.

[3]　王骞，金卫东，王自立，等. 患椎间短椎弓根钉螺钉在单节段腰骶椎结核稳定性重建中的临床研究. 脊柱外科杂志，2015, 13(1): 1-6.

[4]　Xu Z, Wang X, Shen X, et al. Two one-stage posterior approaches for treating thoracic and lumbar spinal tuberculosis: A retrospective case-control study. Exp Ther Med, 2015, 9(6): 2269-2274.

[5]　王自立，施建党. 胸、腰椎脊柱结核手术方式选择的基本问题. 中华骨科杂志，2014, 34(2): 232-239.

[6]　施建党，王骞，王自立. 胸、腰椎结核融合及内固定范围的合理选择. 中华骨科杂志，2016, 36(11): 745-752.

[7]　Parthsarathy R, Sriram K, Santha T, et al. Short-course chemotherapy for tuberculosis of the spine. A comparison between ambulant treatmentand radical surger—ten-year report. J Bone Joint Surg Br, 1999, 81(3): 464-471.

[8]　Rajasekaran S, Shanmugasundaram TK, Prabhakar R, et al. Tuberculous lesions of the lumbosaeral resion. A 15-year follow-up of patients treated by ambulant chemotherapy. Spine(Phila Pa 1976), 1998, 23(10):

1163-1167.

[9] 何清义，周强，卢宏伟，等．儿童胸腰椎结核手术治疗的效果及并发症分析．中国脊柱脊髓杂志，2015, 25(9): 820-825.

[10] 郭立新，马远征，陈兴，等．复治的脊柱结核外科治疗加短程化疗的临床研究．中国骨伤，2010, 23(7): 491-494.

[11] Wang Z, Ge Z, Jin W, et al. Treatment of spinal tuberculosis with ultrashort-course chemotherapy in conjunction with partial excision of pathologic vertebrae. Spine J, 2007, 7(6): 671-681.

[12] Malhotra HS, Garg RK, Raut TP. Pleural involvement in spinal tuberculosis. Am J Trop Med Hyg, 2012, 86(4): 560.

[13] 马远征．重视脊柱结核提高诊疗水平．中国防痨杂志，2013, 35(5): 297-298.

[14] 张宏其，郭虎兵，陈筱，等．单纯一期后路病灶清除椎体间植骨融合内固定治疗胸椎结核的临床研究．中国矫形外科杂志，2012, 20(1): 34-40.

[15] 许建中，蒋电明，王爱民，等．脊柱结核再次手术原因分析及治疗方案选择．中华骨科杂志，2008, 28(12): 969-973.

第 5 章

腰 椎

第一节 后路病灶清除植骨并内固定术

【病历摘要】 患者男,56 岁。腰痛伴发热 2 个月。患者劳累后出现腰痛,呈阵发性钝痛,无放射痛,活动后加重,卧床休息可部分缓解;伴午后发热,最高体温 38.5℃;自认为腰肌劳损,未予重视,自行间断口服止痛药品（布洛芬）。因上述不适逐步加重,1 周前到当地医院就诊,进行腰椎 CT 及 MR 检查后,考虑胸椎结核可能,门诊以"腰椎结核"收住入院。既往患者有乙型病毒性肝炎伴肝硬化病史。

一、专科检查

患者拾物试验阳性,L4 ~ L5 棘突压痛、叩击痛阳性,双下肢感觉正常,左侧蹞长伸肌肌力Ⅳ级。ASIA 分级为 E 级。

实验室检查：T-SPOT.TB 检测阳性；PPD 试验（+++）；ESR 64mm/h。

二、术前影像学检查

1. 腰椎 CT 检查 L4、L5 椎体骨质破坏,椎间隙塌陷,死骨形成；L4 平面椎管内可见肉芽组织及死骨挤压硬脊膜,椎前筋膜及双侧腰大肌肿胀（图 5-1）。

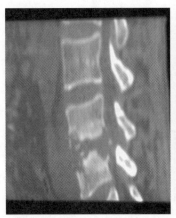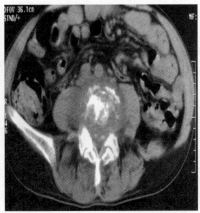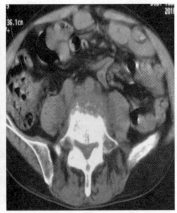

图 5-1 腰椎 CT 检查。显示 L4、L5 椎体骨质破坏,椎间隙塌陷,死骨形成；L4 平面椎管内可见肉芽组织及死骨挤压硬脊膜,椎前筋膜及双侧腰大肌肿胀

2. 腰椎 MRI 检查 矢状面扫描显示 L4、L5 异常高信号,椎间隙塌陷,椎前脓肿形成,

椎管内脓肿压迫硬膜囊。横断面扫描显示 L4、L5 椎体骨质破坏，椎前筋膜、腰大肌脓肿形成，L4 椎管水平脊髓受压（图 5-2）。

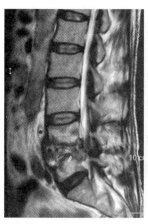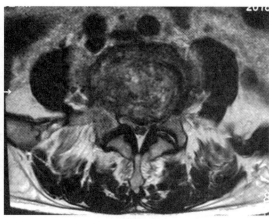

图 5-2　腰椎 MRI 检查。矢状面扫描显示 L4、L5 异常高信号，椎间隙塌陷，椎前脓肿形成，椎管内脓肿压迫硬膜囊。横断面扫描显示 L4、L5 椎体骨质破坏，椎前筋膜、腰大肌脓肿形成，L4、L5 椎间水平硬膜囊受压

三、手术适应证及分析

1. 患者 L4、L5 椎体骨质破坏，椎间隙塌陷，前柱、中柱稳定性破坏，需重建脊柱稳定性。

2. L4、L5 椎体骨质破坏，椎前筋膜及双侧腰大肌脓肿，肉芽组织及死骨压迫硬脊膜，左侧踇长伸肌肌力减退，需行椎管扩大减压。

3. 患者有乙型病毒性肝炎病史，收住入院时处于肝硬化代偿期，一般情况欠佳，难以耐受后前路联合手术。

因此，患者适宜采用后路椎板切除减压，经椎间孔行椎间自体骨植骨，椎弓根螺钉内固定稳定腰椎。

四、术前计划与手术技巧

1. 术前计划

（1）患者 L4、L5 椎体骨质破坏，椎间隙塌陷，椎前筋膜及双侧腰大肌脓肿较局限；L4 ～ L5 椎管平面有泥沙样死骨及肉芽组织挤压硬脊膜。适宜采用经后侧椎间孔入路行病椎清除、植骨融合内固定术。

（2）L4、5 椎体残留都＞ 50% 以上，椎弓根正常，通过后路 L4、L5 病椎行椎弓根置钉单节段固定，可使 L4、L5 椎体获得即刻稳定性。

2. 手术技巧

（1）患者取俯卧位，腰部正中切口，显露 L4、L5 椎板、关节突关节，于 L4、L5 各置入 2 枚椎弓根螺钉，L4 置入螺钉方向偏向椎体上缘，L5 置入螺钉方向偏向椎体下缘。

（2）切除左侧 L4 下关节突及部分椎板（保留植骨用），注意保护 L4、L5 神经根，使用神经拉钩将硬脊膜拉向右侧。清除 L4 ～ L5 椎管内病灶，经椎间隙进入清除 L4 ～ L5 残余椎间盘及病变组织；使用无损刮匙清除双侧椎旁腰大肌内脓肿，使用冲洗管反复冲洗椎间隙病灶区至引流液清亮。将预留自体骨组织置入 L4 ～ L5 间隙内行椎间植骨，重建脊

☆ ☆ ☆ ☆

柱前、中柱结构。

（3）安装双侧连接棒，适当加压后固定，并放置横联，留置引流管，逐层关闭切口（彩图 21）。

五、术后处理及随访

患者术后卧床 3 周，预防下肢血栓等并发症，并进行双下肢功能锻炼。继续给予抗结核药品、静脉营养支持，伤口引流量连续 3d ＜ 20ml 后拔除引流管。术后 1 周行腰椎正侧位 X 线摄影复查。出院后定期随访，每月进行肝肾功能、血常规、ESR 复查，术后 3 个月、6 个月、1 年及末次随访行腰椎 X 线摄影或 CT 复查。

患者术后影像学检查显示恢复良好。

1. 术后 1 周腰椎正侧位 X 线摄影　显示内固定位置满意（图 5-3）。

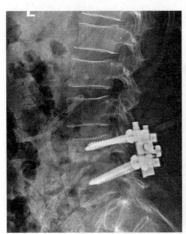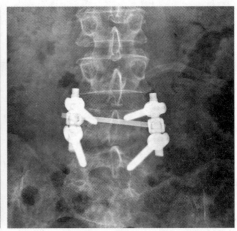

图 5-3　胸椎正侧位 X 线摄影复查，显示 L4、L5 内固定术后改变，伴椎前引流管影

2. 术后 6 个月腰椎 CT 三维重建　显示内固定及植骨位置满意，自体植骨块已基本融合（图 5-4）。

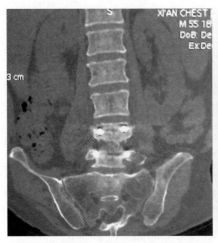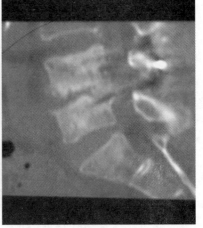

图 5-4　术后 6 个月行腰椎 CT 扫描＋三维重建复查，显示 L4、L5 椎体植入骨质已融合，内固定稳定

3. 术后 1 年腰椎 CT 复查　显示内固定及植骨位置满意，椎旁 L4、L5 椎旁未见明显软组织肿胀，病灶基本治愈（图 5-5）。

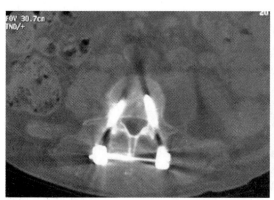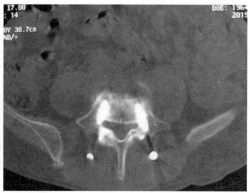

图 5-5　术后 1 年腰椎 CT 复查，显示 L4、L5 椎体植入的内固定稳定，周围未见明显脓肿及死骨，达到临床治愈

六、经验与讨论

有文献报道，治疗腰椎结核采用单纯后路经椎间孔入路行病椎清除、植骨融合内固定的手术方式是有效的。首先要把握适应证：病变集中于 1 个或 2 个间隙，无明显后凸畸形，椎旁脓肿病变范围较局限。对于病变椎体残余部分尚可完成病椎内置钉时，应尽可能缩短固定节段；选择单节段或短节段固定，大多可提供足够的稳定性，且有利于降低术后病椎邻近节段退行性变的风险。有文献报道，于椎间隙内行自体骨颗粒植骨是有效的植骨方式。对比采用钛笼或髂骨块植骨，自体骨颗粒植骨的接触面更大，手术操作风险更小，发生术后钛笼下沉等风险减低。

（朱昌生　鲁增辉）

主要参考文献

[1] 吴鹏，欧云生，刘德龙，等. 后路经单侧椎弓根病灶清除植骨内固定治疗胸腰椎结核的疗效分析. 中国修复重建外科杂志，2015, 29(10): 1259-1264.

[2] 武启军，王自立，戈朝晖，等. 脊柱单节段前中柱切除后不同节段椎弓根螺钉内固定的稳定性测试. 中国脊柱脊髓杂志，2010, 20(4): 267-271.

[3] 张会军，鲁增辉，朱昌生. 经病椎短钉内固定术治疗短节段脊柱结核的临床分析. 中国矫形外科杂志，2018, 26(2): 178-181.

[4] Liu JM, Chen XY, Zhou Y, et al. Is nonstructural bone graft useful in surgical treatment of lumbar spinal tuberculosis?: A retrospective case-control study. Medicine(Baltimore), 2016, 95(35): e4677.

[5] 杜兴，欧云生，朱勇，等. 结构性与非结构性植骨融合治疗单节段胸椎结核的近期疗效. 中国修复重建外科杂志，2019, 33(4): 403-409.

[6] 郭立新，马远征，陈兴，等. 复治的脊柱结核外科治疗加短程化疗的临床研究. 中国骨伤，2010, 23(7): 491-494.

[7] Wang Z, Ge Z, Jin W, et al. Treatment of spinal tuberculosis with ultrashort-course chemotherapy in conjunction with partial excision of pathologic vertebrae. Spine J, 2007, 7(6): 671-681.

[8] Malhotra HS, Garg RK, Raut TP. Pleural involvement in spinal tuberculosis. Am J Trop Med Hyg, 2012,

☆★☆☆

86(4): 560.

[9] 马远征. 重视脊柱结核提高诊疗水平. 中国防痨杂志, 2013, 35(5): 297-298.

[10] 张宏其, 郭虎兵, 陈筱, 等. 单纯一期后路病灶清除椎体间植骨融合内固定治疗胸椎结核的临床研究. 中国矫形外科杂志, 2012, 20(1): 34-40.

[11] 许建中, 蒋电明, 王爱民, 等. 脊柱结核再次手术原因分析及治疗方案选择. 中华骨科杂志, 2008, 28(12): 969-973.

[12] 中华医学会糖尿病学分会. 中国 2 型糖尿病防治指南 (2013 年版). 中华糖尿病杂志, 2014, 22(8): 447-498.

[13] 蒋海兰, 刘海容, 张翠娜, 等. 脊柱结核合并糖尿病患者围手术期应用胰岛素泵治疗的疗效观察与护理. 中华现代护理杂志, 2010, 16(18): 2137-2139.

[14] 冯亚非, 卫磊, 赵晓蕾, 等. 脊柱结核术后复发的治疗方案及临床疗效. 脊柱外科杂志, 2018, 16(4): 227-230.

[15] Wang B, Kong L, Zhu Z, et al. Recurrent complex spinal tuberculosis accompanied by sinus tract formation: causes of recurrence and clinical treatments. Sci Rep, 2018, 8(1): 6933.

[16] Ren HL, Jiang JM, Wang JX, et al. Is duration of preoperative anti-tuberculosis treatment a risk factor for postoperative relapse or non-healing of spinal tuberculosis? Eur Spine J, 2016, 25(12): 3875-3883.

[17] 张宏其, 尹新华, 黎峰, 等. 脊柱结核手术治疗并发症及相关危险因素的探讨. 中国矫形外科杂志, 2014, 22(1): 20-27.

[18] Shi S, Ying X, Zheng Q, et al. Application of Cortical Bone Trajectory Screws in Elderly Patients with Lumbar Spinal Tuberculosis. World Neurosurg, 2018, 117: e82-e89.

第二节　前路经腹膜外病灶清除植骨并内固定术

【病历摘要】 患者女, 40 岁。腰背部间断疼痛 4 年, 加重 2 个月。患者 4 年前无明显诱因出现腰背部间断性疼痛, 活动后为著, 未进行系统诊治; 2 个月前自觉腰部疼痛症状加重, 于 2020 年 3 月 2 日就诊于当地医院行相关检查, 诊断考虑为 "腰椎结核", 建议就诊专科医院。患者次日入当地市第二医院, 行 MRI 检查后报告考虑为 "L2、L3 椎体结核", 给予 H-R-Z-E-Lfx 联合抗结核药品治疗至今, 建议就诊我院行手术治疗, 为进一步诊治收入我院。

一、专科检查

患者 L2、L3 椎体棘突压痛 (+)、椎旁压痛 (+)、叩击痛 (+)。左侧髂腰肌、股四头肌、胫前肌、姆长肌、跖屈肌肌力均为Ⅳ级; 右侧髂腰肌、股四头肌、胫前肌、姆长肌、跖屈肌肌力均为Ⅳ级。左膝腱反射存在, 左跟腱反射存在; 右膝腱反射存在, 右跟腱反射存在。左 Babinski 征 (±), Oppenheim 征 (±), Kernig 征 (±); 右 Babinski 征 (±), Oppenheim 征 (±), Kernig 征 (±)。ASIA 分级为 D 级。

实验室检查: ESR 为 43mm/h。PPD 试验强阳性。结核抗体检测阳性。布氏杆菌凝集试验阴性。血常规未见异常。

二、术前影像学检查

1. **腰椎正侧位 X 线摄影**　显示腰椎顺列、曲度变直; L2、L3 椎体部分骨质密度增高, 可见斑片状低密度影; L2 ~ L3 椎间隙变窄, L2 ~ L4 椎体边缘变尖 (图 5-6)。

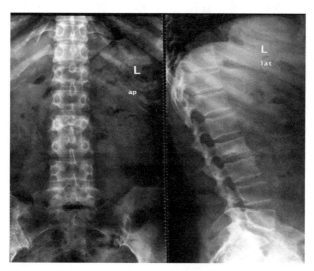

图 5-6　腰椎正侧位 X 线摄影，显示 L2、L3 椎体部分骨质密度增高，可见斑片状低密度影；L2 ～ L3 椎间隙变窄

　　2. 腰椎 CT 扫描 + 三维重建　L2、L3 椎体内可见类圆形及不规则形溶骨性骨质破坏区，部分病变可见硬化边缘，病变周围可见点状死骨影，椎旁可见脓肿影（图 5-7）。

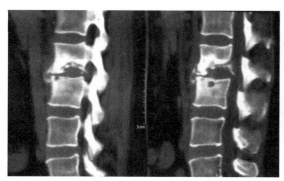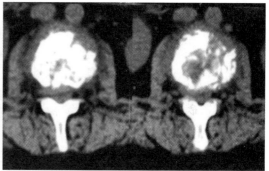

图 5-7　腰椎 CT 扫描 + 三维重建。L2、L3 椎体内可见骨质破坏区，椎旁可见脓肿影

三、手术适应证及分析

　　1. 患者 L2、L3 椎体骨质破坏，椎旁脓肿形成，脓肿局限性向后突入椎管，相应硬膜囊受压。患者腰背部疼痛症状明显，双下肢放射性疼痛。

　　2. 患者 ASIA 分级为 D 级，硬膜囊受压。

　　3. 患者椎体破坏为前柱、中柱，椎旁脓肿位于椎体前缘及侧缘，故建议行前路病灶清除内固定手术。

　　因此，患者适宜采用前路结核病灶清除，置入钛网螺钉内固定系统，重建脊柱结构。

四、手术过程及注意事项

（一）体位与麻醉

　　1. 体位　腰椎结核随病灶水平的下移，体位有所改变。即 L2、L3 侧卧；L3、L4 侧卧后仰 45°或平卧后患侧臀部垫枕；L4、L5 仰卧。病灶对准手术床的桥，将桥摇向上顶住病灶水平。

2. 麻醉　根据患者情况施以全麻或硬膜外麻醉＋强化麻醉。

（二）操作步骤

1. 切口　为经腹膜外倒八字切口。由第 12 肋下缘至耻骨结节上 5～7cm 划一斜线；距髂前上棘 3cm 切开皮肤及浅筋膜将皮瓣向两侧牵开保护。切口示意图见图 5-8。

2. 显露病灶　顺腹外斜肌方向切开腹外斜肌腱膜及肌纤维，并牵向两侧。切开腹内斜肌腹横肌及其筋膜，显露腹膜及腹膜外脂肪。用盐水纱布将腹膜及脂肪组织钝性剥离推向中线，显露蠕动的输尿管、髂血管，以及其外侧的腰大肌脓肿。用盐水纱布覆盖保护好腹膜、输尿管。穿刺脓肿，吸出脓液送涂片检查和结核分枝杆菌培养＋药敏试验。用刀由上向下纵形划开腰大肌表面鞘膜（即脓肿壁外膜），于脓肿上方用尖止血钳捅开小口，用吸引器吸净脓液，用手指插入脓肿口，顺腰大肌纤维方向，向下钝性分开脓肿壁，以免损伤腰大肌，将脓肿壁向两侧牵开，仔细搔刮脓肿壁上脓苔，将脓肿内干酪样物质、肉芽及死骨渣搔刮干净。搔刮腰大肌脓肿后壁时

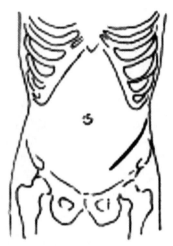

图 5-8　腰椎结核腹膜外倒八字切口示意图

要轻柔，以防损伤其下方的股神经。于脓肿内侧壁寻找通向骨病灶的窦道口，于窦道口上下行骨膜下剥离以扩大视野，结扎相应腰动、静脉，清晰显露骨病灶。脓腔内束条状物应仔细检查，如不影响病灶清除，可不必处理，以免损伤神经干。

3. 清除病灶　用刮匙仔细搔刮病灶内死骨、干酪样物质、肉芽及坏死椎间盘，向后侧搔刮应适度，以免伤及后方的硬膜囊，骨病灶搔刮至有新鲜渗血为止。

4. 植骨　如病灶清除彻底，骨质缺损较大，脊柱稳定性差，可考虑取髂骨同期椎间植骨；否则可行二期植骨。

5. 缝合　逐层缝合，常规安置硅胶管进行病灶引流。

6. 术后处理　术后 2～3d，观察引流彻底干净后拔除引流管。

7. 注意事项　术中剥离腹膜应小心，不慎剥破应立即缝合。

五、术前计划与手术技巧

1. 术前计划　患者 L2、L3 椎体前柱及中柱可见骨质破坏区，L2、L3 椎旁可见脓肿影。通过前入路行病灶清除，术中视野良好，病灶清除彻底，能够最大限度地减少结核复发。前路清除病灶后植入钛网及钉棒系统，以维护脊柱稳定性。

2. 手术技巧　患者右侧卧位，腰部垫以薄枕。常规消毒铺无菌巾单，取左侧肋缘腋前线至耻骨联合腹直肌外缘做一外上至内下切口，依次切开皮肤浅深筋膜，顺腹外斜肌纤维方向切开腱膜，切断腹内斜肌、腹横肌直至腹直肌缘，即见腹膜外脂肪。将腹膜与腹横筋膜分离，向中线推开腹膜，显露腰大肌内侧缘及 L2、L3 椎体前外缘。直至 L2、L3 椎体间病灶，侧方入路需结扎椎体节段血管。刮除肉芽及干酪样物质、坏死椎间盘及死骨，切除坏死椎体至正常骨组织，直至脓肿壁及周边病灶区表面活跃渗血；以病变椎体为中心上下各显露 1 个椎体，在 L2、L3 上下椎体做植骨槽，打开椎管，清理椎管内脓肿、干酪样

物质及肉芽组织，以椎体撑开器撑开 L2、L3 间隙，进行椎管减压；用碘伏盐水分别冲洗病灶及椎体，探查再无异常发现，在 L2、L3 椎体间植入钛网及人工骨，外以双钉棒系统固定，查无活动性出血，清点纱布、器械，置引流管 1 根，另戳孔引出，逐层关腹。

六、术后处理及随访

患者术后 3 周即可下床行双下肢功能锻炼。给予抗结核药品及保肝治疗，定期复查各项实验室检查，术后 3 周行腰椎正侧位 X 线摄影复查。出院后定期随访。

患者术后腰椎正侧位 X 线摄影复查：显示内固定及钛网位置满意（图 5-9）。

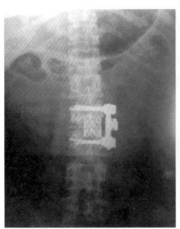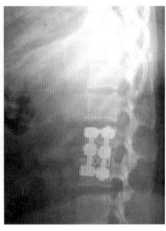

图 5-9　患者术后 3 周行腰椎正侧位 X 线摄影复查，显示内固定及钛网位置满意

（朱德智）

主要参考文献

[1] 胡明，王聪，李大伟，等．一期前路病灶清除植骨融合内固定术治疗胸腰椎脊柱结核．中国矫形外科杂志，2018, 26(2): 132-137.

[2] 王飞，倪斌，刘军．一期前路病灶清除钛网植骨内固定术治疗胸椎及胸腰段结核．中国脊柱脊髓杂志，2010, 20(5): 390-394.

[3] 胡维界，王克荣，郑伟强．Ⅰ期前路病灶清除植骨内固定术治疗腰椎结核临床研究．中国中医骨伤科杂志，2013, 21(7): 22-24.

[4] Wang B, Kong L, Zhu Z, et al. Recurrent complex spinal tuberculosis accompanied by sinus tract formation: causes of recurrence and clinical treatments. Sci Rep, 2018, 8(1): 6933.

[5] Ren HL, Jiang JM, Wang JX, et al. Is duration of preoperative anti-tuberculosis treatment a risk factor for postoperative relapse or non-healing of spinal tuberculosis? Eur Spine J, 2016, 25(12): 3875-3883.

[6] 张宏其，尹新华，黎峰，等．脊柱结核手术治疗并发症及相关危险因素的探讨．中国矫形外科杂志，2014, 22(1): 20-27.

[7] Shi S, Ying X, Zheng Q, et al. Application of Cortical Bone Trajectory Screws in Elderly Patients with Lumbar Spinal Tuberculosis. World Neurosurg, 2018, 117: e82-e89.

[8] Turgut M. Spinal tuberculosis (Pott's disease): its clinical presentation, surgical management, and outcome.A survey study on 694 patients.Neurosurg Rev, 2001, 24(1): 8-13.

[9] Govender S. The outcome of allografts and anterior instrumentation in spinal tuberculosis.Clin Orthop Relat Res, 2002, (398): 60-66.

☆ ☆ ☆ ☆

[10] 瞿东滨, 金大地, 陈建庭, 等. 脊柱结核的一期手术治疗. 中华医学杂志, 2003, 83(2): 110-113.

[11] Rasouli MR, Mirkoohi M, Vaccaro AR, et al. Spinal tuberculosis: diagnosis and management. Asian Spine J, 2012, 6(4): 294-308.

[12] 陈少健, 肖增明, 罗红艳, 等. 脊柱结核术后复发因素 COX 回归分析. 航空航天医学杂志, 2013, 24(9): 1055-1057.

[13] Hassan K, Elmorshidy E. Anterior versus posterior approach in surgical treatment of tuberculous spondylodiscitis of thoracic and lumbar spine. Eur Spine J, 2016, 25(4): 1056-1063.

[14] Shi JD, Wang Q, Wang ZL. Primary issues in the selection of surgicalprocedures for thoracic and lumbar spinal tuberculosis. Orthop Surg, 2014, 6(4): 259-268.

第三节　后路内固定并前路经腹膜外病灶清除植骨术

【病历摘要】　患者男, 53 岁。间歇性腰痛 15d；患者无明显诱因出现腰背部疼痛, 间断性发作, 偶向双下肢放射, 卧床休息后减轻；无双下肢皮肤感觉减退, 肌力正常, 无发热盗汗, 感觉乏力, 食欲可, 偶有咳嗽, 遂到当地医院就诊。腰椎 MRI 检查显示 L2、L3 椎体信号异常, 考虑感染性病变, 结核不除外。患者 1 周前就诊于当地另一医院, CT 检查显示 L2、L3 椎体骨质破坏, 呈虫蚀样改变, 双肺可见粟粒样结节；实验室 T-SPOT.TB 检测结果阳性, 考虑脊柱结核、肺结核可能。患者为进一步治疗, 来当地市胸科医院骨科做进一步诊治。

一、专科检查

腰椎生理弯曲存在, 前屈后伸受限, L3 椎体水平棘突及椎旁压痛、叩击痛阳性, 双侧腹股沟以下感觉无减退, 双侧下肢肌力 V 级。ASIA 分级为 E 级。诊断：L2、L3 椎体结核；血行播散性肺结核。

二、术前影像学检查

1. 腰椎正侧位 X 线摄影　可见 L2、L3 间隙狭窄, L3 椎体骨质破坏缺损, 椎体边缘骨质呈现增生改变 (图 5-10)。

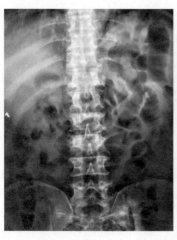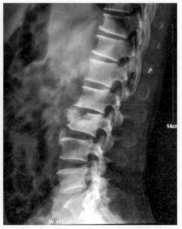

图 5-10　腰椎正侧位 X 线摄影, 显示 L2 ~ L3 椎间隙变窄, L3 椎体骨质破坏缺损, 椎体边缘骨质呈现增生改变

2. 腰椎冠状面、矢状面 CT 扫描　可见 L2 椎体上缘局限性溶骨型破坏致骨缺损，邻近椎间盘形态正常，其下缘和 L3 椎体上缘骨质破坏，可见死骨粒（图 5-11，图 5-12）。

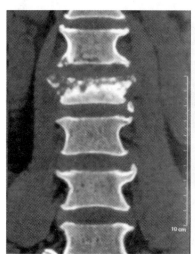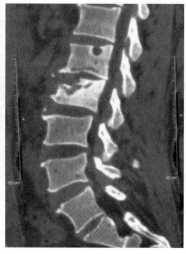

图 5-11　腰椎冠状面、矢状面 CT 扫描，显示 L2 椎体上缘局限性溶骨型破坏致骨缺损，邻近椎间盘形态正常，其下缘和 L3 椎体上缘骨质破坏，可见死骨粒

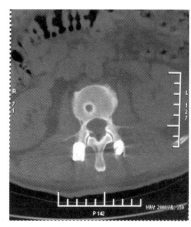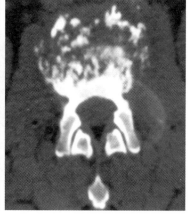

图 5-12　腰椎横断面 CT 扫描，显示 L2 椎体上缘骨质破坏、骨缺损，无死骨形成。L3 椎体呈虫蚀样破坏，有死骨、椎旁脓肿形成，可见软组织肿胀，椎弓根正常

3. 腰椎 MRI 检查　可见 L3 椎体楔形变，病变向椎管内凸出，压迫硬膜囊。横断面扫描显示椎旁寒性脓肿形成（图 5-13）。

三、手术适应证

1. 患者 L2 ～ L3 椎体骨质破坏严重，有死骨和椎旁脓肿形成。

2. 前柱、中柱破坏，硬膜囊受压，稳定性丧失，需病灶清除、植骨融合，重建脊柱稳定性。

3. 患者活动时 L2 ～ 3 处疼痛剧烈，伴明显放射痛，不能耐受，严重影响生活质量。

4. 患者脓肿主要位于椎前。因此，患者适宜采用后路内固定术稳定脊柱，前路病灶清除术及植骨融合术。

☆ ☆ ☆ ☆

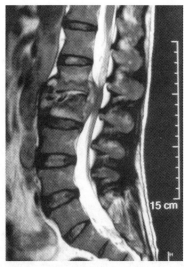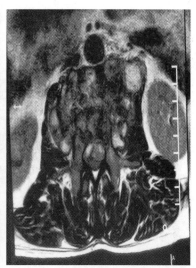

图 5-13　腰椎 MRI 检查。矢状面扫描显示 L2 ～ L3 呈长 T1、长 T2 异常信号，L3 椎体楔形变，病变向椎管内凸出，压迫硬膜囊。横断面扫描显示 L2 ～ L3 椎管水平脊髓受压，椎旁寒性脓肿形成

四、术前计划与手术技巧

1. 术前计划

（1）术前常规采用四联抗结核药品治疗 2 ～ 4 周，使得患者结核中毒症状减轻、ESR 下降。

（2）肺部结核病灶有吸收，肺功能评估可以承受麻醉和手术治疗。

（3）病灶部位短节段固定，尽量保留脊柱的运动功能。

（4）L3 椎体大部分破坏，故采用椎弓根短钉固定。

（5）L2 椎体上缘骨质破坏及骨缺损范围不大，无死骨，边缘硬化明显，邻近椎间盘核 MRI 扫描信号正常，椎间隙无变窄，考虑已被软组织替代。

（6）ESR 不能作为判定手术时机的唯一标准，有些患者脓肿较大，结核中毒症状严重，ESR 下降缓慢，为了尽快控制病情，可以在 ESR 有明显下降趋势时进行手术。

（7）患者 L2 椎体下缘及 L3 椎体前上缘骨质破坏明显，伴粉碎性死骨形成，腰椎椎体骨质破坏主要在前方，伴椎旁少量脓肿；可通过前路腹膜外入路，经腰大肌间隙进行病灶清除术，相对更容易彻底清除病灶；拟从左侧入路进入，同时可以取左侧髂骨块进行植骨融合，重建脊柱前、中柱结构。

（8）L2 ～ L3 椎间隙塌陷，伴轻度后凸畸形，通过后路椎弓根螺钉内固定重建脊椎后柱结构的稳定性，矫正腰椎后凸畸形。

2. 手术技巧

（1）患者置俯卧位，腰背部正中切口，显露 L2 ～ L4 关节突关节，L2、L3、L4 各置入 2 枚椎弓根螺钉。安装两侧连接棒，于 L3 ～ L4 椎弓根水平放置横联固定，留置引流管，逐层关闭切口。

（2）L2 椎体上缘有破坏缺损，椎弓根钉偏向椎体下缘方向置入。

（3）L3 椎体上缘破坏严重，短椎弓根钉偏向椎体下缘方向置入。

（4）然后患者翻身，置平卧位，左侧垫高，左侧腰部倒八字切口，经腹膜外入路暴露

☆ ☆ ☆ ⭐

腰大肌，在 L2 ～ L3 椎体间隙部位，经腰大肌间隙进入病灶，将椎旁死骨、脓液、干酪样物质、病变侵犯的椎间盘组织及坏死及炎性肉芽组织彻底清除。注意彻底清除对侧椎旁病灶，对其中破坏严重的病变椎体予以大部或完整切除。

（5）在椎间隙侧面，上下位腰动静脉、交感神经与腰丛之间构成一个相对无血管神经的"安全区"，在此进入腰椎间隙相对安全。

（6）准确测量缺损的椎间高度，选用大块三面皮质自体髂骨块或同种异体骨紧密填塞植入 L2 ～ L3 椎体间，其周围用明胶海绵填塞；经 C 形臂 X 线仪透视确定内固定位置满意后，放置负压引流管，逐层缝合各层。

五、术后处理及随访

患者于术后第 2 天开始，进行双下肢功能锻炼。给予抗结核药品化疗及静脉营养支持，待 24h 引流量小于 50ml 后拔除引流管。患者于术后 2 周行胸椎正侧位 X 线摄影及腰椎 CT 复查，卧床 4 周后带外支具下床活动，出院后定期随访。术后病理诊断：骨结核。

术后腰椎正侧位 X 线摄影显示患者恢复良好（图 5-14）。腰椎 CT 扫描显示周围未见明显脓肿及坏死物质（图 5-15）。腰椎 MRI 显示椎管减压充分，周围未见明显脓肿及坏死物质（图 5-16）。

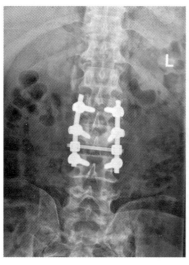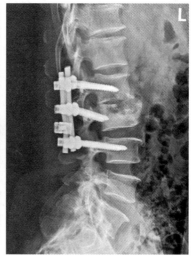

图 5-14　术后腰椎正侧位 X 线摄影，显示内固定位置满意，后凸畸形得到矫正

六、小结

清除病灶、植骨融合联合内固定治疗成为临床干预腰椎结核的重要措施之一。确定最佳的手术方法是至关重要的。脊柱前柱是脊柱的承重区域，也是脊柱结核的好发部位。前柱的破坏改变了脊柱的生物力学和稳定性，增加了患者脊柱后凸和截瘫进展的风险。前路病灶清除、植骨融合联合后路内固定术不仅可清除病灶，并且后路内固定有助于提供支撑，维持脊柱平衡。腰椎结核椎体破坏严重、稳定性差，呈严重或进行性的后凸畸形，椎旁和腰大肌常有较大寒性脓肿、流注脓肿，可伴脊髓神经功能障碍；脊柱结核破坏区域主要集中在前中柱，很少破坏椎弓根、棘突等附件，后路内固定融合术治疗脊椎结核，能很好地

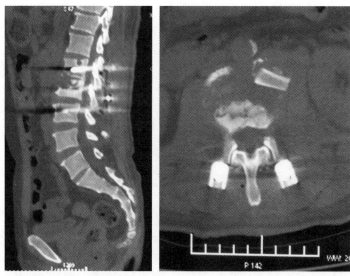

图 5-15　术后腰椎 CT 扫描复查，显示内固定螺钉位置满意，可见植入的髂骨块

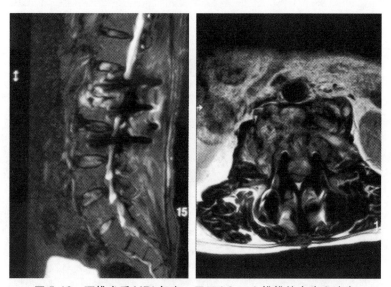

图 5-16　腰椎术后 MRI 复查，显示 L2 ～ 3 椎椎管内病变消失

恢复和重建脊柱的稳定性，减少 Cobb 角丢失，以及降低术后腰背部疼痛、活动不便，以及内固定松动、断裂等相关并发症的发生，因此可采用前路病灶清除植骨融合联合后路椎弓根螺钉内固定术。

　　对于需要手术治疗的腰椎结核患者，采用一期前路病灶清除植骨联合后路内固定重建术，能彻底清除病灶，有效地矫正脊柱畸形，重建脊柱稳定和缩短治疗病程，从而达到骨融合和结核病灶愈合的目的；同时也强调术前根据病情进行综合评估的必要性，以及围术期正规、足量、全程的抗结核药品全身化疗，以及给予患者增强体质、提高免疫力的支持治疗。

（朱昌生　孙党泽）

主要参考文献

[1] Rajasekaran S. Natural history of Pott's kyphosis. Eur Spine J, 2013, 22 Suppl 4: S634-S640.

[2] Zeng H, Shen X, Luo C, et al. Comparison of three surgical approaches for cervicothoracic spinal tuberculosis: a retrospective case-control study. J Orthop Surg Res, 2015, 10: 100.

[3] 高鑫峰, 刘明, 李鹏, 等. 一期后路病灶清除植骨融合内固定治疗胸腰椎结核的临床疗效分析. 武汉大学学报 (医学版), 2014, 35(2): 302-306.

[4] 张会军, 鲁增辉, 朱昌生. 经病椎短钉内固定术治疗短节段脊柱结核的临床分析 [J]. 中国矫形外科杂志, 2018, 26(2): 178-181.

[5] 任忠明, 张远, 张翊, 等. 一期前路病灶清除植骨联合前路或后路内固定重建术治疗胸腰椎结核. 中国矫形外科杂志, 2016, 24(19): 1774-1779.

[6] World Health Organization. Global tuberculosis report 2016. Geneva: World Health Organization, 2016: 1-81.

[7] 许宾, 孙加源, 黄燕. 综合医院肺外结核 101 例临床分析. 中国防痨杂志, 2004, 26(3): 151-154.

[8] Yoon HJ, Song YG, Park WI, et al. Clinical manifestations and diagnosis of extrapulmonary tuberculosis. Yonsei Med J, 2004, 45(3): 453-461.

[9] Rufai SB, Kumar P, Singh A, et al. Comparison of Xpert MTB / RIF with line probe assay for detection of rifampin-monoresistant Mycobacterium tuberculosis. J Clin Microbiol, 2014, 52(6): 1846-1852.

[10] Huang J, Zhang H, Zeng K, et al. The clinical outcomes of surgical treatment of noncontiguous spinal tuberculosis: a retrospective study in 23cases. PLoS One, 2014, 9(4): e93648.

[11] Tan Y, Li Q, Wang Q, et al. Evaluation of the MTBDRplus 2.0 assay for the detection of multidrug resistance among persons with presumptive pulmonary TB in China. Sci Rep, 2017, 7(1): 3364.

[12] Wang G, Dong W, Lan T, et al. Diagnostic accuracy evaluation of the conventional and molecular tests for Spinal Tuberculosis in a cohort, head-to-head study. Emerg Microbes Infect, 2018, 7(1): 109.

[13] 彭卫生, 王英年, 肖成志. 新编结核病学. 北京: 中国医药科技出版社, 1994: 234-247.

[14] 王自立. 对彻底治愈脊柱结核病灶及其相关问题的管见. 中国脊柱脊髓杂志, 2008, 18(8): 568-570.

第 6 章

☆☆☆☆

腰骶椎（L5 ～ S1）

☆☆☆☆

第一节　后路病灶清除植骨并内固定术

【例 1 病历摘要】　患者女，75 岁。腰骶部双下肢疼痛伴活动受限 2 个月余。患者于 2 个多月前劳累后自觉腰骶部、双下肢疼痛伴活动受限，疼痛为胀痛，间断发作，劳累后加重，卧床休息后略缓解；伴有发热，以凌晨后低热为主，体温波动于 37 ～ 38℃；伴有盗汗、乏力、食欲缺乏，间断性出现恶心呕吐，体质量下降。曾于 1 个多月前于外院住院治疗，期间行骶椎穿刺活检，病理检查报告考虑结核，至我院呼吸内科住院给予"异烟肼、利福喷丁、吡嗪酰胺、乙胺丁醇、莫西沙星"抗结核药品治疗，现疼痛症状较前明显加重，累及双下肢，床上翻身及坐起站立行走困难，严重影响日常生活；患者为求进一步诊治来院，门诊以"腰骶椎体结核"收入院。

一、专科检查

患者因腰痛剧烈，呈强迫卧位，腰椎活动度未检出；腰椎生理曲度变直，相当于 L5、S1 椎体棘突水平有轻度叩击痛，双下肢各群肌力Ⅳ级，双下肢足背皮肤感觉略麻木，以右足 4、5 趾为著；双侧膝腱、跟腱反射减弱。

二、术前影像学检查

1. 正侧位 X 线摄影　L5、S1 椎体骨质破坏，椎间隙狭窄，腰骶角减小（图 6-1）。

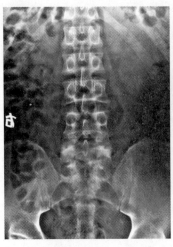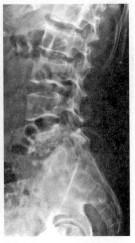

图 6-1　正侧位 X 线摄影，显示 L5、S1 椎体骨质破坏，椎间隙狭窄，腰骶角减小

2.CT 检查　显示骶椎 1 椎体骨质破坏、右侧横突破坏、棘突骨质破坏（图 6-2、图 6-3）。

3. MRI 检查　L5、S1 椎体 T2 相异常高信号，椎体后方组织增生，向后突出，压迫硬膜囊（图 6-4）。

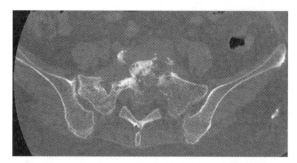

图 6-2　CT 扫描显示骶椎 1 椎体骨质破坏、右侧横突破坏、棘突骨质破坏

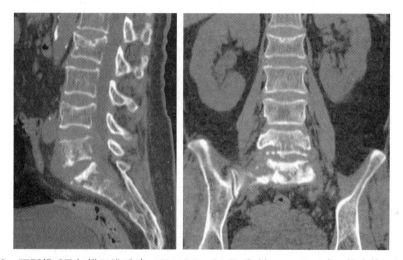

图 6-3　腰骶椎 CT 扫描三维重建，显示 L5、S1 骨质破坏，死骨形成，椎旁软组织肿胀

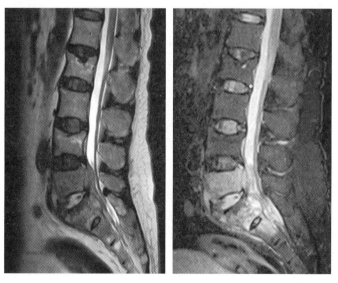

图 6-4　腰骶椎 MRI 检查。矢状面扫描显示 L5、S1 椎体 T2 相异常高信号，椎体后方组织增生，向后突出，压迫硬膜囊

☆☆☆☆

三、手术适应证

1. L5、S1 椎体骨质破坏明显，病灶清除后将影响腰骶段脊柱稳定性，需进行内固定植骨以重建脊柱稳定性。

2. 椎体破坏为主，椎旁及骶前无明显脓肿。

3. 病变累及附件、椎管，压迫神经根。

4. 患者高龄，后前路联合手术风险相对较大。

因此采用后路内固定、椎板切除减压、病灶清除，即自体骨、同种异体骨混合植骨术。

四、术前计划与手术技巧

1. 术前计划　患者 L5 椎体下 1/3 及 S1 椎体上 1/3 骨质破坏，且有死骨形成，L5、S1 椎间隙略狭窄，预计病灶清除后脊柱稳定性丧失，通过后路椎弓根螺钉联合髂骨钉置入内固定术重建脊椎后柱及腰骶角结构的稳定性。椎管内有结核性肉芽组织，压迫 L5、S1 节段硬膜囊，患者有神经根受压表现；通过行右侧 L5、S1 半椎板开窗，切除椎间韧带，向上下扩大切除椎板并切除部分上下关节突，可扩大椎管、解除硬膜囊背侧的压迫。将 S1 神经根及硬膜囊牵向内侧，切开纤维环，切除椎间病变椎间盘及肉芽组织，解除硬膜囊腹侧的压迫。最后通过适度撑开椎间隙，将同种异体髂骨块制成骨粒混合自体骨粒自侧方向中线打压植骨，重建脊柱前、中柱结构。

2. 手术技巧　患者置俯卧位，腰背部正中切口，沿棘突剥开双侧骶棘肌向两侧推开，显露椎板，分别显露两侧 L3、L4 关节突及髂后上棘，分别于 L3、L4 各置入 2 枚椎弓根螺钉，髂后上棘处分别置入 2 枚髂骨钉，安装左侧连接棒，适度撑开 L5～S1 椎间隙，行右侧 L5、S1 半椎板开窗，切除椎间韧带，向上下扩大切除椎板，并切除部分上下关节突，显露 L5～S1 椎间隙；将 S1 神经根及硬膜囊牵向内侧，切开纤维环，用椎间盘铰刀扩大椎间开窗范围，必要时用峨眉凿凿除部分椎弓根及椎体后缘，直视下病灶行清除，需彻底清除椎间内死骨、肉芽、破碎间盘、终板、脓液等病变组织。骶前脓肿处术中置管冲洗。将同种异体髂骨块制成骨粒混合自体骨粒，自侧方向中线打入，完成椎间打压植骨；安装右侧连接棒及横联，行椎间加压固定，留置引流管，逐层关闭切口。

五、术后处理及随访

术后第 2 天，行双下肢功能锻炼。给予抗结核药品、静脉营养支持，待引流液少于 10ml 后拔除引流管。术后 2 周行腰骶椎正侧位 X 线摄影及腰骶椎 CT 复查。出院后定期随访。

术后影像学复查显示患者恢复良好。

1. 腰骶椎正侧位 X 线摄影　显示内固定及植骨位置满意；后凸畸形得到矫正，椎体间高度恢复（图 6-5，图 6-7）。

2. 腰骶椎 CT 复查　内固定及植骨位置满意；后凸畸形得到矫正，椎体间高度恢复（图 6-6，图 6-8）。

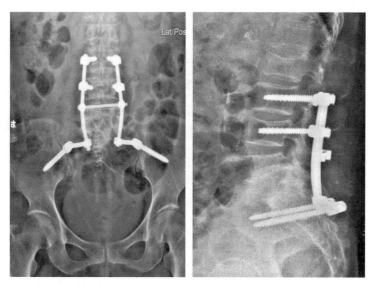

图 6-5　腰骶椎正侧位 X 线摄影复查，显示内固定及植骨位置满意；后凸畸形得到矫正，椎体间高度恢复

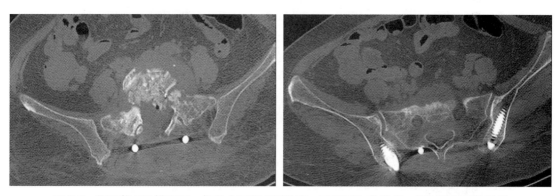

图 6-6　腰骶椎 CT 横断面：椎体内固定术后改变，可见植入物稳定。周围无明显脓肿影

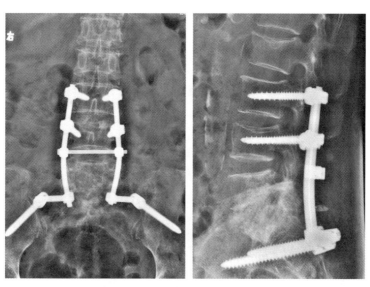

图 6-7　术后 2 个月患者腰椎正侧位 X 线摄影复查，显示内固定位置可，植骨部分融合

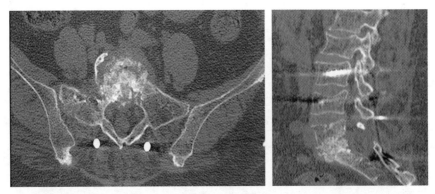

图 6-8　术后 21 个月末次随访患者腰骶椎 CT 扫描复查，显示椎间植骨融合，病变治愈

【例 2 病历摘要】　患者男，19 岁。主因腰骶部疼痛不适伴右臀后肿物隆起 3 个月余就诊。患者于 3 个多月前劳累后自觉腰骶部疼痛不适伴活动受限，疼痛为钝痛，间断发作，久坐或长距离行走后加重，卧床休息后略缓解。伴有右臀后肿物隆起。曾于当地医院给予静脉点滴头孢类抗生素，但是肿物仍逐渐增大；于 4d 前在当地医院行腰椎 MRI 检查，显示 L4、L5 及 S1 椎体及椎旁呈长 T1 信号，腰骶部后方及右侧臀后软组织呈现长 T1 长 T2 信号，考虑结核。患者为求进一步诊治来院，门诊以"腰骶椎体结核"收入院。

一、专科检查

患者因腰痛剧烈，呈强迫卧位，腰椎活动度未检出；腰椎生理曲度变直，相当于 L4～S1 椎体棘突水平有叩击痛；右侧臀后有 12cm×10cm 肿物，质软，有波动感，皮温略高；双下肢各群肌力Ⅳ级，双下肢足背皮肤感觉略麻木，以右足 4、5 趾为著；双侧膝腱、跟腱反射减弱。

二、术前影像学检查

1. 腰椎正侧位 X 线摄影　显示 L5～S1 椎间隙狭窄，相邻椎体边缘骨质模糊，腰骶部后方软组织肿胀（图 6-9）。

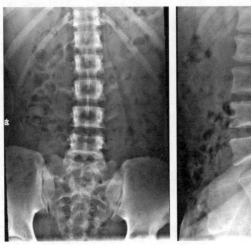
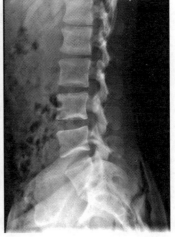

图 6-9　腰骶椎正侧位 X 线摄影，显示 L5～S1 椎间隙狭窄，相邻椎体边缘骨质模糊，腰骶部后方软组织肿胀

2. CT 检查　显示 L5、S1 骨质破坏，以后缘为主，椎间隙狭窄，死骨形成，腰骶部后方软组织肿胀及皮下脓肿形成（图 6-10）。

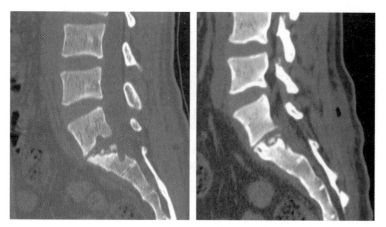

图 6-10　腰骶椎 CT 扫描三维重建，显示 L5、S1 骨质破坏，椎间隙狭窄，死骨形成，腰骶部后方软组织肿胀及皮下脓肿形成

3. MRI 检查　L5、S1 椎体后缘有脓肿影累及破坏椎体后方并向突入椎管，压迫硬膜囊（图 6-11）。

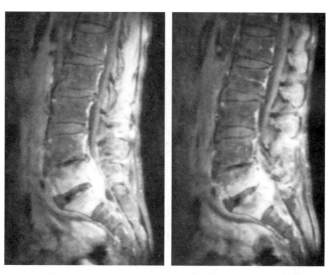

图 6-11　腰骶椎矢状面 MRI。显示 L5、S1 椎体 T2 相异常高信号，累及椎体后方并向突入椎管，压迫硬膜囊

三、手术适应证

1. L5、S1 椎体骨质破坏主要集中在后缘，有死骨形成，预计病灶清除后影响腰骶段脊柱稳定性，需重建脊柱稳定性。

2. 椎体破坏的范围较为局限，主要集中在 S1 椎体上缘；脓肿位于腰骶部后方，患椎旁及骶前无明显脓肿。

3. 病变累及椎管，压迫神经根，需要行椎管扩大减压。

★☆☆☆

因此，患者适宜采用后路半椎板切除减压，后路病灶清除，自体骨、同种异体骨混合打压植骨，椎弓根螺钉内固定术。

四、术前计划与手术技巧

1. 术前计划　患者 L5 椎体下缘及 S1 上缘偏后方椎体骨质破坏，且有死骨形成；L5 ～ S1 椎间隙略狭窄，预计病灶清除后影响脊柱稳定性，通过后路椎弓根螺钉联合髂骨钉内固定重建脊椎后柱及腰骶角结构的稳定性。椎管内有结核肉芽压迫 L5 ～ S1 节段硬膜囊，患者有神经根受压表现，通过行右侧 L5、S1 半椎板开窗，切除椎间韧带，向上下扩大切除椎板并切除部分上下关节突，可扩大椎管，解除硬膜囊背侧的压迫。将 S1 神经根及硬膜囊牵向内侧，切开纤维环，切除椎间病变椎间盘及肉芽组织，解除硬膜囊腹侧的压迫。最后通过适度撑开椎间隙，将同种异体髂骨块制成骨粒混合自体骨粒自侧方向中线打入椎间隙行椎间打压植骨，重建脊柱前、中柱结构。

2. 手术技巧　患者置俯卧位，行腰背部正中切口，沿棘突剥开双侧骶棘肌向两侧推开，显露椎板，分别显露两侧 L5 关节突及髂后上棘，分别于 L5 椎体置入 2 枚椎弓根螺钉，髂后上棘处分别置入 2 枚髂骨钉，安装左侧连接棒；适度撑开 L5 ～ S1 椎间隙，行右侧 L5、S1 半椎板开窗，切除椎间韧带，向上下扩大切除椎板，并切除部分上下关节突，显露 L5 ～ S1 椎间隙，将 S1 神经根及硬膜囊牵向内侧，切开纤维环，彻底清除椎间盘内病变组织，将同种异体髂骨块制成骨粒混合自体骨粒，自侧方向中线打入，安装右侧连接棒及横联，行椎间加压固定，留置引流管，逐层关闭切口。

五、术后处理及随访

患者于术后第 2 天行双下肢功能锻炼。给予抗结核药品、静脉营养支持，待引流液少于 10ml 后拔除引流管。术后 2 周行腰骶椎正侧位 X 线摄影及腰骶椎 CT 复查。出院后定期随访。

术后影像学复查显示患者恢复良好。

1. 腰骶椎正侧位 X 线摄影　显示内固定及植骨位置满意；后凸畸形得到矫正，椎体间高度恢复（图 6-12）。

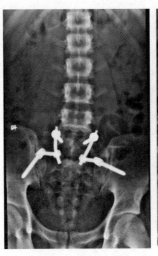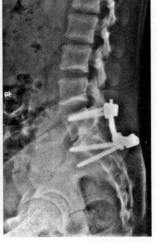

图 6-12　腰骶椎正侧位 X 线摄影，显示内固定及植骨位置满意；后凸畸形得到矫正，椎体间高度恢复

2. 腰骶椎 CT 扫描　显示内固定位置良好，腰骶部后方软组织无明显肿胀（图 6-13）。

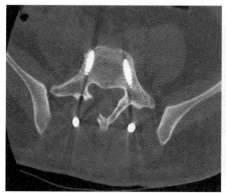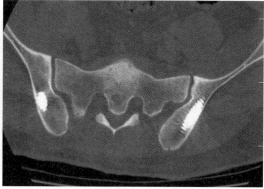

图 6-13　腰骶椎 CT 扫描复查，显示内固定位置良好，腰骶部后方软组织无明显肿胀

（刘丰胜）

主要参考文献

[1] 秦世炳 . 重视结核病诊治和脊柱结核手术时机的选择 . 中国骨伤，2013, 26(7): 533-535.

[2] 王自立，王骞 . 脊柱结核的手术策略 . 中华骨科杂志，2010, 30(7): 717-723.

[3] Dunn R, Zondagh I, Candy S. Spinal tuberculosis: magnetic resonance imaging and neurological impairment. Spine(Phila Pa 1976), 2011, 36(6): 469-473.

[4] 中国防痨协会 . 耐药结核病化学治疗指南 (2015). 中国防痨杂志，2015, 37(5): 421-469.

[5] Van Deun A, Aung KJ, Bola V, et al. Rifampin drug resistance tests for tuberculosis: challenging the gold standard. J Clin Microbiol, 2013, 51(8): 2633-2640.

[6] 郝定均，郭华，许正伟，等 . 腰骶段结核术后复治的原因分析与应对策略 . 中国防痨杂志，2019, 41(4): 405-413.

第二节　前路经腹膜外病灶清除植骨并内固定术

【例 1 病历摘要】　患者男，29 岁。腰骶部伴双下肢疼痛不适伴活动受限 10 个月余。患者于 10 个多月前劳累后自觉腰骶部疼痛不适，疼痛为钝痛，间断发作，劳累后加重，卧床休息后略缓解；伴有盗汗、乏力、食欲缺乏；未予特殊诊治；曾于 10d 前于当地医院住院治疗，期间行腰骶椎 CT 检查显示 L5、S1 椎体骨质破坏，以及 L5 ～ S1 椎间隙狭窄、右侧髂腰肌脓肿形成，考虑 "腰骶椎结核"。患者为求进一步诊治来院，门诊以 "腰骶椎体结核" 收入院。

一、专科检查

患者步态缓慢、腰部僵直，腰椎活动受限；腰椎生理曲度变直，相当于 L5、S1 椎体棘突水平有压痛及叩击痛，双下肢各群肌力及皮肤感觉正常；双侧膝腱、跟腱反射正常；Babinski 征阴性。

二、术前影像学检查

1. 正侧位 X 线摄影　L5、S1 椎体骨质破坏，椎间隙狭窄，腰骶角减小（图 6-14）。

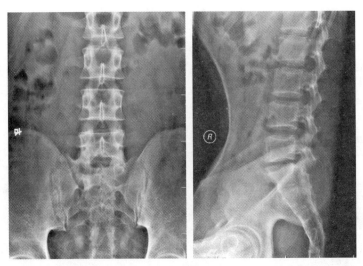

图 6-14　正侧位 X 线摄影，显示 L5、S1 椎体骨质破坏，椎间隙狭窄，腰骶角减小

2. CT 检查　L5、S1 椎体骨质破坏，有死骨形成及右侧髂腰肌脓肿影（图 6-15，图 6-16）。

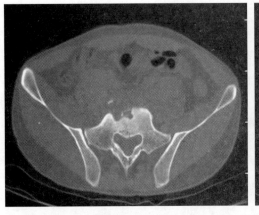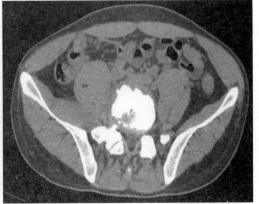

图 6-15　腰骶椎 CT 扫描，显示 L5、S1 骨质破坏，伴死骨形成及右侧髂腰肌脓肿

3. MRI 检查　L5、S1 椎体 T_2WI 显示异常高信号，椎体后方组织增生，向后突出，压迫硬膜囊（图 6-17）。

三、手术适应证

1. L5、S1 椎体骨质破坏明显，预计病灶清除后可能出现脊柱不稳。

2. 骨质破坏在 L5、S1 椎体间，患椎旁及骶前有脓肿。

3. 有硬膜囊受压。

4. 病变未累及附件、椎管。

因此，应该采用前路行椎间病灶清除，钛笼内填充自体骨或同种异体骨植骨。

四、术前计划与手术技巧

1. 术前计划　患者 L5 及 S1 椎体相邻边缘骨质破坏，椎间隙明显狭窄，故腰骶段脊柱

☆ ☆ ☆ ☆

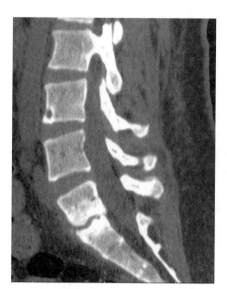

图 6-16　腰骶椎 CT 扫描＋三维重建，显示 L5、S1 骨质破坏，伴死骨形成

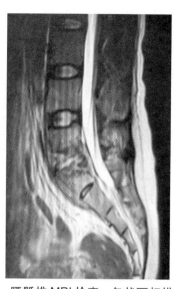

图 6-17　腰骶椎 MRI 检查。矢状面扫描 L5、S1 椎体 T_2WI 显示异常高信号，椎体后方组织增生，向后凸出，压迫硬膜囊

稳定性丧失。侧前路病灶清除是腰骶段结核常用的手术入路，其优势在于因直视病灶可以完成彻底的病灶清除，既可清除病灶内死骨、肉芽、凿除硬化骨质，又可同时进行植骨；但由于侧前方有髂动静脉血管遮挡致 S1 椎体内固定比较困难。对骨质破坏较局限者应用钛笼联合髂骨块植骨可重建脊柱前、中柱结构，常可获得较好的稳定，对病灶愈合及骨性融合无明显不良影响。

2. 手术技巧　取左侧卧位，行右侧倒八字切口，沿肌纤维走行方向撕开分离腹壁三层肌肉，向前推开腹膜显露 L5、S1 侧方，部分游离显露髂总静脉，找到髂腰静脉（第 5 腰椎节段血管、通常位于第 5 腰椎下终板附近），游离髂腰静脉，预置结扎线，结扎切断髂腰静脉，向前拉开髂总静脉暴露 L5、S1 间隙。行前路病灶清除，椎管减压。分别暴露 L5 下缘及 S1 上缘，用骨刀凿除硬化骨，开槽，椎间稍作撑开后测植骨长度，取等长钛笼，装入同种异体骨，将钛笼打入到 L5、S1 椎间骨槽内，病灶内置引流管，逐层关闭切口。

五、术后处理及随访

患者于术后第 2 天，行双下肢功能锻炼。给予抗结核药品、静脉营养支持，待引流液少于 30ml/d 后拔除引流管。术后 2 周行腰骶椎正侧位 X 线摄影及术后 6 个月腰骶椎 CT 二维重建复查。出院后定期随访。

术后影像学复查显示患者恢复良好。

1. 腰骶椎正侧位 X 线摄影（术后 2 周）　植骨位置满意，椎间高度及腰骶角较术前有部分恢复（图 6-18）。

2. 术后 6 个月腰骶椎 CT 复查　可见腰骶椎骨质已完全融合（图 6-19）。

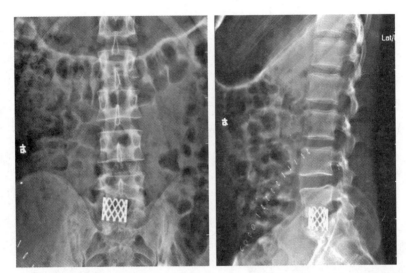

图 6-18　患者术后 2 周行腰骶椎正侧位 X 线摄影复查，显示植骨位置满意，椎间高度及腰骶角较术前有部分恢复

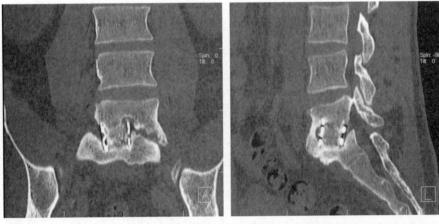

图 6-19　患者术后 6 个月行 CT 扫描 + 三维重建复查，冠状面与矢状面扫描显示钛笼内同种异体髂骨块呈完全骨性融合

（刘丰胜）

主要参考文献

[1] Jain AK, Dhammi IK, Prashad B, et al. Simultaneous anterior decompreasion and posterior instrumenta-tion of the tuberculous spine using an anterolateral extraplenral approach. J Bone Joint Sutg Br, 2008, 90(11): 1477-1481.

[2] 吴启秋，林羽 . 骨与关节结核 . 北京：人民卫生出版社，2006: 160.

[3] Bridwell KR, Baldus C, Berven S, et a1. Changes in radiographic and clinical outcomes with primary treatment adult spinal deformity surgeries from two years to three-to five-years follow-up. Spine(Phila Pa 1976), 2010, 35(20): 1849-1854.

[4] 郝定均，郭华，许正伟，等 . 腰骶段脊柱结核的手术治疗 . 中国脊柱脊髓杂志，2010, 20(10): 806-810.

[5] Arora S, Sabat D, Maini L, et al. The results of nonoperative treatment of craniovertebral junction tuber-

culosis: a review of twenty-six cases. J Bone Joint Surg Am, 2011, 93(6): 540-547.

[6]　姚黎明，贾晨光，李卓，等 . 腰骶段结核术后复治的原因分析与应对策略 . 中国防痨杂志 , 2019, 41(4): 405-413.

　　【例 2 病历摘要】　　患者男，36 岁。右侧臀部及大腿疼痛 2 个月余。患者于 2 个多月前无明显诱因出现右臀部及右大腿后外侧疼痛不适，疼痛为钝痛，间断发作，劳累后加重，卧床休息后略缓解；伴有乏力、食欲缺乏；无发热、盗汗；曾于当地医院诊断为"骶髂关节炎"，给予"消炎止痛"药品治疗（具体药品不详）2 周无好转；曾于 1 个月前行腰骶椎 MRI 显示 L5、S1 椎体骨质异常信号并椎间隙狭窄，考虑"腰骶椎结核"，口服抗结核组合药品治疗后疼痛症状仍然间断发作。患者为求进一步诊治来院，门诊以"腰骶椎体结核"收入院。

一、专科检查

　　患者步态缓慢、腰部僵直，腰椎活动受限；腰椎生理曲度变直，相当于 L5～S1 椎体棘突水平有压痛及叩击痛，双下肢各群肌力正常；右侧大腿后外侧皮肤感觉略麻木；双侧膝腱、跟腱反射正常；Babinski 征阴性。

二、术前影像检查

　　1. 正侧位 X 线摄影：显示 L5、S1 椎体相邻边缘骨质破坏，椎间隙狭窄，腰骶角减小（图 6-20）。

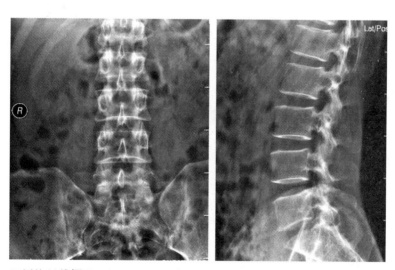

　　图 6-20　正侧位 X 线摄影，显示 L5、S1 椎体相邻边缘骨质破坏，椎间隙狭窄，腰骶角减小

　　2.CT 检查　骶椎 1 上缘可见有骨质破坏，碎死骨形成及骶前软组织肿胀，考虑脓肿（图 6-21，图 6-22）。

　　3. MRI 检查　L5、S1 矢状面 T_2WI 显示异常高信号，椎体后方组织增生，向后突出，压迫硬膜囊（图 6-23）。

三、手术适应证

　　1. L5、S1 椎体骨质破坏明显，腰骶段脊柱稳定性丧失，需重建脊柱稳定性。

　　2. 椎间破坏的范围较局限，主要集中在 S1 椎体上 1/3，患椎旁及骶前有脓肿（图 6-24）。

☆☆☆☆

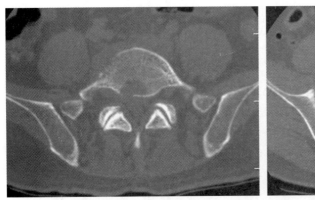
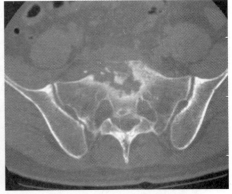

图 6-21　腰骶椎 CT 扫描，显示 S1 上缘骨质破坏，伴死骨形成及骶前软组织肿胀

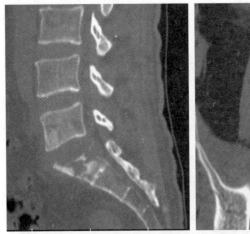
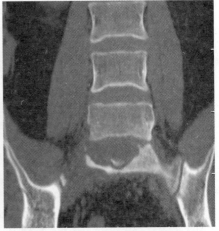

图 6-22　腰骶椎 CT 扫描三维重建，显示 S1 上缘骨质破坏，伴死骨形成

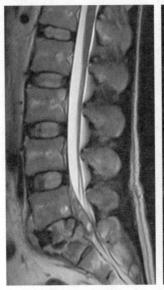
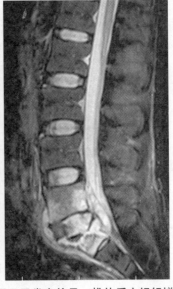

图 6-23　腰骶椎 MRI 检查。L5、S1 矢状面 T_2WI 显示异常高信号，椎体后方组织增生，向后突出，压迫硬膜囊

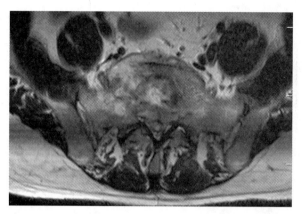

图 6-24　腰骶椎 MRI 检查。横断面扫描显示 L5 ～ S1 椎管水平脊髓受压伴椎旁脓肿形成

3. 病变累及椎管，压迫硬膜囊。因此，患者适宜采用前路行椎间病灶清除术，同时将钛笼内填充自体骨及同种异体骨混合进行植骨。

四、术前计划与手术技巧

1. **术前计划**　患者 L5 及 S1 椎体相邻边缘骨质破坏，椎间隙明显狭窄，故腰骶段脊柱稳定性丧失。侧前路病灶清除是腰骶段结核常用的手术入路，其优势在于因直视病灶可以完成彻底的病灶清除，既可清除病灶内死骨、肉芽、凿除硬化骨质，又可同时进行植骨；但由于侧前方有髂动静脉血管遮挡致 S1 椎体内固定比较困难。对骨质破坏较局限者应用钛笼联合或不联合髂骨块植骨可重建脊柱前、中柱结构，常可获得较好的稳定，对病灶愈合及骨性融合无明显不良影响。

2. **手术技巧**　取左斜卧位，行右侧倒八字切口，沿肌纤维走行方向撕开分离腹壁三层肌肉，向前推开腹膜显露 L5、S1 侧方，游离髂总静脉，结扎切断髂腰静脉（节段血管），向前拉开髂总静脉暴露 L5、S1 间隙。行前路病灶清除，椎管减压。分别暴露 L5 下缘及 S1 上缘，用骨刀凿除硬化骨，开槽，椎间稍作撑开后测植骨长度，取等长钛笼，装入自体骨及同种异体骨，将钛笼打入到 L5、S1 椎间骨槽内，病灶内置冲洗引流管，逐层关闭切口。

五、术后处理及随访

患者于术后第 2 天即可行双下肢功能锻炼。给予抗结核药品、静脉营养支持，行病灶持续灌洗引流治疗 2 周后拔除引流管。术后 2 周及 2 个月均行腰骶椎正侧位 X 线摄影及腰骶椎 CT 二维重建复查。出院后定期随访。

术后影像学复查显示患者恢复良好。

1. **腰骶椎正侧位 X 线摄影（术后 2 周）**　显示植骨位置满意，椎间高度及腰骶角较术前有部分恢复（图 6-25）。

2. **术后 2 个月 CT 复查**　骶椎病灶愈合良好，钛笼内同种异体髂骨块位置良好（图 6-26）。

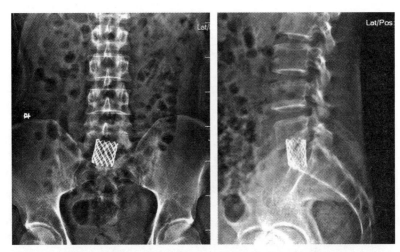

图 6-25　腰骶椎正侧位 X 线摄影，显示植骨位置满意，椎间高度及腰骶角较术前有部分恢复

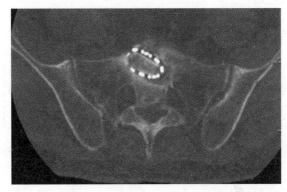

图 6-26　术后 2 个月 CT 复查，显示病灶愈合良好，钛笼内同种异体髂骨块位置良好

（刘丰胜）

主要参考文献

[1] Jain AK, Dhammi IK, prashad B, et al. Simultaneous anterior decompreasion and posterior instrumentation of the tuberculous spine using an anterolateral extraplenral approach. J Bone Joint Sutg Br, 2008, 90(11): 1477-1481.

[2] 吴启秋, 林羽. 骨与关节结核. 北京：人民卫生出版社, 2006: 160.

[3] Bridwell KH, Baldus C, BeIven S, et a1. Changes in radiographic and clinical outcomes with primary treatment adult spinal deformity surgeries from two years to three-to five-years follow-up. Spine(Phila Pa 1976), 2010, 35(20): 1849-1854.

[4] 郝定均, 郭华, 许正伟, 等. 腰骶段脊柱结核的手术治疗. 中国脊柱脊髓杂志, 2010, 20(10): 806-810.

[5] Arora S, Sabat D, Maini L, et al. The results of nonoperative treatment of craniovertebral junction tuberculosis: a review of twenty-six cases. J Bone Joint Surg Am, 2011, 93(6): 540-547.

[6] 姚黎明, 贾晨光, 李卓, 等. 腰骶段结核术后复治的原因分析与应对策略. 中国防痨杂志, 2019, 41(4): 405-413.

【例 3 病历摘要】　患者女，39 岁。2 个月前患者无明显诱因出现腰背部酸痛，疼痛放射至右下肢，症状渐加重。行腰椎 CT 检查后考虑"L5 ～ S1 椎体结核可能"，转诊我院。患者病程中偶感盗汗，无发热，大、小便正常。

一、专科检查

右侧跛屈肌肌力Ⅲ级。ASIA 分级为 D 级。

二、实验室检查

ESR：27mm/h；PPD：强阳性；结核抗体检测：阳性；布氏杆菌凝集试验：阴性；血常规未见异常。

三、入院 CT 检查

CT 扫描显示 L5 椎体前缘骨质破坏，L5 ～ S1 椎体前缘软组织肿胀（图 6-27）。

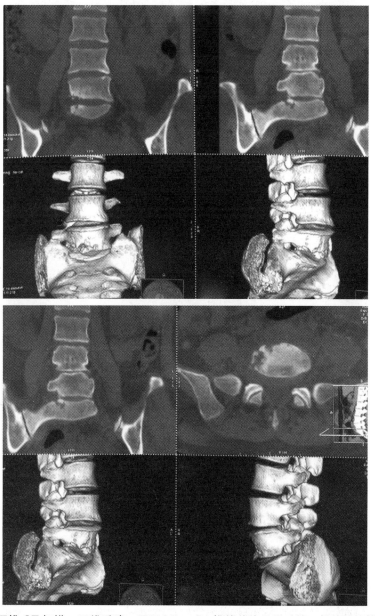

图 6-27　腰椎 CT 扫描 + 三维重建，显示 L5 ～ S1 椎体前缘骨质破坏，椎体前缘软组织肿胀

★☆☆☆

四、术前影像学检查

1. 腰椎正侧位 X 线摄影　L5 椎体正常形态消失，前下部骨质破坏（图 6-28）。

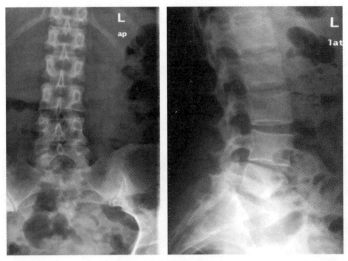

图 6-28　腰椎正侧位 X 线摄影，显示 L5 椎体正常形态消失，前下部骨质破坏

2. 腰椎 CT 扫描 + 三维重建　L5、S1 椎体内可见类圆形及不规则形溶骨性骨质破坏区，病变区可见点状死骨影，L5 ～ S1 椎旁可见脓肿影，并局限性向后突入椎管，相应硬膜囊受压，脓肿内可见点状钙化影（图 6-29）。

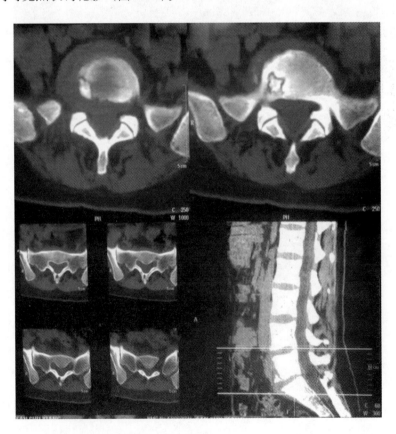

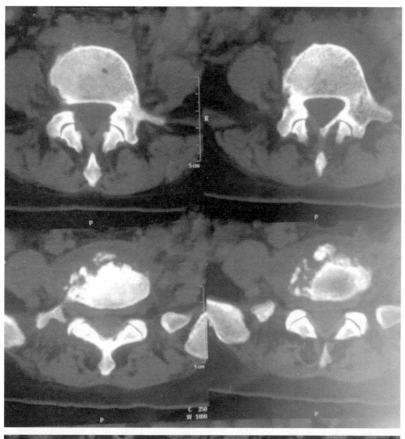

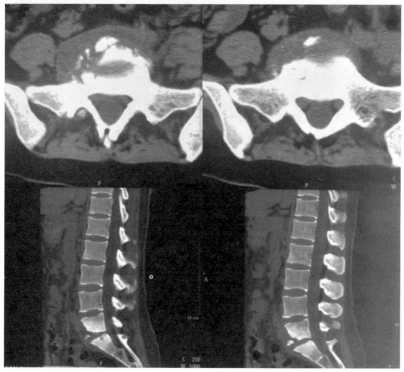

☆☆☆☆

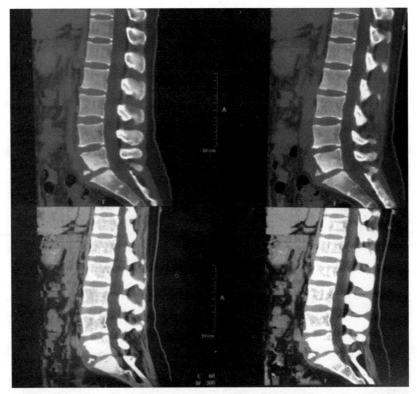

图 6-29　腰椎 CT 扫描 + 三维重建，显示 L5、S1 椎体内可见骨质破坏区，椎旁可见脓肿影

五、手术适应证

1. 患者 L5 ～ S1 椎体骨质破坏，椎旁脓肿形成，脓肿局限性向后突入椎管，相应硬膜囊受压。患者腰背部疼痛症状明显，右下肢放射性疼痛。

2. 患者 ASIA 分级为 D 级，脊髓受压。

3. 患者椎体破坏为前柱、中柱，椎旁脓肿位于椎体前缘及侧缘，故建议行前路病灶清除内固定手术。因此，患者适宜采用前路结核病灶清除，置入钛网螺钉内固定系统，保证脊柱完整性。

六、术前计划与手术技巧

1. **术前计划**　患者 L5、S1 椎体前柱及中柱可见骨质破坏区，L5 ～ S1 椎旁可见脓肿影。通过前入路行病灶清除，术中视野良好，病灶清除彻底，能够最大限度减少结核复发。既往有学者尝试在前方清除病灶的同时进行内固定，但发现术中血管损伤发生率高达 18.1%。前路清除病灶后植入钛网及钉棒系统，维护脊柱稳定性。

2. **手术技巧**　患者取仰卧位，右侧腰骶部垫高 30°，尽可能选择腹膜外入路，腹腔粘连严重者也可选择经腹膜腔入路。在左髂总静脉与右髂总动脉之间的"无血管区"分离显露结核病灶。依次切开皮肤浅深筋膜，顺腹外斜肌纤维方向切开腱膜，切断腹内斜肌、腹横肌直至腹直肌缘，即见腹膜外脂肪。将腹膜与腹横筋膜分离，向中线推开腹膜，显露腰大肌内侧缘及 L5、S1 椎体前外缘。切开腰骶椎前筋膜及脓腔壁，吸除脓液，彻底清除坏死组织及破坏的骨质，直至骨面渗血，尽量保留正常骨质。刮除肉芽组织、干酪样物质、坏死椎间盘及死骨，切除椎体坏死部分至正常骨组织，在 L5、S1 椎体间开槽，精准测量槽宽及槽深，于该处植入钛网及人工骨，外以钉棒系统固定。留置引流管，逐层关闭切口。

七、术后处理及随访

术后 3 周，患者下床行双下肢功能锻炼。给予抗结核药品及保肝治疗，定期复查各项实验室检查。术后 3 周行腰椎正侧位 X 线摄影，并于出院后定期随访。

术后影像学复查显示患者恢复良好。

腰椎正侧位 X 线摄影：显示内固定及钛网位置满意（图 6-30）。

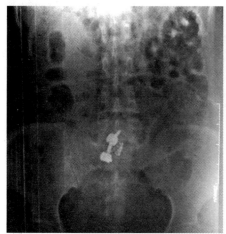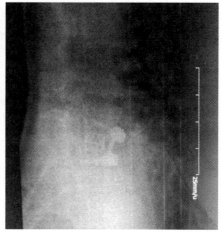

图 6-30　腰椎正侧位 X 线摄影，显示内固定及钛网位置满意

（朱德智　王文胜）

主要参考文献

[1]　Wood KB, Devine J, Fischer D, et al. Vascular injury in elective anterior lumbosacral surgery. Spine(Phila Pa 1976), 2010, 35(9 Suppl): S66-S75.

[2]　Mobbs RJ, Phan K, Daly D, et al. Approach-Related Complications of Anterior Lumbar Interbody Fusion: Results of a Combined Spine and Vascular Surgical Team. Global Spine J, 2016, 6(2): 147-154.

[3]　Hrabalek L, Adamus M, Wanek T, et al. Surgical complications of the anterior approach to the L5/S1 intervertebral disc. Biomed Pap Med Fac Univ Palacky Olomouc Czech Repub, 2012, 156(4): 354-358.

[4]　王成，罗飞，张泽华，等. 多向自锁钛板内固定一期前路治疗腰骶段结核的临床研究. 第三军医大学学报，2017, 39(21): 2093-2098.

[5]　兰家平，汤逊，徐永清，等. 一期经前路病灶清除、自体髂骨植骨内固定治疗腰骶椎结核. 临床骨科杂志，2016, 19(5): 542-546.

[6]　刘键，李明东，王先安，等. 老年脊柱结核手术并发症的原因分析及处理. 国际老年医学杂志，2018, 39(4): 168-171, 198.

[7]　Liu P, Sun M, Li S, et al. A retrospective controlled study of three different operative approaches for the treatment of thoracic and lumbar spinal tuberculosis: three years of follow-up. Clin Neurol Neurosurg, 2015, 128: 25-34.

[8]　Soares Do Brito J, Tirado A, Fernandes P.Surgical treatment of spinal tuberculosis complicated with

☆★☆☆

extensive abscess.Iowa Orthop J, 2014, 34: 129-136.

[9] Tan Y, Li Q, Wang Q, et al. Evaluation of the MTBDRplus 2.0 assay for the detection of multidrug resistance among persons with presumptive pulmonary TB in China. Sci Rep, 2017, 7(1): 3364.

[10] Rufai SB, Kumar P, Singh A, et al. Comparison of Xpert MTB/RIF with line probe assay for detection of rifampin-monoresistant Mycobacterium tuberculosis. J Clin Microbiol, 2014, 52(6): 1846-1852.

[11] Wang G, Dong W, Lan T, et al. Diagnostic accuracy evaluation of the conventional and molecular tests for Spinal Tuberculosis in a cohort, head-to-head study. Emerg Microbes Infect, 2018, 7(1): 109.

[12] 施建党，王自立. 脊柱结核术后未愈及术后复发的原因探讨. 中国矫形外科杂志, 2005, 13(15): 1184-1186.

[13] 秦世炳，董伟杰，兰汀隆，等. 128 例脊柱结核耐药患者的临床分析. 中国防痨杂志, 2013, 35(5): 299-304.

[14] 姚晓伟，董昭良，李卓，等. 60 例耐药脊柱结核患者个体化治疗及疗效的临床研究. 中国防痨杂志, 2016, 38(11): 978-984.

[15] 张丽帆，边赛男，刘晓清，等. 利奈唑胺治疗广泛耐药结核研究进展. 中华实验和临床感染病杂志 (电子版), 2016, 10(6): 649-653.

[16] Li Y, Jia W, Lei G, et al. Diagnostic efficiency of Xpert MTB/RIF assay for osteoarticular tuberculosis in patients with inflammatory arthritis in China. PLoS One, 2018, 13(6): e0198600.

第三节　腰骶椎后路内固定并前路经腹膜外病灶清除植骨术

【例 1 病历摘要】　患者女，69 岁，腰骶部疼痛伴活动受限 1 年，加重 6 个月，于 1 年前劳累后自觉腰骶部疼痛伴活动受限，疼痛为钝痛，间断发作，长距离行走后疼痛加重，卧床休息后减轻。曾于当地诊所以"腰椎退变"给予理疗、小针刀治疗后症状仍间断发作。近 6 个月来自觉腰骶部疼痛症状逐渐加重，坐起、站立等体位变动时疼痛明显，伴盗汗、乏力症状。曾就诊于当地医院行腰椎 MRI 检查，显示 L5 椎体向前滑脱，L4 ～ S1 椎体及周围信号异常改变，考虑感染性病变。给予"异烟肼、利福平、吡嗪酰胺、乙胺丁醇"抗结核药物治疗至今，自觉腰骶部症状未缓解。现疼痛症状明显，严重影响日常行走，为求进一步诊治特来我院门诊以"腰骶椎体结核？"收入院。

一、专科检查

站立位步态缓慢、腰部僵直。腰椎前凸加大。腰椎活动严重受限，仅能够前屈 10°、后伸 20°、左右侧屈 20°。俯卧位相当于 L4 ～ S1 椎体棘突有叩击痛，棘突旁两侧软组织压痛。双下肢肌张力、肌力、皮肤感觉正常，左侧膝腱反射亢进，双侧跟腱反射减弱。双侧 Babinski 征阴性，踝阵挛阳性。

二、术前影像学检查

1. 侧位 X 线摄影　L5、S1 椎体骨质破坏，椎间隙狭窄，可见死骨形成。L5 椎体滑脱，腰骶角减小（图 6-31）。

2. 腰骶椎 CT 检查　L5、S1 骨质破坏，伴死骨形成及双侧髂腰肌脓肿（图 6-32）。

3. 腰骶椎 MRI 检查　矢状面 T_2WI 及压脂扫描显示 L5、S1 椎体异常高信号，椎体后方组织增生，向后突出，压迫硬膜囊（图 6-33）。

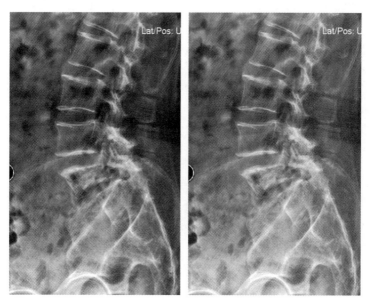

图 6-31　腰椎侧位 X 线摄影：L5、S1 椎体骨质破坏，椎间隙狭窄，可见死骨形成。L5 椎体滑脱，腰骶角减小

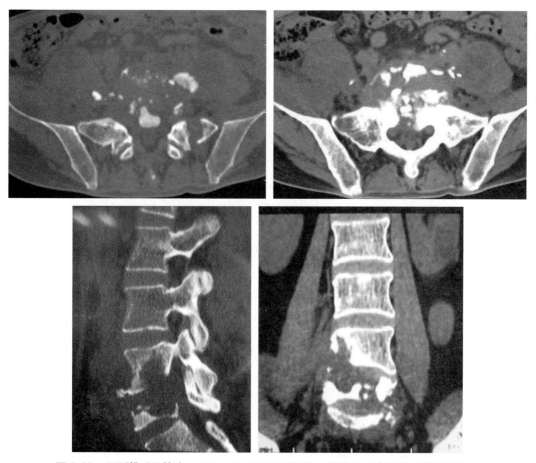

图 6-32　腰骶椎 CT 检查，显示 L5、S1 骨质破坏，伴死骨形成及双侧髂腰肌脓肿

☆☆☆☆☆

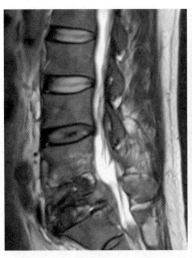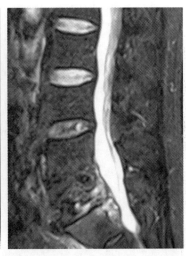

图 6-33　腰骶椎 MRI 检查：腰骶椎椎体可见异常高信号，椎体后方组织增生，向后突出，压迫硬膜囊

三、手术适应证

1. L5、S1 椎体骨质破坏明显，腰骶段脊柱稳定性丧失致 L5 椎体病理性滑脱，需重建脊柱稳定性。

2. 椎间破坏的程度较重，患椎旁及骶前均有明显脓肿。

3. 病变累及附件、椎管，神经根受压，需要行椎管扩大减压。

因此，患者适宜采用后路椎弓根螺钉内固定矫正滑脱移位，前路行椎间病灶清除、钛笼内填充自体骨及同种异体骨混合植骨。

四、术前计划与手术技巧

1. 术前计划　患者 L5 椎体大部分破坏，S1 前缘破坏约 1/2；椎间有大量死骨形成。L5 ～ S1 椎间隙略狭窄，L5 椎体病理性滑脱移位，故腰骶段脊柱稳定性丧失。可通过后路椎弓根螺钉内固定矫正滑脱移位并重建脊椎后柱及腰骶角结构的稳定性；椎管内有结核性肉芽组织压迫 L5 ～ S1 节段硬膜囊，患者有神经根受压表现，可经前路清除椎间死骨、搔刮椎管内肉芽组织并扩大椎管，将同种异体髂骨块植入行椎间植骨，重建脊柱前、中柱结构。

2. 手术技巧　患者置俯卧位，腰背部正中切口，沿棘突剥开双侧骶棘肌向两侧推开，显露椎板，分别显露两侧 L3、L4 及髂后上嵴，分别于 L3、L4 各置入 2 枚椎弓根螺钉，于双侧髂后上棘各置入 1 枚髂骨螺钉，后方稍做撑开以矫正腰骶角。留置引流管，逐层关闭切口。另取左侧卧位，行右侧倒八字切口，沿肌纤维走行方向撕开分离腹壁三层肌肉，向前推开腹膜显露 L5、S1 侧方，游离髂总静脉，结扎切断髂腰静脉（节段血管），向前拉开髂总静脉暴露 L5 ～ S1 间隙。探查见 L5 椎体后 2/3 骨质完全侵蚀破坏，清除 L4、L5 及 S1 椎间坏死肉芽、多块死骨、脓液及病变椎间盘，行椎管减压。分别暴露 L4 下缘及 S1 上缘，用骨刀凿除硬化骨，开槽，椎间稍作撑开后测植骨长度，将等长同种异体髂骨打入到 L4 ～ S1 椎间骨槽内，病灶内置引流管，逐层关闭切口。

五、术后处理及随访

患者于术后第 2 天，行双下肢功能锻炼。给予抗结核药品、静脉营养支持，待彻底引流干净后拔除引流管。术后 2 周行腰骶椎正侧位 X 线摄影及腰骶椎 CT 二维重建复查。出院后定期随访。

术后影像学复查显示患者恢复良好。

1. 腰骶椎正侧位 X 线摄影　内固定及植骨位置满意，滑脱移位得到矫正，椎体间高度恢复（图 6-34）。

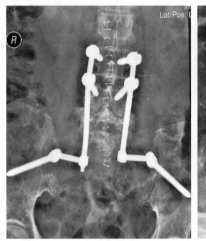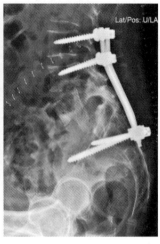

图 6-34　腰椎正侧位 X 线：可见内固定及植骨位置满意，滑脱移位得到矫正，椎体间高度恢复

2. 腰骶椎 CT 复查　显示内固定及植骨位置满意（图 6-35）。术后 6 个月 CT 矢状面三维重建，显示同种异体髂骨块已骨性融合（图 6-36）。

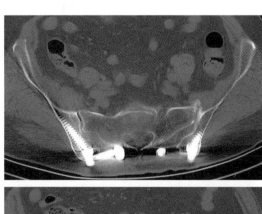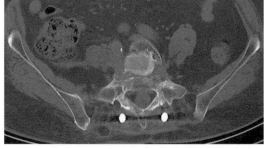

图 6-35　腰骶椎 CT 复查：显示内固定及植骨位置满意。显示同种异体髂骨块已骨性融合

☆☆☆☆

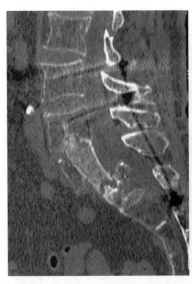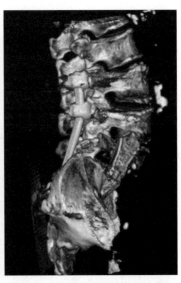

图 6-36　术后 6 个月 CT 矢状面三维重建：椎体见植入的同种异体及髂骨块均已骨性融合，起到支撑作用

【例 2 病历摘要】　患者女，29 岁，腰骶部不适伴双下肢麻木无力 4 个月余、加重伴活动受限 1 个月。患者于 4 个多月前无明显诱因自觉腰骶部不适伴双下肢麻木无力，未予诊治，卧床休息后略缓解，伴有盗汗、乏力症状。于 1 个月前自觉双下肢麻木无力症状加重，不能行走。曾就诊于当地医院，行腰椎 CT 检查显示 L5、S1 椎体骨质破坏伴左侧腰大肌脓肿，死骨形成，侵及椎管，考虑结核。患者为求进一步诊治特来我院，门诊以"腰骶椎体结核？"收入院。

一、专科检查

患者被迫卧位，相当于 L4～S1 椎体棘突有叩击痛，棘突旁两侧软组织压痛。可触及后凸畸形；双下肢肌力下降：双侧股四头肌、腓肠肌、左侧胫前肌、左侧踇长伸肌、趾长伸肌肌力Ⅳ级，右侧胫前肌、右侧踇长伸肌、趾长伸肌肌力Ⅲ级；双下肢皮肤感觉麻木、右侧为著，肛门反射正常，双侧膝腱、跟腱反射减弱。双侧 Babinski 征阴性，踝阵挛阳性。

二、术前影像学检查

1. 正侧位 X 线摄影　L5、S1 椎体骨质破坏，椎间隙狭窄，可见死骨形成。L5 椎体滑脱，腰骶角减小（图 6-37）。

2. 腰椎 CT 检查　L5、S1 椎体骨质破坏，内可见死骨形成，部分压迫椎管，椎旁有腰大肌脓肿，同时 L5 椎体滑脱（图 6-38）。

3. 腰骶椎 MRI 检查　腰骶椎椎体异常高信号影，腰椎椎体后方异常组织增生，向后突出并压迫硬膜囊（图 6-39）。

三、手术适应证

1. L5、S1 椎体骨质破坏明显，腰骶段脊柱稳定性丧失致 L5 椎体病理性滑脱，需重建脊柱稳定性。

2. 椎间破坏的程度较重，患椎旁及骶前均有明显脓肿。

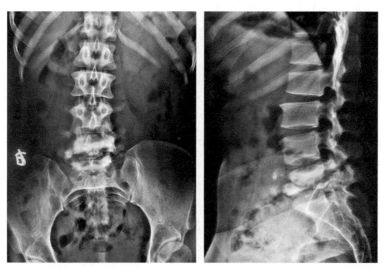

图 6-37　腰椎正侧位 X 线摄影：L5、S1 椎体骨质破坏，椎间隙狭窄，可见死骨形成

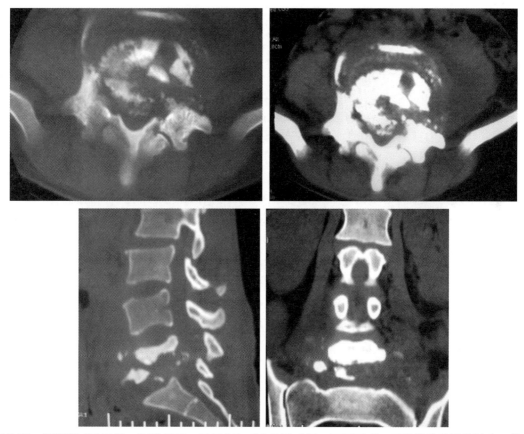

图 6-38　腰骶椎 CT 扫描＋三维重建，显示 L5、S1 骨质破坏，死骨形成，压迫椎管致椎管狭窄，椎旁腰大肌脓肿，L5 椎体滑脱

3. 病变累及附件、椎管，神经根受压，需要行椎管扩大减压。

因此，患者适宜采用后路椎弓根螺钉内固定矫正滑脱移位，前路行椎间病灶清除，钛笼内填充自体骨及同种异体骨混合植骨。

☆ ☆ ☆ ☆

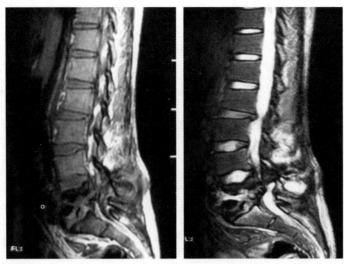

图 6-39　腰骶椎 MRI 检查。矢状面 T_2WI 显示 L5、S1 椎体异常高信号，椎体后方组织增生，向后突出，压迫硬膜囊

四、术前计划与手术技巧

1. 术前计划　患者 L5 椎体严重破坏，仅剩余不足 1/3；S1 上缘椎体骨质破坏，椎间有大量死骨形成；L5 ～ S1 椎间隙略狭窄，L5 椎体病理性滑脱移位，故腰骶段脊柱稳定性丧失；可通过后路椎弓根螺钉内固定矫正滑脱移位并重建脊椎后柱及腰骶角结构的稳定性。椎管内有结核性肉芽组织压迫 L5 ～ S1 节段硬膜囊，患者有神经根受压表现；可经前路清除椎间死骨、搔刮椎管内肉芽组织并扩大椎管，将自体髂骨及同种异体髂骨块混合填充入钛笼行椎间植骨，以重建脊柱前、中柱结构。

2. 手术技巧　患者置俯卧位，腰背部正中切口，沿棘突剥开双侧骶棘肌向两侧推开，显露椎板，分别显露两侧 L4、S1 关节突，分别于 L4、S1 各置入 2 枚椎弓根螺钉，椎弓根钉打在正常骨质内，避免打入病椎；如 S1 椎体破坏可将钉头斜向外下方打入骶骨侧方，避免打入病变椎体内影响前路病灶清除植骨。后方稍做撑开矫正腰骶角。留置引流管，逐层关闭切口。另取右侧卧位，行左侧倒八字切口，沿肌纤维走行方向撕开分离腹壁三层肌肉，向前推开腹膜显露 L5 ～ S1 侧方，游离髂总静脉，结扎切断髂腰静脉（节段血管），向前拉开髂总静脉暴露 L5 ～ S1 间隙。行前路病灶清除，椎管减压。分别暴露 L5 下缘及 S1 上缘，用骨刀凿除硬化骨，开槽，椎间稍作撑开后测植骨长度，取等长钛笼，装入自体骨及同种异体骨，将钛笼打入到 L5 ～ S1 椎间骨槽内，病灶内置引流管，逐层关闭切口。

五、术后处理及随访

患者于术后第 2 天，行双下肢功能锻炼。给予抗结核药品、静脉营养支持，待彻底引流干净后拔除引流管。术后 2 周行腰骶椎正侧位 X 线摄影及腰骶椎 CT 二维重建复查。出院后定期随访。

术后腰骶椎正侧位 X 线摄影复查（术后 2 周）：显示内固定及植骨位置满意。滑脱移位得到矫正，椎体间高度恢复（图 6-40）。

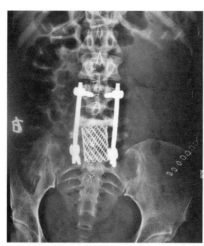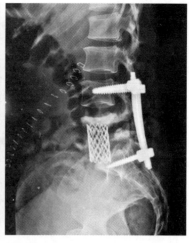

图 6-40 腰骶椎正侧位 X 线 内固定及植骨位置满意。滑脱移位得到矫正，椎体间高度恢复

（刘丰胜 贾晨光）

主要参考文献

[1] Danesh-Clough T, Theis JC, van der Linden A. Mycobacterium xenopi infection of the spine: a case report and literature review. Spine(Phila Pa 1976), 2000, 25(5): 626-628.

[2] 秦世炳 . 重视结核病诊治和脊柱结核手术时机的选择 . 中国骨伤 , 2013, 26(7): 533-535.

[3] 蒲育 , 何敏 , 蔡海东 , 等 . 腰骶段脊柱结核的手术治疗 . 中国骨肿瘤骨病 , 2011, 10(4): 351-354.

[4] 阿不都乃比·艾力 , 张宏其 , 唐明星 , 等 . 单纯一期后路手术联合多枚分网异形钛网技术治疗腰骶段脊柱结核 . 中南大学学报 (医学版), 2014, 39(12): 1313-1319.

[5] 高金楼 . 前后联合手术入路治疗腰骶段脊柱结核 35 例临床分析 . 当代医学 , 2015, 21(6): 29-30.

[6] 姚黎明 , 贾晨光 , 李卓 , 等 . 腰骶段结核术后复治的原因分析与应对策略 . 中国防痨杂志 , 2019, 41(4): 405-413.

第四节 前路经腹腔病灶清除植骨并内固定术

例 1 后路内固定、前路病灶清除植骨手术。

【病历摘要】 患者女，61 岁，主诉腰痛 2 年。于多家医院诊断为腰椎结核伴腰大肌脓肿，给予 H-R-Z-E 四联抗结核药品治疗 21 个月，腰痛无明显缓解，增加利奈唑胺行抗结核药品治疗 3 个月，患者出现双下肢麻木，就诊于我院。

一、专科检查

双侧膝关节以下感觉麻木，下肢肌力 V 级，下腰椎伴明显压痛，叩击痛阳性，腰椎各项活动受限。

二、术前影像学检查

1. 腰椎正侧位 X 线摄影 显示 L5 ～ S1 椎间隙变窄，伴有椎体前缘破坏缺损，双侧腰大肌影增宽（图 6-41）。

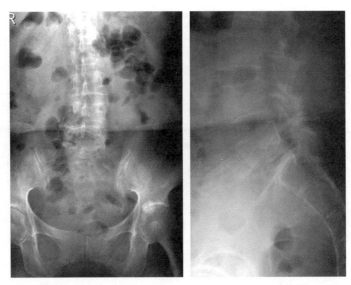

图 6-41　腰椎正侧位 X 线摄影，显示 L5 ～ S1 椎间隙变窄，伴有椎体前缘破坏缺损，双侧腰大肌影增宽

　　2. 腰椎 CT 扫描＋三维重建　显示 L5 ～ S1 椎体溶骨性破坏，少量游离死骨形成，骶前及双侧腰大肌脓肿形成（图 6-42）。

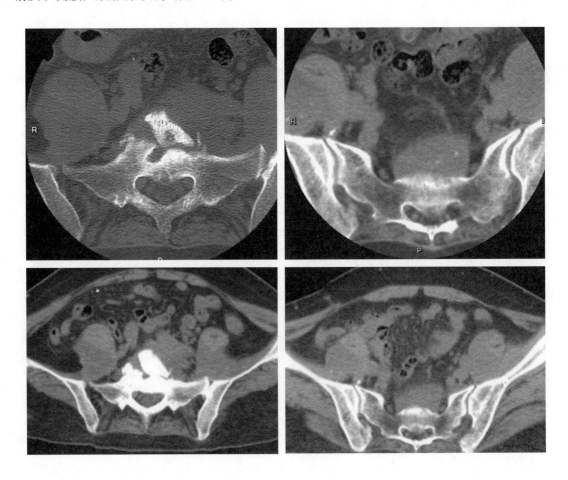

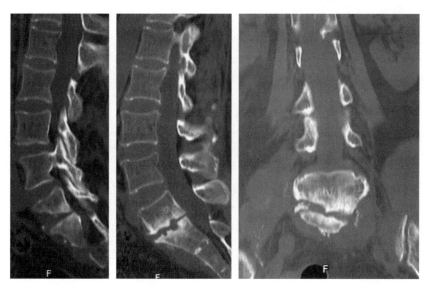

图 6-42　腰椎 CT 扫描＋三维重建，显示 L5 ～ S1 椎体溶骨性破坏，少量游离死骨形成，骶前及双侧腰大肌脓肿形成

三、手术适应证及分析

患者 L5 ～ S1 椎体溶骨性破坏缺损，前柱、中柱稳定性丧失，骶前及双侧腰大肌脓肿，抗结核药品治疗无效。

此患者适合采用后路椎弓根钉棒内固定，右下腹斜切椎体病灶清除，取髂骨椎间植骨（同切口行右侧腰大肌脓肿及骶前脓肿清除），左下腹小切口脓肿清除术。

四、手术方案及过程

（一）体位与麻醉

1. 体位　采用仰卧位，腰骶骨病灶下方垫枕。

2. 麻醉　采用气管内插管行全麻或硬膜外麻醉均可，术前导尿排尽尿液，保留导尿管。

（二）操作步骤

1. 切口　L5、S1 结核手术切口通常可有如下 2 种，即经腹膜外途径和经腹腔内途径。

（1）经腹膜外途径：切口与腰椎结核相同，为低位倒八字切口，以右侧进入为好。

（2）经腹腔内途径：左下腹旁正中线直切口，绕脐开始纵形向下，直抵耻骨联合（图 6-43）。

2. 病灶显露　与上述腰椎结核病灶清除术相同。

（1）经腹膜外进入骨病灶：切开皮肤、皮下及腹部诸肌，将腹膜小心钝性剥离推向中线，仔细显露输尿管和髂动、静脉及其髂内、外动、静脉。脓肿较大者于椎体侧方避开髂血管及其分支，从血管间隙穿刺

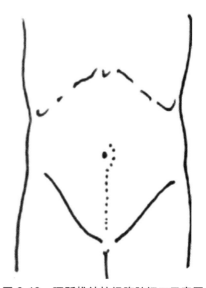

图 6-43　腰骶椎结核经腹腔切口示意图

☆★☆☆

抽出脓液。于脓肿欲切开处，连续穿刺。以点连线确定一条避开血管的切开线，然后切开脓肿。于脓肿内侧寻找进入骨病灶的窦道口，进入骨病灶。或者将腹膜及肠管等脏器推向对侧，显露 L5、S1 前方，于腹主动脉、下腔静脉分出左右髂总动、静脉于骶骨胛的分叉处，保护好髂总动、静脉，结扎骶中动、静脉。仍用以点连线法确定骶前无血管切开线，切开前纵韧带及骨膜进入 L5、S1 骨病灶。

（2）经腹腔内进入骨病灶：切开皮肤、皮下及腹部诸肌，切开腹膜进入腹腔，将大网膜向上翻开，用纱布分别将小肠、大肠亦推向上方和左右两侧，并用牵开器或拉钩固定其位置，将膀胱（子宫）牵向下方并固定。找到腹主动脉、下腔静脉及其分支髂总、静脉和骶骨胛。将上述血管与组织保护好，纵行切开后腹膜，结扎骶中动、静脉。用穿刺以点连续法确定骶前切开线，纵形向下切开前纵韧带进入骨病灶。

3. 清除病灶　用纱布保护好脓肿周围，切开脓肿后注意负压吸干净脓液，以防污染腹腔。用刮匙搔刮骨病灶内及骶前脓肿内的脓、干酪样物质、肉芽组织、死骨和坏死椎间盘，用咬骨钳将硬化的骨病灶边缘咬除。

4. 病灶清除后的处理及缝合　清除彻底后，骨质缺损较多者可取自体髂骨于侧方植骨。清洁冲洗。经腹膜外途径者，术毕应在病灶处放置硅胶管以进行引流；经腹腔者，彻底清除骨病灶后，如需要可取髂骨于椎体前方行椎前植骨。缝合后腹膜取出纱布使大小肠及大网膜恢复原位，逐层缝合腹膜及腹部诸肌及皮下皮肤等。

（三）术后处理

1. 术后患者卧硬板床休息。

2. 经腹膜外病灶清除者，2 ~ 3d 无引流液后可拔除病灶引流管。

（四）注意事项

1. 经腹膜外病灶清除者，术中剥离腹膜应注意仔细轻柔勿使破损，一旦剥破应立即缝合。

2. 切开脓肿时，应选择在血管间隙中进行，小心穿刺以点带线确定切开处，避免损伤血管造成出血。

3. 经腹腔内手术者，脓肿切开后应将脓肿周围保护好，勿使脓液外漏而污染腹腔。

4. 植骨者应嵌插牢固，术中所植骨在融合前患者翻身时应保持平稳，勿使植骨块脱落。

五、术前计划与手术技巧

（一）术前计划及分析

患者 L5 ~ S1 椎体溶骨性破坏、缺损，脊柱结构性破坏，需行病灶清除，同时进行脊柱结构性重建（椎间植骨），以恢复脊柱功能实现稳定性重建；植骨块稳定，利于植骨融合。CT 扫描显示，患者 L5 及 S1 残余椎体较大，可作为内固定椎体及植骨椎体，于髂血管分叉下行植骨可以完成；可选用后路椎弓根钉棒行 L5 ~ S1 内固定；右下腹斜切行椎体病灶清除，取患者自体髂骨行椎间植骨。同切口可将右侧腰大肌及骶前脓肿清除；左腰大肌脓肿可取左下腹小切口行脓肿清除术。

此手术优点，是内固定与病灶清除、椎间植骨手术分开操作，解剖入路清晰，术区暴露充分，手术相对简单容易，损伤少。缺点：一是手术增加一个切口，增加手术创伤及手术时间，增加手术风险；二是先做后路内固定，因椎体病变未清除，椎间未松解，内固定矫正脊柱畸形不充分。

（二）手术技巧

1. 患者先取俯卧位，采用后路腰骶部正中切口，显露 L5、S1 椎体双侧上关节突，L5、S1 椎体分别置入 2 枚椎弓根螺钉；留置引流管，逐层关闭切口。

2. 患者翻身取仰卧位，右侧腰部垫薄枕，取常规下腹斜切口，逐层切开，直达腹膜外脂肪；切口内下方要注意避免切开腹直肌鞘，以免进入腹腔；男性要注意避免损伤精索，将腹膜、输尿管、精索动静脉（女性为卵巢动静脉）自腹主动脉、下腔静脉及髂总动静脉表面剥离并向内侧牵开，显露髂血管分叉下方三角地带，部分患者因炎症，腹膜后组织粘连重，要小心剥离；注意避免发生不必要的损伤。用手可触及髂总动脉分叉处，小心剥离显露左侧髂总静脉，剥离时紧贴骶前脓肿壁表面，减少出血及交感神经丛损伤；自髂总动脉分叉下，左侧髂总静脉内侧，纵行切开前纵韧带及脓肿壁，进入脓腔，紧贴椎体表面向两侧剥离显露 L5、S1 椎体，十字切开脓肿壁，边切开边剥离显露椎体，即可充分显露 L5、S1 椎体及病变组织，再进行病灶及脓肿清除，然后取患者自体髂骨块或钛笼进行椎间植骨（见彩图 22）。

六、术后处理及随访

术后给予抗结核、抗炎、抗凝药品治疗，并给予静脉营养支持；对患者进行双下肢活动及按摩，待彻底引流干净后拔除引流管。术后 1 周行腰椎正侧位 X 线摄影及 CT 扫描＋三维重建复查，观察植骨块位置好、稳定，患者即可佩戴腰围或腰部支具下地活动，出院后每 3 个月定期随访 1 次。

术后影像学复查显示患者恢复良好。

1. 腰椎正侧位 X 线摄影　显示内固定位置满意，后凸畸形得到矫正，椎间高度恢复（图 6-44）。

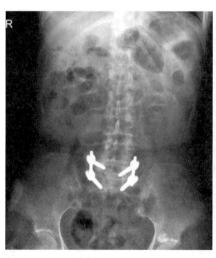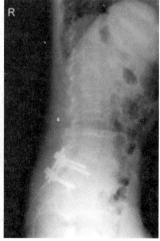

图 6-44　胸椎正侧位 X 线摄影复查，显示内固定位置满意，后凸畸形得到矫正，椎间高度恢复

2. 胸椎 CT 扫描＋三维重建　显示内固定及植骨块位置满意，病灶清除彻底（图 6-45，图 6-46）。

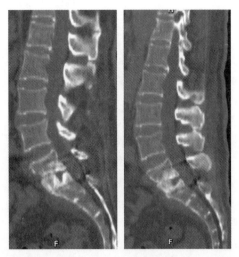

图 6-45 腰椎 CT 扫描 + 三维重建复查，显示植骨块位置满意，病灶清除彻底，未见明显脓肿

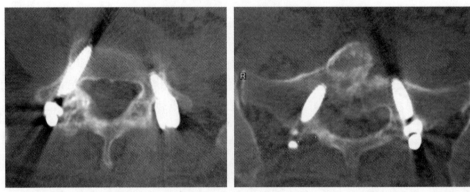

图 6-46 腰椎 CT 横断面扫描复查，显示内固定及植骨块位置满意，病灶清除彻底，椎管及椎体前缘均无脓肿

3. 腰椎 CT 扫描 + 三维重建 显示植骨块融合、病变治愈（图 6-47，图 6-48）。

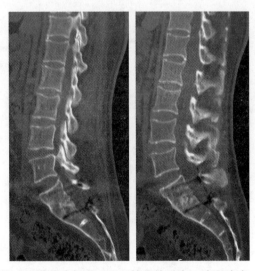

图 6-47 腰椎 CT 扫描 + 三维重建复查，显示植骨块融合、病变治愈，周围未见明显脓肿影

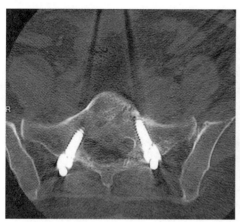
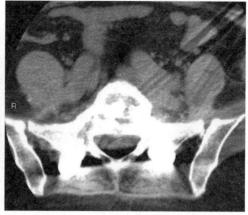

图 6-48　腰椎横断面 CT 扫描复查，显示病变治愈，内固定稳定，周围未见明显脓肿影

例 2　侧前方入路病灶清除、植骨、前路内固定手术。

【病历摘要】　患者女，52 岁，1 年前患者无明显诱因出现腰部疼痛，呈负力性，卧床缓解，于当地医院诊断考虑腰椎结核可能，给予 H-R-Z-E 抗结核药品治疗 1 年，右大腿腹股沟处出现寒性脓肿，就诊于我院。患者患系统性红斑狼疮 5 年，服用强的松至今。

一、专科检查

患者腰椎生理性前凸变小，伴有明显压痛、叩击痛，腰椎各项活动明显受限，右侧腹股沟区可见寒性脓肿。

二、术前影像学检查

1. 腰椎正位 X 线摄影　显示 L4～L5 及 L5～S1 椎间隙变窄，伴有椎体破坏缺损；并显示右侧腰大肌影增宽（图 6-49）。

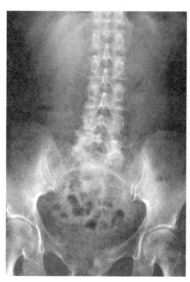
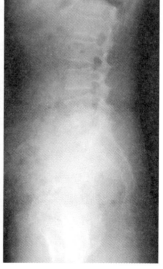

图 6-49　腰椎正侧位 X 线摄影，显示 L4～L5 及 L5～S 1 椎间隙变窄，伴有椎体破坏缺损；正位 X 线摄影同时显示右侧腰大肌影增宽

☆ ☆ ☆ ☆

2. CT 扫描 + 三维重建　显示 L3、L4、L5 及 S1 椎体溶骨性破坏缺损，游离死骨形成，右侧腰大肌脓肿形成（图 6-50，图 6-51）。

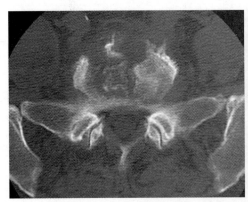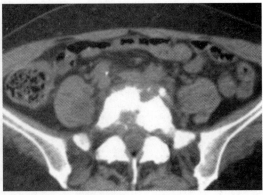

图 6-50　腰椎横断面 CT 扫描，显示 L4 ～ S 1 椎体破坏缺损，椎前脓肿影

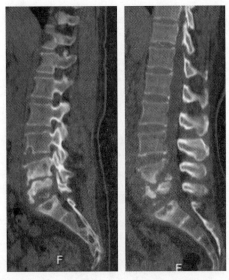

图 6-51　腰椎 CT 扫描 + 三维重建，显示 L3、L4、L5 及 S1 椎体骨质破坏，以 L4 为著，周围见大量死骨影，侵及椎管

3. 腰椎 MRI 检查　矢状面压脂 T_2WI 显示 L3、L4、L5 及 S1 椎体及椎间盘异常高信号，T_1WI 呈低信号，椎体及椎间盘失去正常形态，椎间隙变窄（图 6-52）。

三、手术适应证及分析

患者 L3、L4、L5 及 S 1 椎体溶骨性破坏缺损，游离死骨形成，右腰大肌脓肿形成，前柱、中柱稳定性丧失，抗结核药品治疗无效。此患者适宜采用左下腹斜切椎体病灶清除，取髂骨（钛笼）椎间植骨、前路钉棒内固定，右下腹小切口行脓肿清除术。

四、术前计划与手术技巧

（一）术前计划

患者 L3、L4、L5 及 S1 椎体溶骨性破坏、缺损，脊柱结构性破坏，须行病灶清除，同

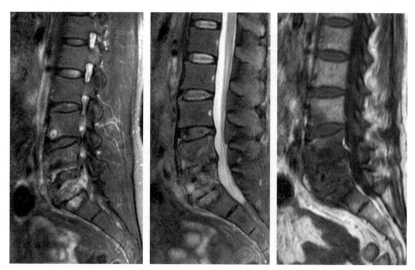

图 6-52　腰椎 MRI 矢状面扫描，可见 L3 ～ S1 骨质破坏，椎管内尚未见明显脓肿影

时进行脊柱结构性重建（椎间植骨），恢复脊柱功能及稳定性；患者病变节段多，植骨于前方髂血管分叉下不可以完成，可采用左背腹切口行侧前方椎体病灶清除，取髂骨椎间钛笼植骨，S1 残余椎体可作为植骨床，可在同切口行前路钉棒内固定；右腰大肌脓肿，可取右下腹小切口行脓肿清除术。

此手术优点是内固定与病灶清除、椎间植骨可由 1 个切口完成，同时病灶清除后，椎间松解充分，腰椎后凸畸形矫正较为容易。缺点：局部解剖复杂，L5、S1 椎体侧方被大血管及腰神经根覆盖，手术需要扩大显露；局部解剖不熟悉者，容易发生副损伤。

（二）手术技巧

1. 手术体位、切口与注意事项　患者取侧斜卧位，身体与手术台成 60°，采用背腹切口，重点是要小心游离、结扎好髂腰静脉及腰升静脉，腰升静脉与髂总静脉的蒂很短，有的很粗，有的可能有数支，一旦损伤，会导致大出血；腰升静脉如果破裂，破裂残端不好找，髂总静脉需要缝合；后方腰神经根的可显露，需要遵循骨膜下剥离，小心造成神经根的挫伤或损伤；骶椎的螺钉置入，要注意方向，避免进入椎管，导致神经根损伤（图 6-53）。

2. 脓肿清除术　患者翻身取仰卧位，左侧腰部垫薄枕，取 3 ～ 5cm 切口，逐层切开，将右侧腰大肌脓肿清除。

五、术后处理及随访

术后给予患者抗结核、抗炎、抗凝药品治疗及静脉营养支持，双下肢活动及按摩；待彻底引流干净后拔除引流管。术后 1 周行腰椎正侧位 X 线摄影及腰椎 CT+ 三维重建复查，显示植骨块位置好、稳定，患者即可佩戴腰围或在腰部支具保护下下地活动。出院后每 3 个月定期随访 1 次。

术后影像学复查显示患者恢复良好。

1. 腰椎正侧位 X 线摄影　显示内固定装置位置满意，后凸畸形得到矫正，椎间高度恢复（图 6-54）。

2. 胸椎 CT 扫描＋三维重建　显示内固定装置及植骨块位置满意，病灶清除彻底（图 6-55）；植骨块融合、病变治愈（图 6-56）。

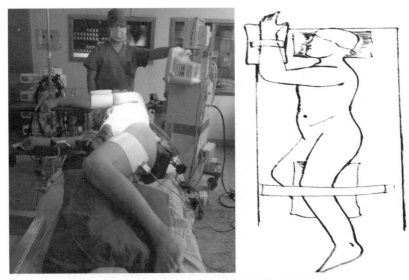

图 6-53　术中体位实物及侧卧位示意图

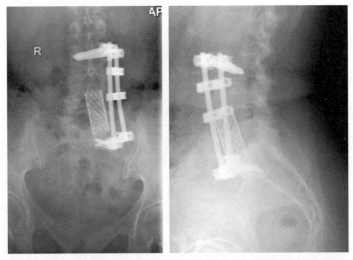

图 6-54　腰椎正侧位 X 线摄影复查，显示内固定装置位置满意，后凸畸形得到矫正，椎间高度恢复

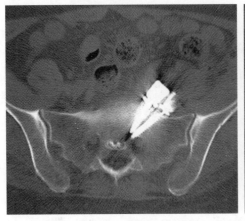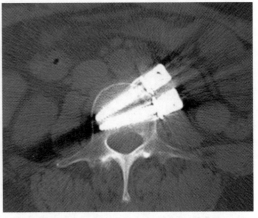

图 6-55　腰椎 CT 横断面扫描复查，可见内固定螺钉置入位置合适，周围无明显脓肿

☆ ☆ ☆ ☆

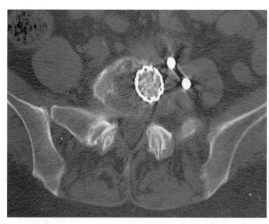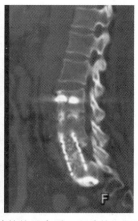

图 6-56　腰椎 CT 横断面扫描＋三维重建复查，显示腰椎内置入钛笼位置合适，无移位，周围无明显脓肿

例 3　后路内固定，侧前方入路病灶清除、植骨手术。

【病历摘要】　患者男，42 岁，腰痛伴活动受限 3 年，加重 5 个月。患者确诊 HIV 感染 5 年，抗病毒治疗后病情稳定。患者 3 年前出现腰痛，呈负力性，活动后加重，卧床休息缓解。于当地医院采用中药治疗，无明显效果；5 个月前患者腰痛加重，诊断为腰椎结核，给予 H-R-Z-E 化疗方案行抗结核药品治疗至今，现来我院就诊。

一、专科检查

患者腰椎生理性前凸变小，腰椎伴有明显压痛、叩击痛，腰椎各项活动明显受限，右侧腹股沟饱满，腰大肌可触及巨大肿物，伴有波动感，伴轻压痛。

二、术前影像学检查

1. **腰椎正侧位 X 线摄影**　显示 L4～L5、L5～S1 椎间隙变窄，伴有椎体破坏缺损，右侧腰大肌影增宽（图 6-57）。

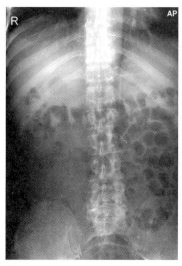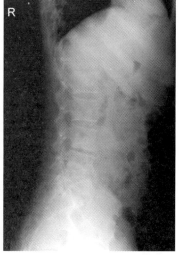

图 6-57　腰椎正侧位 X 线摄影，显示 L3、4、5 及 S1 椎体溶骨性破坏，L3～L4、L5～S1 椎间隙变窄，L4～L5 椎间隙消失，腰椎生理性前凸变小。正位 X 线摄影同时显示右侧腰大肌影增宽

2.CT 扫描＋三维重建　显示 L3、L4、L5 及 S1 椎体溶骨性破坏缺损，游离死骨形成，双侧腰大肌脓肿形成（图 6-58，图 6-59）。

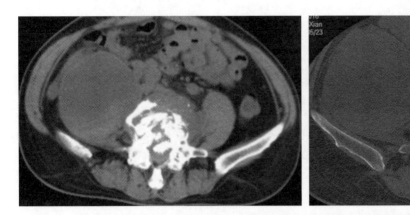

图 6-58　腰椎 CT 横断面扫描，显示椎体溶骨性破坏，右侧腰大肌巨大脓肿影

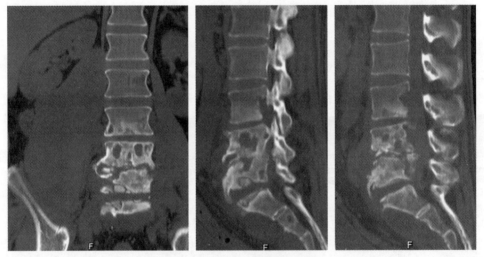

图 6-59　腰椎 CT 扫描，显示 L3、L4、L5 及 S1 椎体溶骨性破坏，L3～L4、L5～S1 椎间隙变窄，L4～L5 椎间隙消失，腰椎生理性前凸变小，可见右侧腰大肌巨大脓肿影

3.腰椎 MRI 检查　矢状面压脂 T_2WI 显示 L3、L4、L5 及 S1 椎体及相邻椎间盘异常高信号，T_1WI 呈低信号，椎体及椎间盘失去正常形态，椎间隙变窄，双侧腰大肌及骶前脓肿形成，后方硬膜受压（图 6-60）。

三、手术适应证及分析

患者 L3、L4、L5 及 S1 椎体溶骨性破坏缺损，游离死骨形成，双侧腰大肌、骶前脓肿形成，前柱、中柱稳定性丧失。此患者适宜采用后路钉棒内固定，左下腹斜切椎体病灶清除，取髂骨（钛笼）椎间植骨、右下腹小切口脓肿清除术。

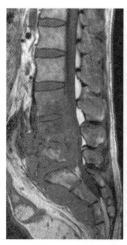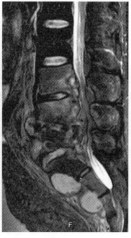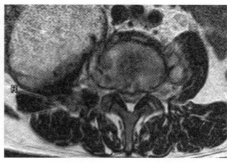

图 6-60 腰椎 MRI 检查。显示腰椎椎体 L3、L4、L5 及 S1 椎体溶骨性破坏，对应椎体椎管内有脓肿影；横断面可见右侧腰大肌巨大脓肿影，左侧腰大肌内亦有脓肿影

四、术前计划与手术技巧

（一）术前计划

患者 L3、L4、L5 及 S1 椎体溶骨性破坏、缺损，脊柱结构性破坏，需行病灶清除，同时进行脊柱结构性重建（椎间植骨），恢复脊柱功能及稳定性。此患者确诊为 HIV 感染，目前控制尚可，给予一期行后路钉棒内固定术。患者病变节段多，植骨于前方髂血管分叉下不可以完成，可二期采用左背腹切口行侧前方椎体病灶清除，取髂骨椎间钛笼植骨；右腰大肌脓肿及骶前脓肿，可取右下腹小切口行脓肿清除术。

此手术优点，分期手术，手术创伤相对小，医护人员 HIV 暴露机会降低；二期手术，术中术野显露相对要求低，减少手术难度。缺点：一是手术增加 1 个切口，增加 1 次创伤；二是先做后路内固定，因椎体病变未清除，椎间未松解，内固定矫正脊柱畸形不充分。

（二）手术技巧

一期后路固定，患者取俯卧位。

二期手术患者取侧斜卧位，身体与手术台成 60°，采用背腹切口。重点是要小心游离结扎好髂腰静脉及腰升静脉，后方腰神经根显露时需要遵循骨膜下剥离，小心神经根的挫伤或损伤。骶椎的螺钉置入，要注意方向，避免进入椎管，导致神经根损伤。

五、术后处理及随访

术后给予患者抗结核、抗炎、抗凝药品治疗及静脉营养支持，双下肢活动及按摩，待彻底引流干净后拔除引流管。术后 1 周行腰椎正侧位 X 线摄影及腰椎 CT 扫描＋三维重建，显示植骨块位置好、稳定，患者即可佩戴腰围或在腰部支具保护下下地活动。出院后每 3 个月定期随访 1 次。

术后影像学检查显示患者恢复良好。

1. 腰椎正侧位 X 线摄影 显示内固定装置位置满意，后凸畸形得到矫正，椎间高度恢复（图 6-61）。

2. 胸椎 CT 扫描＋三维重建 显示内固定装置及植骨块位置满意，病灶清除彻底（图 6-62）；植骨块融合、病变治愈（图 6-63）。

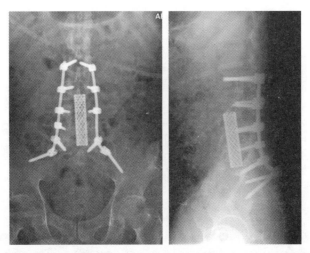

图 6-61　腰椎正侧位 X 线摄影复查，显示腰椎内固定稳定，置入内固定及钛笼均无移位

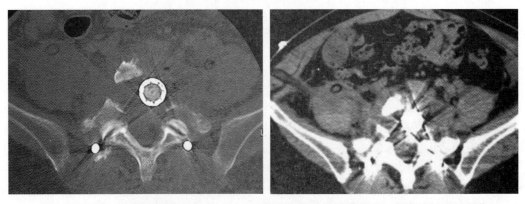

图 6-62　腰椎 CT 横断面扫描复查，显示腰椎内置入钛笼位置稳定，周围脓肿明显吸收

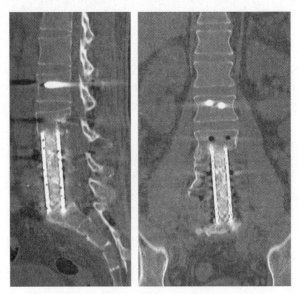

图 6-63　腰椎 CT 扫描＋三维重建复查，可见内固定稳定，钛笼稳定，双侧腰大肌脓肿明显吸收，病变治愈

（蒋韶宁）

主要参考文献

[1] 田浩，王辉，丁文元. 后路椎板减压病灶清除钛网植骨内固定术治疗胸椎结核. 脊柱外科杂志, 2018, 16(4): 222-226.

[2] 刘键，李明东，王先安，等. 老年脊柱结核手术并发症的原因分析及处理. 国际老年医学杂志, 2018, 39(4): 168-171, 198.

[3] Muheremu A, Niu X, Wu Z, et al. Study on anterior and posterior approaches for spinal tuberculosis: a meta-analysis. Eur J Orthop Surg Traumatol, 2015, 25 Suppl 1: S69-S76.

[4] 王自立，施建党. 胸、腰椎脊柱结核手术方式选择的基本问题. 中华骨科杂志, 2014, 34(2): 232-239.

[5] 罗盛源. 前后路联合手术治疗 42 例腰骶段脊柱结核的临床效果评价. 中外医学研究, 2015, 13(36): 105-106.

[6] World Health Organization. Global tuberculosis report 2015. Geneva: World Health Organization, 2015.

[7] World Health Organization. WHO treatment guidelines for drug resistant tuberculosis, 2016 update. Geneva: World Health Organization, 2016.

[8] 黄海荣，于霞，姜广路，等. 利奈唑胺对分枝杆菌体外抑菌作用的初步研究. 中华结核和呼吸杂志, 2011, 34(8): 575-578.

[9] Zhang X, Falagas ME, Vardakas KZ, et al. Systematic review and meta-analysis of the efficacy and safety of therapy with linezolid containing regimens in the treatment of multidrug-resistant and extensively drug-resistant tuberculosis. J Thorac Dis, 2015, 7(4): 603-615.

[10] Alcalá L, Ruiz-Serrano MJ, Pérez-Fernández Turégano C, et al.In vitro activities of linezolid against clinical isolates of Mycobacterium tuberculosis that are susceptible or resistant to first-line antituberculous drugs. Antimicrob Agents Chemother, 2003, 47(1): 416-417.

[11] Rajasekaran S. The natural history of post-tubercular kyphosis in children. Radiological signs which predict late increase in deformity. J Bone Joint Surg Br, 2001, 83(7): 954-962.

[12] Jain AK, Maheshwari AV, Jena S. Kyphus correction in spinal tuberculosis. Clin Orthop Relat Res, 2007, 460: 117-123.

[13] Jain AK, Dhammi IK, Prashad B, et al. Simultaneous anterior decompression and posterior instrumentation of the tuberculous spine using an anterolateral extrapleural approach. J Bone Joint Surg Br, 2008, 90(11): 1477-1481.

[14] Rufai SB, Kumar P, Singh A, et al. Comparison of Xpert MTB / RIF with line probe assay for detection of rifampin-monoresistant Mycobacterium tuberculosis. J Clin Microbiol, 2014, 52(6): 1846-1852.

[15] Wang G, Dong W, Lan T, et al. Diagnostic accuracy evaluation of the conventional and molecular tests for Spinal Tuberculosis in a cohort, head-to-head study. Emerg Microbes Infect, 2018, 7(1): 109.

第 7 章
脊柱结核并发获得性免疫缺陷综合征的手术治疗

第一节　颈椎结核并发获得性免疫缺陷综合征

【病历摘要】　患者女，55 岁，"反复肩颈部疼痛伴双上肢指端麻木 6 个月，加重 1 个月"入院。入院前 6 个月，患者出现肩颈部疼痛不适，伴有双上肢指端麻木，来我院就诊，门诊 MRI 及 CT 检查提示 C5 ～ C7 椎体结核可能性大，予以异烟肼 0.3g/d，顿服；利福喷丁 0.45g/ 次，每周 2 次；乙胺丁醇 0.75g/d，顿服；吡嗪酰胺 1.5g/d，顿服。抗痨治疗后患者颈部疼痛不适无明显缓解，入院前 1 个月，患者自觉颈部疼痛加重，双上肢指端麻木不适感较前明显，为进一步诊治收入我科。入院后影像学检查：颈椎 DR 检查显示 C5 ～ C7 椎体结构、椎间隙显示不清，似见骨质破坏，椎旁软组织疑有肿胀。

颈椎 CT 平扫 + 增强扫描报告：① C5 ～ C7 椎体骨质破坏，伴周围及椎管脓肿样物质形成，并呈环状强化，考虑结核可能大；C5 ～ C7 椎体平面脊髓受压明显。②双侧颈部、左侧颌下多个淋巴结影显示。颈椎 MRI 平扫报告：C5 ～ C7 椎体骨质破坏，伴周围及椎管脓肿样物质形成，考虑结核可能大；C5 ～ C7 椎体平面脊髓受压明显。

患者既往史：1.5 年前，患者在我院明确诊断为继发性肺结核，予以乙胺丁醇 0.75g，利福布汀 0.3g，每周 2 次；莫西沙星 0.4g 顿服，抗结核药品治疗 1 年后遵医嘱停药。1 年前在当地某医院确诊为 AIDS；目前予拉米夫定、替诺福韦、依非韦伦等药品进行抗病毒治疗；发现 HIV 感染时 CD4$^+$ T 淋巴细胞计数为 96 个 /μl，抗病毒治疗 1 个月后为 145 个 /μl，3 个月后为 240 个 /μl，本次入院时检测为 320 个 /μl。否认肝炎等病史或接触史，否认外伤、输血史，否认药品或食物过敏史，预防及接种史不详。

一、专科检查

患者脊柱未见明显畸形，颈椎活动度差，前屈 30°、后伸 10°，C5 ～ C7 棘突叩压痛及颈肩部广泛压痛，双上肢三角肌肌力Ⅴ级、肱二头肌肌力Ⅳ级、肱三头肌Ⅳ级、肱桡肌Ⅳ级；腕部背伸掌屈正常，下肢肌力Ⅴ级；双上肢中指、环指、小指指端麻木；双下肢肌力正常，四肢肌张力正常，生理反射存在，Hoffmann 征阳性，双下肢病理反射未引出。

术前诊断：① C5 ～ 7 椎体结核伴椎旁脓肿；②继发性肺结核；③ AIDS；④乙型肝炎病毒检测小三阳；⑤粒细胞计数降低；⑥免疫功能低下。

二、HIV 感染并发脊柱结核术前免疫功能评价

HIV 感染 /AIDS 并发脊柱结核术前须完善 CD4$^+$ T 淋巴细胞、HIV 病毒载量分析等检查，

综合评估免疫功能状况，决定是否可以开展手术治疗。本例患者抗病毒治疗前患者 CD4$^+$ T 淋巴细胞为 96 个 /μl，病毒载量为 5.01+E105；给予拉米夫定、替诺福韦、依非韦伦抗病毒治疗 1 个月后复查，CD4$^+$ T 淋巴细胞计数为 145 个 /μl、3 个月后为 240 个 /μl；病毒载量＜ 500 拷贝 /ml、本次入院 CD4$^+$T 淋巴细胞计数为 320 个 /μl、病毒载量＜ 500 拷贝 /ml。根据 HIV 感染并发脊柱结核相关的专家共识意见，笔者认为 CD4$^+$ T 淋巴细胞计数＞ 500 个 /μl 免疫功能正常，其围术期准备与非 HIV 感染 /AIDS 患者无区别；CD4$^+$ T 淋巴细胞计数在 200 个 /μl ～ 500 个 /μl 时须详细评价是否有肺部、皮肤软组织潜在感染风险；而 CD4$^+$ T 淋巴细胞计数＜ 200 个 /μl 时原则上不应进行手术治疗，若必须进行手术治疗则应减少手术创伤，尽量缩短手术时间或采用分期手术；CD4$^+$ T 淋巴细胞计数＜ 50 个 /μl 为手术禁忌。对于脊柱结核并发 HIV 感染 /AIDS 患者，由于结核感染和 HIV 感染 /AIDS 相互促进，加之服用较多抗结核药品，导致药品不良反应的出现，患者对治疗的依从性降低，进而导致 HIV 感染控制不良，CD4$^+$ T 淋巴细胞计数极度偏低，病毒载量居高不下；对于 CD4$^+$ T 淋巴细胞计数＜ 200 个 /μl 的患者，是否进行手术需要综合考虑。下面简述关于 HIV 感染并发颈椎结核患者的抗病毒治疗意见。

1. 抗逆转录病毒药品的选择　参考《中国人类免疫缺陷病毒感染者围手术期抗病毒治疗专家共识》及杨祖群等综述的文献观点，并发结核病的 HIV 感染 /AIDS 患者均推荐接受抗病毒治疗。CD4$^+$ T 淋巴细胞计数＜ 50 个 /μl 的患者，建议抗结核药品治疗 2 周后开始进行抗病毒治疗，CD4$^+$ T 淋巴细胞计数≥ 50 个 /μl 的患者，建议抗结核药品治疗 8 周后开始进行抗病毒治疗。中枢神经系统结核病（如结核性脑膜炎）患者抗病毒治疗的最佳时间尚待研究。张哲等研究显示，早期行抗病毒治疗可能增加不良反应发生率和病死率，早期抗病毒治疗需慎重，因此建议此类患者应适当推迟抗病毒治疗时间，不推荐在抗结核药品治疗 8 周内启动抗病毒治疗，若较早开始进行抗病毒治疗，则需密切关注病情变化或咨询相关专家。另外，多种抗结核药品与抗逆转录病毒药物之间存在着相互作用，其中最突出的是利福霉素类药品，故在临床工作中对此类患者应用利福霉素类药品需谨慎。

2. 降低病毒载量的治疗　国内相关研究报道，对已完成 24 ～ 48 周治疗的 208 例 HIV 感染 /AIDS 患者的中期数据分析结果显示，每周注射 1 次艾博韦泰联合洛匹那韦 / 利托那韦治疗"一线方案治疗失败的 HIV 感染者"的疗效与 WHO 推荐的二线方案（替诺福韦酯、拉米夫定、利托那韦联合治疗）相当或更优。艾博韦泰为 HIV-1 融合抑制剂，以 gp41 病毒膜蛋白为靶点，抑制病毒包膜与人体细胞膜的融合，从而抑制病毒复制，达到降低病毒载量的目的。就目前资料来看，该药品适用于与其他抗逆转录病毒药品联合使用，治疗经其他多种抗逆转录病毒药品治疗仍有 HIV-1 病毒复制的 HIV-1 感染患者；故若 HIV 感染者已行高效抗逆转录病毒治疗（highly active anti-retroviral therapy，HAART），但疗效欠佳，可考虑使用该药品，但该药目前处于上市初期，其疗效缺乏临床数据支持，诸多相关的药品不良反应及毒副作用尚不完全明确。

三、术前影像学检查

1. 颈椎正侧位 X 线摄影　显示 C6 及 C7 椎体塌陷约 1/3，椎间隙明显狭窄，骨质破坏，椎旁软组织肿胀（图 7-1）。

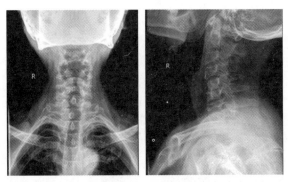

图 7-1　颈椎正侧位 X 线摄影，C6 及 C7 椎体塌陷约 1/3，椎间隙明显狭窄，骨质破坏，椎旁软组织肿胀

2. 颈椎 CT 增强扫描＋三维重建　矢状面扫描示颈椎生理曲度正常，C5 ～ C7 椎体骨质破坏，相邻椎间隙变窄，周围软组织肿胀；肿胀软组织向前推移食管，向后压迫 C5 ～ C7 椎体平面脊髓。增强扫描显示肿胀软组织呈环状强化；双侧颈部、左侧颌下多发淋巴结肿大影，增强后强化较均匀（图 7-2）。

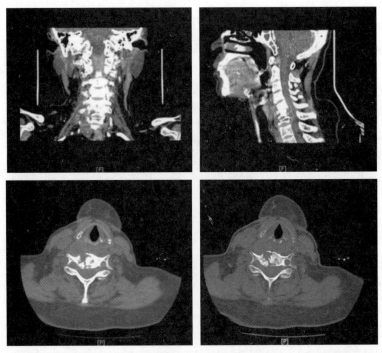

图 7-2　颈椎 CT 增强扫描＋三维重建。上图为三维重建图像，下图为横断面扫描图像

3 颈椎 MRI 检查　矢状面扫描显示颈椎生理曲度正常，C5 ～ C7 椎体骨质破坏，相邻椎间隙变窄，周围软组织肿胀；肿胀软组织向前推移食管，向后压迫 C5 ～ C7 椎体平面脊髓（图 7-3）。

四、手术适应证

1. 患者 C5 ～ C7 骨质破坏，C6 椎体破坏较重，椎体高度丢失约 1/2。椎体破坏主要位

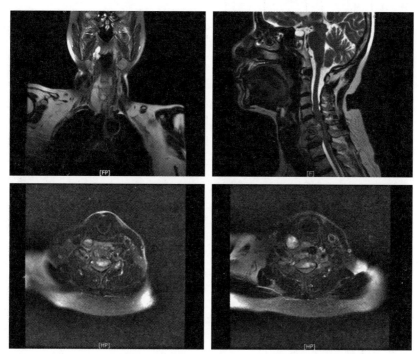

图 7-3　颈椎 MRI 检查。颈椎 5 ～ 7 椎体周围脓肿影

于前中柱，导致稳定性丧失，需重建脊柱稳定性，防止病情进展成骨性颈椎管狭窄，压迫脊髓导致瘫痪。

2. 患者颈部疼痛剧烈，并伴有双上肢中指、环指、小指指端麻木不全等神经损害症状，CT 及 MRI 提示椎旁脓肿巨大并向后压迫脊髓，需行椎旁脓肿清除，椎管减压。

3. HIV 感染并发脊柱结核患者因免疫功能损害，脓肿形成后极易全身播散，引起脊柱、胸腔、颅脑广泛感染，抗结核药品治疗联合手术清除病灶，可降低结核全身播散风险。

4. 对结核感染患者，植入人工骨、同种异体骨的术后排异反应大，渗出多，可影响植骨融合成功率，故术中植骨材料选择以自体髂骨为佳。因此，患者适宜采用经前路颈椎结核病灶清除、椎管扩大减压、神经根粘连松解、取髂骨植骨融合、钉板系统内固定术。

五、术前计划与手术要点

1. 术前计划　患者 C5 ～ C7 椎体破坏，椎旁巨大脓肿形成，C6 椎体前柱破坏超过1/2，泥沙样死骨形成，C6 ～ C7 椎间隙塌陷，通过前路手术可彻底清除椎前脓肿及椎体前柱死骨；患者骨质缺损较大，异体骨、人工骨等均不能满足结构性植骨，故彻底病灶清除后最优方案为取较大的三面皮质髂骨植骨，配合内固定重建脊椎前、中柱结构的稳定性，C5 ～ C7 水平椎管内脓肿及肉芽组织占位，相应节段脊髓轻度受压，清除椎体病灶后，剥离硬膜囊前方的肉芽组织，直至硬膜囊无明显受压。

2. 手术要点

(1) 气管插管、全麻成功后，患者取仰卧位，肩胛部垫高，颈部过伸位，头偏向左侧，常规消毒铺巾，手术区域贴无菌手术薄膜；采用右侧颈部前外侧斜切口，长约 8cm；切开皮肤、皮下、浅筋膜，牵开并保护颈鞘，切断、结扎甲状腺下动脉，保护食管、气管及喉

☆ ☆ ☆ ☆

返神经。

（2）显露椎前筋膜，可见椎前筋膜肿胀明显，细针穿刺抽吸出黄色脓液约 5 ml；纵行切开椎前筋膜，见椎前筋膜下积聚较多干酪样肉芽组织，常规清除干酪样肉芽组织，显露 C5～C7 椎体，C 形臂 X 线仪透视定位确认椎体节段，行手术探查。

（3）术中见 C5～C7 椎间盘干酪样改变，椎间隙明显变窄，C5～C7 椎体骨质破坏并硬化，C6、C7 椎体塌陷约 1/2，可见较多干酪样肉芽组织积聚。

（4）常规切除 C5～C7 椎间盘，清除病椎死骨及干酪样肉芽组织，于 C5～C7 椎体凿出骨槽；见颈椎椎管内积聚较多干酪样肉芽组织，后纵韧带干酪样改变，常规清除椎管内肉芽组织，切除 C5～C7 后纵韧带，行椎管扩大减压。

（5）采用大量双氧水冲洗切口。于右侧髂棘处做长约 6cm 切口逐层切开，常规切取所需髂骨块，取骨区骨蜡封闭后常规缝合；撑开器撑开后将骨块修整合适后镶嵌植入骨槽，检查植骨块稳定后，安放合适钢板，常规植入螺钉固定并锁定，检查内固定稳定，C 形臂 X 线仪透视见内固定器在位。

（6）术野彻底止血，采用大量生理盐水冲洗，放置血浆管 1 根，从切口旁另戳孔引出并固定。清点纱布器械无误后常规关闭切口，无菌敷料包扎。

（7）术后 C5～C7 病灶清除组织常规送结核分枝杆菌 DNA、培养、抗酸涂片、病理检查，同时进行一般细菌培养。

（8）术中防护：与其他外科手术相比，脊柱结核并发 HIV 感染/AIDS 患者的手术复杂程度较高，手术时间长，手术操作显露位置较深，更易发生针刺伤及体液飞溅导致的黏膜暴露。因此，在常规防护设备的基础上，手术医师和器械护士应当佩戴防护眼罩或面罩，穿着长款防渗透手术衣和防护鞋套，使用双层手套（如有条件推荐使用含相关药品的夹层手套）。针刺伤主要发生在手术缝合过程中，特别是直接使用非持针手提供待缝合组织情况下的缝合，操作者可在缝合过程中将最常发生针刺伤的左手拇指、左手示指等部位（右手缝合状态下）佩戴临时防护装置。对于皮肤组织的缝合建议使用钉皮器等无针缝合装置，能够最大程度上降低缝合时间，有效减少针刺伤发生。在手术操作过程中，手术视野的暴露建议多应用电切或电凝替代手术刀或剪刀，同时应避免直接传递锐器。最为重要的是，建议手术医师与器械护士为同时参加过多台普通患者手术的配合娴熟的手术团队，这能够最大程度地降低误伤而导致发生职业暴露（彩图 23）。

六、术后处理及随访

术后 24h 内床旁准备气管切开包、心电监护，严密观察患者呼吸及切口肿胀、渗血情况，若有切口下血肿形成，及时清除血肿，必要时气管切开；术后第 2 天进行患者的肺功能、吞咽锻炼，给予预防感染、抗结核药品、静脉营养支持；同时取引流管分泌物送常规涂片及普通细菌培养；待引流量连续 3d 每日小于 10ml/d、引流液培养阴性后拔除引流管。术后第 3 天行颈椎正侧位 X 线摄影、颈椎 CT 扫描＋三维重建复查，根据影像学资料及术后查体情况评估治疗效果，治疗效果满意，术后 5～7d 拆线出院；出院后继续进行定期随访。术后头颈胸支具需要佩戴 3 个月，根据复查情况决定是否延长支具佩戴时间。

术后影像学复查显示患者恢复良好。

1. 颈椎正侧位 X 线摄影　显示内固定及髂骨植骨位置满意，椎体间高度恢复，颈椎序列恢复正常（图 7-4）。

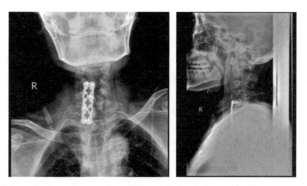

图 7-4　颈椎正侧位 X 线摄影复查。内固定由于患者术中右侧病灶缺损较大，故显示向右侧稍偏斜；侧位由于肩胛骨、胸腔遮挡，使得内固定下缘显示不清，但是可见植骨位置满意、椎体间高度恢复

　　2. 颈椎 CT 扫描 + 三维重建复查　显示内固定及髂骨植骨位置满意，椎旁脓肿基本彻底清除（图 7-5）。

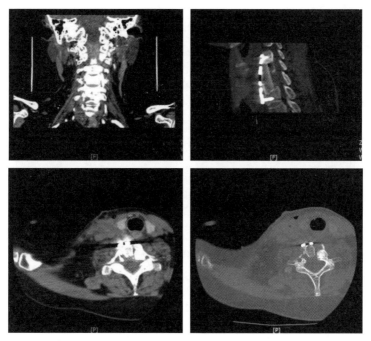

图 7-5　颈椎 CT 扫描 + 三维重建复查，显示内固定及髂骨植骨位置满意，椎旁脓肿彻底清除，椎管受压完全解除

七、术后经验总结

　　1. 颈椎前路手术可以直视下进行病灶清除，视野好，病灶清除彻底；可以一并清除椎前脓肿，同时解除对硬脊膜的压迫；大块骨（三面皮质髂骨）植骨达到结构性支撑的作用，稳定前中柱。

　　2. 本术避免了后路病灶清除时对椎板及椎弓根的切除，避免了对后方结构的破坏。

　　3. 前路手术与后路手术相比较，避免了前方病灶污染脊柱后方结构的风险，安全性好。

☆ ☆ ☆ ☆

4. 前路术中撑开椎间隙植骨及病灶清除，解除了脓肿、肉芽组织、死骨对脊髓的压迫，增大了椎体间隙，便于病灶清除和椎管减压，以及维持椎间高度；植骨块稳定性好，植骨融合时间短，愈合率高。

5. HIV 感染并发颈椎结核手术的术前评估极为重要。要重点评估患者抗结核药品治疗的有效性、免疫功能状况；抗结核药品治疗评估有效，CD4$^+$ T 淋巴细胞计数、HIV 病毒载量达到手术标准方可手术。

（蒲　育　环明苍）

主要参考文献

[1] Zhao G, Wang J, Xiang G, et al. Cervical spinal tuberculosis combined with brucellosis. J Infect Dev Ctries, 2020, 14(10): 1217-1220.

[2] 张元维. 3D 打印颈椎前路椎弓根钉固定的人工椎体在颈椎结核单节段融合固定术中的可行性分析及临床价值研究. 南昌：南昌大学，2020.

[3] 邓晓楠. 同种异体髂骨块与自体髂骨块移植治疗颈椎结核的临床疗效对比. 乌鲁木齐：新疆医科大学，2020.

[4] García Callejo J, Redondo Martínez J, Civera M, et al. Management of thyroid gland abscess. Acta Otor-rinolaringol Esp, 2019, 70(2): 61-67.

[5] Yang S, Wang D, Xu J, et al. A multicenter retrospective research of anterior debridement, decompression, bone grafting, and instrumentation for cervical tuberculosis. Neurol Res, 2019, 41(12): 1051-1058.

[6] Yang S, Wang D, Xu J, et al. A multicenter retrospective research of anterior debridement, decompression, bone grafting, and instrumentation for cervical tuberculosis. Neurol Res, 2019, 41(12): 1051-1058.

[7] 吴建锋，尹华斌，赵庆华，等. 一期前路病灶旷置术治疗上颈椎结核. 脊柱外科杂志，2019, 17(5): 324-328.

[8] Zhang YW, Deng L, Zhang XX, et al. Three-Dimensional Printing-Assisted Cervical Anterior Bilateral Pedicle Screw Fixation of Artificial Vertebral Body for Cervical Tuberculosis. World Neurosurg, 2019, 127: 25-30.

[9] 刘福全，张琳，侯克东，等. 上颈椎结核的微创治疗. 中国医刊，2019, 54(7): 738-740.

[10] 王颖博，殷翔，刘鹏，等. 前路颈椎结核病灶清除联合钛网与同种异体骨环支撑的临床疗效观察. 局解手术学杂志，2019, 28(6): 446-450.

[11] 买尔旦·买买提. 单纯前路及前后联合手术治疗上颈椎结核疗效及适应证对比 // 中华医学会，中华医学会结核病学分会. 中华医学会结核病学分会 2019 年全国结核病学术大会论文汇编. 北京：中华医学会结核病学分会，2019: 2.

[12] 普拉提·买买提. 一期前路病灶清除植骨融合治疗小儿颈椎结核 // 中华医学会，中华医学会结核病学分会. 中华医学会结核病学分会 2019 年全国结核病学术大会论文汇编. 北京：中华医学会结核病学分会，2019: 1.

[13] 盛伟斌. 前路病灶清除、同种异体骨植骨融合和钛板固定治疗成人颈椎结核：生物相容性良好 // 中华医学会，中华医学会结核病学分会. 中华医学会结核病学分会 2019 年全国结核病学术大会论文汇编. 北京：中华医学会结核病学分会，2019: 2.

[14] 程志琳. O 臂导航颈椎前路椎弓根螺钉内固定的应用研究. 南宁：广西医科大学，2019.

[15] García Callejo J, Redondo Martínez J, Civera M, et al. Management of thyroid gland abscess. Acta Otor-rinolaringol Esp, 2019, 70(2): 61-67.

[16] 闫应朝，章增杰，王向阳. 上颈椎结核外科手术诊疗的研究进展. 脊柱外科杂志，2018, 16(4): 242-247.

[17] 王辉，薛睿，吴璐梅，等 . 病灶清除椎体重建内固定治疗颈椎结核并后凸畸形 . 中华灾害救援医学，2018, 6(6): 324-328.

第二节　胸椎结核并发获得性免疫缺陷综合征

【例 1 病历摘要】　患者男，26 岁，汉族，因"尿频、尿急、尿痛、血尿、阴囊肿胀伴胸背痛 4 个月，加重 10d"，于 2017 年 7 月 21 收住于当地市公共卫生临床医疗中心结核科；患者并发 HIV 感染。4 个月前，患者因"尿路刺激征"就诊于当地医院。泌尿系彩色多普勒超声显示右侧附睾尾增大，大小 28.8mm×19.4mm，右侧睾丸鞘膜腔积液；尿沉渣检查：白细胞计数 569.2 个 /μl、红细胞计数 42 533.5 个 /μl；血清 HIV 抗体确证试验阳性；$CD4^+$ T 淋巴细胞计数 215 个 /μl。予以留置尿管、持续膀胱冲洗、抗感染等治疗；血尿消失、症状好转出院。此次入院前 10d，患者再次出现"尿路刺激征、血尿"，就诊于当地另一医院，胸部 CT 检查显示右肺尖、上叶外侧段及双肺下叶背段病灶，双侧胸膜增厚，胸腔少量积液；PPD 试验（+++）；T-SPOT.TB 检测阳性。考虑结核可能，予以异烟肼 0.4g/ 次，1 次 /天；利福平 0.6g/ 次，1 次 / 天；乙胺丁醇 0.75g/ 次，1 次 / 天；吡嗪酰胺 2g/ 次，1 次 / 天，行抗结核药品治疗。入我院后调整抗结核药品治疗方案为：异烟肼 0.4g/ 次，1 次 / 天；利福平 0.6g/ 次，1 次 / 天；乙胺丁醇 0.75g/ 次，1 次 / 天；吡嗪酰胺 0.75g/ 次，2 次 / 天。患者因"泌尿系结核"于 2017 年 8 月 7 日转入泌尿外科，术前准备充分后于 2017 年 8 月 13日行右侧睾丸附睾切除术。

住院期间患者胸背部疼痛加重，脐以下感觉功能减退，双下肢麻木、乏力，于 2017 年 8 月 25 以"胸椎结核伴不全性瘫痪？"转入骨科。

一、专科检查

T9 ～ T10 椎体棘突及双侧椎旁叩压痛，脐以下平面感觉减退，双下肢肌力 II 级，下腹腹壁反射消失，左侧提睾反射减退，肛门括约肌收缩功能减弱，Babinski 征（－），踝阵挛（－）。

二、术前影像学检查

1. 胸椎正侧位 X 线摄影　显示 T9 椎体坍塌，密度不均，骨质破坏，椎体左缘软组织肿胀（图 7-6）。

2. 胸椎 CT 检查　T9 椎体有低密度骨质破坏区及游离骨碎片；椎旁软组织肿胀，与前方降主动脉分界不清；双侧胸膜增厚、粘连，双侧胸腔显示液性密度影（图 7-7）。

3. 胸椎 MRI 检查　显示 T9、T10 椎体上缘不规则骨质破坏，呈不均匀性等 T_1、长 T_2信号改变；脂肪抑制序列扫描呈高信号，对应椎间盘信号亦增高，双侧椎旁见软组织信号影，内见更高信号影；增强扫描呈不均匀强化，后缘后凸压迫蛛网膜下腔及脊髓（图 7-8，图 7-9）。

三、手术适应证及分析

1. T9 ～ T10 椎体骨质破坏，椎体高度丢失，前、中柱稳定性丧失，需重建脊柱稳定性。

2. 胸椎管内脓肿，脊髓受压致不全性瘫痪，ASIA 分级为 C 级，需行椎管扩大减压，挽救脊髓功能。

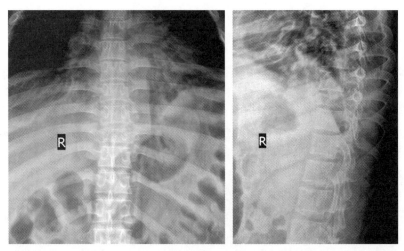

图 7-6 胸椎正侧位 X 线摄影，显示 T9 椎体坍塌，密度不均，骨质破坏，椎体左缘软组织肿胀

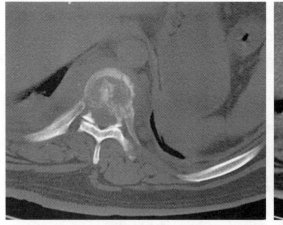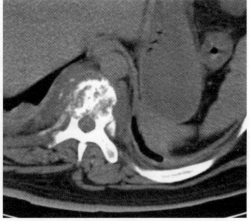

图 7-7 胸椎 CT 扫描，显示 T9 椎体骨质破坏，密度不均，椎体前缘及椎旁均有软组织肿胀

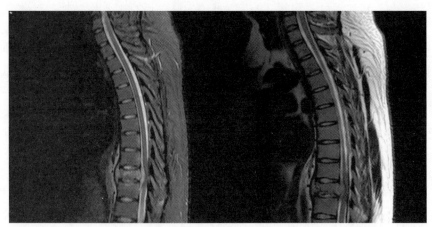

图 7-8 胸椎矢状面 MRI 检查，显示 T9、T10 椎体上缘不规则骨质破坏，对应椎间盘信号亦增高；增强扫描呈不均匀强化，后缘后凸压迫蛛网膜下腔及脊髓

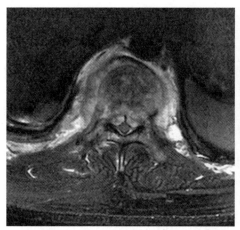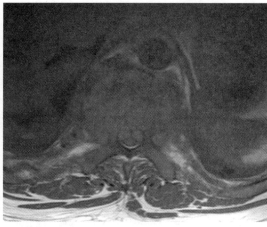

图 7-9　胸椎横断面 MRI 检查，显示 T9 椎体骨质破坏，双侧椎旁见软组织信号影，内见更高信号影；椎体前缘及椎旁均有软组织肿胀，后缘后凸压迫蛛网膜下腔及脊髓

3. 椎前脓肿、死骨不多，单纯后路可完成病灶清除、植骨，可减少手术创伤、降低手术风险。

因此，该患者可采用后路 T9 椎体病灶清除、T8 ～ T10 椎间盘切除、椎板切除、椎管减压、脊神经减压、前路钛网支撑植骨融合及后外侧植骨融合、钉棒系统内固定术。

四、术前计划与手术技巧

1. 术前计划　患者 T9 椎体骨质基本完全破坏，T10 椎体上缘骨质破坏，泥沙样死骨形成，椎间隙稍狭窄，椎体不稳，通过后路椎弓根螺钉内固定恢复脊椎后柱结构稳定性。胸椎管内肉芽组织、脓肿形成，压迫 T9 节段的硬膜囊。患者有脊髓、神经损伤表现，通过切除后方棘突、椎板及部分关节突，切除黄韧带，可扩大椎管；清除突入椎管内的病变组织，解除硬膜囊背侧压迫，清除椎间孔内病变组织，扩大双侧神经根管可减压。切除左侧第 9 肋肋骨头、切断左侧 T9 神经根，侧方切除 T8 ～ T10 椎间盘，通过钳夹、搔刮、冲洗，尽可能彻底清除病灶组织，修整植骨槽。最后通过撑开椎间隙，经侧方将填充有同种异体骨的钛网植入 T8 ～ T10 椎间隙骨槽，重建脊柱前、中柱结构。

2. 手术技巧　全麻下患者取俯卧位，胸背后正中切口，显露 T7 ～ T11 椎板至关节突关节和横突。T7、T8、T10、T11 椎体两侧椎弓根分别置入椎弓根螺钉，钛棒临时固定。切除 T9 棘突、全椎板、关节突、黄韧带、第 9 肋左侧肋骨头、肋横突关节。术中见：T9 椎体骨质破坏明显，呈溶骨样骨质破坏，椎体塌陷约 1/3，椎管内及椎间孔可见肉芽组织填充致硬脊膜受压明显，硬脊膜未见搏动。清除凸入椎管内的病变组织，解除硬膜囊背侧压迫，清除椎间孔内病变组织，扩大双侧神经根管解压。术区冲洗，测量骨槽长度，予异体骨填充钛网后将其植入 T8 ～ T10 椎间隙骨槽，椎间轻度加压稳定钛网；检查钛网稳定，调整安置连接棒、横联，检查内固定器稳定。T8 ～ T10 椎体后外侧植骨，留置引流管，逐层关闭切口。术后病灶组织送病理检查，以及一般细菌培养、抗酸涂片、结核分枝杆菌 DNA，以及 GeneXpert MTB/RIF、MTB 改良罗氏培养基培养检测，同时进行药敏试验。

☆ ☆ ☆ ☆

五、术后处理及随访

预防感染，抗结核药品治疗及营养支持，适当嘱咐患者行肺功能及双下肢功能锻炼。连续 3d 引流液小于 20ml 及一般细菌培养阴性后拔除引流管。出院前行胸椎正侧位 X 线摄影及胸椎 CT 复查，观察手术效果。出院后每月定期随访，定期对抗结核药品治疗的效果进行评价，必要时根据药敏试验检测结果调整抗结核药品治疗方案。

（一）术后影像学检查

1. 胸椎正侧位 X 线摄影复查 T7 ～ T11 内固定器、钛网位置良好，未见松脱及断裂征象（图 7-10）。

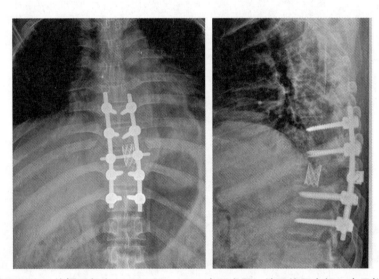

图 7-10　胸椎正侧位 X 线摄影复查，显示 T7 ～ T11 内固定器、钛网位置良好，未见松脱及断裂征象

2. 术后胸椎 CT 扫描复查 显示椎弓根螺钉及钛网位置满意（图 7-11）。

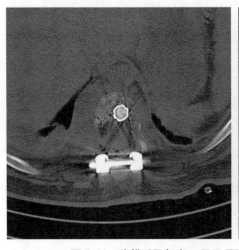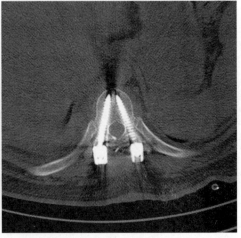

图 7-11　胸椎 CT 复查，显示 T7 ～ T11 内固定器、钛网位置良好

　　3.末次胸椎 CT 扫描随访　显示椎弓根螺钉及钛网位置合适，椎前脓肿消失，植骨融合（图 7-12）。

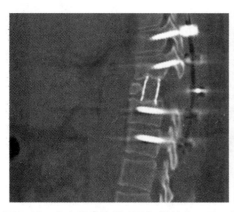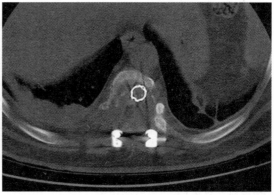

图 7-12　末次随访胸椎 CT 扫描复查，显示椎弓根螺钉及钛网位置合适，椎前脓肿消失，植骨融合

（二）治疗结果

　　术后当天患者脐以下平面麻木缓解，术后 3d 行 VAS 评分，结果为 3 分以下，双下肢肌力Ⅲ级；出院时 ASIA 分级达 D 级，术后 1 个月随访 ASIA 分级达 E 级；术后 6 个月随访植骨融合；规范抗结核药品治疗 18 个月后停药。

六、治疗体会

　　HIV 并发脊柱结核的患者临床特征可不典型，实验室检验、影像学检查敏感性低，早期诊断困难，必要时可选择穿刺活检以辅助明确诊断。HIV 并发脊柱结核患者多免疫力极度低下、营养不良，术前需要加强围术期管理，改善一般状况。

　　加强围术期管理包括：改变不良生活习惯，行隐匿性感染因素评价，加强营养支持，规范化疗，尽快行高效抗逆转录病毒治疗（highly active antiretroviral therapy，HAART）等。脊柱结核并发 HIV 患者，无论 $CD4^+$ T 淋巴细胞计数水平如何均应尽早接受 HAART。对 $CD4^+$ T 淋巴细胞计数 < 50 个 /μl 的严重免疫缺陷患者，建议在抗结核药品治疗 2 周内开始 HAART；对于 $CD4^+$ T 淋巴细胞计数≥ 50 个 /μl 的患者，建议在 8 周内尽快启动 HAART；并发耐药结核病患者，在使用二线抗结核药品后 2 ～ 4 周内开始 HAART。对 MTB/HIV 双重感染患者强调抗结核治疗优先，抗结核药品使用时应注意与抗病毒药品之间的相互作用及配伍禁忌，尽量不选用与抗病毒药品有毒性叠加的抗结核药品。在治疗过程中需警惕肝功能损伤等并发症，同时关注结核耐药情况，督促患者定期随访，提高治疗依从性，避免治疗疗程的任意中断，影响治疗效果。通过充分术前准备，HIV 并发脊柱结核患者的手术切口感染风险并不会明显增高，术后长期随访结果表明，手术疗效等同 HIV 检测阴性患者。

（蒲　育）

主要参考文献

[1]　张耀，张强，赵昌松，等.一期后路手术治疗人类免疫缺陷病毒阳性胸腰椎结核.脊柱外科杂志，2018, 16(4): 200-205.

[2] 蓝如束，赵锦明，成诗明，等 . HIV 感染与 AIDS 患者 CD4+T 淋巴细胞计数与肺结核主要症状体征的相关性研究 . 中国防痨杂志，2013, 35(7): 529-532.

[3] 马卫国，韦永孜，邓世富，等 .HIV 合并肺结核与单纯肺结核的临床特征分析及抗结核治疗效果对比 . 现代生物医学进展，2017, 17(18): 3570-3573.

[4] Pang X, Shen X, Wu P, et al. Thoracolumbar spinal tuberculosis with psoas abscesses treated by one-stage posterior transforaminal lumbar debridement, interbody fusion, posterior instrumentation, and postural drainage. Arch Orthop Trauma Surg, 2013, 133(6): 765-772.

[5] Liu P, Zhu Q, Jiang J. Distribution of three antituberculous drugs and their metabolites in different parts of pathological vertebrae with spinal tuberculosis. Spine(Phila Pa 1976), 2011, 36(20): E1290-E1295.

[6] 张宏其，肖勋刚，刘少华，等 . 荧光定量 PCR 检测脊柱结核伴截瘫患者手术前后外周血结核杆菌 DNA 含量及临床意义 . 中国医学工程，2007, 15(7): 548-551, 554.

[7] Nathanson E, Nunn P, Uplekar M, et al. MDR tuberculosis--critical steps for prevention and control. N Engl J Med, 2010, 363(11): 1050-1058.

[8] 施建党，王自立，耿广起，等 . 单纯应用抗结核药物治疗早期脊柱结核的疗效观察 . 中国脊柱脊髓杂志，2011, 21(10): 798-801.

[9] 秦世炳 . 重视结核病诊治和脊柱结核手术时机的选择 . 中国骨伤，2013, 26(7): 533-535.

[10] 唐神结 . 结核病临床诊疗进展年度报告 (2013). 北京：人民卫生出版社，2014.

[11] 曾晖，廖志辉，李晓云 . 病灶清除植骨融合内固定治疗胸腰椎脊柱结核 . 医学临床研究，2012, 29(1): 115-118.

[12] Valafar F. Pathogenesis of multi drug-resistant and extensively drug-resistant tuberculosis as a determinant of future treatment success. Int J Mycobacteriol, 2016, 5 Suppl 1: S64-S65.

[13] Rahman MA, Sarkar A. Extensively Drug-resistant Tuberculosis(XDR-TB): A daunting challenge to the current End TB Strategy and policy recommendations. Indian J Tuberc, 2017, 64(3): 153-160.

[14] Pang Y, Lu J, Huo F, at el. Prevalence and treatment outcome of extensively drug-resistant tuberculosis plus additional drug resistance from the National Clinical Center for Tuberculosis in China: A five-year review. J Infect, 2017, 75(5): 433-440.

[15] World Health Organization. World Health Organization treatment guidelines for drug-resistant tuberculosis, 2016 update. Geneva: World Health Organization, 2016.

【例 2 病历摘要】　　患者男，31 岁，因"胸背痛 6 月，右下肢麻木、乏力 1 个月"入院。入院前 1 天在当地医院就诊，行胸部 CT 检查，怀疑"胸椎结核、肺结核"。今日来我院门诊，为进一步诊治收入院。

既往史：2017 年患者在当地县疾控中心确诊为"AIDS"，并于 2017 年 3 月 1 日开始规律抗病毒治疗。首次检查 CD4$^+$T 淋巴细胞计数：409 个 /μl，期间 CD4$^+$T 淋巴细胞计数最高达 455 个 /μl，最低 322 个 /μl。

一、专科检查

患者步入病房，体格检查合作。患者脊柱生理曲度存在，约 T8、T9、T12、L1 椎棘突及椎旁压痛，上肢深浅感觉、肌力、肌张力正常，右下肢浅感觉减退，右股四头肌肌力 Ⅳ 级，右踝背伸肌力 Ⅲ 级，跖屈肌力 Ⅲ 级，其余肌群及左下肢肌力正常。膝腱反射正常，鞍区感觉反射正常，Hoffmann 征阴性，Babinski 征阴性，Kernig 征阴性。

实验室检查：CD4$^+$T 淋巴细胞计数：355 个 /μl；HIV 病毒载量：5.4×10^5 拷贝 /ml；白蛋白：29.0g/L；降钙素原、内毒素、G 试验正常；ESR 29mm/h，C 反应蛋白 8.25mg/L；咽拭子培养正常；痰培养提示为白念珠菌。

二、术前影像学检查

1. 正侧位 X 线摄影　显示 T8 ～ T9 椎骨破坏塌陷,椎间隙消失,T12 ～ L1 椎间隙狭窄(图 7-13)。

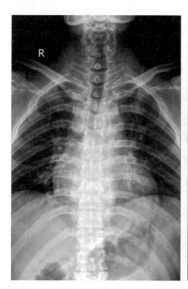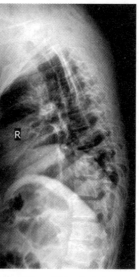

图 7-13　胸椎正侧位 X 线摄影,显示 T8 ～ T9 椎骨破坏塌陷,椎间隙消失,T12 ～ L1 椎间隙狭窄

2. 胸椎 CT 增强扫描＋三维重建　显示 T8 ～ T9 椎体骨质破坏,椎旁脓肿形成,椎间隙死骨形成；T12 ～ L1 椎体骨质破坏,椎间隙狭窄(图 7-14)。

3. 胸椎 MRI 检查　显示 T8、9 椎体呈高信号改变,椎旁脓肿形成,硬膜囊受压；T12 ～ L1 椎体中柱呈高信号改变,硬膜囊未受压(图 7-15)。

三、手术适应证

1. 患者 T8、T9 椎体骨质破坏,局部死骨形成,前中柱受累致椎体失稳；脓肿侵入椎管致硬脊膜受压；椎旁脓肿形成；患者右下肢浅感觉减退,右股四头肌肌力Ⅳ级,右踝背伸肌力Ⅲ级,跖屈肌力Ⅲ级。其手术指征明确。

2. 患者术前无发热、咳嗽、咳痰症状；CD4⁺T 淋巴细胞计数正常,HIV 病毒载量较高,白蛋白低于正常,降钙素原、内毒素、G 试验正常,咽拭子培养正常；痰培养提示白念珠菌,住院期间给予氟康唑行抗真菌治疗 3 周,连续复查痰真菌培养 3 次转阴。评估患者可耐受手术,但为保证手术安全、减少术后并发症,术前加用长效融合抑制剂艾博韦泰(Albuvirtide,ABT)行抗病毒治疗,手术方式宜减少创伤、缩短手术时间。

四、术前计划与手术要点

1. 术前计划　本次手术需达成目标如下。

(1) 清除死骨、变性间盘,提高局部药品浓度,保证抗结核药品治疗效果。

(2) T8 ～ T9 椎体间植骨并有效固定,恢复脊柱稳定性。

(3) 解除脊神经压迫。本例为 AIDS 患者,免疫力低下,手术需尽可能减少创伤、缩短手术时间,以减少术后并发症的发生；且患者病变主要位于前中柱,节段短,选取后方

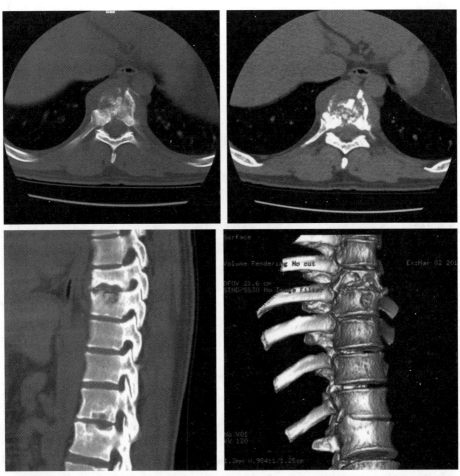

图 7-14　术前胸椎 CT 增强扫描 + 三维重建，显示显示 T8 ～ T9 椎体骨质破坏，椎旁脓肿形成，椎间隙死骨形成；T12 ～ L1 椎体骨质破坏，椎间隙狭窄

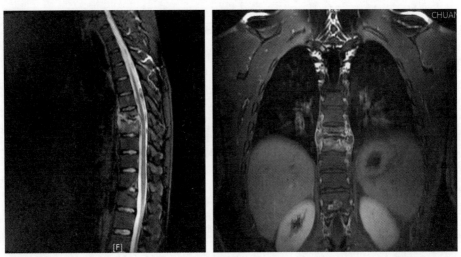

图 7-15　术前胸椎 MRI 检查，显示 T8、T9 椎体呈高信号改变，椎旁脓肿形成，硬膜囊受压；T12 ～ L1 椎体中柱呈高信号改变，硬膜囊未受压

入路手术不利于前方病灶清除，选取前 - 后联合入路创伤过大、手术时间长，不利于术后恢复。故本次手术拟采取胸椎前方入路，经左侧胸腔进入，清除椎旁脓肿、变性间盘及死骨，并行椎管减压、解除神经压迫；植骨方式采用取自体肋骨植骨，并行前路有效固定。

2. 手术要点　双腔支气管插管全身麻醉，患者取左侧卧位，采用右胸后外侧切口长约18cm，切除第 7 肋。从肋骨角到肋软骨用电刀切开并剥离肋骨骨膜，尽可能向后在肋横突关节和肋骨角处骨膜下切断肋骨。断端修平，用骨蜡止血。以钝性和锐性交替地将肺脏胸膜与壁胸膜分离，妥善止血。用宽拉钩将肺拉向中线，萎陷术侧肺，直视下触到椎前脓肿，确认 T7 ～ T9 椎体节段；用撑开器牵开胸壁显露脓肿，穿刺脓肿定位，在脓肿周围用盐水纱布保护好，纵行切开脓肿壁，吸净脓液，刮除破坏的椎体及椎间盘组织，彻底清除结核病灶，并进行椎管减压。术中见 T8 ～ T9 椎间隙明显变窄，T8 ～ T9 椎间盘干酪样坏死改变，T8 ～ T9 椎体骨质破坏较明显，可见干酪样肉芽组织及游离死骨积聚，T8 椎体塌陷约 2/3。骨缺损处在椎体上开骨槽，凿出植骨床，于 T7 及 T9 椎体常规安置适合垫片，各置入 2 枚适合螺钉固定，撑开器撑开复位后，测量需植骨块长度。将所取肋骨修整合适后镶嵌植入骨槽，检查植骨块稳定，安放合适钛棒，拧紧螺帽，常规安置 2 个横联，检查内固定器稳定，C 形臂 X 线仪透视见内固定器在位。术毕用生理盐水、双氧水冲洗病灶，切开的椎前脓肿壁用 7 号线全层间断紧密缝合，冲洗胸腔后，在腋后线第 7 ～ 8 肋或第 8 ～ 9 肋间放置胸腔闭式引流管；闭合胸腔，分层间断缝合胸膜、肋间肌、胸壁诸层肌肉和皮肤。

五、术后处理及随访

1. 术后正侧位 X 线摄影复查　显示内固定位置良好（图 7-16）。

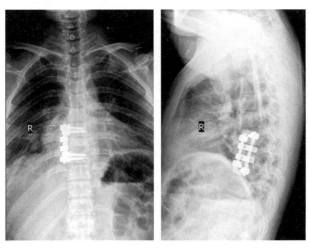

图 7-16　术后正侧位 X 线摄影复查，显示胸椎内固定术后改变，伴置入骨质已融合

2. 术后胸椎 CT 平扫＋三维重建复查　显示内固定位置良好，植骨块稳定，未见松动、移位（图 7-17）。

3. 术后处理

（1）监测生命体征，密切观察患者的呼吸情况、尿量、引流量等。

（2）加强对胸腔闭式引流的管理。放置胸腔闭式引流管的患者，麻醉清醒后即将床头抬高，以利引流。

☆ ☆ ☆ ☆

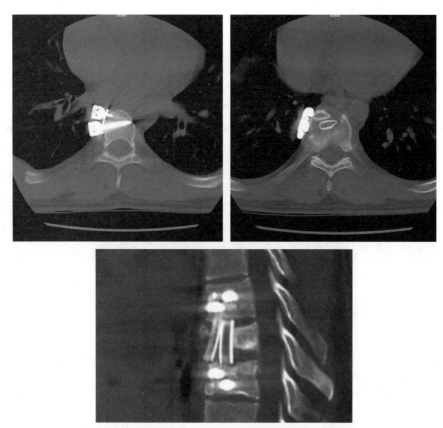

图 7-17　术后胸椎 CT 平扫 + 三维重建复查，显示内固定位置良好，植骨块稳定，未见松动、移位

（3）鼓励患者咳嗽、咳痰、做深呼吸、练习吹气球，以便使肺充分膨胀；痰液黏稠不易咳出者行雾化吸入，同时改变体位以利于排痰。

（4）术后第 2 天行胸部 X 线摄影，以了解肺复张情况，以及胸内有无积气、积液。一般在术后 24 ～ 48h，如肺已完全膨胀、胸腔内空气已完全排出、渗液已停止，即可拔出引流管。

（5）继续行抗结核药物治疗：根据术后结核相关实验室检测结果调整抗结核药品治疗方案。坚持行规范的抗结核药品治疗 12 ～ 18 个月，并且定期复查患者病情，直到治愈。

（6）及时恢复患者活动及功能锻炼。术后疼痛缓解即可进行平衡翻身，四肢进行肌肉主动活动，预防下肢深静脉血栓形成。无截瘫者，卧床 4 ～ 6 周后，可佩戴支具下床活动，支具一般佩戴 2 ～ 4 个月。

（7）恢复正常生活与工作的时机。术后每 2 ～ 3 个月行血常规、肝肾功能、ESR、C 反应蛋白复查，直到连续 3 次复查 ESR、C 反应蛋白均正常；同时行 X 线摄影或 CT 复查，直到病灶静止、植骨融合，才可恢复正常生活与工作。

（8）继续行规律的抗病毒治疗，注意定期对 $CD4^+$ T 淋巴细胞进行检测复查，保持良好生活习惯。

六、术后经验总结

外科手术的进行是否对 HIV 感染者术后的免疫系统造成影响，目前学界尚存在不同的看法。对于胸椎结核并发获得性免疫缺陷综合征者，其免疫力低下，可能存在机会性感染，术前行淋巴细胞计数、HIV 病毒载量检测，有助于对手术风险的评估。通常认为，患者 CD4$^+$ T 淋巴细胞计数 ≥ 350 个 /μl 时，围术期处理同其他患者；原则上当 CD4$^+$ T 淋巴细胞计数 ≤ 200 个 /μl 时，需缩小手术范围，减少手术创伤，如同时产生其他并发症，则须在控制并发症基础上制订手术方案。有研究指出，当 CD4$^+$ T 淋巴细胞计数低于 200 个 /μl 的 HIV 感染患者行外科手术，其术后死亡率明显增加。同时术前需评估有无机会性感染，如存在感染，择期手术需待感染控制后进行。但在除手术之外、没有其他替代的治疗方式可以解除患者主要病症的情况下，应该积极进行围术期的抗病毒治疗及向患者家属明确说明手术的风险后，仍需进行手术治疗。此时，术前需根据患者 CD4$^+$ T 淋巴细胞水平进行风险评估，术前通过适当输血、补液、应用抗生素控制感染等积极措施改善患者的一般情况，以争取较好的预后。

　　本例患者术前免疫力正常，HIV 病毒载量较高，故在围术期使用艾博韦泰联合抗病毒治疗。有研究表明，对于可检测到病毒载量的患者，围术期静脉注射艾博韦泰可迅速降低病毒载量，降低术后并发症的发生，提高患者和外科手术的安全性。

（蒲　育）

主要参考文献

[1] Shephard SN, Lengmang SJ, Anzaku SA, et al. Effect of HIV infection on outcomes after surgical repair of genital fistula.Int J Gynaecol Obstet, 2017, 138(3): 293-298.
[2] 赵勇，魏国，何永，等 . 普外手术对 HIV 感染患者临床及免疫学影响 . 西部医学，2018, 30(1): 59-63.
[3] 刘保池，张磊，李垒，等 . 围手术期 HIV 感染者的抗感染治疗 . 中华普通外科学文献（电子版），2012, 6(4): 285-289.
[4] 刘立，刘保池 . CD4$^+$ T 淋巴细胞计数与 HIV 感染者手术风险评估 . 中华全科医学，2011, 9(1): 7-8.
[5] 王建萍，江丽，李平，等 . 骨科艾滋病患者各临床分期围手术期的处理 . 中国卫生产业，2011, 8(20): 7-9, 11.

第三节　腰椎结核合并获得性免疫缺陷综合征

　　【病历摘要】　患者男，31 岁。腰背部疼痛 14 个月，左下肢疼痛、麻木、乏力 2 个月。入院前 1 个月在我院就诊，行腰椎 CT 检查，示 L2、L3 椎体骨质破坏，椎旁及左侧腰大肌脓肿形成。考虑腰椎结核，给予异烟肼 + 利福平 + 乙胺丁醇 + 吡嗪酰胺 + 阿米卡星行抗结核药品治疗。经治疗后症状无改善，再次来我院门诊，为进一步诊治收入院。

　　既往史：2016 年在当地医院确诊为"AIDS"，并于 2016 年 12 月 29 日开始抗病毒治疗，CD4$^+$ T 淋巴细胞基线情况不详。曾患梅毒，在外院行抗梅毒治疗，目前梅毒抗体滴度不详。

一、专科检查

　　患者步入病房，体格检查合作，脊柱生理曲度存在；约 L2 椎棘突及椎旁压痛，左下肢股四头肌肌力Ⅳ$^+$级，余肌群肌力正常，左大腿外侧浅感觉减退，左下肢直腿抬高试验阳性，右下肢浅感觉肌力正常，鞍区浅感觉正常，肛缩有力，病理征阴性。

　　实验室检查：CD4$^+$ T 淋巴细胞计数：206 个 /μl；HIV 病毒载量：3×10^5/ml；梅毒抗体

☆☆☆☆

阳性，梅毒血清学试验（TRUST）阴性；血白蛋白：38.0g/L，降钙素原、内毒素、G 试验检查正常；痰及咽拭子培养正常，ESR 32mm/h，C 反应蛋白 22.5mg/L。

二、术前影像学检查

1. 腰椎正侧位 X 线摄影　显示 L2 ～ L3 椎体骨质密度增高，疑有少许骨质破坏，L2 ～ L3 椎间隙狭窄，邻近腰大肌、肾影显示不清（图 7-18）。

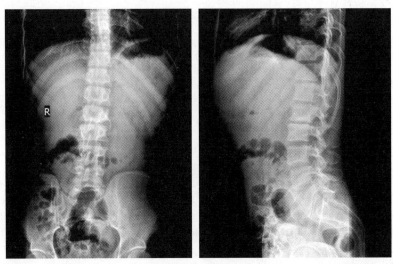

图 7-18　腰椎正侧位 X 线摄影，显示 L2 ～ L3 椎体骨质密度增高，疑有少许骨质破坏，L2 ～ L3 椎间隙狭窄，邻近腰大肌、肾影显示不清

2. 腰椎 CT 增强扫描 + 三维重建　显示 L2 椎体下缘及 L3 椎体上缘骨质破坏，以溶骨性为主，部分破坏区边缘硬化；L2 ～ L3 椎间隙变窄，椎旁软组织稍肿胀，左侧腰大肌肿胀明显，增强扫描后左侧腰大肌影内见环状强化（图 7-19）。

3. 腰椎 MRI 增强扫描　L2、L3 椎体可见骨质破坏，L2 ～ L3 椎间隙变窄，左侧腰大肌及 T12 ～ L2 椎旁软组织肿胀，累及并突入 L2、L3 椎体层面骨性椎管内，增强后部分呈环形强化（图 7-20）。

三、手术适应证

1. 患者 L2 ～ L3 椎体骨质破坏，局部死骨形成，前中柱受累致椎体失稳；脓肿侵入椎管致硬脊膜受压；左侧腰大肌巨大脓肿形成；患者有腰痛及左下肢神经症状，经抗结核药品治疗后症状无好转，其手术指征明确。

2. 患者术前无发热、咳嗽、咳痰症状；CD4[+] T 淋巴细胞计数低，HIV 病毒载量较高；白蛋白及降钙素原、内毒素、G 试验检测结果正常，痰及咽拭子培养正常。评估患者可耐受手术，但为保证手术安全、减少术后并发症，术前加用长效融合抑制剂艾博韦泰行抗病毒治疗；手术方式宜减少创伤、缩短手术时间。

四、术前计划与手术要点

1. 术前计划　本次手术需要达成目标如下。

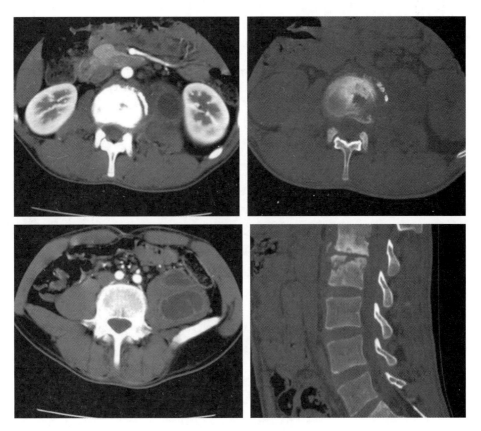

图 7-19　腰椎 CT 增强扫描 + 三维重建，显示 L2、L3 椎体骨质破坏，L2 ～ L3 椎间隙变窄，左侧腰大肌脓肿形成

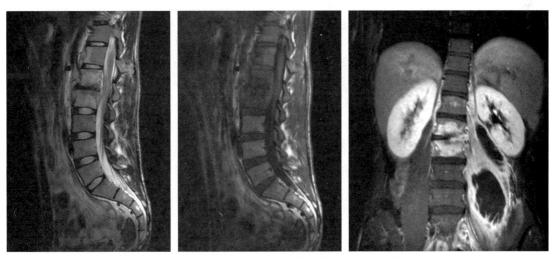

图 7-20　腰椎 MRI 扫描，显示 L2、L3 椎体可见骨质破坏，L2 ～ L3 椎间隙变窄，左侧腰大肌及 T12 ～ L2 椎旁软组织肿胀，L2、L3 椎体层面骨性椎管内，增强后部分呈环形强化

（1）清除死骨、变性间盘及左侧腰大肌脓肿，提高局部抗结核药品浓度，保证抗结核治疗效果。

（2）L2 ～ L3 椎体间进行植骨并有效固定，以恢复脊柱稳定性。

☆ ☆ ☆ ☆

（3）解除脊神经压迫。本例为 AIDS 患者，免疫力低下，手术需要尽可能减少创伤、缩短手术时间，以减少术后并发症的发生。患者病变主要位于前方，节段短，选取后方入路手术不利于前方病灶清除，选取前 - 后联合入路手术则创伤过大、手术时间长，不利于术后恢复。故本次手术拟采取腰椎前方入路，经左侧腹膜后间隙进入，清除左侧腰大肌脓肿、变性间盘及死骨，并行椎管减压、解除神经压迫；植骨方式采用取自体髂骨植骨，并行前路有效固定。

2. 手术要点　患者取右侧卧位，采用左侧腰部斜切口，仔细将腹膜推向前方，保护肾脏、输尿管、腹膜，显露左侧腰大肌，见左侧腰大肌肿胀明显，纵向剥离左侧腰大肌，见左侧腰大肌形成脓肿，其内可见约 300ml 黄白色脓液及大量干酪样肉芽组织；脓腔上至 L1 水平，下至髂窝水平，脓腔有分隔，常规清除脓液、肉芽组织。行骨膜下剥离，C 形臂 X 线仪透视确认椎体节段，常规切断、缝扎相关节段血管，显露 L2 ～ L3 椎体。术中探查见 L2、L3 椎体骨质破坏，可见游离死骨及干酪样肉芽组织；L2 ～ L3 椎间隙变窄伴破坏，椎间盘干酪样坏死。常规切除 L2 ～ L3 椎间盘，清除病椎游离死骨及干酪样肉芽组织，见 L3 部分干酪样肉芽组织凸入椎管致硬脊膜受压，L2 椎间孔可见肉芽组织填充；常规清除椎管内及椎间孔内肉芽组织，松解神经根粘连，行椎管及 L3 神经根减压，于 L2 ～ L3 椎体凿出骨槽。于 L2 及 L3 椎体常规各置入 2 枚螺钉，撑开器适度撑开，测量所需植骨条长度。于左侧髂嵴皮下潜行游离，常规切取所需髂骨块，取骨区骨蜡封闭后常规缝合。撑开器适度撑开，将骨块修整合适后镶嵌植入骨槽；检查植骨块稳定，骨槽前方空隙处填塞颗粒碎骨植骨，安放合适钛棒，拧紧螺帽，常规安置 2 个横联，检查内固定稳定，C 形臂 X 线透视见内固定器在位。术野彻底止血，大量双氧水、生理盐水依次冲洗切口；放置引流管 2 根于左侧椎旁及腰大肌脓腔后从切口旁另戳孔引出并分别固定，逐层关闭切口。

五、术后处理及随访

术后继续原方案行抗结核药品治疗，加强营养支持，术后预防性使用抗生素 48h，并给予艾博韦泰行抗病毒治疗，在患者胃肠功能恢复后予以恢复联合口服抗病毒药品治疗。指导患者行双下肢主被动屈伸锻炼，定时按摩以预防深静脉血栓形成；指导患者鼓肺排痰训练以预防肺部感染。引流管在观察无明显引流液排出后拔除。术后行腰椎正侧位 X 线摄影及腰椎 CT 扫描 + 三维重建复查。出院后定期随访。

术后影像学复查显示患者恢复良好。

1. 腰椎正侧位 X 线摄影　显示内固定器及植骨位置满意（图 7-21）。

2. 腰椎 CT 扫描 + 三维重建复查　内固定器及植骨位置满意，椎旁及左侧腰大肌脓肿基本清除（图 7-22）。

六、术后经验总结

1. 对于腰椎结核并发获得性免疫缺陷综合征者，其免疫力低下，可能存在机会性感染，术前行淋巴细胞计数、HIV 病毒载量检测，有助于手术风险评估。通常认为，患者 $CD4^+$ T 淋巴细胞计数 ≥ 350 个 /μl 时，围术期处理同其他患者；当 200 个 /μl ≤ $CD4^+$ T 淋巴细胞计数 < 350 个 /μl 时，需缩小手术范围，减少手术创伤；如患者同时存在其他并发症，则须在控制并发症基础上制订手术方案。同时术前需评估有无机会性感染，如存在感染，择期手术需待感染控制后进行。

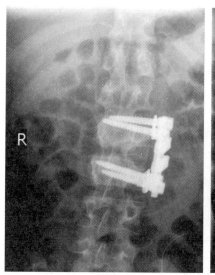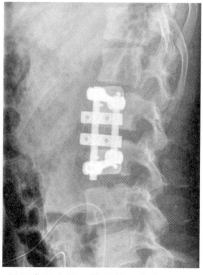

图 7-21　腰椎正侧位 X 线摄影，显示内固定器及植骨位置满意

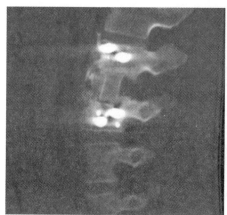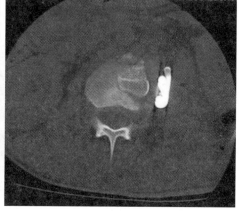

图 7-22　腰椎 CT 扫描 + 三维重建复查，显示内固定及植骨位置满意，椎旁脓肿基本清除

2. 有研究表明，低白蛋白血症与高死亡率相关，是一个较 CD4$^+$ T 淋巴细胞计数能够更好地预测死亡的指标，而腰椎结核并发获得性免疫缺陷综合征患者往往存在营养不良，故围术期需加强营养支持，提升白蛋白水平。

3. 本例患者术前免疫力低下，HIV 病毒载量较高，故在围术期联合使用艾博韦泰行抗病毒治疗。有研究表明，对于可检测到病毒载量的患者，围术期静脉注射艾博韦泰可迅速降低病毒载量，降低术后并发症的发生，提高患者和外科手术的安全性。

（蒲　育）

主要参考文献

[1]　中国性病艾滋病防治协会学术委员会外科学组，中华医学会热带病与寄生虫学分会外科学组，首都医科大学附属北京地坛医院 . 中国人类免疫缺陷病毒感染者围手术期抗病毒治疗专家共识 . 中华实验和临床感染病杂志（电子版），2019, 13(1): 1-5.

[2]　Lin PH, Bush RL, Yao Q, et al. Abdominal aortic surgery in patients with human immunodeficiency virus

infection. Am J Surg, 2004, 188(6): 690-697.

[3]　赵昌松, 张强, 孙胜, 等. 人类免疫缺陷病毒阳性患者脊柱手术围手术期的处理. 中国医师进修杂志, 2017, 40(8): 673-677.

[4]　Yang J, Wei G, He Y, et al. Perioperative Antiretroviral Regimen for HIV/AIDS Patients Who Underwent Abdominal Surgery. World J Surg, 2020, 44(6): 1790-1797.

第 8 章

特 殊 病 例

第一节 多节段脊柱结核手术方法

例1 多节段脊柱结核前路病灶清除植骨融合内固定术。

【病历摘要】 患者男，31 岁。腰背部疼痛伴活动受限 6 个月。患者 6 个月前无明显诱因出现腰背部疼痛，疼痛以活动时明显，伴有盗汗、乏力。无双下肢无力及麻木，无体质量骤降。

一、入院检查

（一）一般检查
腰椎活动受限，T11～L4 棘突及两旁侧压痛、叩击痛；ESR 40mm/h。

（二）术前影像学检查（图 8-1）

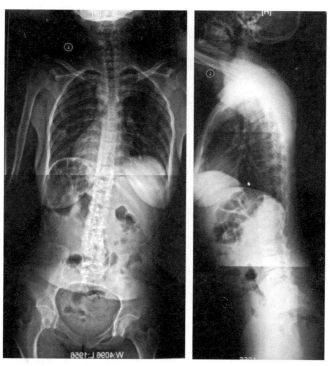

图 8-1 全脊柱正侧位 X 线摄影，显示腰椎向左侧侧弯，T11～T12、L2～L3、L3～L4 椎间隙变窄，L3 椎体骨质破坏

☆ ★ ☆ ☆

1. 全脊柱正侧位 X 线摄影　显示腰椎向左侧侧弯，T11 ～ T12、L2 ～ L3、L3 ～ L4 椎间隙变窄，L3 椎体骨质破坏（图 8-2）。

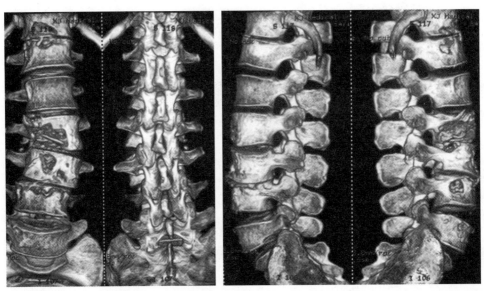

图 8-2　胸腰椎 CT 扫描三维重建，显示腰椎向左侧侧弯，T11 ～ T12、L2 ～ L3、L3 ～ L4 椎间隙变窄、骨质破坏

2. 胸腰椎 CT 检查　腰椎向左侧侧弯，T11 ～ T12、L2 ～ L3、L3 ～ L4 椎间隙变窄、骨质破坏，并见多个大小不等的死骨，周围有骨质硬化，无效腔形成（图 8-3）。

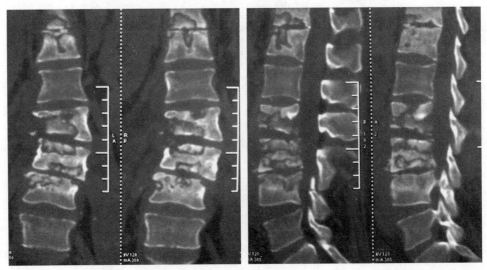

图 8-3　胸腰椎 CT 扫描，显示腰椎向左侧侧弯，T11 ～ T12、L2 ～ L3、L3 ～ L4 并见多个大小不等的死骨，周围有骨质硬化，无效腔形成

3. 腰椎矢状面 MRI 检查　T11 ～ T12、L2 ～ L4 椎体及周围 T_1WI 呈低信号、T_2WI 呈中高混合信号异常改变；可见脓肿形成，周围软组织肿胀，椎间隙略变窄，L3 ～ L4 水平硬膜囊前方受压（图 8-4）。

☆ ☆ ☆ ☆

二、手术适应证

1. 患者，男，31 岁。诊断明确为胸腰多节段结核。
2. 有骨质破坏，可见死骨、无效腔及脓肿形成。
3. 椎间盘破坏，椎体间不稳。
4. 硬膜囊前方有受压。
5. 单纯进行抗结核药品治疗达不到快速治愈的目的，可能出现病变迁延不愈、扩散及神经功能损伤等潜在风险。

三、术前计划与手术技巧

1. 术前计划　患者骨质破坏范围较大，死骨较多、脓肿形成，如果单纯进行抗结核药品治疗，可能延长治愈时间，而且骨质破坏继续加重。因此，在全身营养支持及抗结核药品治疗基础上制定"一期前路病灶清除植骨融合内固定术"。

2. 手术技巧　将患者置于右侧卧位，选 2 个左侧斜切口约 6cm、8cm；椎体左侧前方清除坏死椎间盘、死骨、干酪样坏死组织及脓液，椎间隙分段植入同种异体髂骨，用单棒螺钉加以固定，放置一胸腔闭式引流管。

四、术后处理及随访

术后第 7 天拔出胸腔闭式引流管，嘱咐患者佩戴支具下床行走；术后第 7 天行 X 线摄影复查，出院后定期随访，继续进行抗结核药品治疗。

术后 1 周行胸腰椎正侧位 X 线摄影复查，显示植骨块及内固定装置位置尚好（图 8-5）。

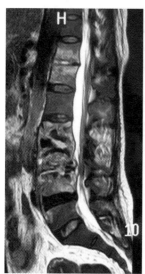
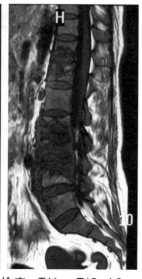
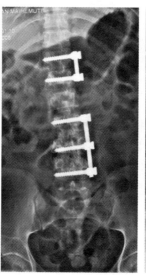
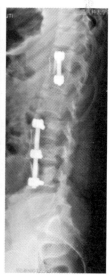

图 8-4　腰椎矢状面 MRI 检查。T11 ～ T12、L2 ～ L4 椎体及周围 T₁WI 呈低信号、T₂WI 呈中高混合信号异常改变；可见脓肿形成，周围软组织肿胀，椎间隙略变窄，L3 ～ L4 水平硬膜囊前方受压

图 8-5　术后 1 周胸腰椎正侧位 X 摄影复查，显示腰椎内固定稳定，椎体生理弯曲纠正

☆☆☆☆

例2　多节段脊柱结核，采用后、前路联合手术。

【病历摘要】　患者男，34岁。胸背部疼痛伴活动受限1年。患者1年前无明显诱因出现胸背疼痛，疼痛以活动时明显，伴有盗汗、乏力、食欲缺乏，体质量下降约8kg。并有间歇性双下肢无力及麻木。

一、入院检查

（一）一般检查

患者营养不良，消瘦，慢病面容；T1～L5棘突及两旁侧压痛、叩击痛；ESR 90mm/h。

（二）术前影像学检查

1. 全脊柱正侧位X线摄影　显示腰椎后凸，胸腰椎多个椎间隙变窄；椎体骨质破坏、骨质疏松、边缘不清；椎旁可见软组织阴影（图8-6）。

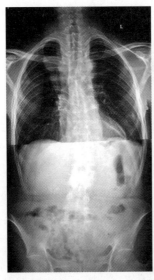
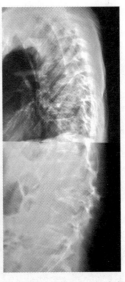

图8-6　全脊柱正侧位X线摄影，显示腰椎后凸，胸腰椎椎体骨质破坏、多个椎间隙变窄；骨质疏松、边缘不清；椎旁增宽

2. 胸腰椎CT扫描+三维重建　显示胸腰椎多个椎体骨质破坏，多个大小不等死骨、无效腔形成，周围有骨质硬化；椎间隙变窄，胸椎后凸变浅，腰椎后凸（图8-7，图8-8）。

3. 胸腰椎矢状面MRI检查　胸腰椎体及周围T_1WI呈低信号、T_2WI呈中高混合信号异常改变；可见骨质破坏，脓肿形成，周围软组织肿胀，椎间隙略变窄，椎间盘破坏，胸腰椎多个水平硬膜囊前方受压（图8-9）。

二、手术适应证

1. 患者男，34岁，诊断明确为胸腰椎多节段结核。

2. 影像学检查显示骨质破坏严重，并见死骨、无效腔及脓肿形成。

3. 多个水平椎间盘破坏，椎体间不稳。

4. 多处硬膜囊前方有受压。

5. 非手术治疗达不到快速治愈的目的，可能出现病变迁延不愈、扩散，神经功能损伤

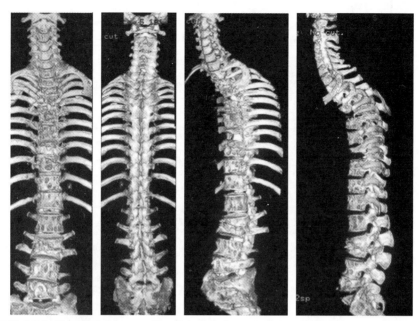

图 8-7　胸腰椎 CT 扫描三维重建，显示胸腰椎多个椎体骨质破坏、无效腔形成，周围有骨质硬化；椎间隙变窄，胸椎后凸变浅，腰椎后凸

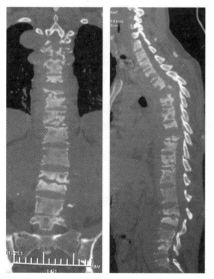

图 8-8　胸腰椎 CT 扫描 + 三维重建，显示胸腰椎多个椎体骨质破坏，椎旁大量脓肿影

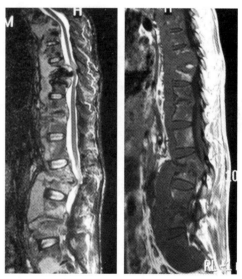

图 8-9　胸腰椎矢状面 MRI 检查。胸腰椎体可见骨质破坏，脓肿形成，椎间隙略变窄，椎间盘破坏，胸腰椎多个水平硬膜囊前方受压

及瘫痪等潜在风险。

三、术前计划与手术技巧

1. 术前计划　患者骨质破坏范围较大，死骨较多、脓肿形成，如单纯采用前路手术则手术创伤较大，固定不牢固，可能延长治愈时间，且可造成骨质破坏继续加重。而行单纯后路手术则病灶清除不彻底，多节段大块植骨困难。因此，在全身营养支持及抗结核药品

☆☆☆☆

治疗基础上制定"一期后路部分病灶清除植骨融合内固定，二期前路病灶清除植骨术"。

2.手术技巧　将患者置于俯卧位，选后正中切口，T1 至 L5 椎体置入椎弓根螺钉；在部分骨质破坏较轻的椎间盘水平通过经椎板间（PLIF）或经关节突间（TLIF）清除坏死椎间盘、死骨、干酪样坏死组织及脓液，分段植入同种异体或自体骨，安装钛棒加以固定，放置一引流管。

第一次术后 1 周，将患者置于右侧俯卧位，分别从左侧骨质破坏严重、缺损较大的椎间盘水平选斜切口，清除残留的坏死椎间盘、死骨、干酪样坏死组织及脓液，植入大块同种异体髂骨，放置一胸腔闭式引流管。

四、术后处理及随访

第 1 次术后第 12 天拔出后方引流管，第 2 次术后第 7 天拔出胸腔闭式引流管；第 1 次术后 7d、第 2 次术后 14d 分别进行 X 线摄影复查；第 1 次术后 1 个月嘱咐患者佩戴支具下床行走；出院后定期随访，继续行抗结核药品治疗。

患者于第 1 次术后 1 周行胸腰椎正侧位 X 线摄影及 CT 扫描复查，显示内固定设置位置尚好（图 8-10）。患者于第 2 次术后 2 周行胸腰椎正侧位 X 线摄影复查，显示大块植骨块及内固定装置位置尚好（图 8-11）。

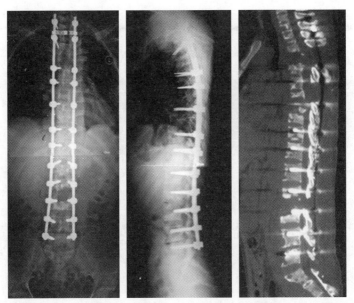

图 8-10　患者第 1 次术后 1 周行胸腰椎正侧位 X 线摄影及 CT 扫描复查，显示脊柱内固定术后改变，自胸椎至腰椎均见内固定置入

五、小结

（一）一般情况分析

脊柱结核在骨关节结核中约占 50%。随着国家城镇化建设的加快，人口流动量加大，结核发病的不典型性加上耐药菌的增多等诸多原因，近年来脊柱结核的发病率又有所增加。目前，我国脊柱结核患者中超过 90% 为单或双节段病灶，少数患者的病灶累及 3 个或 3 个以上的节段，后者一般称为多节段脊柱结核。关于多节段脊柱结核的定义，不同文献报道

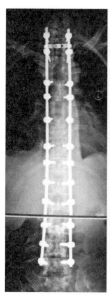
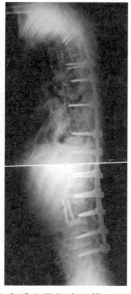

图 8-11 患者第 2 次术后 2 周行胸腰椎正侧位 X 线摄影复查，显示病灶清除后植入的肋骨及髂骨，均无移位

也有所不同。但总体上可以归纳为 2 类：①按病灶累及的椎体数量定义；②按病灶累及的椎间盘数量定义。

大多数脊柱结核以椎间盘为中心侵入椎体，因此笔者认为多节段脊柱结核的定义如下：病变累及到 3 个椎间盘、4 个椎体以上为多节段脊柱结核。多节段脊柱结核按病变椎间盘之间有无正常椎间盘分为连续型多节段脊柱结核与跳跃型多节段脊柱结核。按每 2 个病变椎间盘之间是否都有 1 个以上正常椎间盘分为完全跳跃型与不完全跳跃型多节段脊柱结核。

随着影像学诊断水平的提高，MRI、CT 扫描＋三维重建等检查可以判断脊柱结核病变及脓肿的位置，并能早期准确地显示出多节段脊柱结核的范围，为手术治疗提供依据，可提高病灶清除的彻底性和手术疗效。骨内小脓肿、椎旁脓肿形成及受累椎体终板破坏时，MRI 是诊断早期脊柱结核的重要依据。通过影像学检查结果，可以将多节段脊柱结核病灶分为①中心病灶：脓肿大，椎体和椎间盘破坏严重，后凸成角，脊柱不稳，脊髓受压。②卫星病灶：于中心病灶两端的新病灶常小于 1.0cm×1.0cm×（0.5～2.0）cm 的骨破坏；3.0cm×2.5cm 的脓肿，可在相邻或不相邻于中心病灶的椎体或椎间盘边缘或椎体中心。均不影响脊柱稳定性，无脊髓受压，病灶刮除后不影响脊柱稳定性。

多节段脊柱结核特点为累及节段多、脊柱稳定性破坏严重；多见于营养不良、基础代谢差、免疫功能低等患者。多数形成较大的结核性脓肿，病情进行性加重，由于多个椎体破坏，局部疼痛明显，活动受限，老年患者易出现或加重骨质疏松症。脊柱前柱支撑被破坏，易形成脊柱后凸畸形及脊髓神经功能障碍等。因此多节段脊柱结核治疗原则是全身抗结核药品与营养支持治疗的基础上，加快脊柱病变部位的愈合，重建脊柱稳定。由于多节段脊柱结核病变范围大，有进行性加重的风险，大多数患者需要外科干预。外科手术治疗的目的为病灶清除、加快愈合，重建脊柱稳定，防治脊柱畸形及脊髓神经功能损伤。

（二）手术适应证及分析

1. 手术适应证

（1）脊柱的稳定性破坏者。

（2）脊柱严重或进行性后凸畸形者。

（3）脊髓受压，神经功能障碍者。

（4）有较大的寒性脓肿或流注脓肿难以吸收者。

（5）病灶内较大的死骨和空洞者。

（6）窦道经久不愈者。

2. 分析 多节段脊柱结核由于累及多个椎体及椎间盘，且多伴有脓肿、严重的畸形和截瘫，无论是传统观念还是当前较新的探讨结果，都认为应是手术治疗的指征。从另一角度讲，只要是做出多节段脊柱结核的诊断又无手术禁忌的情况下，即应采取手术治疗；因此，

☆ ☆ ☆ ☆

对于多节段脊柱结核的诊断就显得尤为重要。

多节段脊柱结核患者常存在病情危重，以及贫血，精神、食欲缺乏，长期卧床，凝血功能异常、易出血等情况。因此需要及时处理，防止病情进一步加重。主要的手术禁忌证是心脏和呼吸功能衰竭。

在手术时机的选择上，ESR 只是一个相对概念，不能单纯地追求这个指标而错过手术的最佳时机。如果患者病情相对稳定、活动性结核控制、病变局限、脓肿无进行性增多即可进行手术。

3. 术前准备应做到

（1）行抗结核药品治疗 4～6 周。

（2）一般情况改善，结核中毒症状减轻，发热控制，体温低于 37.5℃。

（3）矫正贫血和低蛋白血症，血红蛋白＞100g/L、白蛋白＞30g/L。

（4）ESR 在 40mm/h 以下或呈进行性下降。但是，在实际工作中大多数多节段脊柱结核患者病情不能等待以上理想的术前准备条件。

因此，按照患者具体病情变化可适当放宽手术条件，尤其是脊髓受压患者，为抢救脊髓功能，应该尽早进行手术干预。

（三）手术方式

1. 病灶清除术　多节段脊柱结核由于病灶常波及多个椎体与椎间盘，除了中心病灶外还有很多卫星病灶，处理中心病灶的同时应该尽量清除周围卫星病灶，避免术后复发或窦道形成。病灶清除包括清除脓液、干酪样坏死组织、炎性肉芽组织、死骨、受累坏死的椎间盘及硬化骨。多节段脊柱结核病灶应遵循分段病灶清除的原则，保留 2 个病灶之间的正常残留椎体骨组织，避免扩大切除引起的大范围骨缺损及产生相关并发症。在同一切口，沿脊柱旁切开脓肿壁和骨膜，对邻近有明显脓肿和窦道的卫星病灶行病灶清除植骨是必要的；而对于远离切口部位的椎体内、椎体边缘、椎间盘无明显破坏、周围无明显脓肿形成的小卫星病灶，采用保守或姑息的治疗办法对疗效并无重大影响。

2. 植骨融合术　病灶清除植骨融合术能迅速解除疼痛，更早地清除脓肿并使窦道愈合，防止术后畸形加重、脊髓神经功能损伤和邻近节段脊柱发生退行性改变，成为治疗脊柱结核的标准手术方式。然而，清除前路病灶后使得前柱与中柱产生较大的骨缺损，可使脊柱失去正常序列，失去脊柱前方的支撑，造成脊柱明显的不稳及脊柱前方塌陷。尤其多节段脊柱结核需要切除多个病变椎间盘及椎体，会造成脊柱的稳定性更差，术中需要行前方支撑植骨。目前，多节段脊柱结核病灶清除术后，局部应用的支撑材料包括自体骨、同种异体骨、异种异体骨及人工合成材料等。其中较理想的支撑物是自体骨，包括自体髂骨、腓骨、肋骨、椎体附件部分等；其融合率高，融合时间较短，具有良好的骨传导性和诱导性，且没有免疫排斥，成为脊柱结核手术首选的移植骨。对于自身肋骨的移植效果，目前存在争议。有的学者认为，采用带血管的肋骨进行椎体间植骨，骨块融合早且愈合率高。但有些学者提出，在肋骨愈合完成之前即有不同程度的肋骨下沉及吸收，致使术后发生后凸畸形。与肋骨相比，髂骨作为移植骨并没有存在较多的争议，髂骨块移植有更高的愈合率。

多节段脊柱结核病灶清除术后留下的骨缺损区域较大，骨缺损部位数量多，自体骨量有限，有时无法满足临床需求。因此临床工作中较常用的支撑材料还有同种异体骨、异种异体骨、钛网及 3D 打印材料等。其中应用较多的是同种异体骨，包括同种异体髂骨，同种异体股骨头及同种异体管状骨。同种异体骨由于供应量大，经处理后免疫排斥反应可降到最低水平，弹性模量接近宿主骨质等优点，近几年来越来越多的学者将其应用于临床工作中。同种异体骨有支撑、骨传导作用，但存在支撑植骨不牢固、骨诱导性较差等不足，需要脊柱内、外固定及较长的融合时间。钛网加自体骨也用于病灶清除后骨缺损区的植入，但钛网与宿主骨质的弹性模量差距较大，易发生塌陷等风险，特别是伴有骨质疏松的老年人应慎用。

3. 内固定术　20 世纪中期以来，脊柱结核手术治疗广泛开展，脊柱结核病灶清除植骨融合术成为脊柱结核的必备式式，缩短了局部骨性融合时间，提高了治愈率；但病灶清除后单纯植骨、局部不稳定，需要长期卧床及加以外固定制动。多节段脊柱结核跨越 3 个以上椎间隙，病灶清除术后前方植入较长的植骨块，植骨块易移位、脱落及塌陷，继而压迫周围血管、神经、脊髓的危险性明显增强。不稳定的脊柱很难保证植骨融合和病灶治愈，脊柱后凸畸形会更加严重，矫正效果远远达不到预期；并且因为植骨块脱落及外固定支具制动、长期卧床会导致较多的并发症。在脊柱结核病灶清除、植骨融合手术基础上行内固定后可很好地重建脊柱稳定性，纠正后凸畸形，同时具有促进植骨愈合，简化术后护理的优点，而且安全性也同样得到进一步的证明。由于多节段脊柱结核其特点为破坏节段多，病灶清除植骨加内固定治疗脊柱结核可明显缩短治疗周期、减少卧床时间、减轻患者痛苦、减少并发症的发生。

在多节段脊柱结核外科治疗中，内固定应用的适应证为：①病灶清除或切除后脊柱不稳者；②脊柱结核造成椎体破坏明显、植骨不稳或有局部塌陷的风险者；③脊柱后凸畸形需要矫正者；④多节段脊柱结核并脊髓神经功能损伤广泛需要减压者。很多学者认为，脊柱结核病灶清除加植骨融合内固定式式是目前治疗脊柱结核的金标准。脊柱结核手术内固定包括前路内固定与后路内固定系统。脊柱前路内固定系统多用于跳跃型多节段结核中的单节段或双节段病变，后路内固定系统主要指的是椎弓根内固定钉 - 棒系统，用于大多数多节段脊柱结核中。

值得注意的是：并发窦道的多节段脊柱结核患者使用内固定器械时，应该对此类患者做窦道分泌物的细菌检查，并注意窦道的路径，做好术中脓液的镜检和细菌检查。并发脓肿者，术中应彻底清除脓液，尽最大可能封闭脓腔，术后置引流管引流。全身情况差、恶病质、严重骨质疏松、并发混合细菌感染的患者应用内固定装置仍需要慎重。

（四）手术入路

为了彻底清除病灶，并且给予可靠的大块骨支撑植骨、牢固的内固定，手术入路的选择成为讨论的焦点。目前，多节段脊柱结核手术入路方法有单纯前路病灶清除植骨内固定术、单纯后路病灶清除植骨内固定术、前后路联合病灶清除植骨内固定术。有些破坏较轻或为边缘性卫星灶的多节段脊柱结核患者，也可以在全身营养支持与抗结核药品治疗基础上，进行局部制动或穿刺排脓引流等治疗措施，不在此做专题讨论。

1. 单纯前路病灶清除植骨融合内固定术　前路手术是脊柱结核的经典手术入路，暴露充分、操作安全、简单，手术时间短，前路固定可有效恢复病椎高度及矫正脊柱畸形，包括开胸、胸膜外途径、胸腹联合切口、腹膜外途径下的前路彻底的病灶清除或根治性清（切）除。其最大优点是暴露面广、视野宽阔，很容易进行病灶根除与植骨操作，重建脊柱稳定性效果优良，术后患者仅佩戴支具即可早期下地活动，以促进患者康复并有效减少外固定所带来的并发症。但该方法需要充分显露，应最少显露病椎一侧的侧前方，甚至须显露相邻正常椎体的侧方。因此手术创伤较大，前路固定范围有限，随着前路固定节段增加可使

☆☆☆☆

固定节段稳定性降低。多节段脊柱结核由于病变节段多、范围大、常伴有后凸畸形，单纯前路病灶清除植骨融合内固定术则不能很好地解决病灶清除、脊柱稳定、矫正畸形等问题。前路手术多用于跳跃性单、双节段脊柱结核，颈椎结核或后路手术的前方补充手术。

2. *单纯后路病灶清除植骨融合内固定术*　对于椎体破坏范围大的多节段脊柱结核，彻底病灶清除和前路固定存在一定的困难。因多节段脊柱结核多个椎体和椎间盘受累并伴有广泛的椎旁脓肿，往往病灶不易清除彻底，易残留一些死骨和脓腔，行前路内固定易致感染复发。由于脊柱结核性后凸畸形一期后路截骨矫正技术的不断完善，很多学者开始实行单纯后路病灶清除植骨融合内固定术治疗活动性多节段脊柱结核。

经后路病灶清除植骨融合内固定术主要应用于：

（1）结核病灶虽然较多，但可以进行分段病灶清除，并不需要大块植骨者。

（2）病灶位于后方，如椎弓根结核、椎板结核、棘突结核或老病灶局限一侧的椎体破坏者。

（3）多节段脊柱结核前方破坏较轻，并有后凸畸形需要矫正者。

（4）老年多节段脊柱结核，前方病变进展较慢、破坏较轻，手术耐受性较差、不能行前后路联合手术者。

（5）病变主要在脊柱交接区，如颈胸椎、腰骶椎、胸腰段等，前路手术创伤大、并发症较多、显露困难者。

（6）前方多次手术，存在瘢痕粘连者。单纯后路病灶清除植骨融合内固定术使结核病灶清除、植骨、矫形、内固定一期后路完成，不需要前路手术，但病灶清除范围有限、显露视野小、大块支撑植骨困难等为不足之处。

后路病灶清除植骨入路包括单侧或双侧经椎板间、经关节突关节间及经肋横突关节间入路。需按照病变部位、范围及是否对脊髓神经功能有影响等多种因素考虑，选择具体入路方法。

3. *前后路联合病灶清除植骨融合内固定术*　多节段脊柱结核单纯前路手术病灶清除较彻底，但大块植骨不稳定、固定不牢固、固定范围有限、后凸畸形矫正度数小、脊髓周围不能全方位彻底减压。单纯后路手术固定范围长、固定牢固、后凸畸形矫正度数大，但病灶清除视野有限，大块支撑植骨有困难。随着脊柱前、后路手术技术的成熟及脊柱微创技术的广泛应用，前后路联合病灶清除植骨融合内固定术在多节段脊柱结核中被广泛应用。前后路联合手术是多节段脊柱结核首选的术式，其不仅可以彻底清除病灶、有效地进行前方支撑植骨，还能牢固地进行长节段固定、理想地矫正后凸畸形、实现脊髓周围减压。此前很多学者认为，前后路手术创伤较大、手术时间较长、并发症较多，手术技术等原因而犹豫作为首选，但随着技术水平的成熟、微创技术应用、围术期管理水平提高、多学科协作模式等，使前后路手术成为多节段脊柱结核的标准术式。在临床工作中，根据患者的手术耐受性、多节段结核范围、椎体破坏程度、后凸畸形度数、有无神经功能损伤、术者技术操作熟练程度等，可以一期或分期行前后路联合手术，也可以应用微创技术进行后路固定、前路病灶清除植骨融合。

总之，多节段脊柱结核因多种原因成为一种常见的感染性疾病。其病变范围较长、破坏节段较多、脊柱稳定性较差、易形成后凸畸形及脊髓神经功能损伤。抗结核药品治疗仍然是治疗的基础和关键。在合理使用抗结核药品的基础上，应根据不同的病灶特点（如脓肿的部位及大小、受累椎体的数量、椎体破坏范围和程度，以及残存的椎体是否可用于内固定、有无后凸畸形等）、患者的一般情况、手术技巧选择合理的手术入路及内固定方式确定个体化的手术方式，方可对多节段脊柱结核取得较好的治疗效果。

（买尔旦·买买提）

主要参考文献

[1] Govender S. The outcome of allografts and anterior instrumentation in spinal tuberculosis. Clin Orthop Relat Res, 2002, (398): 60-66.

[2] 王清，徐杨博，韩福刚，等. 多节段脊柱结核的诊断与治疗. 泸州医学院学报, 2006, 29(3): 234-237.

[3] 张嘉利，李大伟，马远征，等. 多节段胸腰椎脊柱结核外科治疗的回顾性研究. 中国防痨杂志, 2013, 35(5): 305-308.

[4] Yin XH, Liu SH, Li JS, et al. The role of costotransverse radical debridement, fusion and postural drainage in the surgical treatment of multisegmental thoracic spinal tuberculosis: a minimum 5-year follow-up. Eur Spine J, 2016, 25(4): 1047-1055.

[5] Erturer E, Tezer M, Aydogan M, et al. The results of simultaneous posterior-anterior-posterior surgery in multilevel tuberculosis spondylitis associated with severe kyphosis. Eur Spine J, 2010, 19(12): 2209-2215.

[6] Gao Z, Wang M, Zhu W, et al. Tuberculosis of ultralong segmental thoracic and lumbar vertebrae treated by posterior fixation and cleaning of the infection center through a cross-window. Spine J, 2015, 15(1): 71-78.

[7] 姚学东. 胸腰椎多节段脊柱结核的手术治疗 // 中南大学湘雅二院，中国脊柱脊髓杂志编辑部. 第三届全国脊柱及骨关节结核病专题研讨会论文集. 张家界：中国脊柱脊髓杂志编辑部, 2009.

[8] 杨启远，冯敬，杨雯栋，等. 后路一期病灶清除结合内固定治疗多节段脊柱结核. 实用骨科杂志, 2016, 22(4): 293-297, 298.

[9] 伍骥，李松林，崔玉明. 多节段脊柱结核的诊断与治疗. 中国脊柱脊髓杂志, 2010, 20(7): 605-607.

[10] 李永民. 一期病灶清除钛网植骨内固定治疗相邻多节段胸腰椎结核 // 中国脊柱脊髓杂志编辑部，宁夏医学院. 第二届全国骨关节结核病专题研讨会论文集. 银川：中国脊柱脊髓杂志编辑部, 2008.

[11] Zhang HQ, Lin MZ, Shen KY, et al. Surgical management for multilevel noncontiguous thoracic spinal tuberculosis by single-stage posterior transforaminal thoracic debridement, limited decompression, interbody fusion, and posterior instrumentation(modified TTIF). Arch Orthop Trauma Surg, 2012, 132(6): 751-757.

[12] Qureshi MA, Khalique AB, Afzal W, et al. Surgical management of contiguous multilevel thoracolumbar tuberculous spondylitis. Eur Spine J, 2013, 22 Suppl 4: 618-623.

[13] Pu X, Zhou Q, He Q, et al. A posterior versus anterior surgical approach in combination with debridement, interbody autografting and instrumentation for thoracic and lumbar tuberculosis. Int Orthop, 2012, 36(2): 307-313.

[14] Turgut M. Spinal tuberculosis(Pott's disease): its clinical presentation, surgical management, and outcome. A survey study on 694 patients.Neurosurg Rev, 2001, 24(1): 8-13.

第二节　跳跃型脊柱结核手术方法

【病历摘要】　患者女，29 岁，以"腰背部疼痛不适 11 个月"为主诉入院。患者自 2018 年 3 月怀孕分娩后开始出现腰背部疼痛不适，多为酸胀痛；因症状较轻患者未在意。同时有间断性低热（具体体温未测）、盗汗、乏力、头痛等不适，上述症状一直未能缓解，故于 2018 年 9 月就诊于当地医院，行相关检查后诊断为"腰椎间盘突出"，但治疗后未见明显好转（具体治疗不详），患者要求转上级医院做进一步治疗，于 2018 年 10 月转当地

☆★☆☆

第一人民医院诊治，行相关检查后未能明确诊断。由于上述症状进行性加重，于 2019 年 1 月 31 日前往当地另一医院就诊，完善相关检查后诊断为"脊柱结核"，给予利福平、异烟肼、乙胺丁醇等抗结核药品进行治疗，并建议患者来我院就诊。就诊于我院门诊，以"腰椎结核"收入我科。患者病程中精神差、饮食及睡眠欠佳，无明显发热，有盗汗、乏力，无咳嗽，无明显消瘦，大、小便如常。

一、临床检查

体温 36℃，脉搏 100 次/分，呼吸 19 次/分，血压 116/78mm Hg（1mmHg=0.133 kPa）。疼痛评分 4 分，患者体型呈正力型，营养良好，正常面容，忧虑表情，自主体位，神志清醒，检查合作。脊柱未见异常，脊柱双侧软组织对称，无肿胀、充血、皮下瘀血及皮肤破溃，四肢关节正常无畸形；于 L1、L2、L3、L4、L5 椎体间隙有压痛及叩击痛，腰椎活动度受限。腹壁反射正常。直腿抬高试验"阴性"，加强试验"阴性"，拾物试验"阳性"。双下肢膝腱反射正常，跟腱反射正常。双下肢皮肤感觉正常，双下肢肌肉未见萎缩，双侧股四头肌肌力Ⅴ级、双侧屈髋肌肌力Ⅴ级、双侧胫前肌肌力Ⅴ级、双侧腓骨长短肌肌力Ⅴ级、双侧拇长伸肌肌力Ⅴ级、双侧趾伸肌肌力Ⅴ级，双侧髌阵挛、踝阵挛阴性，Babinski 征阴性，Oppenheim 征阴性，Gordon 征阴性，Chaddock 征阴性。

二、影像学检查

我院 2019 年 2 月 11 日头颅 MRI 平扫、腰椎 X 线摄影、MRI 平扫＋增强扫描报告（图 8-12 ～图 8-18）。

（1）符合颅内结核（脑实质型）表现；双侧大、小脑半球内多发结核性肉芽肿。

（2）双侧上颌窦黏膜增厚（图 8-18）。

（3）L1、L2、L3、L5 及 S1 椎体结核，双侧腰大肌及椎旁脓肿，L1 ～ L2 椎体水平脊膜增厚强化，考虑脊膜结核；腰部软组织水肿。

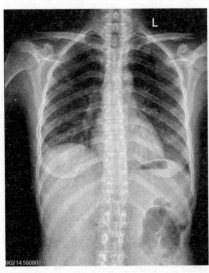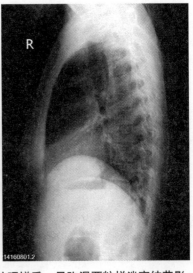

图 8-12 胸部正侧位 X 线摄影，显示胸廓对称，双肺纹理增重，见弥漫粟粒样淡密结节影，边界欠清晰，分布、大小较均匀；右肺下叶见少许小斑片状灶，双肺门影及心影不大，纵隔居中无增宽，两肋膈角及前后肋膈窦锐利

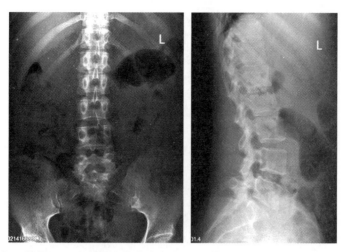

图 8-13　腰椎正侧位 X 线摄影，见腰椎生理曲度存在，L1 椎体下缘及 L3 椎体上缘模糊欠光整，骨质密度欠均匀，L1 ～ L2 椎间隙变窄，余未见明显异常

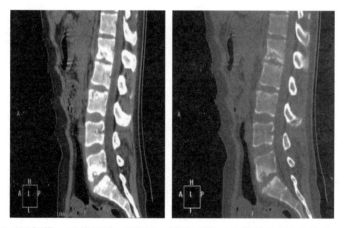

图 8-14　腰椎矢状面 CT 扫描 + 三维重建，显示 L1 椎体下缘、L3 椎体上缘 L5 椎体下缘骨质密度欠均匀，对应椎间隙变窄，有死骨及明显骨缺损

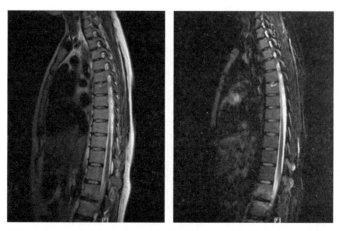

图 8-15　胸椎 MRI 扫描，显示 L6 椎体上缘见斑片样稍长 T_1 稍长 T_2 信号，压脂序列扫描呈较高信号，椎间隙略变窄。L1 ～ L2 椎体可见片样稍长 T_1 稍长 T_2 信号，压脂序列扫描呈较高信号，椎间隙略变窄；后方椎管直径 < 1cm

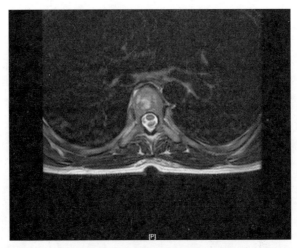

图 8-16　胸椎横断面 MRI 扫描，显示 T6 椎体上缘斑片样稍长 T_1 稍长 T_2 信号，同水平椎管变窄，压脂序列扫描呈较高信号

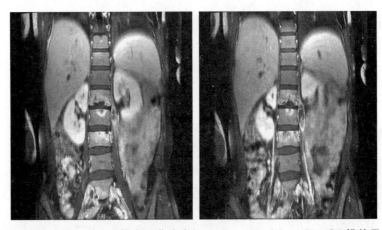

图 8-17　腰椎 MRI 增强扫描，显示腰椎生理曲度尚可；L1 ～ L2、L3、L5 ～ S1 椎体骨质内可见斑片状长 T_1、混杂长 T_2 信号；压脂序列扫描呈高信号。压脂序列扫描于 L1 ～ L2 椎体后缘、L5 ～ S1 椎体前缘可见带状高信号，同时腰部软组织内可见片状高信号；增强扫描可见 L1、L2、L3 及 L5、S1 椎体不均匀强化，自 L1 ～ L3 椎体水平双侧腰大肌内可见环形强化，L5 ～ S1 椎旁见环形强化信号

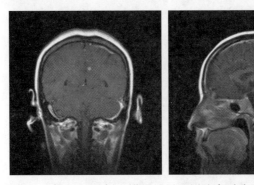

图 8-18　头颅 MRI 检查。头颅 MRI 平扫＋增强显示双侧脑室对称不大，双侧大、小脑半球内散在大小不等的结节状长 T_2 信号；压水序列扫描呈稍高信号，中线结构居中，大脑皮层沟未见明显异常信号，双侧上颌窦黏膜增厚呈环形长 T_2 信号；增强扫描显示脑干及双侧大、小脑半球多发环形信号

三、诊断与治疗

入院后诊断：① T6、L1～L3、L5、S1 椎体结核（初治）；②结核性脑膜脑炎（脑实质型，初治）；③急性血行播散性肺结核（双上下，初治）。

治疗方案：异烟肼 0.3g/ 次口服，1 次 / 天；左氧氟沙星 0.6g/ 次口服，1 次 / 天；吡嗪酰胺 0.5g/ 次口服，3 次 / 天；乙胺丁醇 0.75g（3 片）/ 次口服，1 次 / 天。术前行腰椎穿刺术做各项相关检查以排除手术禁忌，同时行抗结核药品治疗 2 周后才能够进行手术治疗。

四、手术适应证及分析

1. 患者 L1、L2、L5 及 S1 椎体骨质破坏严重，周围大量脓肿形成；前柱、中柱稳定性丧失；L1～L2 及 L5～S1 椎间隙变窄，椎间盘缺失；椎体塌陷导致后凸畸形,需重建脊柱稳定性。

2. 患者脊髓功能暂未受损，但疼痛明显，活动受限，入院后疼痛逐渐加重，VAS 评分在 5～7 分左右。

3. 术前经过抗结核药品治疗 2 周后患者一般状况良好，行腰椎穿刺术检查脑脊液各项指标证实无手术禁忌，颅内压在正常范围内。

因此，可对患者采取 L1、L2 椎体经后路内固定术 + 椎板切除减压术 + 脊柱病损切除术 + 椎间髂骨植骨术；同时进行 L5、S1 椎体内固定术 + 椎板切除减压术 + 脊柱病灶切除术 + 椎间髂骨植骨术

五、术前计划与手术技巧

术前经过科室讨论分析，制订了详细的治疗方案。经过抗结核药品治疗 2 周后观察病情，说明仅内科行抗结核药品保守治疗对于已经破坏的椎体支撑功能无法恢复，且随活动、重力等影响有进一步加重病情的危险，不排除继续发展而出现下肢截瘫的风险；患者虽患有结核性脑膜炎（脑实质性），但是术前脑脊液常规检查未见明显异常，可耐受手术；若选用前后路手术方式会延长手术时间、患者无法耐受前后路手术；患者椎旁的少量脓肿可考虑采用药品保守治疗，故手术方式考虑选择后路手术，可达到彻底清除病灶并予以内固定的目的。L6 椎体为早期病变、暂不考虑手术，建议行 L1、L2、L3、L5 及 S1 椎体结核经后路内固定 + 椎板切除减压 + 病灶清除植骨融合术。

具体手术步骤如下：全麻，患者取俯卧位，躯干两侧垫枕，使腹部空虚；术区常规消毒后铺无菌巾，取脊柱后正中手术入路，以 L1、L2 棘突为手术中心，切口长约 6cm。依次切开皮肤及皮下组织，电凝止血后，沿棘突双侧切开腰背筋膜及椎旁肌附着处，逐渐分离显露 L1、L2 双侧椎板间隙，于 L1、L2 椎体双侧椎弓根置入 6.0mm×45mm 的万向头螺钉，C 形臂 X 线仪透视下见螺钉位置良好后，于 L1 右侧椎板开窗，显露椎管；用神经剥离子小心分离探查，用神经拉钩将硬脊膜囊及内容物牵向一侧，进一步显露 L1～L2 间隙，切除 L1 椎体后方后纵韧带，可见 L1～2 椎体间隙变窄、椎体终板有缺损、椎间盘变性坏死，并有明显炎性反应增生。按步骤逐步刮除坏死椎间盘组织直至上下终板，探查前方无明显坏死组织后，取 1 枚 10 号椎间融合器填塞自体骨粒植入 L1、L2 椎体间隙，连接双棒锁定螺帽，C 形臂 X 线仪透视下见钉棒系统连接稳定，置入引流管 1 根，逐层缝合切口。

再以 L5、S1 棘突为手术中心，切口长约 6cm。依次切开逐渐分离显露 L5、S1 双侧椎

☆ ☆ ☆ ☆

板间隙，于 L5 椎体双侧椎弓根置入 6.0mm×45mm 的万向头螺钉，S1 椎体双侧椎弓根置入 6.0mm×35mm 的万向头螺钉，C 形臂 X 线仪透视下见螺钉位置良好；咬骨钳咬除 L5 椎体棘突并于右侧椎板开窗，显露椎管，用神经剥离子小心分离探查，用神经拉钩将硬脊膜囊及内容物牵向一侧，进一步显露 L5 ～ S1 椎间隙；切除 L5 椎体后方后纵韧带，可见 L5 ～ S1 椎间隙变窄，椎体终板有缺损，椎间盘变性坏死并有明显炎性反应增生；按步骤逐步刮除坏死椎间盘组织直至上下终板，探查前方无明显坏死组织后，取 1 枚 14 号椎间融合器填塞自体骨粒植入 L5 ～ S1 椎间隙，连接双棒锁定螺帽，C 形臂 X 线仪透视下见钉棒系统连接稳定，置入引流管 1 根，逐层缝合切口。

对于多节段脊椎结核，笔者同样认为如果单纯追求在健康的椎体固定融合脊椎，往往造成融合固定脊椎的范围偏长，破坏了上下正常运动单元，且严重影响患者术后腰背部的活动。该患者由于病变部位为跳跃性，跨度较大，且均累及 1 个椎体间隙，故采取短节段螺钉，因固定椎体节段少、行关节融合的椎体少，通过病椎椎弓根螺钉固定来提高后路内固定强度，给患椎增加了支点，可分散所受的应力。在保证固定强度的同时更加符合原有的脊椎活动性，更适应原有的生理弯曲及原有的生理力学，能大幅降低术后相关的远期并发症对脊椎原有的弯曲及活动性的影响，从而减少 Cobb 角的丢失及减少内固定松动、断钉、断棒的风险。

六、术后处理及随访

术后第 2 天，嘱咐患者行双下肢功能锻炼。同时给予抗结核药品治疗及静脉营养支持，待彻底引流干净后拔除引流管。术后 1 周行腰椎正侧位 X 线摄影及胸椎 CT 扫描＋三维重建复查。出院后定期随访。

1. 术后 1 周影像学复查　可见腰椎行短节段内固定，上下两处内固定均稳定，椎间植入填塞自体骨粒的椎间融合器（图 8-19）。

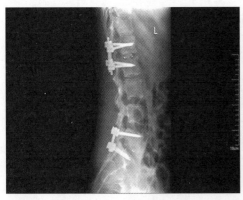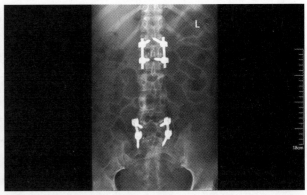

图 8-19　L1、L2、L5 椎体结核术后 1 周腰椎正侧位 X 线摄影复查，显示腰椎生理曲度略直，L1、L2 椎体骨质密度不均匀，L1 ～ L2 椎间隙略变窄，相邻关节面模糊不规整；L1 ～ L2、L5 ～ S1 椎体段见金属架内固定影及线段样金属影，未见松脱、折断征象，余椎体、椎间隙未见异常

2. 术后 1 年患者影像学复查　可见腰椎稳定性良好，椎间植骨已融合（彩图 24，图 8-20 ～图 8-22）。

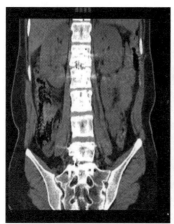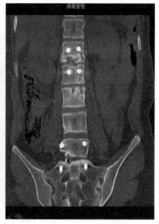

图 8-20 患者术后 1 年行胸腰椎 CT 扫描＋三维重建复查，显示胸腰椎生理曲度存在，序列连续；L1 ～ L2 椎体、L5 ～ S1 椎体可见钢钉及钢板固定，未见明显断裂与移位；L1 ～ L2 椎体内可见骨质缺如、椎间隙变窄，并可见植入物，周围未见明显软组织肿胀，L3 椎体内见骨质破坏；左侧腰大肌肿胀并其内见液性密度影；左侧骶髂关节面不光整并见骨质破坏区

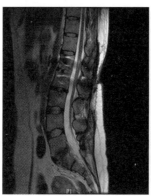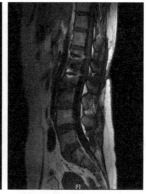

图 8-21 腰椎 MRI 扫描。显示腰椎生理曲度存在，L3 椎体信号欠均匀；L1、L2、L5 及 S1 椎体内见金属螺丝钉内固定，L1 ～ L2、L5 ～ S1 椎间隙模糊；椎体周围未见明确异常信号

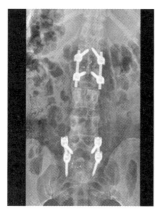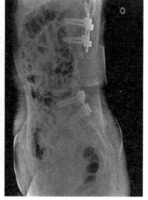

图 8-22 腰椎正侧位 X 线摄影复查，显示腰椎生理曲度存在，序列连续；所显示 L1 ～ L2、L5 ～ S1 椎体内见金属螺丝钉影；双侧腰大肌对称

（地里下提·阿不力孜）

☆ ☆ ☆ ☆

主要参考文献

[1] 范俊，秦世炳，董伟杰，等. 经病椎置入短椎弓根螺钉后路内固定融合术治疗多椎体结核临床疗效观察. 中国防痨杂志，2014, 36(8): 666-670.

[2] 张吉红，王晓娟，党红胜，等. 短节段椎弓根钉内固定治疗非相邻型多节段脊柱骨折的临床研究. 西部医学，2017, 29(1): 106-109.

[3] 赵明伟，杨素珉，周伟东，等. 后路长节段固定、前路病灶清除短节段融合在多节段胸腰椎结核手术中的应用. 中国防痨杂志，2017, 39(4): 353-357.

[4] 林仁钦，林建华. 一期后路病灶清除、植骨融合内固定治疗多节段胸腰椎结核. 福建医科大学学报，2018, 52(6): 433-434.

[5] Ito M, Abumi K, Kotani Y, et al. Clinical outcome of posterolateral endoscopic surgery for pyogenic spondylodiscitis: results of 15 patients with serious comorbid conditions. Spine(Phila Pa 1976), 2007, 32(2): 200-206.

[6] Arora S, Sabat D, Maini L, et al. The results of nonoperative treatment of craniovenebral junction tuberculosis: a review of twenty-six cases. J Bone Joint Surg Am, 2011, 93(6): 540-547.

[7] Wibaux C, Moafo-Tiatsop M, Andrei I, et al. Changes in the incidence and management of spinal tuberculosis in a French university hospital rheumatology department from 1966 to 2010. Joint Bone Spine, 2013, 80(5): 516-519.

[8] Soares do Brito J, Batista N, Tirado A, et al. Tratamento cirúrgico da espondilodiscite tuberculosa: experiência de um serviço de ortopedia [Surgical treatment of spinal tuberculosis: an orthopedic service experience]. Acta Med Port, 2013, 26(4): 349-356.

[9] Jain AK. Treatment of tuberculosis of the spine with neurologic complications. Clin Orthop Relat Res, 2002, (398): 75-84.

[10] Bilsel N, Aydingöz O, Hanci M, et al. Late onset Pott's paraplegia.Spinal Cord, 2000, 38(11): 669-674.

[11] Shimizu K, Nakamura M, Nishikawa Y, et al. Spinal kyphosis causes demyelination and neuronal loss in the spinal cord: a new model of kyphotic deformity using juvenile Japanese small game fowls. Spine(Phila Pa 1976), 2005, 30(21): 2388-2392.

[12] Fuster S, Sala P, Prat S, et al. Tuberculosis espinal: tratamiento quirúrgico temprano coadyuvante al tratamiento médico [Spinal tuberculosis: early surgical treatment combined with medical treatment]. Med Clin(Barc), 2001, 117(12): 457-459.

[13] Hee HT, Majd ME, Holt RT, et al. Better treatment of vertebral osteomyelitis using posterior stabilization and titanium mesh cages. J Spinal Disord Tech, 2002, 15(2): 149-156.

第三节　脊柱结核矫形的手术治疗及技巧

【例 1 病历摘要】　患者女，43 岁，主因"腰痛 8 个月"收住入院。患者 8 个月前无明显诱因间断腰背部疼痛，不伴发热、乏力、盗汗，伴腰部活动受限，腰背部疼痛进行性加重。无向双下肢放射。1 个月前就诊于当地医院，行 CT 检查考虑为腰椎结核可能，给予抗结核药品治疗，腰痛较前缓解，但仍有腰背部疼痛。今为进一步诊治收入院。患者有肺结核、结核性胸膜炎病史。

一、专科检查

患者轮椅推入病房，腰椎后凸，L1、L2 叩击痛，腰椎活动受限（屈 30°，伸 10°），拾物试验阳性，双侧直腿抬高试验阴性，双侧巴氏征阴性。四肢肌力、肌张力正常，各生理反射存在，病理征阴性，皮肤感觉无异常。

实验室检查：入院血常规检查，白细胞计数 $11.85 \times 10^9/L$，血红蛋白计数 86g/L，白细胞分类中性粒细胞计数 0.726；C 反应蛋白 43.37mg/L，ESR 40mm/h，T-SPOT.TB 检测阳性。

二、术前影像学检查

1. **胸腰椎正侧位 X 线可见** 腰椎 1、2 骨质破坏，脊柱有后凸成型改变（图 8-23）。

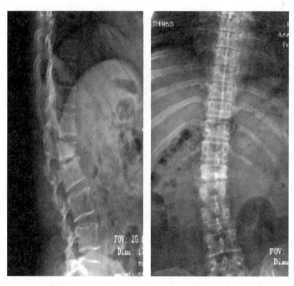

图 8-23 胸腰椎正侧位 X 线：腰椎 1、2 椎体骨质破坏，脊柱后凸侧凸明显，腰椎 1、2 椎间隙狭窄

2. **腰椎 CT 横断面** 腰椎椎体骨质破坏，伴左侧腰大肌脓肿影（图 8-24）。

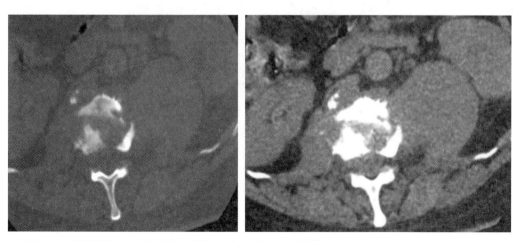

图 8-24 CT 横断面：CT 骨窗及软组织窗，均可见腰椎椎体骨质破坏，伴左侧腰大肌脓肿影

3. **CT 矢状面重建** 可见腰椎 1、2 骨质破坏，椎间隙狭窄，椎管内有碎死骨形成（图 8-25）。

4. **CT 三维重建正侧位** 腰椎 1、2 骨质破坏，间隙狭窄，后凸及侧凸明显（彩图 25）。

5. **腰椎 MRI** 腰椎 1、2 骨质破坏，后凸及侧凸，伴左侧腰大肌明显脓肿影（图 8-26）。

☆☆☆☆☆

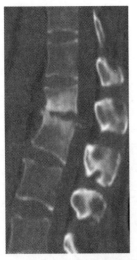

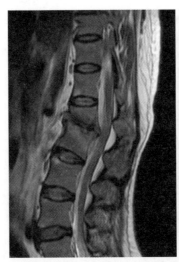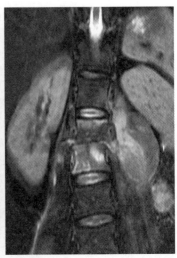

图 8-25　CT 矢状面重建：腰椎 1、2 椎间隙狭窄，椎体后凸成型

图 8-26　腰椎 MRI：腰椎 1、2 骨质破坏，后凸及侧凸，伴左侧腰大肌明显脓肿影

6. 腰椎 MRI 横断面　可见腰椎骨质破坏，椎管内可见脓肿影，伴左侧腰大肌脓肿影（图 8-27）。

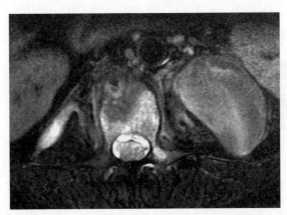

图 8-27　腰椎 MRI：腰椎 1、2 可见骨质破坏，椎管内可见脓肿影，伴左侧腰大肌脓肿影

三、患者入院前后抗结核药品治疗情况

患者入院后考虑 L1、L2 椎体结核，行 H-R-Z-E+Lfx 抗结核药品治疗 3 周，入院后继续给予 H-R-Z-E+Lfx+Am 强化抗结核药品治疗，并拟行手术干预。

四、手术适应证

1. 患者 L1、L2 椎体骨质破坏，L1、L2 椎体剩余 1/2，均呈楔形改变，稳定性丧失；L1、L2 椎体塌陷导致明显后凸畸形，需重建脊柱稳定性，矫正后凸畸形。

2. 患者后凸畸形已经严重影响患者生活。

五、术前计划与手术要点

1. 术前计划　患者 L1、L2 椎体骨质破坏，L1 与 L2 椎体均仅剩余 1/2，并呈楔形改变，稳定性丧失；L1、L2 椎体塌陷导致明显后凸畸形，需重建脊柱稳定性，矫正后凸畸形。后凸角度达 45°。通过后路椎弓根螺钉内固定重建脊椎后柱结构的稳定性，纠正后凸及侧凸畸形。行椎板打开，松开小关节。

2.手术要点　患者取俯卧位，沿后路正中切开，显露 T12～L3 棘突、椎板、关节突及横突。采用 C 形臂 X 线仪透视定位后，自 T12、L1、L2、L3 四个椎体共 8 个椎弓根各置入 1 枚螺钉，并打开后路 L1、L2 附件及小关节，松开增生硬化的关节，以纠正后凸及侧凸。然后患者取右侧卧位，沿第 11 肋切口进入，清除脓肿及病灶；清除病变组织至椎管纤维环，满意后探查椎管上下均通畅，术后植入钛笼保持椎体稳定性。

六、手术效果

腰椎 X 线正侧位：胸椎 12～腰椎 3 内固定术后改变，可见钛笼植入稳定（图 8-28）。

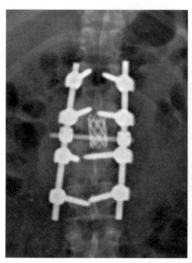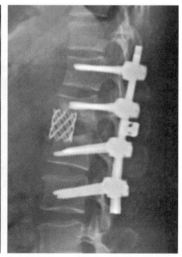

图 8-28　腰椎正侧位 X 线：腰椎 1、2 内固定术后改变，钛笼及内植入稳定

【例 2 病历摘要】　患者女，14 岁，主因"腰椎结核术后 11 年"收入院。

患者 11 年前因"腰椎结核"于外院行"右侧腹膜外腰椎结核病灶清除术"，术后腰椎后凸进行性加重，伴腰背部疼痛。6 个月前行腰椎正侧位 X 线摄影复查，显示 L1～L3 畸形愈合。为进一步诊治收入我院。

一、专科检查

患者步入病房，腰椎后凸畸形，前屈 50°，后伸 30°；骨盆右侧倾斜，四肢肌力、肌张力未见异常，生理反射存在，病理反射未引出，双侧直腿抬高试验阴性（彩图 26）。

二、术前影像学检查

1.腰骶椎正侧位 X 线　腰椎及骶椎骨质破坏，后凸明显，碎死骨明显（图 8-29）。
2.腰椎 CT 重建　腰椎骨质破坏，后凸明显。腰椎侧凸，腰大肌有脓肿形成（图 8-30）。
3.腰椎 CT 横断面　腰椎骨质破坏，周围大量脓肿及肉芽组织，伴碎死骨形成（图 8-31）。

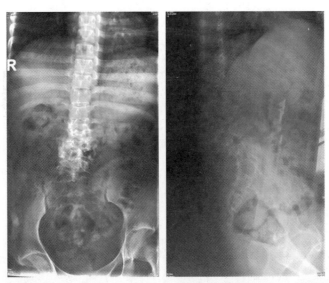

图 8-29　腰骶椎正侧位 X 线：可见腰椎及骶椎有多块骨质破坏，椎间隙模糊不清

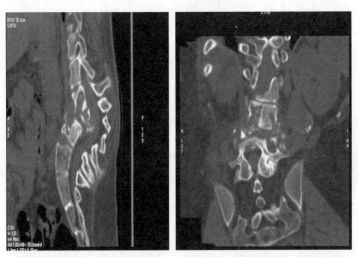

图 8-30　腰椎 CT 重建：腰椎骨质破坏，后凸明显。腰椎侧凸，腰大肌有脓肿形成

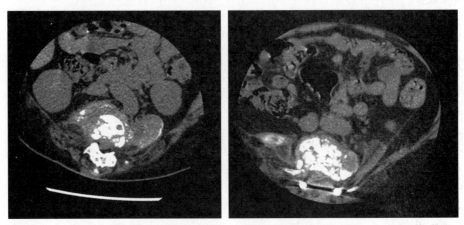

图 8-31　腰椎 CT 横断面：腰椎骨质破坏，周围大量脓肿及肉芽组织，伴碎死骨形成

4. **腰椎 MRI**　腰椎骨质破坏，后凸明显压迫硬膜，周围大量脓肿及肉芽组织，伴碎死骨形成（图 8-32）。

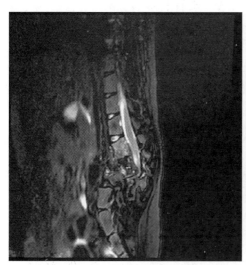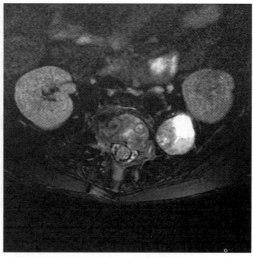

图 8-32　腰椎 MRI：后凸明显压迫硬膜，周围大量脓肿及肉芽组织，伴碎死骨形成

三、手术适应证

1. 患者 T10、S1 椎体骨质破坏，L1 ～ L5 椎体缺失，周围有大量脓肿及死骨组织，稳定性丧失；L1 ～ L5 椎体缺损及破损导致形成明显后凸畸形，需重建脊柱稳定性，矫正后凸畸形。

2. 患儿后凸畸形已经达 14 年，严重影响了患儿生活学习。

3. 患儿心肺功能基本正常，可以耐受手术。

四、术前计划与手术要点

1. **术前计划**　患者 T10、S1 椎体骨质破坏，L1 ～ L5 椎体缺失，周围有大量脓肿及死骨组织，稳定性丧失；L1 ～ L5 椎体缺损及破损导致形成明显的后凸畸形，需重建脊柱稳定性，矫正后凸畸形。后凸角度达 100°。通过后路椎弓根螺钉及髂骨钉内固定重建脊椎后柱结构的稳定性，经过椎旁进入病椎，清除周围脓肿及肉芽组织、死骨组织等，矫正腰椎后凸畸形。

2. **手术要点**　患者俯卧位，采用后路正中切口，逐层分离，显露 T10 ～ S1 棘突、椎板及横突；经 C 形臂 X 线仪透视定位后，于 T10、T11、T12 各置入 2 枚螺钉，双侧髂骨各置入 1 枚螺钉（图 8-33）。术中可见 L1 ～ L5 后凸明显，采用超声骨刀切开 L1 ～ L5 后路椎板，显露 5cm 长硬膜；可见硬膜向后方及左侧方屈曲，充分显露，并显露 L2 ～ L4 右侧神经根，沿神经根间隙进入椎体前方。可见 T12 下 1/3 及 L5 上 1/5 骨质破坏，T12 ～ L5 之间的椎体及椎间盘均破坏消失，内有大量死骨及肉芽组织，伴大量干酪组织，行充分清除减压。清除满意后采用大量碘伏盐水冲洗病灶。打开腰椎左侧椎板小关节，松解脊柱后路椎板，行钛棒连接髂骨钉及各螺钉。部分纠正侧凸及后凸（图 8-34）。T10 ～ T12 及 L5、S1 后路椎板植入同种异体骨植入融合椎板。患者右侧卧位，沿第 12 肋

☆☆☆☆

下分开腰大肌，清除其内脓肿及肉芽、干酪组织。患者术后病理报告为结核，分离结核分枝杆菌菌株培养示耐药。

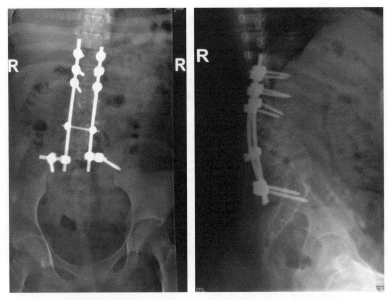

图 8-33　腰椎 X 线正侧位：腰椎内固定术后改变，可见后凸明显减少

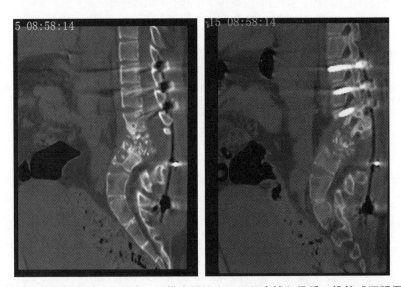

图 8-34　腰椎术后 CT 重建：腰椎术后改变，可见内植入骨质，椎管减压明显

五、术后经验总结

脊柱后凸畸形病变一般是发生在脊柱结核晚期患者的群体当中，临床存在有脊柱后凸的明显表现。并且患者存在体型变化，这种病症会随着畸形程度的加重而对患者的胸腹部脏器产生压迫；甚至会对患者的脊髓产生压迫，在很大程度上对患者神经功能产生影响，严重情况下甚至将导致患者出现瘫痪。脊柱后凸畸形如果伴随有严重的僵硬状况，为患者进行手术矫形则相对较为困难，而且存在较大的风险。

脊柱结核的后凸及侧凸的矫形治疗方案应根据患者的具体情况而定。有部分患者的病变较新，具有较大的可改变性及可塑性，通过清除死骨、松解椎体小关节来达到较为完全的矫形。单纯后路手术就具有较好的后凸畸形矫正能力，适用于椎体破坏局限的早期脊柱结核；当结核病灶累及多个节段，尤其脊柱后凸角度较大时，一期后路矫形、椎弓根钉-棒系统固定联合前路病灶清除植骨融合术的并发症发生率及脊柱稳定性均较为理想。对于后凸畸形时间较长，病灶陈旧，硬化骨明显，伴随周围内脏组织位置改变的患者，不建议强调纠正脊柱畸形，而以病灶清除后脊柱的稳定性为主要。此类手术要充分考虑脊柱的整体平衡性，以及对于结核的治疗效果。

需要强调的是，术前除对患者的一般情况进行全面评估外，还需仔细观察及分析实验室检查，以及 X 线、CT 和 MRI 等检查的结果，明确病变部位和范围、脊髓及神经压迫情况，以免因判断失误造成手术困难或扩大化。

（范　俊）

主要参考文献

[1] Yamada K, Abe H, Higashikawa A, et al. Evidence-based Care Bundles for Preventing Surgical Site Infections in Spinal Instrumentation Surgery. Spine(Phila Pa 1976), 2018, 43(24): 1765-1773.

[2] Leaper D, Wilson P, Assadian O, et al. The role of antimicrobial sutures in preventing surgical site infection. Ann R CollSurg Engl, 2017, 99(6): 439-443.

[3] 袁承杰，朱根锐，王之枫，等．骨科内植物术后感染早期诊断的研究进展．中华骨与关节外科杂志，2018, 11(3): 237-240.

[4] 王林峰，张静涛，雷涛，等．胸腰椎后路内固定术后伤口早期深部感染的临床分析．中华骨与关节外科杂志，2016, 9(2): 98-102.

[5] Glassman S, Carreon LY, Andersen M, et al. Predictors of Hospital Readmission and Surgical Site Infection in the United States, Denmark, and Japan: Is Risk Stratification a Universal Language?　Spine(Phila Pa 1976), 2017, 42(17): 1311-1315.

[6] Alexander JW, Solomkin JS, Edwards MJ. Updated recommendations for control of surgical site infections. Ann Surg, 2011, 253(6): 1082-1093.

第四节　后路内固定并截骨矫形术

【病历摘要】　患儿女，6 岁 5 个月，发现胸背部后凸畸形 5 年。5 年前患儿家长发现患儿无明显诱因胸背部稍显后凸畸形，患儿喜哭闹，拒绝下地活动，伴潮热、盗汗不适，无咳嗽、咳痰等不适，就诊我院。诊断为：①双肺血行播散性结核；②胸椎结核并椎旁脓肿；③结核性胸膜炎并双侧胸腔积液。给予患者 H-R-Z 规则抗结核药品化疗及保肝治疗，病情好转出院。当时服用 6 个月后自行停药，未予重视，后凸畸形随年龄增长逐渐加重，影像学检查考虑"胸椎结核"。2 周前在我院门诊予 H-R-Z 诊断性抗结核药品化疗及保肝治疗，目前患者胸背部明显后凸畸形，无疼痛，对行走活动无明显影响，不伴潮热、盗汗等不适，门诊以"胸椎结核并后凸畸形；肺结核"收入院。患儿得病以来精神、饮食及睡眠可，大、小便正常，体质量增长 15kg。

既往史：4+ 年前在我院予 H-R-Z 抗结核药品化疗 6 个月自行停药（H 0.15g/ 次，1 次/ 天；R 0.15g/ 次，1 次/ 天；Z 0.25g/ 次，1 次/ 天），H-R-Z 抗结核药品化疗 2 周（H 0.3g/

☆ ☆ ☆ ☆

次，1 次 / 天 ；R 0.3g/ 次，1 次 / 天 ；Z 0.5g/ 次，1 次 / 天 ）。

一、专科检查

胸背部明显后凸畸形（后凸 Cobb 角 76°），以 T10、T11 椎体为甚，局部皮肤无红肿、破溃，脊柱各椎体及椎旁无压痛、叩击痛，脊柱活动无明显受限，双下肢感觉及活动可，双下肢肌力正常。双膝腱跟腱反射存在，双侧髌、踝阵挛阴性，Babinski 征（－）。ASIA 分级为 E 级。

二、术前影像学检查

1. 患儿胸椎正侧位 X 线摄影　侧位 X 线摄影显示 T10 ～ T11 椎间隙变窄，T10 椎体缺如，T11 椎体剩余 1/3，且呈楔形改变。正位 X 线摄影显示 T10 ～ T11 椎体塌陷（图 8-35）。

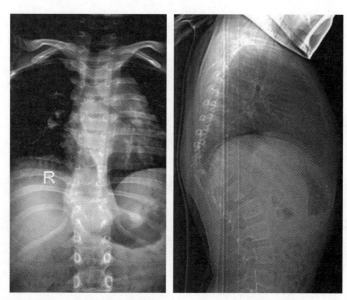

图 8-35　胸椎正侧位 X 线摄影，显示侧位 X 线摄影显示 T10 ～ T11 椎间隙变窄，T10 椎体缺如，T11 椎体剩余 1/3，且呈楔形改变。正位 X 线摄影显示 T10 ～ T11 椎体塌陷

2. 患儿胸椎 CT 检查　T10 ～ T11 椎体陈旧性骨质破坏，椎管变窄，椎旁显示陈旧性纤维组织影（图 8-36）。

3. 患儿胸椎 MRI 检查　矢状面扫描，显示 T10 椎体缺如，T11 椎体剩余 1/3，且呈楔形改变；椎体后方组织向后凸出，压迫硬膜囊。冠状面扫描，显示 T10、T11 椎体仅见部分椎体，椎旁无脓肿（图 8-37）。

三、手术适应证

1. 患儿 T10 ～ T11 椎体骨质破坏，T10 椎体缺失，T11 椎体剩余 1/3，且呈楔形改变，稳定性丧失 ；T10、T11 椎体塌陷导致形成明显后凸畸形，需重建脊柱稳定性，矫正后凸畸形。

2. 患儿后凸畸形已经达 5 年，严重影响了患儿生活学习。

3. 患儿心肺功能基本正常，可以耐受手术 ；术中行唤醒实验，保障手术安全。

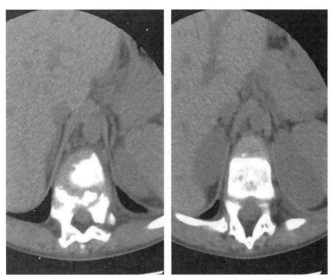

图 8-36　胸椎 CT 检查，显示 T10 ～ T11 椎体陈旧性骨质破坏，椎管变窄，椎旁显示陈旧性纤维组织影

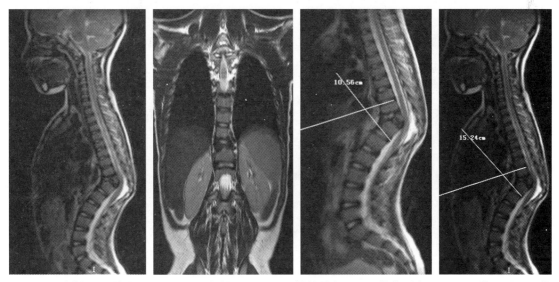

图 8-37　胸椎 MRI 检查，显示矢状面扫描，显示 T10 椎体缺如，T11 椎体剩余 1/3，且呈楔形改变；椎体后方组织向后凸出，压迫硬膜囊。冠状面扫描，显示 T10、T11 椎体仅见部分椎体，椎旁无脓肿

因此拟采用后路椎弓根螺钉内固定经椎弓根截骨矫正后凸畸形（PSO 术式）。

四、术前计划与手术要点

1. 术前计划　患儿 T10 ～ T11 椎体骨质破坏，T10 椎体缺失，T11 椎体剩余 1/3，且呈楔形改变；T10、T11 椎体塌陷导致形成明显后凸畸形，后凸角度达 76°。通过后路椎弓根螺钉内固定重建脊椎后柱结构的稳定性，经过双侧椎弓根进入病椎。由于 T10 椎体缺如，将 T11 椎体修整后进行椎体间加压，矫正胸椎后凸畸形；术中行唤醒实验，最后以椎弓根钉棒固定。

2. 手术要点　麻醉起效后，患者取俯卧位，胸腹采用 U 垫垫高，胸腰背部术区常规消毒。

☆☆☆☆

取胸背部正中切口约 20cm，切开皮肤皮下及竖脊肌附着，行椎板外剥离肌肉达关节突关节、横突，用纱布填塞压迫止血 5 min 取出，显露 T9 ～ L2 两侧椎板，行后路椎体内固定。在 C 形臂 X 线仪透视下定位 T8、T9、T12 及 L1 椎体双侧；用 4.0mm×26mm 椎弓根螺钉 4 枚分别经椎弓根置入 T8、T9 椎体双侧；用 4.5mm×30mm 椎弓根螺钉 3 枚分别经椎弓根置入 T12 椎体双侧及左侧 L1 椎体；用 5.0mm×30mm 万向椎弓根螺钉 1 枚经椎弓根置入右侧 L1 椎体；安装 5.5mm×150mm 连接棒 1 根，固定后行截骨矫形，切除 T10、T11 椎体后方附件并将 T11 椎体修整切平，矫形前胸腰椎后凸 Cobb 角达 76°，后路置棒加压完成矫形，矫形后 Cobb 角为 18°，C 形臂 X 线仪透视下观察矫形满意，安装 5.5mm×150mm 连接棒 2 根及横联固定稳固；碘伏、生理盐水冲洗，于病灶处置入明胶海绵 4 张，安放双侧引流管，清点纱布敷料，未见明显活动性出血，关闭术野，包扎伤口；术中出血约 600ml，麻醉清醒后患者双下肢活动可（术中给予控制性降压及唤醒实验）（彩图 27）。

五、术后处理及随访

患儿于术后第 2 天即开始进行双下肢功能锻炼。给予抗结核药品及静脉营养支持，待彻底引流干净后拔除引流管。术后 2 周行胸椎正侧位 X 线摄影及胸椎 CT 扫描复查。出院后定期随访。

术后影像学复查显示患者恢复良好。

1. 胸椎正侧位 X 线摄影　显示后凸畸形得到矫正，Cobb 角矫正角度至 18°（术前为 76°）（图 8-38）。

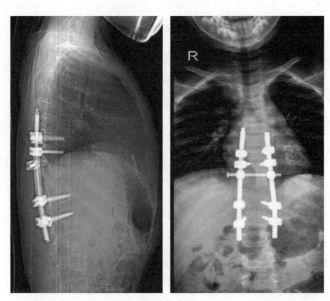

图 8-38　胸椎正侧位 X 线摄影，显示 X 后凸畸形得到矫正，Cobb 角矫正角度至 18°（术前为 76°）

2. 胸椎 CT 检查　显示钉棒固定位置满意，未见椎旁脓肿（图 8-39）。

六、术后经验总结

1. 目前脊柱畸形后路矫正的方法，包括：Ponte、SPO、PSO、VCR、PVCR、VCD 等截骨技术，分为 1 ～ 6 级截骨，在脊柱外科领域取得了良好的疗效。脊柱结核容易导致后

☆ ☆ ☆ ☆

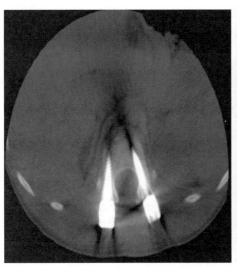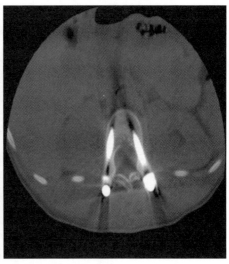

图 8-39 钉棒固定位置满意，未见椎旁脓肿

凸畸形，有陈旧性，也有椎体破坏后塌陷导致的后凸畸形，甚至导致瘫痪的发生，后路截骨矫形的技术对于脊柱结核的治疗具有较高的应用价值。

2. 通过灵活应用各种矫形技术，能够对各种角度的后凸畸形获得较好的矫形，同时具有良好的固定效果。

3. 儿童脊柱较柔韧，骨质也较软，截骨时要掌握好骨刀的力度与角度，同时脊柱短缩加压时要有术中唤醒实验。

（鲍 锐）

主要参考文献

[1] 邱勇. 脊柱畸形截骨矫形的问题与思考. 中国骨伤, 2020, 33(2): 97-99.

[2] Dalal S, Modi J, Soman S, et al. Results of Single-Staged Posterior Decompression and Circumferential Fusion Using a Transpedicular Approach to Correct a Kyphotic Deformity due to Thoracolumbar Spinal Tuberculosis. Asian Spine J, 2016, 10(6): 1106-1114.

[3] Rajasekaran S, Prasad Sherry A, Dheenadhayalan J, et a1. Morphological changes during growth in healed childhood spinal tuberculosis: a 15-year prospective study of 61children treated with ambulatory chemo-therapy. J Pediatr Orthop, 2006, 26(6): 716-724.

[4] 黄南翔，林宏，李伟. 一期后路截骨矫形及内固定治疗儿童静止期脊柱结核性后凸畸形的疗效. 西部医学, 2017, 29(2): 241-244.

[5] 张新胜，崔力扬，罗建平，等. Ponté 截骨联合椎间隙颗粒骨打压植骨治疗陈旧性胸腰椎骨折后凸畸形. 中华骨科杂志, 2014, 34(5): 531-539.

第五节　3D 打印人工椎体在脊柱结核手术中的应用

【病历摘要】　患者女，18 岁，主因"颈部、腰部疼痛 10 个多月，低热 5 个多月"入院。患者 10 个多月前无明显诱因出现颈部、腰部活动后疼痛，休息可缓解，5 个月前患者出现午后、夜间低热，每日出现，遂就诊于当地医院。行 CT 及 MRI 等检查发现脊柱多发骨质破坏、椎旁多发脓肿；行 T1 ～ T2 脓肿穿刺，穿刺液行 GeneXpert 检查，结果阳性，

☆ ☆ ☆ ☆

但无耐药基因突变，考虑诊断为结核，给予 H-R-Z-E+Lfx 抗结核药品治疗。后就诊于我科。既往史：患者 6 岁时有肺结核、结核性胸膜炎病史。

一、专科检查

脊柱未见明显畸形，各椎体棘突及椎旁压痛不明显，颈腰部活动度正常，四肢肌力、肌张力正常，各生理反射存在，病理征阴性，皮肤感觉无异常。

二、实验室检查

入院血常规检查，白细胞计数为 11.02×10^9/L，白细胞分类中性粒细胞计数为 0.82；C 反应蛋白为 123.11mg/L，ESR 为 60mm/h；T-SPOT.TB 检测阳性。

三、影像学检查

胸部 CT、胸椎 CT、腰椎 CT 及 MRI 可见全脊柱多个椎体骨质破坏，伴椎旁及椎前大量脓肿影（图 8-40 ～图 8-48）。

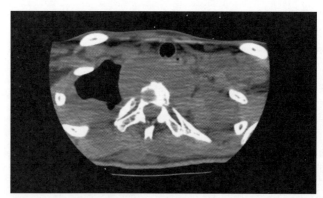

图 8-40　胸部 CT 检查，显示胸椎骨质腐蚀破坏，伴椎前及椎旁大量脓肿影，左侧胸腔亦有大量脓肿

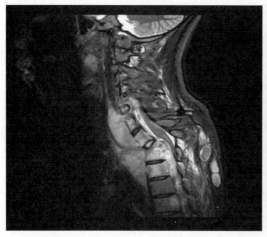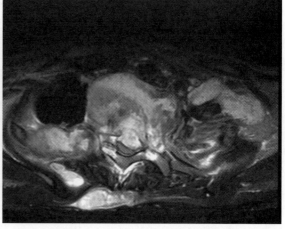

图 8-41　MRI 检查，显示 T1 ～ T2 骨质破坏，椎旁、咽后壁、胸腔、椎管内巨大脓肿形成

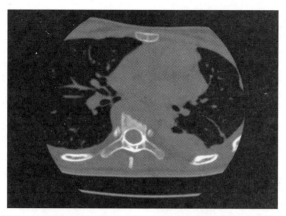

图 8-42 胸部 CT 检查，显示胸椎骨质腐蚀破坏，伴椎前及椎旁大量脓肿影，左侧胸腔亦有大量脓肿及胸膜增厚

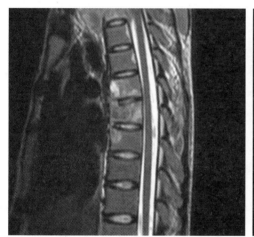 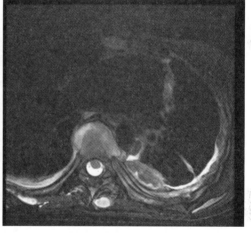

图 8-43 胸椎 MRI 检查，显示 T6 ～ T8 骨质破坏，以 T7 为著，并有椎旁脓肿形成

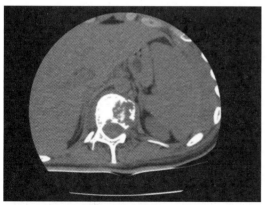 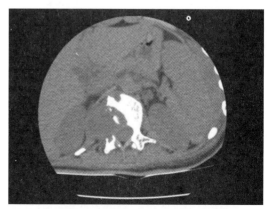

图 8-44 胸椎 CT 检查，显示 T12 椎体骨质腐蚀破坏，以 T12 的左侧部分为著

图 8-45 腰椎 CT 检查，显示 L1 椎体骨质腐蚀破坏，以 L1 右侧的左侧部分为著，右侧椎弓根及椎体均被腐蚀破坏

☆☆☆☆☆

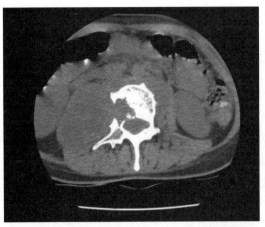

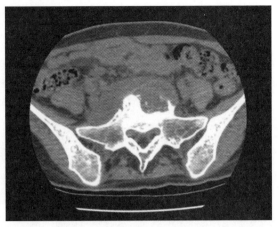

图 8-46　腰椎 CT 检查,显示 L3 椎体骨质腐蚀破坏,以右侧的右侧部分为著,右侧椎弓根及椎体均腐蚀破坏,伴右侧腰大肌脓肿

图 8-47　腰椎 CT 检查,显示 S1 椎体骨质腐蚀破坏,S1 椎前可见大量脓肿影

四、患者入院后的术前准备

患者入院前已诊断为脊柱多发结核,采用 H-R-Z-E+Lfx 化疗用药 42d,入院后给予 H-R-Z-E+Lfx+Am 化疗方案行强化抗结核药品治疗。

患者出院后 2 周行 CT 引导下胸椎椎旁脓肿置管引流术,CT 表现见图 8-49。

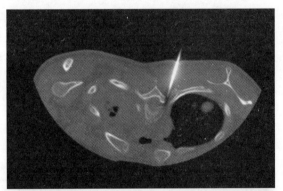

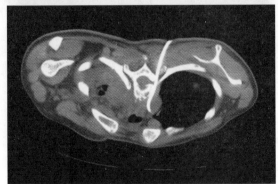

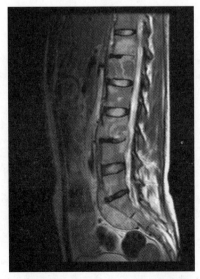

图 8-48　腰骶椎矢状面 MRI 扫描,显示数个腰椎及 S1 椎体骨质腐蚀破坏,S1 椎前见大量脓肿影

图 8-49　CT 引导下胸椎椎旁脓肿置管引流

抽取脓液约 50ml，行 GeneXpert 检测显示阳性，但无耐药基因突变。

用药 3 周后复查：血常规白细胞计数为 $10.44 \times 10^9/L$，白细胞分类中性粒细胞计数为 0.82；C 反应蛋白为 71.05mg/L，ESR 为 59mm/h。与入院时比较上述指标有所改善，考虑治疗有效；患者已用药 2 个月余，拟行手术干预。

五、术前计划和手术要点

患者为脊柱多发结核，累及 T1 ～ T2、T6 ～ T8、T12 ～ L1、L3、L5 ～ S1 共计 5 个主要部位，考虑患者胸腰椎骨质缺损较大，椎旁脓肿较多，所以需要行前后路联合、分期手术达到治疗效果。最终制订手术方案如下：手术分为三期进行，第 1 次手术行右前路 T1 ～ T2 病灶清除＋左髂骨取骨植骨融合内固定术＋背部脓肿清除术，本次手术主要目的为清除 T1 ～ T2 结核病灶、咽后壁、椎旁、胸腔及背部脓肿，通过前方内固定及髂骨植入修复 T1 ～ T2 稳定性。第 2 次手术行后路胸腰骶椎内固定＋后路 L5 ～ S1 病灶清除植骨融合术＋右开胸 T6 ～ T8 椎旁、胸腔脓肿清除术，本次手术目的为后路置入脊柱椎弓根螺钉、钉 - 棒系统，一次性固定胸腰骶椎，后方清除 L5 ～ S1 病灶，通过后方椎间隙进入骶前清除骶前脓肿，同时小块植骨融合稳定 L5 ～ S1；最后前路右侧开胸清除 T6 ～ T8 椎旁及胸腔脓肿。第 3 次手术行右腹膜外 T12 ～ L1 病灶及 L3 病灶清除，从右侧前方清除脓肿，植入 3D 打印假体或钛笼填充同种异体骨颗粒，以重塑脊柱稳定性。

六、手术过程与影像学复查效果分析

1. 第 1 次手术　先行右颈前入路，患者胸骨切迹平对 T3 ～ T4 间隙，故选择前方入路，从右前方进入椎前，上自 C3 水平下至 T4 水平清除颈前脓肿，切除 C7 ～ T1 及 T1 ～ T2 间盘，切除 T1 残留椎体，撑开 C7 ～ T2 之间间隙，左侧取髂骨（长度 1.5cm、高度 1cm）植入，放入钛板并自 C7、T2 前方各拧入 2 颗螺钉；后行 T1 ～ T2 水平后正中纵行切口，清除背部脓肿（图 8-50，图 8-51）。

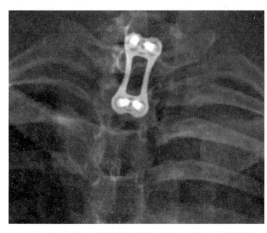
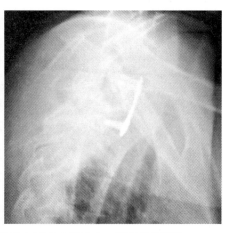

图 8-50　颈椎正侧位 X 线摄影，显示颈椎前路内固定术后改变，可见位置稳定

2. 第 2 次手术　为一次性行胸腰骶椎内固定，病灶位于 T6 ～ T8、T12 ～ L1、L3、L5 ～ S1 四处，考虑 T6 ～ T8、T12 ～ L1 及 L3 骨质缺损较大且脓肿位于前方，

☆☆☆☆

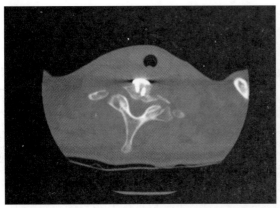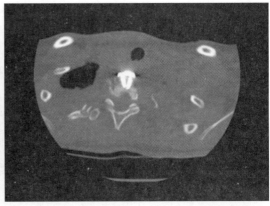

图 8-51　颈椎 CT 扫描，显示颈椎前路内固定术后改变，可见内固定位置稳定，周围无明显脓肿影

需联合前路行脓肿清除与植骨；而 L5～S1 前路手术难度大、出血多，所以选择通过 L5～S1 间隙进入前方脓肿处并予以清除，后路碎块植骨达到融合目的，这样可以减小手术创伤降低手术风险。本次手术第 1 步行 T6～T8 后方正中纵行切口，自 T6～T8 两侧置入椎弓根螺钉共 6 枚，同时清除后方椎旁肌内少量坏死组织。第 2 步自 T11～S1 后方纵行切口，自 T11～S1 置入椎弓根螺钉，其中 L1 及 L3 仅置入左侧单侧螺钉，其他椎体均双侧置入椎弓根螺钉；然后从后方打开 L5～S1 椎板，切除 L5～S1 间盘并通过椎间隙进入骶前脓肿处并予以清除；最后在 L5～S1 间隙植入自体骨 3 ml 及同种异体骨 3ml。第 3 步经右侧开胸清除 T3～T8 水平椎旁脓肿，以及胸腔内脓肿（图 8-52，图 8-53）。

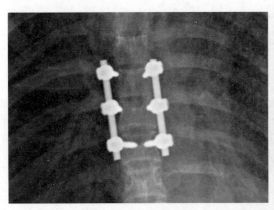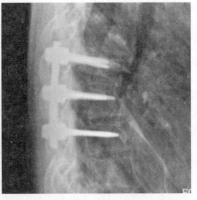

图 8-52　胸椎正侧位 X 线摄影，显示胸椎内固定术后改变，内固定位置稳定

　　3. 第 3 次手术　主要行 T12～L1、L3 病灶及椎旁脓肿清除，结合术前影像学表现，考虑椎旁脓肿范围较大且椎体骨缺损较多，故手术选择右腹膜外入路，对于填补骨缺损选择大块植骨；由于之前患者 T1～T2 手术已取过左侧髂骨，同时患者髂骨存在结核病变有骨质破坏，所以选择钛笼或者 3D 打印假体作为植骨容器填充缺损处，术前行层厚 1.25mm 的腰椎 CT 扫描，以此 CT 资料作为 3D 打印原件进行 3D 打印脊柱模型；通过计算机模拟缺损段截骨，CT 测量计算假体的直径及高度，并分别制作两种不同高度同一直径的假体供手术选择，示意图见彩图 28～彩图 32，图 8-54 和图 8-55。

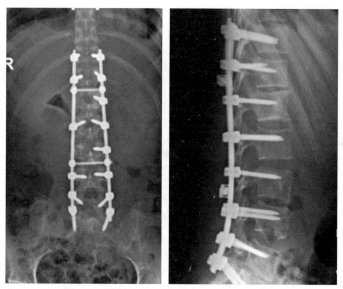

图 8-53　腰椎正侧位 X 线摄影，显示胸椎内固定术后改变，内固定位置稳定

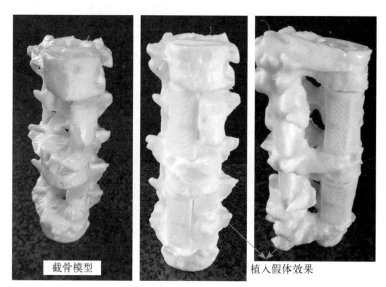

截骨模型

植入假体效果

图 8-54　L1 ～ L3 假体置入人体 3D 打印实体效果图

　　最终假体成品前后径为 2.8cm，左右径为 2.1cm，高度分为 4.2cm 及 4.4cm 两个规格；表面为网孔状结构，有利于骨组织长入（图 8-56，图 8-57）。

　　术中采用右腹膜外路入，切除长度约 10cm 的右侧第 11 肋骨，进入椎旁沿腰大肌清除脓肿，清除 T12 椎体左侧病灶，切除 T12 ～ L1 间盘、L1 右半侧椎体及 L1 ～ L2 间盘，显露植骨面；将 3D 打印假体填充 6ml 同种异体骨植入缺损处，L3 缺损处选择钛笼 + 剪碎的肋骨填充，T12 左侧选择同种异体骨骨条填充。术后效果见图 8-58 和图 8-59。

七、术后经验总结

　　本次为我科脊柱结核术中首次应用 3D 打印假体，术前拟对 L1 和 L3 两处骨缺损均用

☆☆☆☆

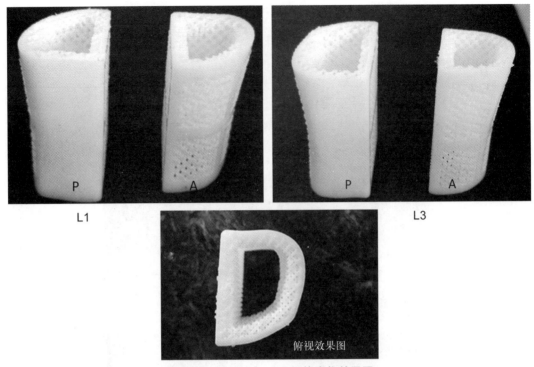

图 8-55　最终 L1 ～ L3 假体实物效果图

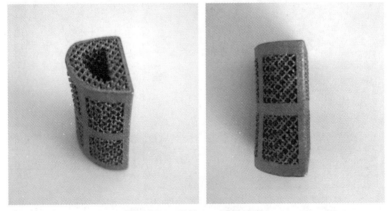

图 8-56　最终 L1 假体实物

3D 打印假体填充；但术中行 L1 假体植入时，为保证 3D 假体顺利植入，植骨床对比植入钛笼范围要大很多，因为带来的手术创伤和手术难度更大，术前预计手术出血量 800ml 左右，但实际术中出血量为 1600ml 左右，增加了 1 倍；在顺利放置 L1 的 3D 假体后考虑术中出血太多，所以放弃了 L3 的 3D 假体植入而改为更换钛笼。对于本次 L1 的 3D 假体，由于术前为计算机模拟的理想截骨条件，假体与预算的缺损是严丝合缝的，但是手术操作无法满足理想的截骨条件，所以为了能放入假体而造成切除的正常骨量较大；当假体放入后由于假体前后径稍大且不可调整，假体后缘距离椎管虽有空间但是较小，术后通过本次术中的体验进行了部分改良（彩图 33）。主要是大幅度缩小假体的前后径，稍微缩小假体横径，高度上 2 个尺寸基本可以满足需求。

☆ ☆ ☆ ☆

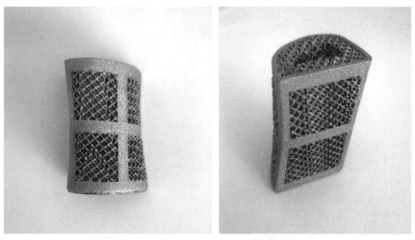

图 8-57 最终 L3 假体实物

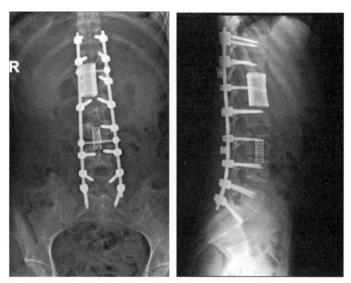

图 8-58 腰椎正侧位 X 线摄影，显示内固定及假体置入。L1 处假体置入位置稳定；L3 置入钛笼，可见位置稳定

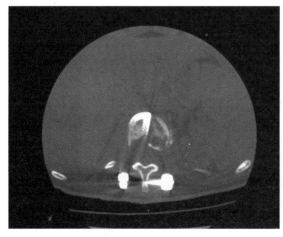
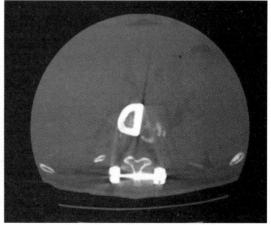

☆ ☆ ☆ ☆

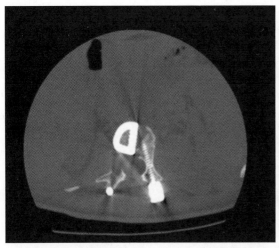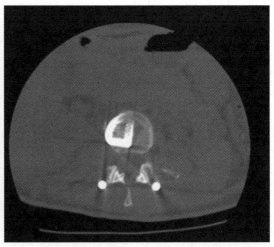

图 8-59 腰椎 CT 检查，显示内固定及假体置入。L1 处假体置入位置稳定，周围无明显脓肿形成

第 3 次手术后 2 个月患者开始佩戴支具下地活动，恢复良好。综上所述，3D 打印技术作为新兴技术已广泛应用到其他医学领域，但是在脊柱结核中的应用还是首次，本次手术良好的效果意味着 3D 打印技术是可以应用于脊柱结核手术之中的。

（唐　恺）

主要参考文献

[1] Bonow Ro, Gheorghiade M. The diabetes epidemic: a national and global crisis.Am J Med, 2016, 116 Suppl 5A: S2-S10.

[2] 蔡培强，邵玉凯，蔡培素. 脊柱手术病人术后切口感染相关危险因素分析. 骨科，2017, 8(3): 200-202, 206.

[3] Yamada K, Abe H, Higashikawa A, et al. Evidence-based Care Bundles for Preventing Surgical Site Infections in Spinal Instrumentation Surgery. Spine(Phila Pa 1976), 2018, 43(24): 1765-1773.

[4] Leaper D, Wilson P, Assadian O, et al. The role of antimicrobial sutures in preventing surgical site infection. Ann R Coll Surg Engl, 2017, 99(6): 439-443.

[5] 袁承杰，朱根锐，王之枫，等. 骨科内植物术后感染早期诊断的研究进展. 中华骨与关节外科杂志，2018, 11(3): 237-240.

[6] 王林峰，张静涛，雷涛，等. 胸腰椎后路内固定术后伤口早期深部感染的临床分析. 中华骨与关节外科杂志，2016, 9(2): 98-102.

[7] Glassman S, Carreon LY, Andersen M, et al. Predictors of Hospital Readmission and Surgical Site Infection in the United States, Denmark, and Japan: Is Risk Stratification a Universal Language? Spine(Phila Pa 1976), 2017, 42(17): 1311-1315.

[8] Alexander JW, Solomkin JS, Edwards MJ. Updated recommendations for control of surgical site infections. Ann Surg, 2011, 253(6): 1082-1093.

[9] Gande A, Rosinski A, Cunningham T, et al. Selection pressures of vancomycin powder use in spine surgery: a mete-analysis. Spine J, 2019, 19(6): 1076-1084.

第 9 章

新技术在脊柱结核手术中的应用

第一节　皮质骨通道螺钉技术在脊柱结核内固定手术中的应用

2009 年，美国 Santoni 等提出一种新型椎弓根螺钉置钉方式——皮质骨通道置钉技术（cortical bone trajectory，CBT）用于腰椎固定。螺钉在矢状面由尾端向头端、轴面由内侧向外的方向置入椎弓根，增加螺钉与椎弓根内皮质骨的接触面积，且该钉道内骨小梁密度较传统椎弓根置钉轨迹更大，从而加强螺钉对骨性结构的把持力。CBT 螺钉技术进针点偏内侧，在暴露切口过程中可以避免对关节突外侧过度剥离，保护椎旁肌肉，实现一定程度上的微创。传统的椎弓根螺钉技术主要依靠松质骨对螺钉的把持进行固定，在局部存在骨质疏松或骨缺损的情况下，椎弓根螺钉固定的失败率较高。经椎弓根皮质骨通道螺钉技术，主要依靠皮质骨对螺钉进行把持，螺钉经椎弓根内侧下方、斜向外上方进行置钉，具有较好的生物力学稳定性。该技术具有生物力学稳定性强、手术创伤小、并发症少等特点。脊柱结核以前中柱破坏为主，CBT 技术其螺钉置入深度较传统椎弓根螺钉浅，位于椎体后方，适用绝大部分病椎的置钉且不影响前路椎间融合。可根据术前腰椎 X 线摄影、CT 及 MRI 检查结果了解椎体破坏情况，结合 CBT 技术优势来制定个体化的固定方式。

【病历摘要】　患者女，70 岁，主诉为"胸腰背部疼痛伴活动受限 6 个月余"。6 个月前患者无明显诱因而出现胸腰部疼痛，无发热，就诊于当地医院。行 MRI 检查显示 T12、L1 椎体破坏伴周围脓肿。行 PPD 试验提示阳性，考虑 T12 ～ L1 椎体结核，予以常规四联（H-R-Z-E）抗结核药品治疗 3 周，症状未见明显缓解，转至我院住院治疗。

一、专科检查

T12、L1 椎体棘突及周围压痛，叩击痛阳性（+），右大腿前侧、小腿外侧及足背感觉减退，右股四头肌肌力及右足踇背伸肌力 4 级，ASIA 分级为 D 级。

二、术前影像学检查

1.胸椎正侧位 X 线摄影　正位片显示 T12 椎体部分骨质破坏；侧位片显示 T12 下终板形态不规则，椎间隙略变窄（图 9-1）。

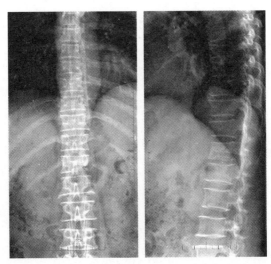

图 9-1　术前正侧位 X 线摄影。正位片显示 T12 椎体左侧部分骨质破坏；侧位片显示 T12 下终板形态不规则，椎间隙略变窄

2. 胸椎 CT 检查　显示 T12、L1 椎体内骨质缺损，死骨形成，周围软组织肿胀（图 9-2，图 9-3）。

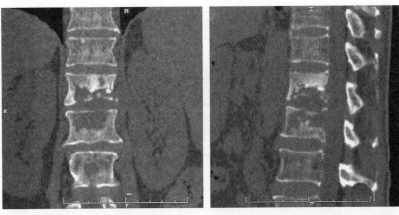

图 9-2　胸腰椎 CT 扫描 + 三维重建，显示 T12、L1 椎体内骨质缺损，死骨形成，周围软组织肿胀

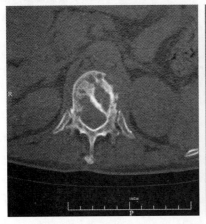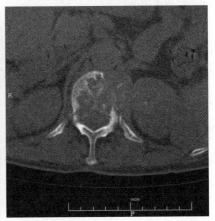

图 9-3　胸腰椎 CT 横断面扫描，T12 椎体内骨质缺损，椎旁软组织肿胀，以左侧为著

3. 胸椎 MRI 检查　矢状面扫描显示 T12、L1 信号异常，周围软组织肿胀，坏死组织及脓液向后压迫硬膜囊；横断面扫描显示 T12、L1 椎管水平的脊髓受压，椎旁脓肿形成（图 9-4，图 9-5）。

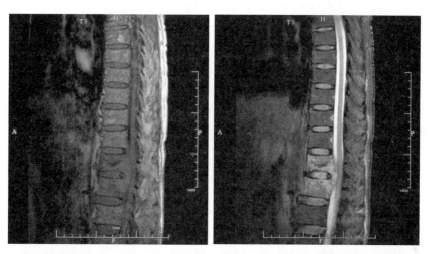

图 9-4　胸腰椎矢状面 MRI 扫描，T12、L1 骨质缺损，椎管前缘大量脓肿影压迫硬膜及脊髓

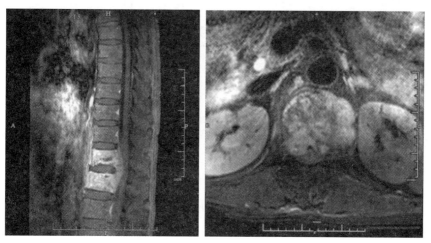

图 9-5　胸腰椎矢状面及横断面 MRI 扫描，显示 T12、L1 骨质缺损，椎管前缘大量脓肿影压迫硬膜及脊髓；横断面可见 L1 椎体内骨质缺损，椎旁软组织肿胀，以左侧为著

三、手术适应证

1. 患者为 T12、L1 单间隙感染的胸腰段结核，椎体骨质破坏集中于前中柱，椎板未受侵犯，有脊柱不稳倾向，需重建脊柱稳定性。

2. 患者 ASIA 分级为 D 级，硬膜囊受压，有神经压迫症状，行椎管减压。

3. 患者 70 岁，高龄，不能耐受后前路联合手术。

4. 患者严重骨质疏松，病椎椎体破坏严重，无法完成传统椎弓根螺钉固定。

5. 脓肿主要局限于后方，两侧腰大肌无明显脓肿流注现象。

6. T12～L1 椎体病灶清除＋植骨融合手术可以行 T12 肋旁入路手术。

☆☆☆☆

四、术前计划与手术技巧

（一）术前计划

患者 T12 椎体下 1/2 及 L1 椎体上 2/3 骨质破坏，死骨形成，T12 ～ L1 椎间隙塌陷，有脊柱不稳倾向，同时患者并发严重的骨质疏松。病椎间无法完成常规椎弓根螺钉内固定，而长节段内固定在提供可靠的脊柱稳定性的同时牺牲了邻近正常的运动单元，进而增加了邻近节段退行性病变的风险。也增加了手术的创伤程度。用 CBT 行后路经病椎进行置钉完成内固定，缩短了患者脊柱固定的范围，保护了邻近的正常运动单元。

该患者脊柱结核位于胸腰段交界处，T12 ～ L1 椎间隙为中心，有炎性坏死组织和脓液压迫硬膜，且出现了神经压迫症状，需要手术减压。前、后路 2 个切口的手术方式创伤大，对老年人的手术风险大。所以采用单纯后路手术比较合适。

胸腰段手术入路的选择，既往以切除第 10 肋或 11 肋为主的倒"八"字胸腹联合入路手术创伤大，在临床上已经不再使用。T10 ～ T12 节段结核手术切口入路可选用后外侧经扩大的肋骨横突胸膜外入路；T12 ～ L1、L1 ～ L2 节段可选用腋中线经第 11 肋骨腹膜后入路；该患者为 T12 ～ L1 节段可选用经第 12 肋骨横突胸膜外入路。因为 T12 ～ L1 椎间孔出口为 T12 神经根，如果暴露需要可以切断，对功能的影响较小。

（二）手术技巧

皮质骨通道螺钉置钉方式：以上关节突内下缘向下、内各 2mm 处椎板为进钉点，进钉以磨钻开槽，确定进针方向为外倾 10°～ 20°、头倾 25°～ 45°，螺钉直径 3.5 ～ 5.0mm，选择螺钉的长度为螺钉前端通过椎弓根即可。越靠近尾端的椎体入钉点越要向上移 1 ～ 2mm，腰椎越往尾端，其进钉点越靠近下关节突；解剖原因是尾端的椎弓根高度下降（彩图 34）。C 形臂 X 线仪透视确认螺钉位置良好后，选择合适长度的钛棒并预弯，置入预弯棒，螺帽固定。根据螺钉置入牢固情况可选择是否加用横连接装置以增强内固定强度。

五、操作步骤

患者全身麻醉后置俯卧位，取以 T12 ～ L1 棘突为中心的腰背部正中切口，沿棘突剥离椎旁肌肉，暴露 T11、T12、L1、L2 双侧关节突和椎板。以横突下缘下 1 ～ 2mm 水平线和关节突中点（最低点）垂线交点为进钉点作为参考位置，用小号磨钻（直径 3.0mm）先向外上方钻出骨道，边钻边探，保证在皮质骨通道内，T11、T12、L1、L2 4 个椎体，8 个骨道全部钻磨完毕后，X 线透视确定定位针的位置，确定位置满意后，再用比预计骨道小一号的磨钻钻孔，再用相应丝攻钻孔。骨道容易裂开，需要按步骤进行。本患者 T11、T12 用长 35mm、直径 4.5mm，L1、L2 用长 35mm、直径 5.0mm 螺钉。置钉完成后，T12、L1 椎板间凿毛糙，然后用部分棘突、第 12 肋骨、横突行椎板间植骨，希望能够后路融合。分离左侧皮下筋膜至背阔肌外侧缘，距 T12 ～ L1 棘突约 5cm。纵形分离向棘突侧牵开背阔肌、竖脊肌等，暴露第 12 肋骨头、横突。切除第 12 肋骨和横突（用于椎板间植骨），暴露 T12 ～ L1 椎间隙和椎体。将结核病灶仔细刮除，以 T12 ～ L1 椎间孔为标志，将椎管前方的压迫进行较彻底的清除。探查椎体破坏情况，用骨刀凿平上、下椎体的植骨面。用碘伏水冲洗创面，再用适量的明胶海绵包裹链霉素粉剂填塞于椎体周围。取髂骨块植骨，放置负压引流管，缝合创口。

六、术后处理及随访

1. 切除的病变组织送病理检查，脓液送细菌培养 + 药敏试验及 GeneXpert MTB/RIF 等分子生物学检测。

2. 术后严密监测体温、血压、呼吸、脉搏等生命体征的变化，密切观察双下肢感觉、运动功能恢复情况。

3. 当切口 24h 引流量在 30 ml 以内时则拔除引流管，定期换药，2 周后拆线。

4. 术后使用抗生素治疗 1 周，继续进行规范的抗结核药品治疗，根据患者的病情可以酌情延长用药时间及调整抗结核药品；同时给予活血、护肝等对症治疗，并加强全身支持治疗。

5. 术后 1 周内进行腰椎正侧位 X 线摄影，嘱咐患者早期可以在床上做四肢肌肉收缩的功能锻炼及预防深静脉血栓形成，同时征求患者同意后给予定制支具固定。术后 4 ～ 6 周，根据复查情况可以在佩戴支具的情况下站立及下地负重行走，逐步增加活动量，一般支具需要维持保护 10 ～ 12 周。

6. 出院后每个月复查 1 次血常规、肝肾功能、ESR、C 反应蛋白；出院后每 3 个月门诊定期进行 1 次腰椎正侧位 X 线摄影和 CT（或 MRI）复查，以了解感染的炎性组织吸收情况、内固定位置及肝功能受损的情况。

术后影像学复查显示患者恢复良好。

（1）胸椎正侧位 X 线摄影：显示内固定及髂骨植骨位置满意，椎体间高度恢复（图 9-6）。

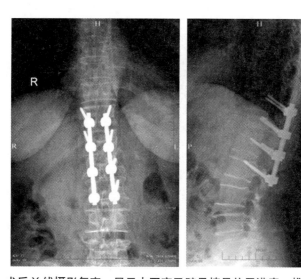

图 9-6　术后 X 线摄影复查，显示内固定及髂骨植骨位置满意，椎体间高度恢复

（2）胸腰段 CT 扫描 + 三维重建：显示内固定及髂骨植骨位置满意（图 9-7）。

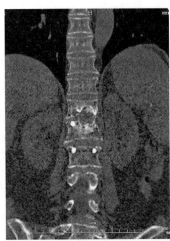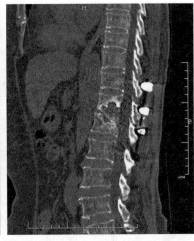

图 9-7　术后 CT 扫描＋三维重建复查，显示 T12、L1 内固定病灶清除术后改变，周围未见明显脓肿及死骨

（石仕元　金阳辉）

主要参考文献

[1] 应小樟，石仕元，郑琦，等．皮质骨轨迹螺钉技术在老年腰椎结核中的应用．中国骨伤，2018, 31(11): 1012-1016.

[2] 鲁增辉，罗卓荆，段伟．皮质骨轨迹螺钉固定技术在单间隙腰椎结核治疗中的效果分析．中国防痨杂志，2018, 40(4): 397-403.

[3] 宣俊，徐道亮，王向阳．皮质骨通道置椎弓根螺钉技术的研究进展．中华骨科杂志，2016, 36(1): 51-57.

[4] Shi S, Ying X, Zheng Q, et al. Application of Cortical Bone Trajectory Screws in Elderly Patients with Lumbar Spinal Tuberculosis. World Nurosurg, 2018, 117: e82-e89.

[5] Rufai SB, Kumar P, Singh A, et al. Comparison of Xpert MTB ／ RIF with line probe assay for detection of rifampin-monoresistant Mycobacterium tuberculosis. J Clin Microbiol, 2014, 52(6): 1846-1852.

[6] Wang G, Dong W, Lan T, et al. Diagnostic accuracy evaluation of the conventional and molecular tests for Spinal Tuberculosis in a cohort, head-to-head study. Emerg Microbes Infect, 2018, 7(1): 109.

[7] Jin D, Qu D, Chen J, et al. One-stage anterior interbody autografting and instrumentation in primary surgical management of thoracolumbar spinal tuberculosis. Eur Spine J, 2003, 13(2): 114-121.

[8] 张强，洪标辉，游佩涛，等．前路病椎切除一期植骨内固定治疗脊柱结核．中国脊柱脊髓杂志，2004, 14(12): 728-731.

[9] 丁江平，翁习生，王斌，等．经脊柱前路病灶清除植骨一期前路内固定术治疗脊柱结核．中华骨科杂志，2007, 27(1): 54-58.

[10] 陈兴，余方圆，马远征，等．前路一期手术治疗胸椎及胸腰段脊柱结核．脊柱外科杂志，2010, 8(6): 356-358.

[11] Caws M, Thwaites G, Dunstan S, et al. The influence of host and bacterial genotype on the development of disseminated disease with Mycobacterium tuberculosis. PLoS Pathog, 2008, 4(3): e1000034.

[12] Li M, Du J, Meng H, et al. One-stage surgical management for thoracic tuberculosis by anterior debridement, decompression and autogenous rib grafts, and instrumentation. Spine J, 2011, 11(8): 726-733.

[13] Turgut M. Spinal tuberculosis(Pott's disease): its clinical presentation, surgical management, and outcome. A survey study on 694 patients.Neurosurg Rev, 2001, 24(1): 8-13.

[14] Govender S. The outcome of allografts and anterior instrumentation in spinal tuberculosis. Clin Orthop Relat Res, 2002, (398): 60-66.

[15] 瞿东滨, 金大地, 陈建庭, 等. 脊柱结核的一期手术治疗. 中华医学杂志, 2003, 83(2): 110-113.

第二节　单纯腰大肌脓肿的微创治疗

【病历摘要】 患者男, 64 岁, 主诉"低热 1 年余, 发现腰大肌脓肿 10 个月"。患者 1 年前无明显诱因午后出现低热, 体温于 37.5 ～ 38.0℃ 波动, 间断服用左氧氟沙星后体温恢复正常; 10 个月前患者体格检查行腹部 CT 扫描时发现右侧腰大肌脓肿, 无其他不适主诉, 外院建议定期复查未予特殊处理; 2 个月前患者行腹部 CT 复查时发现右侧腰大肌脓肿范围较前增大, 同时进行 T-SPOT.TB 检测阳性, 考虑结核性脓肿可能, 建议就诊于我科。患者至我院就诊前已给予利福平 0.45g/ 次, 1 次 / 天; 异烟肼 0.3g/ 次, 1 次 / 天; 乙胺丁醇 0.75g/ 次, 1 次 / 天; 左氧氟沙星 0.5g 次, 1 次 / 天; 吡嗪酰胺片 0.5g 次, 3 次 / 天; 如此抗结核药品治疗 10 天。患者近 1 个月来体质量下降约 5kg。

患者既往史: 有高血压、糖尿病、高脂血症病史, 目前口服药物控制理想。

一、专科检查

无阳性体征。

二、入院后检查

1. 实验室检查　白细胞计数 5.3×10^9/L, 中性粒细胞计数分类结果为 0.599, C 反应蛋白 0.78mg/L, 动态 ESR 2mm/h。

2. 心电图及影像学检查　心电图、腹部多系统 B 超检查正常; 胸部 CT 检查提示陈旧性肺结核。

腹部 CT 检查: 可见右侧腰大肌脓肿, 左侧正常; 右侧脓肿最大横径约 3cm, 上下径约 25cm, 呈梭形; 脓肿边缘距皮肤约 6cm, 椎体未见骨质破坏 (图 9-8)。

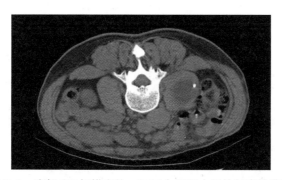

图 9-8　腹部 CT 扫描定位, 可见右侧腰大肌处包裹性脓肿

三、手术适应证及分析

患者存在低热症状, 完善 CT 检查提示右侧单纯性腰大肌脓肿, 并呈进行性增大, 最大径 3cm, 范围较大; 且脓肿浓稠度较低、无明显分隔, 钙化程度低, 无游离死骨, 故行单纯 CT 引导下置管引流可减轻结核毒性、改善症状, 使感染早期得到控制。

四、术前计划与手术要点

患者为原发性腰大肌脓肿,椎体未见骨质破坏,且通过术前 CT 检查发现脓肿最大径约 3cm 且范围较大,脓肿内液化理想无明显分隔,故采取 CT 引导下穿刺引流术最为合理。

手术操作一般在 CT 室完成,由影像科医师操作,患者置俯卧位,CT 引导下穿刺定位至脓肿最大层面,注意避开血管及神经,直达到脓肿中心;先抽取脓液判断引流是否通畅,若不通畅注意改变置管位置直至通畅为止,抽取的脓液送病理学及细菌学检查,引流管接负压持续引流(图 9-9)。

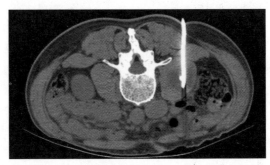

图 9-9 CT 引导下穿刺针穿刺。图为本例患者术中操作时行 CT 扫描,可见置管的位置

五、术后处理及随访

术后患者可正常进食,并自由下地活动,无不适主诉。需要每日观察引流量,继续进行规律的抗结核药品治疗。术后第 3 天再无脓液引出,采取灌注冲洗的方法仍无脓液引出,即可拔除引流管。本例患者术后置管后共引流出约 30 ml 脓液,脓液送 GeneXpert 实时荧光定量 PCR 快速检测,检测结果为阳性,*rpoB* 基因无突变。

术后复查,血常规白细胞计数 3.25×10^9/L,中性粒细胞计数分类结果为 0.549;C 反应蛋白为 0.9 mg/L,动态 ESR 为 2mm/h。患者术后恢复理想,并于术后 7d 顺利出院。

术后影像学检查显示患者恢复良好。

1. 术后 2 周 B 超检查 显示右侧腰大肌脓肿较前明显吸收(图 9-10)。

检查部位 1. 双侧腰大肌及腰三角;　　　　临床诊断:

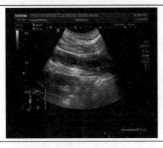
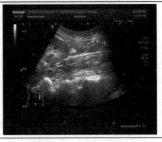

超声所见
右侧腰大肌脓肿,范围约7.6cm×1.6cm,内回声不均,可见少量液化;
左侧腰大肌未见明显异常。

超声提示
右侧腰大肌脓肿

图 9-10 腰大肌 B 超检查,显示脓肿较前明显吸收,量变少 7.6cm×1.6cm

　　2. 术后1周腹部CT检查　显示右侧脓肿最大横径约1.5cm，上下径约9cm，较术前明显缩小（图9-11）。

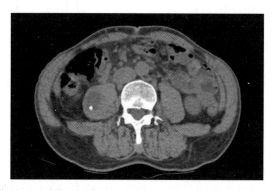

图9-11　术后1周腹部CT复查，显示右侧腰大肌的脓肿量较前明显减少

六、术后经验总结

　　腰大肌结核性脓肿分为原发性和继发性，通常临床上常见的是脊柱结核继发引起的。原发的腰大肌结核性脓肿十分少见。原发性结核性腰大肌脓肿是指除了单纯局限于腰大肌外，身体其他部位并无任何活动性感染存在；其病因不清，但普遍认为是细菌经呼吸道感染，或者身体其他部位处于静止状态的隐匿感染灶在条件允许的情况下重生所致。目前，随着有些地区结核发病率的回升，原发性结核性腰大肌脓肿的发病率也呈逐渐上升趋势，结核患者中大约有5%并发腰大肌脓肿，其中原发性结核性腰大肌脓肿约占3/4。原发性结核性腰大肌脓肿多数起病隐匿，病程较长，临床表现缺乏特异性；故临床上对于原发性腰大肌结核性脓肿很容易出现误诊、漏诊，本例患者仅存在不典型低热症状，若非行腹部CT检查则很难发现、不易诊断。由此可见，临床上早期发现、早期诊断是关键也是难点，早期发现后及时干预进行规律的积极治疗可根治此病。

　　对于原发性腰大肌结核性脓肿的治疗选择，主要分为非手术治疗及手术治疗，手术治疗中可分为开放手术及微创手术。非手术治疗一般采取口服抗结核药品和营养支持等，存在诊断没有明确的病原学依据、而依靠临床经验诊断行抗结核药品治疗，故治疗结果不确定、病情有进展恶化的风险。采取手术治疗能够彻底清除病灶，有利于控制感染和缓解症状；术后可以根据病理、细菌培养和药敏试验结果早期使用敏感抗结核药品，使感染尽早得到控制。因此，近年来对病情重、进展快、脓肿大、药品治疗效果不佳或并发其他细菌感染者采取手术治疗，并逐渐为大家所推崇。手术治疗主要有以下几种方式：微创手术及开放性切开病灶清除术；微创手术主要分为B超定位下穿刺引流术、CT定位下穿刺引流术（可联合灌注冲洗）两种方式。

　　对于腰大肌脓肿较小（通常直径不足3cm）的患者，可采取非手术治疗的方式。嘱患者加强营养，形成良好生活规律，同时给予规律的抗结核药品治疗，并定期随诊观察脓肿范围的变化。非手术治疗虽然对患者无创伤、无痛苦，且不加重经济负担，但是存在诊断没有明确的病原学依据、治疗效果不确定，且病情有进展恶化的风险。

　　对于脓肿直径超过3cm或脓肿范围较大的患者，通常需要采取手术治疗的方式，可以达到早期诊断、早期治疗、早期控制疾病进展的目的。那么对于医师来讲开放手术还是微创手术该如何选择呢？根据术前CT检查结果评价脓肿的范围、是否存在多个分隔、脓肿

☆☆☆☆

内脓液的黏稠程度；是否存在脓肿病灶的钙化、脓肿内干酪样肉芽组织形成；脓肿内是否存在游离死骨。对于脓肿壁多分隔、脓液黏稠或（和）脓肿病灶内钙化、干酪样组织形成，以及有游离死骨的脓肿，单纯穿刺置管无法达到彻底引流的目的，且干酪样组织和钙化硬化灶内药品很难进入，常常是导致复发的高风险因素；对于此类脓肿选择前路开放手术彻底清除腰大肌脓肿病灶是必要的。开放性手术一般采取倒"八"字切口从腹膜后入路，迅速直达病变，可直视下彻底清除病变；但手术需要采取全身麻醉，存在全麻所引起的相关风险；另外，由于腰大肌病变较深，毗邻重要的神经血管，故手术风险大，创伤较大，并发症也多，同时将增加患者的疼痛、治疗周期及住院费用。由于开放手术存在以上缺点，故目前临床上采取微创手术治疗单纯腰大肌结核性脓肿越来越普及，相对于开放手术，微创手术治疗具有创伤小、更精准、副作用小、治疗周期短、费用低等优势。微创手术治疗临床上常见的为 B 超定位及 CT 定位，虽然 B 超定位更加简单、费用更低，但是 B 超定位操作时无菌性差，且特异性不如 CT，而且受患者体型及操作者诊断技术影响较大，故目前应用较少。目前临床上微创手术治疗优先选择 CT 定位下行穿刺引流术。

　　CT 定位下穿刺引流术的方法：通常患者取侧卧位或俯卧位，尽可能以患者舒适耐受的体位进行穿刺。CT 扫描定位需要选择最佳穿刺点，即脓肿较大层面并可以避开大血管或是神经，局部的皮肤需要严格进行铺巾与消毒。采用 2% 利多卡因进行局部麻醉，穿刺点处皮肤切开 0.5～1.0cm 长的切口，首先通过一次性套管针在 CT 引导下进行穿刺，穿刺针至病变部位后退出并续入套管，一般套管为猪尾引流管，将其留置于脓腔内，连接负压引流袋，并将引流管固定于皮肤上；手术操作简便，风险低，且患者创伤小，恢复快。本例患者便是采取这个方法，快速实现了脓肿引流并且明确了结核的诊断；该方法对于单囊且脓液稀薄者效果显著，但是对于脓肿分房较多且脓液黏稠的患者，该方法效果较差，不易引流且容易堵塞引流管，会造成引流不彻底，可能会导致结核病灶反复扩散。当引流不通畅时通常可采取灌注冲洗的方法，当引流量持续不多（连续 3d 低于 10ml）或者再无引流液时可拔出引流管；拔管后要注意复查，采用 CT 观察术后脓液引流的情况并评估本次治疗的效果，如果治疗效果不理想可采取开放手术的方式弥补。

　　综上所述，本例患者脓肿无明显分房，且液化较好，故采取 CT 引导下穿刺引流术是最为恰当的方式；术后 CT 复查可见脓肿引流较为理想，虽然仍有少量干酪或黏稠液体残留，但范围已缩小至最大径 3cm 以下，配合非手术治疗方式可达到理想的治疗效果。

（王　恒）

主要参考文献

[1] 古甫丁，艾尔肯·玉山，盛杰，等 . 36 例原发性结核性腰大肌脓肿外科治疗的临床分析 . 中国防痨杂志，2016, 38(10): 858-861.

[2] 王琦，胡明，马远征，等 . 两种术式治疗腰椎结核伴腰大肌脓肿的病例对照研究 . 中国骨伤，2016, 29(1): 33-37.

[3] 赖震，石仕元，费骏，等 . 术前经皮置管引流治疗腰椎结核合并腰大肌脓肿的可行性研究 . 中国骨伤，2018, 31(11): 998-1004.

[4] 甫拉提·买买提，徐韬，买买提艾力·尼亚孜，等 . 原发性结核性腰大肌脓肿的诊断和治疗 . 中华医学杂志，2016, 96(43): 3511-3514.

[5] Hassan K, Elmorshidy E. Anterior versus posterior approach in surgical treatment of tuberculous spondylodiscitis of thoracic and lumbar spine. Eur Spine J, 2016, 25(4): 1056-1063.

[6] Shi JD, Wang Q, Wang ZL. Primary issues in the selection of surgical procedures for thoracic and lumbar spinal tuberculosis. Orthop Surg, 2014, 6(4): 259-268.

[7] 张宏其，郭强，郭超峰，等 . 单纯后路、单纯前路或前后联合入路治疗成人腰椎结核的中期疗效比较 . 中华骨科杂志 , 2016, 36(11): 651-661.

[8] Ito M, Abumi K, Kotani Y, et al. Clinical outcome of posterolateral endoscopic surgery for pyogenic spondylodiscitis: results of 15 patients with serious comorbid conditions. Spine(Phila Pa 1976), 2007, 32(2): 200-206.

[9] Arora S, Sabat D, Maini L, et al. The results of nonoperative treatment of craniovenebral junction tuberculosis: a review of twenty-six cases. J Bone Joint Surg Am, 2011, 93(6): 540-547.

[10] Wibaux C, Moafo-Tiatsop M, Andrei I, et al. Changes in the incidence and management of spinal tuberculosis in a French university hospital rheumatology department from 1966 to 2010. Joint Bone Spine, 2013, 80(5): 516-519.

[11] Soares do Brito J, Batista N, Tirado A, et al. Tratamento cirúrgico da espondilodiscite tuberculosa: experiência de um serviço de ortopedia [Surgical treatment of spinal tuberculosis: an orthopedic service experience]. Acta Med Port, 2013, 26(4): 349-356.

[12] Jain AK. Treatment of tuberculosis of the spine with neurologic complications. Clin Orthop Relat Res, 2002, (398): 75-84.

[13] Bilsel N, Aydingöz O, Hanci M, et al. Late onset Pott's paraplegia. Spinal Cord, 2000, 38(11): 669-674.

[14] Shimizu K, Nakamura M, Nishikawa Y, et al. Spinal kyphosis causes demyelination and neuronal loss in the spinal cord: a new model of kyphotic deformity using juvenile Japanese small game fowls .Spine(Phila Pa 1976), 2005, 30(21): 2388-2392.

第三节　微创手术局部化疗治疗脊柱结核

脊柱外科手术微创化程度越来越高，对于脊柱结核的外科治疗，微创与开放手术两种理念同样并存，使临床治疗中产生了许多方法上的差异，而每种方法都有存在的基础。如何求同存异，形成脊柱结核外科治疗原则上的共识，进而达成相对治疗方法上的趋同，是有助于降低患者痛苦和提高基层临床医师工作水平的重要课题。

脊柱结核可严重影响患者工作和生活质量。近年来，微创技术治疗脊柱结核的方法不断更新，临床治疗效果不断提高，新的原则和理念也不断呈现。在全身化疗基础上的微创手术包括经皮介入局部化疗、小切口技术、小开窗手术、经皮固定手术、内窥镜诊治技术、智能化技术及各种微创方法的综合应用。手术过程中可实现取病变部位标本，术后送病理检查、行结核分枝杆菌培养等，并且可进一步指导术后用药治疗。微创治疗是一种理念，用最小的创伤方法治愈患者的脊柱结核病灶，微创治疗绝不等同于传统排脓手术，是治疗理念的转变，患者主观体验明显优于传统开放手术，因而其依从性和满意度较高，逐渐被大多数患者所接受。

脊柱结核本质是炎症性疾病，区别于肿瘤病变、畸形、退行性疾病或骨折。其治疗，提高病灶内抗结核药品浓度是基础，病灶清除不是治愈的必要前提。外科处理脓肿的原则是哪里有脓肿就从哪里引流，这个原则同样适用于脊柱结核的治疗。脊柱不稳不全是内固定的适应证，不稳导致的疼痛多数可以卧床解决。仅仅在脊髓压迫症状和严重畸形时需要现代脊柱外科技术进行辅助治疗。同样，对于其他原因引起的脊柱感染性疾病，同样适用于采用微创方法治疗脊柱结核的技术。

☆ ☆ ☆ ☆

一、脊柱结核治疗的原则

通过既往对脊柱结核治疗的临床实践，提出脊柱结核治疗的几个原则，仅供参考。

1. 生命的安全原则   患者就医的目的是在保证生命的前提下，解除疾病所带来的痛苦，提高其生活质量。无论何时，生命是第一位的。

2. 创伤和支出成本最小原则   手术治疗技术是为治愈疾病这个目的服务的，外科手术要遵循创伤最小和方法最简单的原则。在疗效相同的前提下，尽量减少医疗成本支出。

3. 阶梯治疗原则   按照单纯药品治疗、药品加微创的方法、药品加开放手术的方法、单纯开放手术的方法，梯次选择治疗。该原则是外科干预原则在整个脊柱结核治疗过程中的体现。

4. 重视脊柱结核并发瘫痪的治疗原则   脊柱结核只有在发生脊髓损伤情况下，才是最危急的状况。原因是：①发生瘫痪后许多患者不能完全康复，晚期将严重影响患者的康复和顺利回归社会。②脊柱结核死亡的患者几乎都发生在并发截瘫的患者这一组上。这组患者治疗水平的高低决定脊柱结核治疗水平的高低。

5. 分期处理的原则   脊柱结核的首要目的是控制感染，多数患者是不需要进行一期矫形固定术的，轻度的后凸畸形是可以接受的；后凸畸形的矫正、椎体不稳定需要固定等行二期手术更安全。

6. 感染病灶内尽量不放置金属内置物的原则   于病灶中放置金属内置物的手术一旦复发，由于病灶切除所破坏的脊柱结构多，使得二期、甚至三期处理更加困难。因此，笔者认为病灶内尽量不放置金属内置物。

7. 多学科联合进行诊治的原则   脊柱结核患者的病情复杂，需要有各种方法应对不同病理改变及其他系统疾病。

8. 个性化治疗原则   任何个例其疾病的发展都有自己的特性，根据病情灵活运用现有医疗条件，在微创的理念下为每一位患者选择最佳的治疗方案。

二、脊柱结核 301 医院临床分型

脊柱结核的分型种类有很多，按病理分型、按影像学检查表现分型，但对临床治疗指导意义相对较小。为便于临床治疗，笔者提出了脊柱结核 301 临床分型的方法。

1. 活动期无脊髓神经损伤（ⅠA 型）   患者无或有典型的结核病症状，ESR 检测结果快，局部疼痛，腰背僵，没有脊髓神经损伤症状，无或后凸畸形 < 40°。该型患者多数可以通过微创手术治愈。

2. 活动期有脊髓神经损伤症状（ⅠB 型）   无或有典型的结核病症状，ESR 检测结果显示加快，局部疼痛，腰背僵，有脊髓神经损伤。另外该型中还包含无脊髓神经损伤，后凸畸形 > 40° 或者畸形进展有出现脊髓神经损伤风险者。对该型患者的治疗需要更积极，多数需要进行减压手术治疗，甚至开放手术处理。

3. 稳定期无脊髓神经损伤（ⅡA 型）   无结核病症状，ESR 检测正常，局部没有疼痛，无腰背僵，没有脊髓神经损伤症状，后凸畸形多 > 40°。该型患者多数不需要特殊处理，定期随访观察，畸形严重者需要采用切开矫形手术治疗。

4. 稳定期有脊髓神经损伤（ⅡB 型）   无结核病症状，ESR 检测正常，局部没有疼痛，后凸畸形多 > 40°，有脊髓神经损伤症状。该型患者最少，治疗风险也最大，一般需要采

用切开手术进行治疗。

经过临床观察，75% 的患者属于 I A 型，活动期的脊柱结核治疗重点应是结核病变的控制，多数可以采取微创方法治疗，稳定期的脊柱结治疗以矫正脊柱畸形为主，需要行开放矫形手术治疗。

三、手术适应证与禁忌证

1. 适应证　X 线、CT 和 MRI 检查可见各种典型的骨结核表现（死骨、脓肿、窦道、畸形等）者；I A 型脊柱结核患者采用抗结核药品治疗无效者；部分微创治疗有效的 I B 型脊柱结核患者；单纯椎旁、腰大肌脓肿者；结核病变没有至明显的椎体移位、脊髓神经损伤者；体弱无法耐受开放手术者；结核并发心脏病、糖尿病、血液病、免疫系统疾病，以及低凝状态等不宜行手术治疗者；为活动期结核进行术前准备者；病灶清除术后复发及窦道形成者。

2. 禁忌证　椎体破坏重者；脊柱严重不稳者；伴严重后凸畸形或后凸畸形有加重趋势者；并发截瘫者。

四、手术方法

治疗前首先进行 CT 扫描定位，选择最合适的图片分析原发病灶和继发脓肿的位置，研究原发病灶和继发脓肿进针的角度及靶点深度。穿刺的部位分为两部分，第一是原发病灶的部位；第二是继发脓肿的部位。

术前制备灌注冲洗用双腔管：顶端 5cm 范围内用咬骨钳咬出管径 1/3 大小的侧孔，在距离顶端 25cm 的部位插入 0.3mm 直径的 1 根硬膜外管，制备出一根可以进行灌注冲洗的双腔管。另取 0.3mm 直径的硬膜外管若干备用。

一般涉及两种管道的放置方法。

（1）硬膜外管的放置方法：CT 引导下，用硬膜外穿刺针进行病灶或者脓肿穿刺，到达位置后，拔出内芯，放入硬膜外管，然后退出硬膜外针。用医用贴膜将硬膜外管贴附于附近皮肤即可。硬膜外管尾端连接带尾帽的 7 号头皮针备用。

（2）双腔管的放置方法：CT 引导下使用硬膜外穿刺针进行病灶或者脓肿穿刺，到达位置后，拔出内芯放入导丝。导丝引导下放置前端呈锥形的 5mm 外径的扩展管，CT 扫描确认到达位置后，扩张管引导下放置 5mm 内径的工作套管。CT 扫描确认到达位置后，取出导丝和扩张管，放置制备好的双腔管，退出工作套管。分别连接 7 号头皮针和引流袋后，置管过程完成。穿刺获得的脓液送结核分枝杆菌培养与药敏试验，同时进行普通细菌的培养与药敏试验。

1. 原发病灶穿刺的方法　以发病率高的胸椎和腰椎为例，从脊柱棘突旁开 2 ～ 10cm 进针。如果病变间隙小，从双侧各放置 1 根硬膜外管，单纯局部注射抗结核药品。如果病变破坏严重，一侧放置硬膜外管，一侧放置双腔管，进行对冲灌注冲洗。冲洗液配制采用 500 ml 生理盐水加 0.3g 异烟肼注射液，每天的剂量为 2000 ～ 3000 ml。冲洗的持续时间一般为 2 周～ 2 个月（图 9-12）。

☆ ☆ ☆ ☆

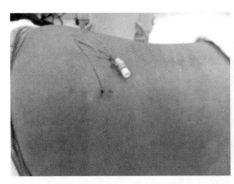
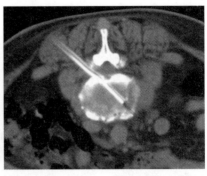

图 9-12　原发病灶放置硬膜外管及椎间隙放置冲洗管，以及 CT 扫描表现

2. 继发脓肿灌注冲洗管放置的方法　胸椎避开肺脏，从肋间向椎旁进行斜行穿刺。腰部脓肿从腰背侧垂直穿刺，髂窝腰大肌脓肿从髂前上棘内侧进行斜行穿刺。局部麻醉后在 CT 引导下穿刺进入脓肿，放置导针。切开 5mm 皮肤切口，顺序置入扩张管和多级工作套管。工作套管的内径为 5mm。CT 定位扩张管和工作套管到达脓肿后，拔出导丝和扩张管。从工作套管内置入灌注冲洗管，然后缝合固定灌注冲洗管。简便的方法是使用特制的穿刺引流管（俗称：猪尾巴管），不使用工作套管，不需要使用缝合针线固定引流管于皮肤上。而使用卷曲管道形成猪尾巴的形状，将引流管固定到脓腔内，简化了穿刺引流的手术过程。

3. 注药管或（和）灌注冲洗管的放置　根据双侧腰大肌脓肿的大小和部位决定放置注药管或（和）灌注冲洗管的位置。脓肿直径 < 2cm 时，穿刺抽取脓液后放置注药管；脓肿直径 > 2cm 时，放置灌注冲洗管。脓液稀薄时放置 16 号灌注冲洗管，脓液黏稠时放置 18 号管。注药管为一般的硬膜外麻醉管，双腔管为硬膜外管和白色硅胶导尿管制成的双腔管。术者也可以选用特制的穿刺引流管（猪尾巴管）等进行替代（图 9-13）。

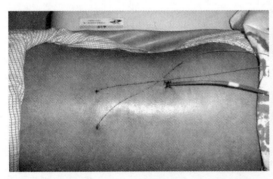
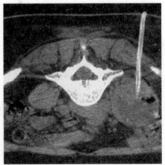

图 9-13　体表放置硬膜外管、冲洗管和于椎间隙和继发脓肿处放置冲洗管，以及 CT 扫描表现

五、术后处理

手术结束后立即连接引流管和进水管，记录 24h 出入量。

1. 配制冲洗液　500 ml 生理盐水加 0.3g 异烟肼注射液。初期每日灌注冲洗 2500ml 左右，以后可减为 1000 ～ 1500 ml。冲洗时间持续 1 ～ 3 个月，最长可达 6 个月。

2. 冲洗引流管拔出的指征　冲洗液清亮，伤口局部无炎性表现。拔灌注冲洗管的时候，单纯拔出粗管（外管），留置灌注冲洗管中央的注药管以便继续注射药物。体温、ESR 和 C 反应蛋白复查检测正常 2 ～ 3 个月。影像学上显示脓肿消失，组织水肿明显减退。

3. 注药管留置时间　局部化疗的药品为异烟肼 0.1g，每日每根管注射药品 1～2 次。单纯注药管留置的时间为一般 3 个月左右。拔出灌注冲洗管外管后的注药管留置的时间大约是 2 个月。内固定术后注药管留置的时间大约是 2 个月。

所有患者灌注冲洗期间根据病情决定卧床的方式。对于腰椎不稳的腰痛患者，要求严格卧床，在保护好留置引流管的前提下，体位自由。疼痛较轻的患者，可以在床上自由翻身。对于脊柱稳定性好、疼痛轻、椎体破坏程度较轻的患者应该鼓励进行适当的自由活动，或在定制外固定支具保护下，适当下地活动。活动的强度以不增加脊柱的疼痛为限度。

（张西峰　步荣强）

主要参考文献

[1] Moon MS. Tuberculosis of spine: current views in diagnosis andmanagement. Asian Spine J, 2014, 8(1): 97-111.

[2] Jain AK.Tubereulosis of the spine: a fresh look at an old disease. J Bone Joint Surg Br, 2010, 92(7): 905-913.

[3] 施建党, 王自立, 马小民. 病灶清除植骨内固定治疗相邻多椎体脊柱结核. 中国脊柱脊髓杂志, 2010, 20(2): 98-102.

[4] 刘忠军. 要重视微创技术，更要重视微创理念. 中国脊柱脊髓杂志, 2008, 18(5): 332.

[5] 杨晓春, 马迅. 脊柱结核治疗新进展. 中国现代医生, 2012, 50(6): 28-30.

[6] Pombo F, Martín-Egaña R, Cela A, et al. Percutaneous catheter drainage of tuberculous psoas abscesses. Acta Radiol, 1993, 34(4): 366-368.

[7] Wang B, Ozawa H, Tanaka Y, Matsumoto F, et al. One-stage lateral rhachotomy and posterior spinal fusion with compression hooks for Pott's paralysis in the elderly. J Orthop Surg(Hong Kong), 2006, 14(3): 310-314.

[8] 张西峰, 王岩, 刘郑生, 等. 局部持续化疗和持续引流治疗脊柱结核. 中国脊柱脊髓杂志, 2003, 13(11): 656-659.

[9] Kim SJ, Postigo R, Koo S, et al. Total hip replacement for patients with active tuberculosis of the hip: a systematic review and pooled analysis. Bone Joint J, 2013, 95-B(5): 578-582.

[10] 王永清, 赵臣堂, 王凤江, 等. 结核杆菌在可植入材料表面黏附性和生物膜形成的体外研究. 生物医学工程与临床, 2008, 12(4): 282-284.

[11] Tuli SM. General principles of osteoarticular tuberculosis.Clin Orthop Relat Res, 2002, (398): 11-19.

[12] 兰汀隆, 董伟杰, 范俊, 等. 39 例胸椎结核累及胸腔的手术时机、手术方式和疗效分析. 中国防痨杂志, 2017, 39(4): 342-347.

[13] 窦学军, 王亮, 路伟强, 等. 78 例结核性脓胸的外科治疗. 中国防痨杂志, 2013, 35(9): 738-740.

[14] 董健, 李娟. 脊柱结核手术时机的选择. 中华骨科杂志, 2014, 34(2): 247-249.

[15] 张嘉利, 李大伟, 马远征, 等. 多节段胸腰椎脊柱结核外科治疗的回顾性研究. 中国防痨杂志, 2013, 35(5): 305-308.

第四节　微创治疗实例报告

病例 1　寰枢椎结核的微创治疗。

【病历摘要】　患者女，52 岁，颈部疼痛不适 3 个月就诊。体格检查未见明显阳性体征。CT 检查横断面扫描示枢椎齿状突骨质破坏。进一步行穿刺活检后病理诊断寰枢椎结核，就诊后给予微创病灶穿刺置管推药处理，术后定期复查，随访 2 年余，病情控制良好。

☆ ☆ ☆ ☆

一、术前影像学检查

术前的 CT 及 MRI 可见枢椎齿状突部位骨质破坏，伴炎性改变（图 9-14 ～图 9-16）。

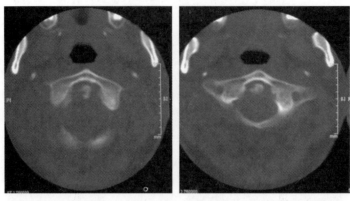

图 9-14　横断面 CT 扫描，可见明显枢椎齿状突部位骨质破坏

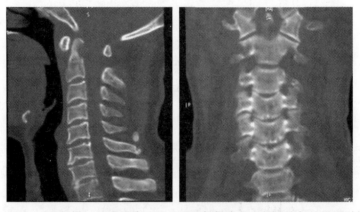

图 9-15　CT 扫描 + 三维重建，可见明显枢椎齿状突偏后缘部位骨质破坏

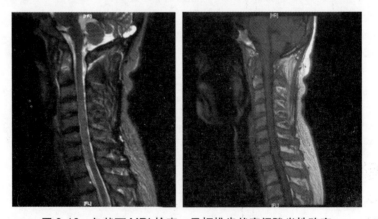

图 9-16　矢状面 MRI 检查，见枢椎齿状突间隙炎性改变

二、手术适应证

本例为女性患者，颈椎影像学检查可见明显寰枢椎骨质破坏，单纯药品治疗效果不佳。

三、术前计划与手术要点

寰枢椎因为独特的解剖结构和良好的活动性，所以是脊柱中最为脆弱的部位。因此该部位病变的早期诊断、早期治疗对减少损伤、维持功能尤为重要。穿刺时应注意避开颈动静脉、椎动静脉大血管；穿刺置管位置多为椎间隙病变周围，穿刺点多选择耳后，经侧方入路，穿刺路径为颈动静脉、椎动静脉之间，或从椎动静脉后方到达病灶（图 9-17）。

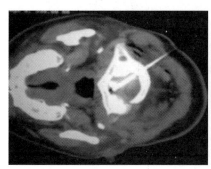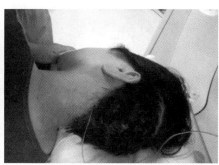

图 9-17　微创术置管时 CT 扫描图像及示意图

四、术后处理及随访

术后每日在置管内推注药品进行治疗，注意固定留置推药管，观察感染指标变化及症状变化情况，必要时及时给予检查处理。推注药品 3 个月左右后拔管，随访 2 年，病变部位愈合良好。

（一）术后 MRI 扫描复查

术后 2 年复查 MRI，可见寰枢椎病变处稳定，无明显炎症及脓肿形成（图 9-18）。

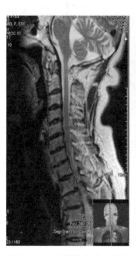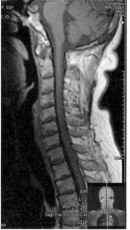

图 9-18　术后 2 年 MRI 复查，可见病变部位稳定

（二）术后经验总结

寰枢椎结核较为罕见。该部位位置特殊，其诊断困难，治疗复杂，微创手术治疗为寰枢椎结核早期治疗提供了一种选择。寰枢椎结核的早期诊断困难，诊断的延迟甚至误诊，往往造成严重后果；穿刺同时可获得组织活检标本，早期送检又对疾病诊断治疗有进一步

☆☆☆☆

意义；目前对于寰枢椎结核的治疗没有明确的指导和建议，而早期治疗对减少损伤、维护颈椎功能十分重要，高度怀疑结核时就应采取试验性抗结核治疗，微创置管治疗对于早期骨质破坏较轻的患者治疗意义重大，特别对于一些儿童结核患者，为其增加了一种治疗手段。穿刺置管时应缓慢进针，多进行透视定位，避免误穿而伤及脊髓和大血管；微创治疗过程需按标准化化疗方案进行抗结核药品治疗；注意保护推药管，避免脱出和堵塞，同时保持伤口干燥；如出现明显的颈椎破坏程度加重、椎体不稳定及脓肿压迫脊髓，必要时需切开行手术治疗。

病例 2 颈椎结核的微创治疗。

【病历摘要】 患儿男，6 岁，双侧手臂疼痛 3 个月。3 个月前出现双侧手臂持续性疼痛，伴有颈部不适，颈部活动受限。站立位时头略向左偏。当地医院给予抗风湿及补钙等治疗，效果不理想。颈部 CT、MRI 等检查考虑为结核伴椎旁脓肿。

一、专科检查

颈部活动受限，活动疼痛明显，双手活动尚可，肌力大致正常，未见病理征。

二、术前影像学检查

术前 MRI 扫描可见 C6 ～ C7 椎体破坏，伴椎体前缘大量脓肿影见图 9-19，而颈椎 X 线摄影见 C6 ～ C7 严重破坏，C7 椎体几乎消失，T1 椎体受累，椎前间隙明显增宽（图 9-20）。

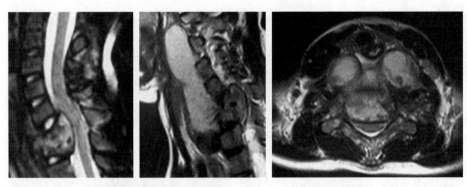

图 9-19 MRI 检查见颈椎体、椎旁异常信号，C6 ～ C7 椎体破坏较重，椎前双侧脓肿影

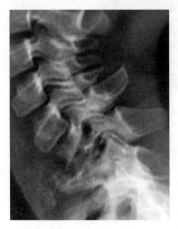

图 9-20 颈椎 X 线摄影，显示 C6 ～ C7 严重破坏，C7 椎体几乎消失，T1 椎体受累，椎前间隙明显增宽

三、手术适应证

1. 患儿，6 岁，颈部不适，结合影像学检查诊断明确。

2. 出现上肢神经受压症状，症状较重不能耐受。

3. MRI 检查见椎旁脓肿影，部分骨质破坏，考虑颈椎结核伴椎旁脓肿可能性大。如不处理，畸形继续加重，将增加脊髓损伤的风险。

四、术前计划与手术要点

CT 定位下，经前路穿刺至病灶，行置管冲洗引流 + 口服抗结核药品治疗。前路穿刺直达病灶，效果好，但风险较高，应注意避开血管及甲状腺。

五、术后处理及随访

术后患处椎体破坏较重，位置较高，注意支具保护制动，避免加重引起神经症状出现；颈椎保留冲洗管，避免置管脱落；患者年龄较小，椎体发育过程中发生畸形的可能性大，应该定期复查。本例患儿经过远期随访，显示恢复良好，破坏椎体再次生长，病变椎体畸形未明显加重。

1. 术后 1 年 MRI 复查　可见颈椎椎管宽敞，未见明显脓肿及肉芽压迫脊髓（图 9-21）。

2. 术后 8 年 X 线摄影复查　C6 ～ C7 未见明显的后凸畸形，C7 椎体修复良好（图 9-22）。

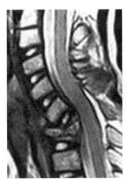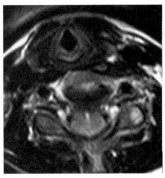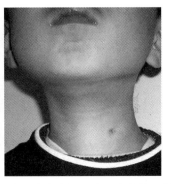

图 9-21　患者术后 1 年 MRI 复查，见椎体破坏部位稳定，伤口愈合良好；右侧为大体图像

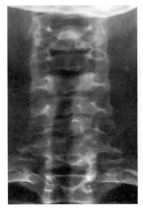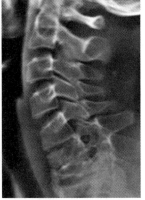

图 9-22　术后 8 年行 X 线摄影复查，C6 ～ C7 未见明显的后凸畸形，C7 椎体修复良好

☆ ★ ☆ ☆

六、术后经验总结

颈椎结构相对较复杂，穿刺风险相对大于胸腰椎，颈部前方皮肤较松弛，留置推药管埋入皮肤距离相对较短，因此颈部留置推药管相对胸腰椎置管更容易脱落、堵塞，应做好相应固定。留置推药管需要定期换药，保持伤口干燥，穿刺置管时可选用 C 形臂 X 线仪透视引导下操作，当椎旁咽喉壁有巨大脓肿时，可给予放置双腔灌注冲洗管，冲洗引流通畅后改换为硬膜外管持续推药治疗处理原发病灶。同时，定期进行 ESR、血生化、血常规等检查，观察感染指标变化及肝肾功能有无异常，便于及时处理。如出现明显的颈椎破坏程度加重、椎体不稳定及颈后椎管内脓肿压迫脊髓，必要时须行切开减压手术治疗。本例患儿病灶破坏较重，如不处理后果将是灾难性的。考虑患儿为正在发育的儿童，如行开放手术，存在手术创伤引起的继发性生长畸形的可能。采用局部微创置管治疗，创伤小，对病变控制满意的前提下将医源性创伤降到了最低。远期随访，椎体再发育，没有发生新的畸形。

病例 3 胸椎结核的微创治疗。

【病历摘要】患者女，18 岁，腰背疼痛 1 年余，加重伴左下肢麻痛 10 余天。患者无明显诱因出现腰背疼痛，症状间断出现，对症治疗无好转。10 余天前症状加重，疼痛剧烈，双下肢无力。近 10d 来，患者出现左下肢放射性麻木。MRI 检查诊断为"T11～T12 结核"。以"脊柱结核"收住入院治疗。

一、专科查体

胸背部压痛，平剑突以下皮肤感觉迟钝，针刺麻木感，无疼痛；下肢直腿抬高试验阴性，左下肢肌力略减弱，为Ⅳ级。

二、术前影像学检查

1. 胸椎正侧位 X 线摄影　显示 T11～T12 椎间隙破坏，椎体塌陷，胸椎后凸畸形明显（图 9-23）。

2. 胸椎 MRI 检查　显示 T11～T12 椎体、椎间盘异常信号，骨质破坏，椎管内部分硬膜囊、神经根受压（图 9-24）。

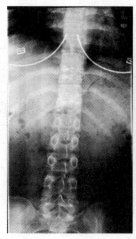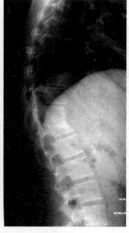

图 9-23　胸椎正侧位 X 线摄影，显示 T11～T12 椎间隙破坏，椎体塌陷，胸椎后凸畸形明显

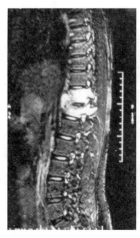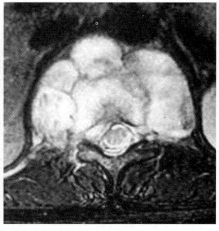

图 9-24 胸椎 MRI 检查，显示 T11 ～ T12 椎体、椎间盘异常信号，骨质破坏，椎管内部分硬膜囊、神经根受压

三、手术适应证

1. 患者椎体有破坏，周围脓肿形成，非手术治疗不能完全控制。

2. 患者椎体破坏加重出现后凸畸形，且病情逐步发展，后凸畸形呈进行性加重。

四、术前计划与手术要点

患者影像学检查显示椎体间隙变窄，椎旁脓肿；穿刺定位选取脓肿最大径部位，避免伤及周围肺组织及椎管内硬膜囊。治疗过程中应缓慢推药，减少患者活动，避免椎体不稳造成的症状出现，必要时需行经皮椎体内固定治疗（彩图 35）。

五、术后处理及随访

应主要指导患者卧床休息，对于留置的冲洗管需要定期换药，保持伤口干燥。定期对 ESR、血生化、血常规等进行复查，以观察感染指标变化及肝肾功能有无异常，便于及时处理。

术后 MRI 扫描复查：术后 10 个月行 MRI 复查，显示病灶明显好转（图 9-25 ～图 9-27）。

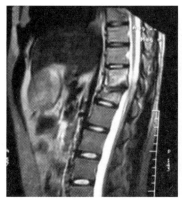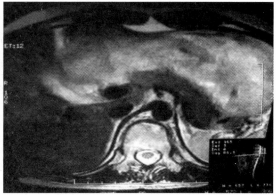

图 9-25 术后 10 个月行胸椎 MRI 复查，显示病灶稳定，椎管内压迫解除

☆ ☆ ☆ ☆

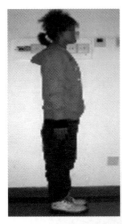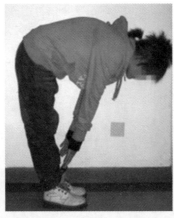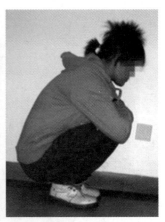

图9-26 术后8年患者来院复查，图示外观像

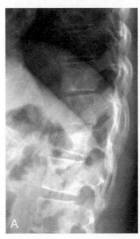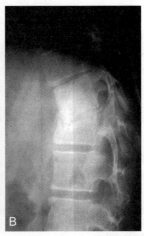

图9-27 术后8年患者随访复查时所摄X线侧位片（A图）与就诊时所摄X线侧位片（B图）对比，胸椎后凸畸形增加30°

六、术后经验总结

胸椎破坏相对颈、腰椎病变更易造成脊髓神经损伤，治疗应采取更积极的态度，早期外科干预是必要的。早期病变部位破坏相对较轻，口服治疗无效时可以采取单纯微创置管推药治疗。部分脓肿较黏稠，不易引流，给予药品灌注后可逐步稀释而方便引流，但引流过程中存在坏死物堵塞情况，应尽量选择管腔较大的引流管进行引流；置入引流管后应立即给予相应的冲洗引流，尽量抽出脓腔内脓液，术后注意疏导引流管。置管冲洗期间患者应多卧床休息。

另外，胸椎、胸腰段椎体结核微创治疗不能纠正患者的后凸畸形，部分患者会出现术后后凸畸形略增大，对于后凸畸形 < 30°，椎体破坏相对较轻患者，不追求行一期矫形术来恢复椎体高度和增强内固定，感染控制后是能够达到自行融合的；轻度的后凸畸形是可以接受的，部分患者后凸畸形加重，待结核病灶控制满意后再行后凸畸形矫正手术治疗将会更加安全。笔者见过后凸畸形没有行矫形术者的最大角度是67°。

病例4 腰椎结核的微创治疗。

【病历摘要】患者女，22岁，腰背疼痛1年余入院。1年前患者腰背痛，无发热及其

☆ ☆ ☆ ☆

他不适，进一步 CT 检查后发现 L4 ～ S1 椎体破坏，椎旁脓肿形成，当地医院诊断为腰椎结核，给以口服抗结核药品治疗（具体不详）；口服抗结核药品 10 个月后复查，发现双侧腰大肌巨大流注脓肿，椎体破坏加重，为求进一步治疗就诊。

一、专科检查

患者弯腰活动受限，L4 ～ S1 椎旁压痛，叩击痛阳性。拾物试验阳性，双下肢活动良好，生理反射存在，无病理征。

二、术前影像学检查

腰椎 MRI 检查见 L4 ～ S1 椎体破坏及椎旁脓肿（图 9-28 ～图 9-32）。

患者入院前正侧位 X 线摄影显示 L4 ～ S1 椎体、椎间隙均有破坏，内大量死骨组织，边缘模糊。

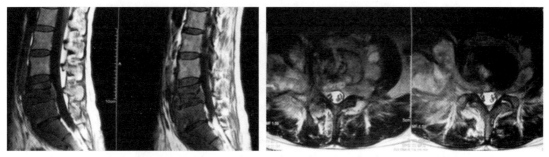

图 9-28　患者发病时腰椎 MRI 检查。显示 L4 ～ S1 椎体破坏及椎旁脓肿

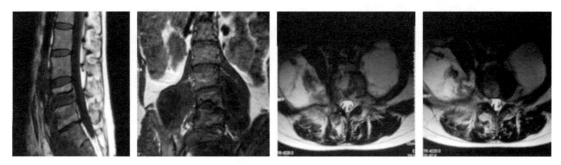

图 9-29　患者发病 6 个月后行腰椎 MRI 复查，显示脓肿明显增大，椎体破坏加重

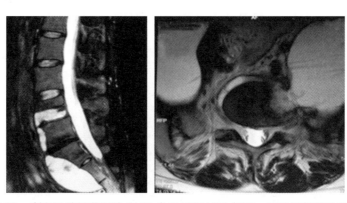

图 9-30　患者抗结核药品治疗 10 个月后行 MRI 复查，显示局部脓肿无缩小

☆ ☆ ☆ ☆

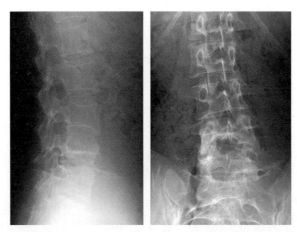

图 9-31　患者入院前正侧位 X 线摄影，显示 L4～S1 椎体、椎间隙均有破坏，内大量死骨组织，边缘模糊

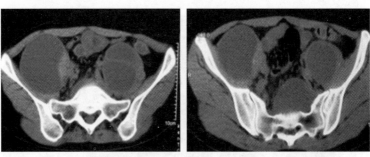

图 9-32　患者入院前 CT 检查，显示椎旁及腰大肌巨大脓肿

三、手术适应证

患者非手术治疗后症状缓解不明显，影像学检查见双侧腰大肌脓肿明显加重，椎体破坏较前加重，且以 L4～L5 椎体及对应间盘破坏为主。

四、术前计划与手术要点

1. 术前计划　为改善症状需首选脓肿引流清除，为加快治疗防止窦道形成，可选取脓肿最大径部位穿刺放置灌注冲洗管治疗，腰椎病变以 L4～L5 椎体破坏为主，穿刺放置推药管至椎间隙，行持续推药治疗。

2. 手术要点　双侧脓肿穿刺及原发病灶椎间隙穿刺处理，局部用药联合全身抗结核药品治疗（图 9-33）。

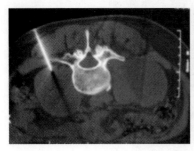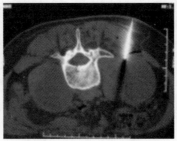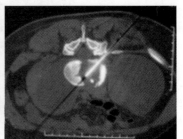

图 9-33　CT 引导下行病灶穿刺置管治疗

五、术后处理及随访

术后脓肿持续引流，避免冲洗管堵塞，对脓肿尽量冲洗彻底，同时应严密观察病情变化。持续每日病灶推药，双侧腰大肌脓肿持续冲洗约 20 天；冲洗液清亮后拔除引流管，出院后定期随访；患者病情逐渐得到控制，电话随访至今未见复发。

术后 MRI 复查显示患者病情控制，恢复良好（图 9-34，图 9-35）。

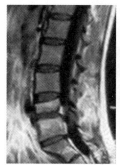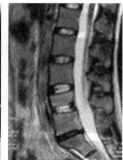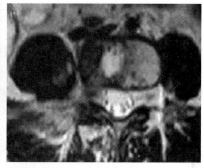

图 9-34　患者术后 16 个月行腰椎 MRI 复查，显示脓肿消失

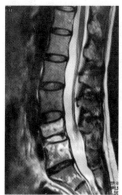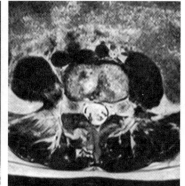

图 9-35　患者术后 7 年行 MRI 复查，显示病变为复发，恢复良好

六、术后经验总结

脊柱结核中腰椎结核所占比例较大，脊柱结核可以单纯口服抗结核药品治愈，因此采取相对保守治疗的方法治疗脊柱结核是可行的。该患者单纯口服抗结核药品治疗无明显改善，腰大肌巨大脓肿形成，应采取外科干预治疗；微创置管灌注置管冲洗术，不是简单的排脓术，而是原发病灶椎间隙的局部强化用药。本例患者通过微创置管灌注冲洗推药治疗，同时联合全身用药，疗效确切。对于巨大脓肿的开放手术处理，常并发清创后窦道形成、伤口不愈合等问题，根据既往经验大多窦道形成都是原发病灶控制不佳造成。而微创穿刺置管，伤口一般较小，脓肿冲洗液清亮、无明显坏死物后拔除引流管；同时联合原发病灶治疗，一般都能取得不错的治疗效果。

病例 5　骶髂关节结核的微创治疗。

【病历摘要】患者女，20 岁，腰骶部疼痛 6 个月余。患者 6 个月前出现腰骶部疼痛，行走、弯腰后疼痛加重，无低热、夜间盗汗，无晨僵及夜间痛，腰椎 MRI 检查未见明显异

☆☆☆☆

常。CT检查诊断右侧骶髂关节结核，当地医院给予异烟肼、利福平、吡嗪酰胺联合治疗，效果欠佳。为求进一步诊治就诊我院。

一、专科检查

右侧骶髂关节压痛，四肢肌力、肌张力正常，病理征阴性。

二、术前 CT 检查

右侧骶髂关节可见明显骨质破坏，右侧髂窝内可见脓性包块（图 9-36）。

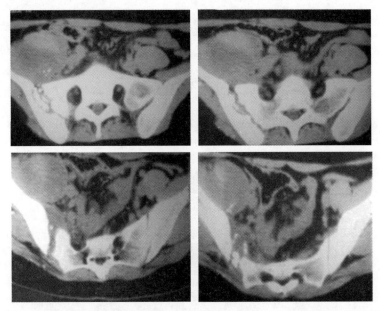

图 9-36　术前 CT 检查显示右侧骶髂关节明显骨质破坏，右侧髂窝内可见脓性包块

三、手术适应证

右侧骶髂关节骨质破坏，脓肿形成，单纯口服抗结核药品行保守治疗无效。

四、术前计划与手术要点

右侧骶髂关节骨质破坏，髂窝内可见巨大脓肿，一般采用俯卧位选取合适穿刺点，经皮穿刺至骶髂关节病灶处是比较安全的。髂窝部位的脓肿较巨大，取前路脓肿最大径、距离皮肤最近的部位穿刺，尽量贴附于髂骨放置双腔灌注冲洗管，进行持续引流，注意避免伤及肠管及其他盆腔内脏器。

五、术后处理及随访

行 CT 引导下骶髂关节穿刺置管术，留置双腔引流管 1 根，单腔推药管 1 根，术后置管通畅，同时口服抗结核药品；冲洗 23d 后去除双腔引流管，留置单腔推药管 1 根持续推药 4 个月后拔出。口服抗结核药品 18 个月停药，最后患者痊愈（图 9-37，图 9-38，彩图 36）。

术后 3 个月行 MRI 复查，显示骶髂关节周围仍有少量高信号区域，髂窝脓肿消失。

术后 2 年行 X 线摄影复查，显示患者骶髂关节病灶愈合良好。

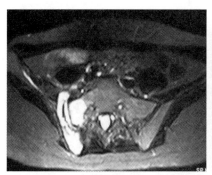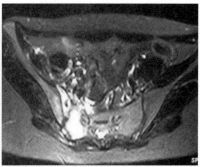

图 9-37　术后 3 个月行 MRI 复查，显示骶髂关节周围仍有少量高信号区域，髂窝脓肿消失

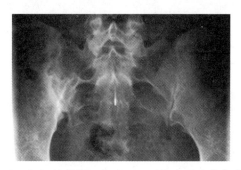

图 9-38　术后 2 年行 X 线摄影复查，显示患者骶髂关节病灶愈合良好

六、术后经验总结

骶髂关节是除脊柱结核外发病率较高的部位，单纯骶髂关节结核经微创治疗后疗效多比较明确，而髂窝部位的脓肿处理相对棘手；当脓肿较小时通常选取保守治疗，脓肿过大，自身吸收较困难，则多选取前方近髂骨部位穿刺置管处理。由于脓肿较大，盆腔内脏器多被挤压，选取距皮肤较近的脓肿部位穿刺一般不存在伤及腹腔内脏器的问题；腹腔内由于腹膜包裹隔离，在已经前路穿刺的患者中未发生 1 例脓肿经穿刺部位向腹腔内流注扩散者。因此，经前方穿刺是安全的。骶髂关节是微动关节，结核局部用药治疗后关节自身融合，多能取得不错的疗效。

病例 6　微创联合经皮椎弓根钉固定治疗脊柱结核。

【病历摘要】患者女，19 岁，间断胸背部疼痛 1 年余，加重 10 余天。1 年前在做弯腰动作时出现腰背疼痛，无发热，对症治疗好转；1 年后再次发病，MRI 诊断为"腰椎结核"。抗结核药品治疗 2 个月症状加重，胸痛明显。

一、专科检查

胸背部压痛，下肢病理征阴性。入院后给予经皮内固定同时病灶穿刺置管灌注冲洗治疗，冲洗液清亮后继续利用留置的硬膜外管持续推药治疗 3 个月，术后 3 年拆除内固定。

二、术前影像学检查

术前 MRI 及 CT 检查，见 L1 椎体破坏较重，脊柱后凸畸形，椎旁可见明显脓肿（图 9-39，

☆ ☆ ☆ ☆

图 9-40)。

术前 X 线摄影检查显示 L1 椎体骨折破坏，椎间隙变窄，后凸畸形（图 9-41）。

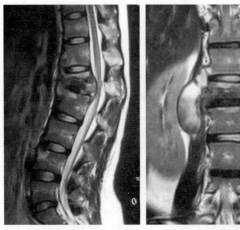
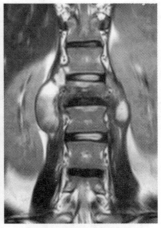

图 9-39　术前 MRI 检查，见 L1 椎体破坏，坏死物侵犯椎管，压迫脊髓，椎旁脓肿形成

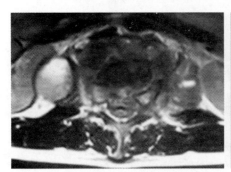
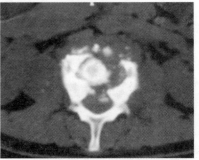

图 9-40　术前 MRI 及 CT 横断面检查，见 L1 椎体破坏压缩较重，椎旁脓肿形成

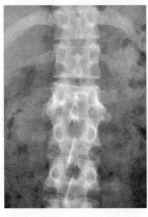
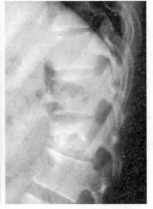

图 9-41　术前 X 线摄影检查，显示 L1 椎体骨折破坏，椎间隙变窄，后凸畸形

三、手术适应证

患者经抗结核药品保守治疗后症状无明显缓解；椎体破坏加重，逐步出现后凸畸形和椎旁脓肿；无神经功能异常；患者疼痛症状较重，不能正常下地活动。

四、术前计划与手术要点

患者 L1 ～ L2 椎体结核，以 L1 椎体破坏为主，椎旁脓肿形成；给予病灶穿刺置管冲洗治疗。因为患者椎体出现进行性后凸畸形，疼痛症状较重，避免症状进一步加重，采取经皮椎弓根螺钉固定。经皮椎弓根螺钉置入技术是在 X 线仪透视引导下，采用套管针进行椎弓根穿刺，将套管针置入椎弓根内后拔出穿刺针，沿套管插入导丝。沿导丝安放序列扩张导管将软组织扩开，然后在导丝的引导下进行攻丝和中空椎弓根螺钉的置入。连接棒采用经皮的方式安放，以减少对软组织的损伤（彩图 37）。

五、术后处理及随访

术后对病灶进行持续的灌注冲洗，患者疼痛症状明显改善，无并发症发生；冲洗液清亮后改为硬膜外管继续推药治疗 3 个月，术后 18 个月末次随访观察患者病灶已治愈；术后 X 线摄影复查显示患者恢复良好。内固定稳定，腰椎生理弯曲存在，无明显后凸及侧凸（图 9-42）。

术后 4 年取出内固定螺钉，见图 9-43。

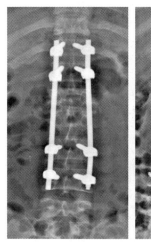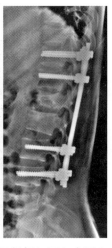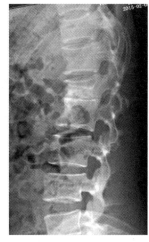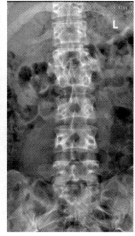

图 9-42　患者行经皮椎弓根螺钉置入内固定术后 X 线正侧位摄影复查，显示内固定稳定，腰椎生理弯曲存在，无明显后凸及侧凸

图 9-43　术后 4 年 X 线正侧位摄影复查，显示病灶愈合，拆除内固定后椎体稳定性良好，后凸畸形较术前有明显纠正

六、术后经验总结

经皮病灶清除＋经皮后路椎弓根内固定联合置管局部化疗可以达到治愈结核病灶的效果，相对于传统内固定融合手术，具有切口小、创伤小、出血少、术后切口疼痛轻等特点，手术尽可能保持脊柱正常解剖结构的完整性，术后当日即可下地活动，术后感染和营养方面的并发症低。此联合手术可作为治疗脊柱结核的选择。

患者后凸畸形，疼痛症状明显，病灶为不稳定期；经皮内固定可以达到改善患者症状，同时达到病灶部位相对稳定，避免后凸过度加重的目的。治疗过程中一般不在病椎部位置钉，主要是防止感染进一步发展，椎体破坏加重后影响椎弓根钉固定效果；为避免内固定失效，维持有效的把持力，多采用病椎上下各 2 个椎体的长节段固定；固定后适度加压调整，可

☆ ☆ ☆ ☆

以达到适度矫形恢复畸形及椎体高度的效果；经皮固定为临时固定，待病情平稳后建议取出内固定钉-棒系统；骨质疏松患者应特别注意，避免椎弓根钉松弛而不能提供很好的固定。术后继续对病灶给予局部置管推药治疗，需要定期换药，保持伤口干燥，置管冲洗期间患者应多卧床休息，尽量减少不必要的下床活动，同时观察感染指标的变化及肝肾功能有无异常。

病例7 脊柱内镜微创治疗脊柱结核。

【病历摘要】 患者女，21岁，腰背部疼痛不适2年，加重6个月入院。2年前出现腰背部疼痛，无发热、盗汗等其他不适，近6个月症状加重，发现左侧腰背部包块，腰背部疼痛明显；3个月前外院进一步检查后发现L5～S1椎间隙破坏，左侧腰大肌流注脓肿，给予脓肿穿刺引流处理，引流出3000 ml淡黄色脓液；留置引流管持续引流，每日引流液10 ml左右，口服抗结核药品治疗。由于抗结核药品治疗2个月余无效，腰部疼痛症状改善不明显而转至我院诊治。

一、专科检查

患者弯腰活动受限，双下肢肌肉轻度萎缩，留置引流管引流通畅；ESR 39mm/h。入院后给予内镜下病灶清除置管处理。

二、术前影像学检查

3个月前外院 MRI 及 CT 检查发现椎体破坏，左侧显示巨大流注脓肿，L5 及 S1 椎体骨质破坏（图 9-44～图 9-46）。

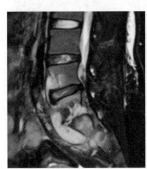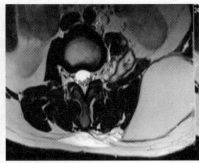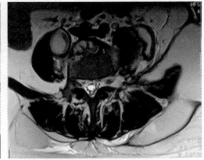

图 9-44 3个月前外院 MRI 检查，发现 L5、S1 椎体破坏，左侧显示腰大肌巨大流注脓肿

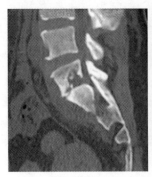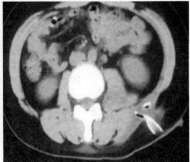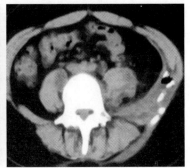

图 9-45 3个月前外院 CT 检查，发现置管引流后腰大肌仍有脓肿，椎旁有脓肿

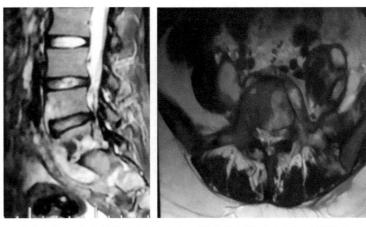

图 9-46　本次就诊前 MRI 检查，发现椎间隙及右侧腰大肌脓肿

三、手术适应证

患者椎间隙病变破坏相对明显，外院给予脓肿引流后症状无明显改善；引流管内仍有脓液引出，患者疼痛症状较重，不能正常活动；单纯口服抗结核药品治疗 2 个月余无效。

四、术前计划与手术要点

腰椎的穿刺均要求从 Kambin 三角（安全三角）区域穿刺进入椎间隙病灶区域，避免向外伤及神经根出口，避免向内伤及硬膜囊。穿刺位置选择较平时处理椎间盘突出时更靠近后正中线位置，穿刺经过安全三角区域后指向椎间盘中央方向，避免穿刺过深伤及椎体前方大血管（图 9-47）。术中置入引流管后可见脓液流出，同时行内镜监测引流情况（彩图 38）。

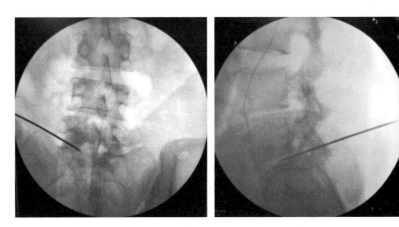

图 9-47　术中选择后外侧穿刺入路示意图

五、术后处理及随访

沿工作套筒放置自制双腔灌注冲洗管冲洗引流，异烟肼 0.3g+ 生理盐水 500 ml 液体持续灌注冲洗，每日冲洗量保持在 1000 ～ 2000 ml。待冲洗液清亮、无坏死物及脓液后拔除灌注冲洗管，继续留置推药管进行推药治疗，18 个月后随访患者病灶痊愈未复发。

术后 MRI 复查显示患者恢复良好，见图 9-48。

☆ ☆ ☆ ☆

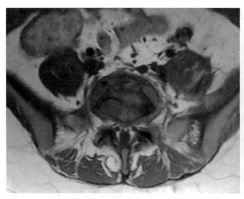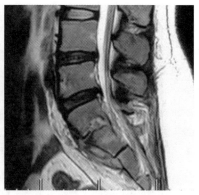

图 9-48　术后行 MRI 复查，显示病变部位愈合良好，周围脓肿消失

六、术后经验总结

脊柱内镜手术进入中国 20 余年，最早主要治疗腰椎间盘突出症；随着设备的不断更新和医师的不断探索，目前已经应用到脊柱疾病的各个领域，是目前脊柱外科领域最前沿的技术之一。对于脊柱结核、脊柱感染类疾病的微创治疗也是一个很好的补充。

病灶置管冲洗用药前先行内镜下病灶清除，可以清除大部分的坏死炎性组织，快速减轻局部炎性疼痛症状，同时可以减少坏死组织堵塞冲洗管腔的机会，从而有效缩短冲洗时间。内镜下行病灶清除后对侧可同时放置硬膜外推药管，冲洗结束后可持续推药 3 个月左右，控制病灶、加快痊愈。

使用脊柱内镜时要避免暴力，患者有椎体破坏，骨质相对疏松，操作一定注意轻柔，避免进一步加重椎体损伤。内镜病灶清除主要是对原发病灶的清除，如椎间隙内的坏死炎性组织，部分死骨也可以清除。术中要避免内镜过深进入，由于患者椎体周围结构破坏，可以轻易地突破椎体界限；要避免感染灶扩散和对周围脏器血管造成损伤。同时，内镜下探查时应避免损伤后方椎管内的硬膜囊，引起感染扩散。置管冲洗期间患者应多卧床休息，尽量减少不必要的下床活动，定期进行 ESR、血生化、血常规等项目的检查。

病例 8　脊柱结核小开窗微创治疗术

【病历摘要】患者男，25 岁，患者主诉腰痛 8 个月，双下肢活动受限 2 个月。患者于 8 个月前出现腰背疼痛，赴当地医院就诊，CT 检查提示"脊柱结核"，未予以特殊治疗；2 个月前疼痛症状加重，出现双下肢功能障碍，无法正常下地活动，近期双下肢麻木无力加重，大便次数减少，排尿未见明显异常，遂来我院就诊。

一、专科检查

脊柱后凸畸形，胸腰段棘突及椎旁压痛、叩击痛，双侧自脐以下麻木伴感觉减退，双下肢肌力明显减退为 Ⅲ～Ⅳ 级，大便次数减少。双侧病理征阳性。ESR 检测为 20mm/h、C 反应蛋白检测为 15 mg/L。

二、术前影像学检查

术前 MRI 及 CT 检查见 T9 ～ T10 椎体破坏，周围脓肿较大，向后方压迫硬膜囊明显（图 9-49）。

正侧位 X 线摄影显示 T9 ～ T10 椎体间隙破坏消失，T9 及 T10 椎体骨质破坏（图 9-50）。

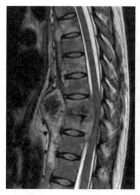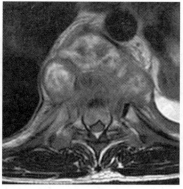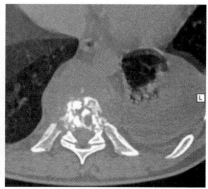

图 9-49　MRI 及 CT 检查，显示 T9、T10 椎体骨质破坏，椎体周围脓肿向后方椎管内压迫硬膜囊

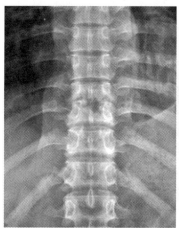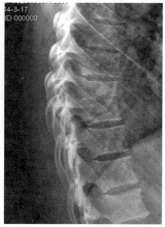

图 9-50　正侧位 X 线摄影，显示 T9 ～ 10 椎体间隙破坏消失，T9 及 T10 椎体骨质破坏

三、手术适应证

患者确诊脊柱结核后非手术治疗无效，临床症状逐渐加重；影像学检查可见明显骨质破坏，椎旁脓肿形成，并且明显压迫硬膜囊；患者出现双下肢无力，大、小便功能障碍等神经受损症状。

四、术前计划与手术要点

1. 术前计划　单纯微创置管手术治疗，不能快速改善神经受压症状，患者椎体稳定性良好，急需的是解除压迫控制病灶，选择了小开窗减压置管冲洗控制病灶的治疗方法。脊柱结核压迫神经多数为脓肿压迫，给予适当减压引流后多数就可以达到减压的效果。

2. 手术要点　局麻下行胸椎病灶小开窗手术，后路经椎板间隙清除死骨及脓肿，置引流管引流，早期要求患者卧床，不做内固定植入（彩图 39）。

五、术后处理及随访

术后继续行局部置管引流，常规抗结核药品化疗。术后患者恢复良好，2 周后出院时已能生活自理。患者置管冲洗 20 余天，冲洗液逐渐清亮后改置管推药治疗，推药 3 个月后拔管，持续口服抗结核药品 18 个月。

☆☆☆☆

术后影像学复查显示患者恢复良好（彩图 40，图 9-51 ～图 9-52）。

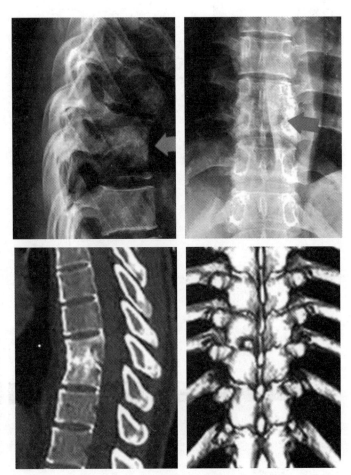

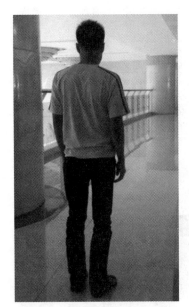

图 9-51　术后 2 周随访，患者生活可以自理

图 9-52　术后 15 个月 X 线摄影及 CT 复查，显示 T9、T10 椎体完全融合，轻度后凸，愈合良好

六、术后经验总结

脊柱结核患者出现脊髓神经损伤多数为流注脓肿压迫造成，小切口开窗手术的主要目的为改善神经压迫症状，避免造成神经不可逆性损伤；术中要将视野内的坏死组织尽量清除，由于术后还对病灶给以局部置管用药治疗，不追求彻底的清除坏死组织。操作过程中尽量减少椎板破坏，以保持脊柱稳定性，避免进一步损伤硬膜囊神经。相对于传统手术方式来说，后路小开窗术相对简单，组织暴露少，可直视下清除死骨及脓肿，解除脊髓及神经受压，术后并发症相对较少。对于部分椎体不稳定明显者，存在后凸畸形并短期内明显呈现进行性加重的患者，可同时给予病椎上下 2 个椎体透视下经皮置入椎弓根钉固定。

病例 9　开放术后脊柱结核复发的微创治疗。

【病历摘要】患者男，28 岁，腰椎结核术后切口窦道形成 4 年。患者 4 年前出现腰背疼痛，当地医院诊断为 L2 ～ L4 椎体结核伴椎旁腰大肌脓肿，抗结核药品治疗 15d 后，行病灶清除术＋椎弓根螺钉内固定＋钛网内固定＋植骨融合术，术后 6 个月脓肿破溃。口服抗结核药品治疗 4 年，曾多次行病灶清除，切口一直未愈合，并形成窦道。

一、专科检查

L2～L4 水平椎体棘突间隙压痛（+），叩击痛（−）。原伤口局部可见干酪样坏死物。双下肢活动正常，病理征阴性。

二、术前影像学检查

CT 及 MRI 检查显示椎体骨质破坏，碎死骨形成，椎旁脓肿形成（图 9-53～图 9-55，彩图 41）。

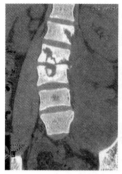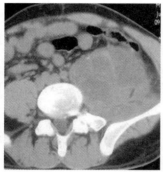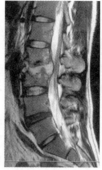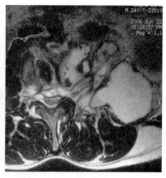

图 9-53　CT 及 MRI 检查，显示椎体骨质破坏，椎旁及腰大肌处脓肿形成

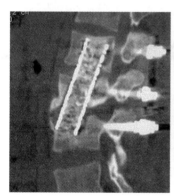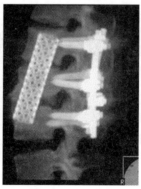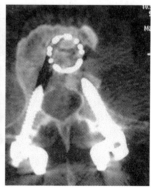

图 9-54　患者行前路病灶清除钛网固定、后路椎弓根短钉固定术后 CT 复查，可见内植入异体物

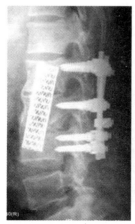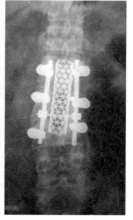

图 9-55　患者行前路病灶清除钛网固定、后路椎弓根短钉固定术，术后正侧位 X 线摄影复查，显示内植物钛网及内固定位置良好

☆ ☆ ☆ ☆

三、手术适应证

患者手术病史明确，术后伤口窦道形成，迁延不愈，持续渗出，保守治疗 4.5 年无法愈合。

四、术前计划与手术要点

患处进一步行 X 线造影检查，显示窦道口与病灶间隙相连续，因此仍然以处理原发病灶为重点，病灶冲洗应以窦道连续内固定周围为中心，持续灌注冲洗，尽量消灭死角；远期窦道仍不愈合，可考虑将内固定植入物取出进行治疗。微创治疗给予钛网周围穿刺置管冲洗治疗，窦道口行定期换药处理（图 9-56）。

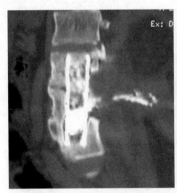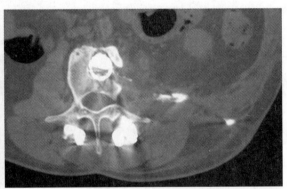

图 9-56　患者来我院就诊时行 X 线造影检查，显示切口窦道深达原病灶植入物内

五、术后处理及随访

微创术后伤口给予定期换药处理，保持伤口干燥；留置冲洗管待冲洗液清亮后改为持续推注抗结核药品治疗。窦道逐步愈合，内固定得以保留。

微创术后 3 年 X 线摄影复查，显示患者恢复良好（图 9-57）。

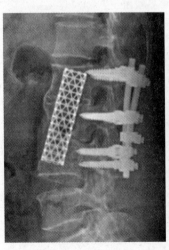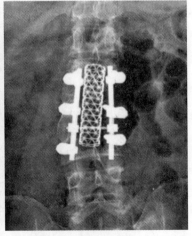

图 9-57　微创治疗术后 3 年正侧位 X 线摄影复查，显示椎体周围已经融合，窦道伤口愈合良好

六、术后经验总结

对于脊柱结核术后复发患者应采取积极的治疗，不能心存侥幸心理。发现手术失败应立即采用微创手术处理，控制原发病灶是重中之重，局部建立用药途径，给予强化抗结核药品治疗；如周围有流注脓肿应及时给予冲洗引流，微创治疗应以清除内固定周围死角的坏死物为主，消灭菌群生存空间；切口如有窦道，保留窦道并使引流通畅也可，应避免在病情控制之前窦道口皮肤愈合，可给予局部定期换药处理。多数患者体内留有内固定植入物，如内固定植入物已经失效或外露，建议尽早取出；如内固定植入物仍较牢固，可暂时给予观察处理，但仍有部分患者远期需将内固定植入物取出。治疗周期内应规范行口服抗结核药品治疗，适当延长口服药品的时间；留置推药管需要定期换药，保持伤口干燥，置管推药期间患者应多卧床休息，尽量减少不必要的下床活动。定期进行 ESR、血生化、血常规等检查，观察感染指标变化及肝肾功能有无异常，以便进行及时处理。症状加重时应该及时赴医院就诊处理。

病例 10　长节段脊柱结核的微创治疗。

【病历摘要】　患者男，34 岁，腰痛不适 8 年，加重 3 个月。患者腰痛 8 年伴低热，未予重视，一直未行特殊治疗；3 个月前跌倒后腰痛加重，于当地医院行 MRI 检查，提示 T11 ～ S1 椎体多节段破坏伴脓肿。为求进一步诊治而来我院就诊。

一、专科检查

T11 ～ S1 椎体压痛明显，弯腰受限，步态缓慢，肌力及肌张力正常，双下肢生理反射存在。

二、术前影像学检查

T11 ～ S1 多节段椎体周围破坏增生，术前正侧位 X 线摄影显示 T11 ～ S1 多椎体骨质破坏、增生融合（图 9-58）。

CT 可见椎旁脓肿形成，术后随访椎旁脓肿形成，椎体间病变稳定（图 9-59）。

MRI 检查显示 T11 ～ S1 多椎体结核，椎体间隙破坏及增生明显（图 9-60）。

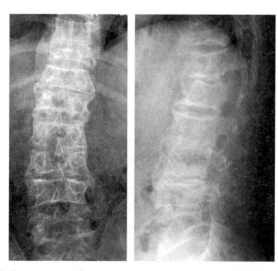

图 9-58　术前正侧位 X 线摄影，显示 T11 ～ S1 多椎体骨质破坏、增生融合

☆☆☆☆

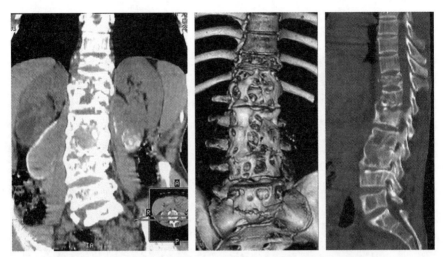

图 9-59　术前 CT 检查，显示 T11 ～ S1 多椎体骨质破坏，同时可见椎旁脓肿形成，脓肿内可见钙化影

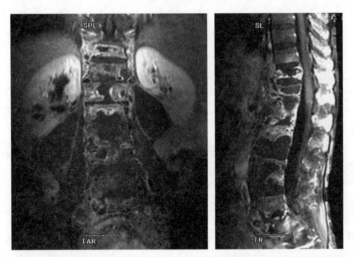

图 9-60　术前 MRI 检查，显示 T11 ～ S1 多椎体结核，椎体间隙破坏及增生明显

三、手术适应证

患者临床症状明显，影响日常生活；影像学检查显示椎体破坏严重，多部位椎旁脓肿形成，须进行手术干预治疗。

四、术前计划与手术要点

对患者 T11 ～ S1 椎体各个病椎间隙在 CT 引导下行穿刺，较大的脓肿部位也进行穿刺冲洗，同时抽出脓液，术中注意避免损伤血管及神经（彩图 42）。

五、术后处理及随访

术后每日给予硬膜外管内注入异烟肼 0.3g+ 生理盐水 100 ml 治疗，留置的双腔灌注冲洗管内持续冲洗脓肿部位；同时坚持口服抗结核药品。对 ESR 等炎性实验室指标进行复查，以便随时掌握患者病情。3 个月后拔除引流管，口服抗结核药品治疗 1.5 年后停药，随访患者无特殊不适。

术后影像学复查，显示患者恢复良好（图 9-61 ～图 9-63，彩图 43）。

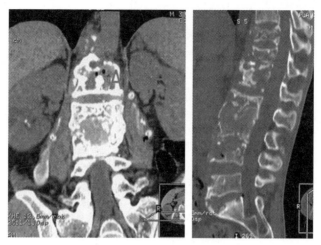

图 9-61　微创治疗 2 周后行 CT 复查，显示脓肿明显缩小，椎体间病灶稳定

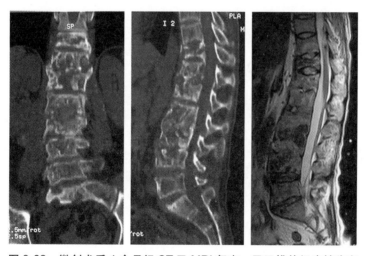

图 9-62　微创术后 4 个月行 CT 及 MRI 复查，显示椎体间病灶稳定

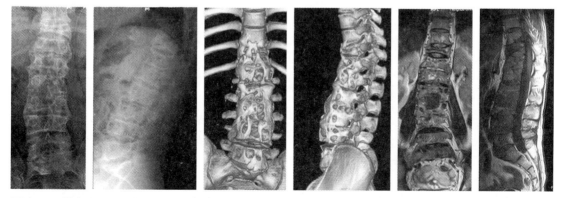

图 9-63　微创术后 10 个月行 X 线摄影复查，显示椎体间融合，未见明显加重破坏；CT 及 MRI 检查显示椎体间融合，病变稳定，椎旁脓肿几乎消失

☆☆☆☆

六、术后经验总结

微创手术治疗多节段脊柱结核或跳跃型脊柱结核时的创伤小优势明显，该患者病变累及椎体部位较多，病程较长，脓肿较黏稠，若行开放手术治疗则创伤较大。微创手术治疗，手术创伤较小，通过对脓肿及病灶的药品灌注治疗，一般可以有效控制感染病灶；部分患者存在畸形等问题，可在结核病灶控制后再行二期治疗，这样极大地避免了手术风险和术后并发症。该患者微创手术治疗 1 次后即临床症状明显改善，微创术后随访至今，一般情况良好，达到了非常不错的疗效。

（张西峰　步荣强）

主要参考文献

[1] Sun L, Song Y, Liu L, et al. One-stage posterior surgical treatment for lumbosacral tuberculosis with major vertebral body loss and kyphosis. Orthopedics, 2013, 36(8): e1082-e1090.

[2] Rasouli MR, Mirkoohi M, Vaccaro AR, et al. Spinal tuberculosis: diagnosis and management. Asian Spine J, 2012, 6(4): 294-308.

[3] 陈少健，肖增明，罗红艳，等 . 脊柱结核术后复发因素 COX 回归分析 . 航空航天医学杂志，2013，24(9): 1055-1057.

[4] Hassan K, Elmorshidy E. Anterior versus posterior approach in surgical treatment of tuberculous spondylodiscitis of thoracic and lumbar spine. Eur Spine J, 2016, 25(4): 1056-1063.

[5] 应小樟，郑琦，石仕元，等 . 前路小切口病灶清除联合后路内固定治疗腰椎结核 . 中国骨伤，2016，29(6): 517-521.

[6] Shi JD, Wang Q, Wang ZL. Primary issues in the selection of surgical procedures for thoracic and lumbar spinal tuberculosis. Orthop Surg, 2014, 6(4): 259-268.

[7] 张宏其，郭强，郭超峰，等 . 单纯后路、单纯前路或前后联合入路治疗成人腰椎结核的中期疗效比较 . 中华骨科杂志，2016，36(11): 651-661.

[8] 胡胜平，石仕元，赖震 . 脊柱结核外科治疗进展 . 浙江中西医结合杂志，2014，24(7): 657-659.

[9] Arora S, Sabat D, Maini L, et al. The results of nonoperative treatment of craniovertebral junction tuberculosis: a review of twenty-six cases . J Bone Joint Surg Am, 2011, 93(6): 540-547.

[10] 崔后春，荆鑫，王金光，等 . 一期病灶清除植骨选择性内固定治疗脊柱结核伴神经损害 . 临床骨科杂志，2013，16(2): 141-143.

[11] 杨宗强，施建党，何胤，等 . 脊柱结核治疗失败、复发的原因及防治措施 . 骨科，2015, 6(5): 277-280.

[12] Hassan K, Elmorshidy E. Anterior versus posterior approach in surgical treatment of tuberculous spondylodiscitis of thoracic and lumbar spine. Eur Spine J, 2016, 25(4): 1056-1063.

第五节　胸腔镜辅助前路病灶清除植骨内固定术

【病历摘要】 患者女，19 岁，胸背部疼痛伴双侧肋间放射痛 3 个月，加重 1 个月，双下肢麻木及无力 1 周。3 个月前就诊于我院结核内科诊断为肺结核，行胸椎 CT 检查，示 T6 椎体骨质破坏，椎旁软组织肿胀。考虑胸椎结核，给予四联抗结核药品治疗 3 个月；1 个月来患者自觉胸背部疼痛及肋间放射痛逐渐加重，并在 1 周前出现双下肢麻木并无力。来我院门诊，为进一步诊治收入院。

既往史： 患者 4 年前发现罹患系统性红斑狼疮，经当地医院采用相应的药品治疗后病情稳定，已停药 6 个月。

一、专科检查

患者平车推入病房，胸背部疼痛，胸椎局部叩击痛。剑突以下感觉减退，腹壁放射减弱，球海绵体反射减弱，肛门括约肌功能减弱，双下肢肌力Ⅱ级。双侧膝反射减弱，双侧巴氏征（－），双侧髌振挛、踝震挛（－）。ASIA 分级为 B 级。

实验室检查：T-SPOT.TB 阳性，ESR 69mm/h，C 反应蛋白 9.3μmol/L。

二、术前影像检查

1. 胸椎正侧位 X 线摄影　正位 X 线摄影显示 T5 ～ T6 椎间隙变窄，T6 椎体楔形改变。侧位 X 线摄影显示 T5、T6 后凸畸形，Cobb 角 30°，T6 下终板形态不规则，椎体楔形变（图 9-64）。

2. 胸椎 CT 扫描三维重建　T7 ～ T8 椎间隙变窄，后凸畸形；T7、T8 椎体骨质破坏，可见泥沙样死骨形成，部分死骨突入椎管内，压迫硬膜囊。椎旁软组织肿胀（图 9-65）。

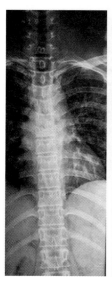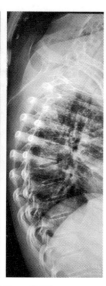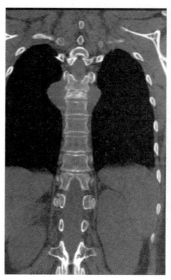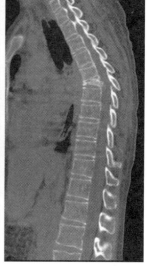

图 9-64　胸椎正侧位 X 线摄影，显示 T5 ～ T6 椎间隙变窄，T6 椎体楔形改变。侧位 X 线摄影显示 T5、T6 后凸畸形，Cobb 角 30°，T6 下终板形态不规则，**椎体楔形变**

图 9-65　胸椎 CT 扫描＋三维重建，显示 T7、T8 骨质破坏，死骨形成，椎旁软组织肿胀

3. 胸椎 MRI 检查　矢状面扫描显示 T5 ～ T8 椎体 T_2WI 呈异常高信号，T6 椎体楔形变。椎体后方组织增生，向后凸出，压迫硬膜囊。冠状面扫描显示 T6 椎体压缩变扁，双侧椎旁脓肿形成。横断面扫描显示 T5 ～ T6 椎管水平脊髓轻度受压，椎旁脓肿形成（图 9-66）。

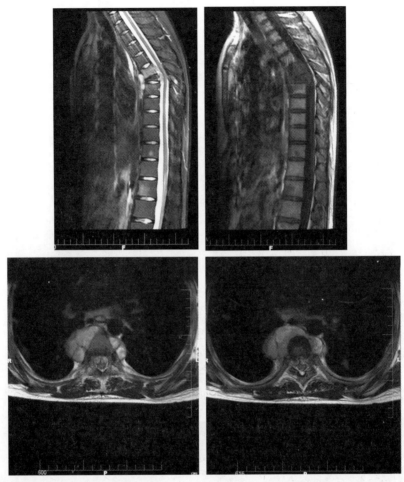

图 9-66　胸椎 MRI 检查。矢状面扫描显示 T5～T8 椎体 T$_2$WI 呈异常高信号，椎体楔形变。椎体后方组织增生，向后凸出，压迫硬膜囊。冠状面扫描显示 T6 椎体压缩变扁，双侧椎旁脓肿形成。横断面扫描显示 T5～T6 椎管水平脊髓轻度受压，椎旁脓肿形成

三、手术适应证

1.患者 T5～T7 骨质破坏，T6 椎体破坏较重，仅残存上终板。椎体破坏主要位于前柱，导致稳定性丧失，T5、T6 椎体塌陷导致后凸畸形，需重建脊柱稳定性、矫正后凸畸形。

2.患者 T6 椎体平面脊髓受压，至双下肢不全瘫，须尽快行椎管减压挽救神经功能。

3.患者双侧肋间神经放射痛，考虑双侧 T6 神经根刺激，与椎旁脓肿较大有关，需行椎旁脓肿清除。

4.患者心肺功能基本正常，可以耐受开胸手术。

5.患者 CT 扫描显示无明显胸膜增厚，且患者为年轻女性，有微创及切口美容需求，可考虑行电视胸腔镜（VATS）辅助小切口胸椎结核病灶清除植骨融合内固定。

四、术前计划与手术要点

1. 术前计划　患者 T6 椎体前柱上 1/2 破坏，泥沙样死骨形成，T5 ～ T6 椎间隙塌陷，此处形成后凸畸形。术前测量 Cobb 角为 30°，可通过单纯前路病灶清除内固定重建脊椎前柱结构的稳定性，矫正胸椎后凸畸形。胸椎后凸畸形矫正后，T5 ～ T7 椎间缺损增大，T6 病灶清除后，拟行钛笼混合肋骨颗粒嵌入椎间隙植骨，双侧椎旁脓肿一并清除。T5 ～ T6 水平椎管内形成肉芽组织，相应节段脊髓受压，清除椎体病灶后，切除残存椎体后缘及后纵韧带，显露硬膜囊，剥离硬膜囊腹侧的肉芽组织，直至硬膜囊无明显受压。

2. 手术要点　采用胸腔镜辅助下胸椎前路手术。在气管内双腔导管插管全身麻醉下，患者置左侧卧位。根据 C 形臂 X 线仪透视确定 T6 病变椎体体表对应肋骨，沿肋骨走形，以病变椎体前后缘为界上下各外延 1cm，沿肋间做 6cm 长的切口，切除部分第 6 肋骨并留至植骨用。安装 1 操作孔及扩开器，行单肺通气，直视下观察胸膜腔内有无粘连。于 T4 及 T7 肋与腋前线交点做第 2、3 操作孔，分别放置 30° 胸腔镜及吸引器，再次用胸腔镜观察胸腔内无粘连，可进行镜下操作。用微型胸腔牵开器牵开一操作孔，通过操作可以直视或用胸腔镜监视病椎及其上、下椎体和椎间盘。在光源和吸引器插入处各做 1cm 皮肤切口，用胸腔镜穿刺器穿通胸壁后置入胸腔镜光源和吸引器。病灶处理：单肺通气使肺叶逐渐萎缩后，再采用自制肺拉钩显露椎体。经 C 形臂 X 线仪透视下确定病变椎体后可用电刀切开椎体前筋膜，显露椎旁软组织。抽取脓液送细菌、结核分枝杆菌检测及培养。缝合结扎病椎前横血管，钝性剥离椎体前筋膜，显露损坏的椎体及相邻的上、下椎体。先用髓核钳、刮匙切除病变椎体上、下间隙的椎间盘及软骨板，刮匙搔刮出干酪样坏死组织约 30 ml 及大量炎性肉芽组织。切除 T5 ～ T6、T6 ～ T7 间盘，切除 T6 全椎体，清理对侧脓液，并加压冲洗对侧椎旁脓腔。切除 T6 残存的椎体后壁及后纵韧带，显露 T5 ～ T7 硬膜囊腹侧，见硬膜囊表面有炎性肉芽组织覆盖，以神经剥离子仔细分离病变组织，直至硬膜囊无明显受压，并探查远、近端椎管通畅。碘伏盐水冲洗病灶后，测量 T6 下终板至 T8 残余椎体间距约 4cm，在上、下椎体分别置入椎体钉，撑开下植入填充肋骨颗粒的钛笼，然后将切下的碎骨块回植入骼骨块的前方上、下椎间隙及椎体缺损处，安装内固定并锁定。冲洗胸腔，双肺通气后检查右肺无漏气现象，留置胸腔闭式引流管，逐层关闭切口。

五、术后处理及随访

术后第 2 天，行肺功能锻炼，促进胸腔内渗出液排出，促进右肺复张；同时行双下肢功能锻炼。给予抗结核药品治疗及静脉营养支持，待彻底引流干净后拔除引流管。术后 3d 行胸椎正侧位 X 线摄影及胸椎 CT 扫描＋三维重建复查，并嘱咐患者佩带支具下地活动。出院后对患者进行定期随访。

术后影像学复查显示患者恢复良好。

1. 胸椎正侧位 X 线摄影复查　显示内固定及肋骨植骨位置满意，后凸畸形得到矫正，Cobb 角为 19°（术前为 30°），椎体间高度恢复（图 9-67）。

☆ ☆ ☆ ☆

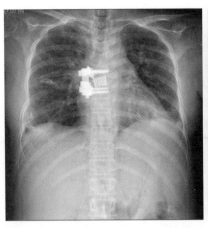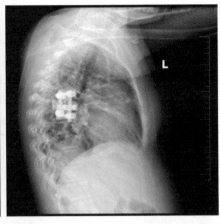

图 9-67　胸椎正侧位 X 线摄影复查，显示内固定及肋骨植骨位置满意，后凸畸形得到矫正，椎体间高度恢复

2. 胸椎 CT 扫描 + 三维重建复查　内固定及钛笼位置满意，椎管减压充分，椎旁脓肿清除彻底（图 9-68，图 9-69）。

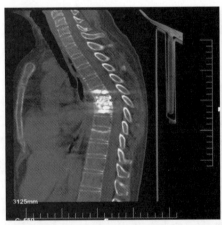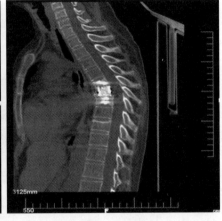

图 9-68　胸椎 CT 扫描 + 三维重建复查，显示内固定及钛笼位置满意，椎管减压充分，椎旁脓肿清除彻底

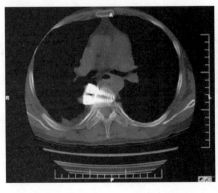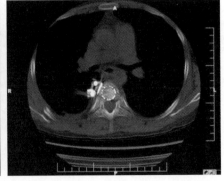

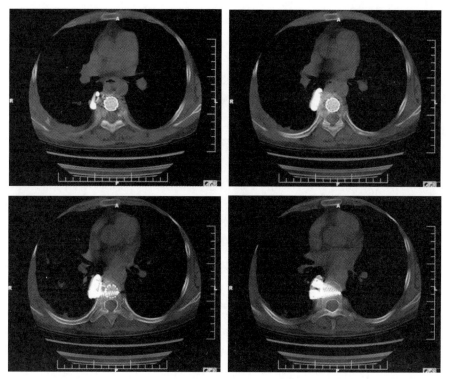

图 9-69　术后 2 个月胸椎 CT 扫描 + 三维重建复查，显示内固定位置满意，椎旁脓肿消失

3. 患者术后外观功能随访　术后 2 个月患者外观功能恢复正常（图 9-70）。

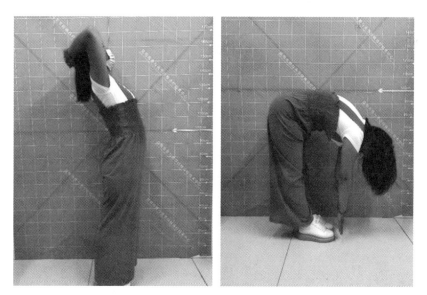

图 9-70　图示患者术后 2 个月随访时外观功能基本恢复

六、术后经验总结

1. 电视胸腔镜手术（video-assisted thoracic surgery，VATS）辅助小切口技术作为一种脊柱外科微创术式，吕国华、王冰等学者认为该术式与传统开胸术式相比较具有以下优势：

☆☆☆☆

可以为全体手术组成成员提供手术操作视野，30°或0°镜可以清楚了解整个胸腔结构，可以避免大段肋骨切除和剥离，从而减轻术后伤口疼痛；术后胸腔引流减少；呼吸系统并发症较少；出血量少；术后感染率低；切口美观；术后疼痛减少可以改善术后肺通气功能；出血量的减少和住院日的缩短可以降低住院费用。

2. 本术式避免了后路置钉操作对后方肌群及关节突的损伤，且固定节段为病变椎上下各1个椎体，避免了后方长节段固定导致的正常运动节段的损失。

3. 与单纯后路病灶清除内固定术式相比较，本术式不破坏后方正常结构，脊髓损伤风险低。但矫形能力较后路置入椎弓根螺钉弱，适用于胸椎后凸畸形小于40°的患者。

4. 前路术中撑开椎间隙植骨，解除了后凸椎体对脊髓的压迫，增大了椎体间隙，便于病灶清除和椎管减压，以及维持椎间高度；另外，植骨块稳定性好，植骨融合时间短、愈合率高。

5. 单纯前路手术较一期前后路联合手术创伤小，尤其开胸术后患者呼吸功能影响较大，胸腔渗出液残留引起压迫性肺不张，如不能及时行肺功能锻炼，促进渗出液排出，将严重影响患者术后肺功能的恢复。

6. 设备技术要求高，需要专用器械。需要接受胸腔镜使用的专业培训，且要具备实施常规前路开胸手术技术的能力。

7. 胸腔镜辅助小切口前路胸椎结核病灶清除内固定技术是将传统大切口开胸前路胸椎结核病灶清除内固定技术和胸腔镜技术结合在一起，在一小的手术切口上、下方各增加1个操作锁孔，使手术切口较传统开胸手术大大缩小。

8. 脊柱前路内固定要求椎体钉突破对侧皮质获得坚强固定，置钉安全区域小，容易损伤主动脉或误入椎管，使前路矫形置钉的安全性倍受关注；但由于胸椎结核脓肿对胸主动脉在一定程度上形成了推挤，所以随着椎旁脓肿体积的增大，置钉损伤胸主动脉的概率会相应的有所下降。

9. 与单纯锁孔胸腔镜技术相比，无需单肺通气，且手术操作区域在可通过直视下完成的同时又满足了手术相关配合人员对手术过程的有效观察，可增加观察点的清晰度并扩大观察视角。

（寸新华　陆霓虹）

主要参考文献

[1] 吕国华, 王冰. 胸腔镜在脊柱外科中的应用进展. 中国微创外科杂志, 2005, 5(3): 250-251, 254.

[2] 邱勇, 吴亮, 王斌, 等. 特发性胸椎侧凸胸腔镜下前路矫形与开放小切口前路矫形的疗效比较. 中华外科杂志, 2004, 42(21): 1284-1288.

[3] Huang TJ, Hsu RW, Tai CL, et al. A biomechanical analysis of triangulation of anterior vertebral double-screw fixation. Clin Biomech(Bristol, Avon), 2003, 18(6): S40-S45.

[4] Lowe T, O'Brien M, Smith D, et al. Central and juxta-endplate vertebral body screw placement: a biomechanical analysis in a human cadaveric model. Spine(Phila Pa 1976), 2002, 27(4): 369-373.

[5] Bullmann V, Fallenberg EM, Meier N, et al. Anterior dual rod instrumentation in idiopathic thoracic scoliosis: a computed tomography analysis of screw placement relative to the aorta and the spinal canal. Spine(Phila Pa 1976), 2005, 30(18): 2078-2083.

[6] Sucato DJ, Kassab F, Dempsey M. Analysis of screw placement relative to the aorta and spinal canal following anterior instrumentation for thoracic idiopathic scoliosis. Spine(Phila Pa 1976), 2004, 29(5): 554-559.

[7] Kuklo TR, Lehman RA Jr, Lenke LG. Structures at risk following anterior instrumented spinal fusion for thoracic adolescent idiopathic scoliosis. J Spinal Disord Tech, 2005, 18 Suppl: S58-S64.

[8] 邱勇，王渭君，王斌，等 . 胸腔镜辅助小切口前路矫形置钉安全性的研究 . 中华骨科杂志，2006, 26(11): 728-733.

第六节　微创通道下后方经椎间孔入路病灶清除椎间植骨内固定术

【病历摘要】 患者女，39 岁，主诉：腰痛 3 个月余，加重 3 周。患者 3 个月前无明显诱因出现腰痛，活动时加重，休息后可缓解，未予特殊处理。3 周前，腰痛加重，翻身困难，难于下地行走，偶有发热，体温最高 37.6℃，于当地医院就诊，行腰椎 CT 及 MR 检查发现腰椎 2、3 间隙骨质破坏，考虑感染性病变，结核可能性大。血常规示白细胞计数正常、中性粒细胞计数不高，ESR 45mm/h，C 反应蛋白 47.6 mg/ L。血细菌培养阴性，布氏杆菌凝集试验阴性。予以四联（异烟肼、利福平、吡嗪酰胺、盐酸乙胺丁醇）抗结核药品治疗，患者腰部疼痛仍不缓解，并逐渐加重；患者无双下肢放射性疼痛、麻木，大、小便正常。为求进一步治疗，来我院就诊，门诊以"腰椎结核"收入院。

一、专科检查

患者平车推入病房，腰部活动因疼痛而受限。L2、L3 棘突间及椎旁压痛明显，双下肢及会阴区感觉未见异常，双下肢肌力 V 级，肌张力正常。双侧膝腱、跟腱反射正常，双侧踝阵挛阴性、病理征未引出。腰部 VAS 疼痛评分为 8 分。

实验室检查：血白细胞计数 7.24×10^9/L，ESR 48mm/h，C 反应蛋白 34.5 mg/L；结核抗体检测弱阳性，T-SPOT.TB 检测阳性。

二、术前影像学检查

1. 术前腰椎正侧位 X 线摄影　显示 L2 ～ L3 椎间隙变窄，腰椎曲度变直，局部前凸，Cobb 角 − 8°，未见侧弯畸形（图 9-71）。

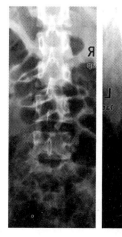
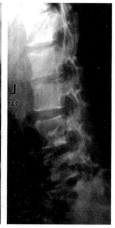

图 9-71　术前腰椎正侧位 X 线摄影，显示 L2 ～ L3 椎间隙变窄，腰椎曲度变直，局部前凸，Cobb 角 − 8°，未见侧弯畸形

☆ ☆ ☆ ☆

2. 术前腰椎 CT 检查　显示 L2 ～ L3 椎间隙塌陷，对应椎体骨质破坏，椎旁软组织肿胀（图 9-72）。

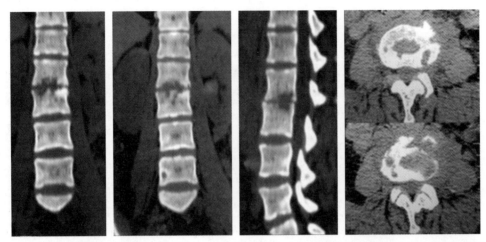

图 9-72　术前腰椎 CT 检查，显示 L2 ～ L3 椎间隙塌陷，对应椎体骨质破坏，椎旁软组织肿胀

3. 术前腰椎 MRI 检查　显示 L2 ～ L3 椎体炎性浸润，椎间隙破坏，椎旁脓肿形成（图 9-73）。

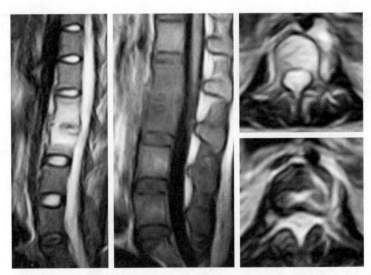

图 9-73　术前腰椎 MRI 检查，显示 L2 ～ L3 椎体炎性浸润，椎间隙破坏，椎旁脓肿形成

三、手术适应证

1. 患者入院后继续行四联抗结核药品治疗，疼痛仍不缓解，需反复频繁应用止痛药；同时患者出现呕吐、食欲缺乏，难于忍受卧床等症状与体征。通过手术，可以迅速缓解疼痛，早期下地活动，促进康复，符合现代脊柱外科治疗理念。

2. 椎体破坏造成局部后凸畸形，需矫形、恢复生理曲度、重建脊柱稳定性。

3. 对应椎体破坏缺损不超过 50%，可以通过单纯后路单节段手术完成病灶清除、椎间植骨内固定。

四、局部解剖特点

腰椎后方椎旁肌肉主要分为骶棘肌和髂肋肌，骶棘肌由内侧的多裂肌和外侧的最长肌组成。腰段多裂肌紧贴棘突两侧，肌束由上向下逐渐变粗，表面肌纤维延续为明显的肌腱束，起点为腰椎上关节突乳突外侧；多裂肌分长短肌束，浅表的长肌束止于上方的第 3 或第 4 个椎体，中间的肌束可达上方的第 2 或第 3 个椎体，深部的肌束止于上一椎体棘突（彩图 44）。多裂肌与外侧的最长肌之间存在一自然间隙，称为 Wiltse 间隙（彩图 45，图 9-74和图 9-75），其间无血管神经分布，是较为理想的手术界面；而经此间隙进入，将肌肉向两侧撑开即可暴露关节突和横突，无需剥离或强力牵拉椎旁肌，便可达到充分显露的目的，满足视野及手术操作空间的需要（彩图 46 ~ 彩图 48）。椎旁肌间隙入路可减少椎板的破坏，保留棘突、棘上韧带和棘间韧带的完整，保护椎旁肌肌腱在棘突上的附着点，且保留了腰背筋膜在棘上韧带的连接，最大限度地保留腰椎骨性结构和软组织的完整性，从而维持腰椎结构稳定性。

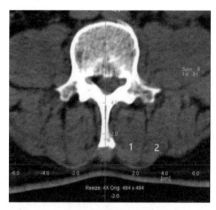

图 9-74　腰椎横断面 CT 扫描，显示多裂肌和最长肌间隙。其中，1 为多裂肌，2 为最长肌

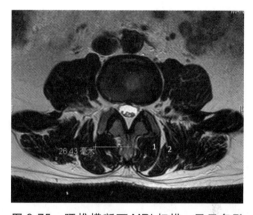

图 9-75　腰椎横断面 MRI 扫描，显示多裂肌和最长肌间隙。其中，1 为多裂肌，2 为最长肌

五、术前计划与手术要点

1. 术前计划　加强全身营养支持治疗，常规评估患者对手术耐受情况；请麻醉科会诊，符合麻醉手术要求后，即可进行手术。按 CT 及 MRI 检查结果判断病椎破坏情况及拟固定椎体的椎弓根情况，以确定病灶清除范围、植骨方案及置钉方法。本患者 L2 椎体下 1/4 及 L3 椎体上 1/4 骨质破坏，L2 及 L3 椎体都可置入椎弓根螺钉；可以通过单节段固定重建脊椎稳定性，矫正后凸畸形。经椎间孔清除 L2 ~ L3 椎间及对应椎体的病变组织，再将自体混合异体骨粒植入椎间隙，压实后，将合适尺寸的充填自体或异体骨的钛网植入 L2 ~ L3椎间隙，实现腰椎前、中柱结构支撑重建。

2. 手术要点　气管插管全麻，取俯卧位，以 L2 ~ L3 间隙为中心，中线旁开 3cm，双侧纵向切口长约 4cm。先自病变重的一侧沿标记线切开皮肤、皮下深筋膜，找到最长肌与多裂肌间隙，自间隙进入并钝性分离肌肉组织；自椎弓根连线位置中点处插入导针，沿导针依次放置扩张套管，置入可扩张通道，纵向撑开通道，并使用扳手进一步扩张通道底部，安装自由臂和冷光源，选择 L2、L3 椎弓根钉进钉点，开口、扩孔后置入定位针，C 形臂

☆ ☆ ☆ ☆

X 线仪透视观察定位针位置满意后拔出定位针，骨蜡封口备用。将 L3 椎体的上关节突凿除，去除 L2 椎体的椎板外侧部分及部分下关节突，咬除椎间孔内的黄韧带，保护好上位神经根，自"安全三角"达病变椎间盘后外侧；切开纤维环进入病变椎间，用髓核钳及长柄大勺刮匙深入病灶内清理坏死物、死骨和破坏的椎间盘，刮除病变椎体硬化骨质，向外侧打开外侧纤维环，刮除椎旁脓肿或肉芽组织，反复冲洗。取咬除的附件骨质、同种异体骨或适宜的填充自体松质骨的椎间融合器植入椎间隙。依定位针上下各置入 1 枚椎弓根钉，根据腰椎曲度预弯并安装连接棒。在通道下置入对侧椎弓根螺钉，安装连接棒。逐层缝合两侧腰背筋膜切口及皮肤（彩图 49 ～彩图 51）。

六、术后处理及随访

术后采用常规脊椎手术外科护理，对症支持治疗。术后第 2 天佩戴腰围开始下床活动，术后第 3 天开始进行腰背肌功能锻炼，术后 1 周行腰椎正侧位 X 线摄影复查。戴支具时间持续 3 个月。定期进行血常规、肝肾功能、ESR 和 C 反应蛋白等指标的复查，术后继续抗结核药品治疗 12 个月。定期行腰椎 X 线摄影或 CT 复查，观察结核病灶的愈合及腰椎曲度、骨融合情况。

术后影像学复查显示患者恢复良好（图 9-76 ～图 9-78）。

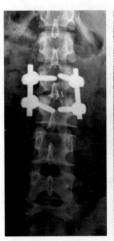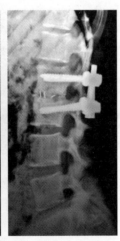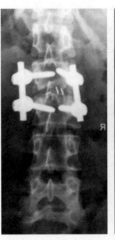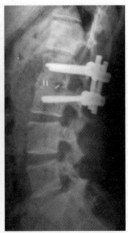

图 9-76　术后 1 周腰椎正侧位 X 线摄影复查，显示内固定位置良好，前凸 Cobb 角 6°，达正常生理曲度

图 9-77　术后 2 年腰椎正侧位 X 线摄影复查，显示内固定位置良好，前凸 Cobb 角 6°，矫形无丢失

七、术后经验总结

1. 虽然本患者从影像学检查看，病变破坏并不算特别严重，没有明显死骨或巨大脓肿，也不伴神经损害或中重度脊柱畸形，就结核病灶本身来讲，是可以通过抗结核药品治疗治愈的。但本患者腰痛严重，经抗结核药品治疗及应用止痛药后缓解不佳，仍需卧床；经历一个痛苦的治疗过程，手术后患者疼痛缓解，体现了现在脊柱外科技术的治疗价值。同时，有效矫正了矢状面畸形。

2. 传统后正中入路腰椎手术需要剥离和牵拉多裂肌，易导致多裂肌损伤和去神经支配，从而导致多裂肌萎缩。本入路采用棘突两侧作小切口，自多裂肌和最长肌间隙通道显露病灶，

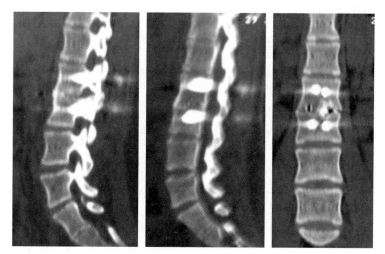

图 9-78　术后 2 年腰椎 CT 扫描，显示 L2、3 间植骨融合

完成病灶清除、椎间植骨及经椎弓根内固定。无需剥离椎旁肌肉，减少椎旁肌损伤及术中出血，对腰椎后方软组织的损伤小，符合微创的理念。

3. 通过该通道直视下手术，无需手眼分离训练要求，学习曲线较短，降低了广泛开展的门槛。通过该通道下置钉，可避免经皮置钉反复透视对患者和术者射线暴露的不足。改术式仅做单侧关节突切除及有限椎板切除，从而最大限度地避免了破坏脊柱结构。

4. 建立通道时，侧方挡板叶片按照"内短外长"的方法撑开肌肉，可充分显露手术野。手术中进行病灶清除、神经减压时要特别保护好硬脊膜及行走神经根，在安全三角自椎间盘后外侧缘进入病灶，进入病灶后可应用长柄的大刮匙、髓核钳及其他器械进行病灶清除，可以越过中线清除对侧病灶。但打开外侧纤维环清除椎旁病灶时，需注意控制深度，避免损伤到前方重要结构。

5. 本术式也存在一定的缺点和不足。首先，由于暴露视野局限，若病灶破坏广泛，骨缺损大，病灶清除相对困难，不便于凿出植骨床；同时，植骨块放置困难，难以达到理想的椎间支撑植骨。其次，对于椎旁流注脓肿的处理相对前路手术而言欠佳。由于此术式通过椎管行病灶清除，对硬膜及神经根损伤的概率相对增加。增加了术后硬膜和神经根粘连的机会。因此，需严格掌握手术的适应证。笔者认为手术适应证包括：①剧烈腰痛经抗结核及止痛药品治疗效果不佳者；②存在神经受累表现者；③椎体破坏造成局部不稳或畸形者；④对应椎体破坏缺损不超过 50% 者。对于病变破坏广泛或重度畸形需要进行矫正的患者不宜选择。

（薛海滨）

主要参考文献

[1] Zaveri GR, Mehta SS. Surgical treatment of lumbar tuberculous spondylodiscitis by transforaminal lumbar interbody fusion(TLIF)and posterior instrumentation. J Spinal Disord Tech, 2009, 22(4): 257-262.

[2] Anderson DG, Patel A, Maltenfort M, et al. Lumbar decompression using a traditional midline approach versus a tubular retractor system: comparison of patient-based clinical outcomes. Spine(Phila Pa 1976), 2011, 36(5): E320-E325.

[3] 王世栋，邓雪飞，尹宗生，等. 腰椎后路椎旁肌间隙入路的解剖学与影像学观察. 中国脊柱脊髓杂志，

☆ ☆ ☆ ☆

2013, 23(3): 257-262.

[4] 王洋, 武汉, 张子言, 等. 腰椎椎旁肌间隙至棘突正中线距离的 MRI 测量及意义. 中国脊柱脊髓杂志, 2013, 23(4): 316-319.

[5] Lu ML, Niu CC, Tsai TT, et al. Transforaminal lumbar interbody debridement and fusion for the treatment of infective spondylodiscitis in the lumbar spine. Eur Spine J, 2015, 24(3): 555-560.

[6] Chen JW, Niu CC, Hsieh MK, et al. Minimally Invasive Transforaminal Lumbar Interbody Debridement and Fusion with Percutaneous Pedicle Screw Instrumentation for Spondylodiscitis. World Neurosurg, 2019, 128: e744-e751.

[7] 洪友谊, 赖展龙, 王汉龙, 等. 通道下单侧钉棒固定微创经椎间孔腰椎间融合术治疗腰椎间盘突出症. 临床骨科杂志, 2019, 22(3): 278-280.

第 10 章

脊柱结核围术期护理

脊柱结核是骨结核中发病率最高的疾病，占全身骨与关节结核的 50% 左右。脊柱结核常会出现截瘫、致畸、致残等严重并发症，同时由于脊柱结核患者治疗疾病的周期较长，抗结核药品治疗长达 1 年左右，截瘫患者术后康复功能锻炼也是一个漫长而艰辛的过程。所以对护理工作者提出了不同程度的挑战，要求护理人员要与时俱进，为患者提供"全人、全程、全面"的护理服务，以促进疾病的康复。手术治疗是脊柱结核的重要治疗手段，下面笔者将脊柱结核围术期护理进行详细的阐述。

第一节　一般要求与注意事项

1. 入院后按照整体护理的要求收集相关资料，完成各种护理评估，为制订护理措施提供依据。

2. 协助患者完善各项检查，充分告之患者检查的目的和注意事项。检查项目有胸部 X 线摄影、病变节段正侧位 X 线摄影，以及 CT、MRI、B 超、痰集菌、血尿常规、ESR、血生化和凝血功能、心肺功能检查等。

3. 做好疾病知识讲解，评估患者对疾病知识的需求及文化程度、接受能力，采用形式多样的方法为患者提供相关知识，向患者讲明规律、全程应用抗结核药品的重要性；讲解抗结核药品的作用和不良反应；空腹服抗结核药品的目的；讲解手术治疗的意义及手术前后的注意事项。

4. 病情严重者要绝对卧床休息，局部制动，以缓解疼痛，防止病变加重。患者卧床期间要做好生活和皮肤护理，满足生活需求，预防压力性损伤的发生。

5. 嘱患者进食高蛋白、高热量、高维生素的食物，增加营养，提高机体的抵抗力。

6. 通过规范化的疼痛管理流程，使用视觉模拟量表对患者进行评估，为患者制订个体化的镇痛方案并动态评估和调整，尽量将疼痛控制在微痛甚至无痛的范围内；综合采用多模式镇痛手段，在药品镇痛及非药品镇痛的过程中全方位关注患者疼痛情况；注意观察采用止痛药的不良反应；向患者宣传教育疼痛的治疗要点、如何配合进行疼痛的评估，以及如何预防药物不良反应等，使患者了解疼痛相关知识，从而能够积极主动配合治疗。

7. 向患者讲明颈部戴颈托、行枕颌带牵引、带腰围及其他支具的重要性和注意事项，取得患者的配合。定时检查牵引的有关装置是否安置妥当、有效。

8. 严密观察病情变化、预防并发症发生，如颈椎结核并发咽后壁脓肿的患者，由于脓肿增大容易压迫食管或气管，故应注意观察有无进食受阻、呼吸困难。另外，还应注意观

☆ ☆ ☆ ☆

察患者的双下肢运动功能，如发现患者下肢软弱无力，走路步态不稳，即是并发早期瘫痪的征兆，应嘱患者绝对卧床休息，并立即通知医师。

（雷国华）

第二节　手术前护理

1. 术前常规护理

（1）核对手术通知单，包括姓名、性别、年龄、住院号、入院体位、诊断、手术名称、血型、用血日期、配血量、手术日期、麻醉方法，查对患者的各项检查、化验是否齐全，发现问题及时与主管医师联系。

（2）依据患者的不同心理特点，进行心理护理，解除患者的心理障碍及顾虑，以最佳的心理状态迎接手术。

（3）结合患者的不同病情，有计划、有针对性地向患者介绍术前应做的准备，对手术后可能留置的一些导管（如氧气管、引流管、导尿管）和使用监测仪等的目的、重要性、注意事项等给予详细介绍，让患者有心理准备。

（4）指导患者练习床上大、小便，避免由于术后患者体位改变而引起便秘和排尿困难。

（5）指导患者行综合性肺功能训练，如缩唇呼吸训练、腹部运动式呼吸、膈肌运动式呼吸、吹气球与吸气练习，以及正确有效地咳嗽等。

（6）遵医嘱给予采集血标本完成配血。

（7）指导或协助患者做好个人清洁护理，如洗澡、理发、刮胡子、剪指甲等。

（8）加强营养，注意休息，预防感冒。

（9）根据手术方式及医嘱准备辅助支具，评估患者情况并选择适宜的材质和支具型号。

（10）手术室护士到患者床旁进行术前访视。

2. 术前一日护理

（1）遵医嘱准备手术部位皮肤。

（2）遵医嘱行结肠灌洗或晚间给予甘油灌肠剂灌肠，儿童给予开塞露灌肠。灌肠后协助患者排便。

（3）嘱患者术前 12h 禁食，术前 6h 禁水。

（4）遵医嘱晚间适当给予患者服用镇静药物。

（5）准备好患者的病历和影像学资料。

3. 术日晨护理

（1）测体温、脉搏、呼吸、双上肢血压，并记录。

（2）消毒手术区皮肤，胸腰椎病变用无菌胸带包扎，小儿用治疗巾包扎。有窦道者换药后再行消毒包扎。

（3）嘱患者取下假牙、发卡，更换清洁的病号服，保存好贵重物品。

（4）遵医嘱按时给予术前用药，根据患者的情况、手术方式、手术台次给予术前补液治疗。

（5）由手术室护士携带病历和影像学资料接患者到手术室。

（雷国华）

第三节　手术后护理

1. 全麻术后护理常规　了解麻醉和手术方式、术中情况、切口和引流情况；给予患者持续低流量吸氧；严密监测患者的生命体征；设置床挡保护，避免患者坠床。

2. 呼吸道管理　应严密观察患者呼吸频率、节律、深度、氧饱和度；鼓励患者深呼吸，及时咳出痰液；痰液黏稠不易咳出者，应予以雾化吸入。

3. 伤口观察及护理　观察伤口有无渗血、渗液，若有渗血、渗液，应及时更换敷料；观察患者颈部肿胀情况、气管是否居中、切口周围张力有无增高，有无发音改变、胸闷、气短、呼吸困难、发绀等症状，如有异常，应立即通知医师并及时处理；保持切口敷料清洁干燥，进食时应避免敷料被污染。

4. 引流管的观察护理　保持伤口处引流管固定稳妥、维持引流管通畅，观察胸腔引流管内负压波动情况及有无漏气现象；观察引流液的性状、颜色、量。一般引流液为暗红色，如果引流液为鲜红色且引流液量大，应考虑有无活动性出血的可能；如果引流量多且为淡红色或清水样，应考虑有无脑脊液漏的可能，应及时向医师报告。

5. 脊髓神经功能的观察及护理　观察患者有无声嘶、饮水呛咳等现象；观察患者四肢感觉、运动功能情况，并与术前进行比较；观察患者大、小便功能情况。如发现异常应及时通知医师进行处理。

6. 疼痛护理　评估患者疼痛情况，遵医嘱给予镇痛药品；对设置镇痛泵（PCA）的患者，应维持管道通畅，评价镇痛效果。

7. 预防压力性损伤护理

（1）保持皮肤清洁干燥。要做到勤翻身、勤擦洗、勤整理、勤更换、勤检查、勤交代。

（2）防止局部组织长期受压。每隔 1～2h 给患者翻身 1 次，患者侧卧时，使人体与床成 30° 角，以减轻局部所承受的压力。

（3）注意保护患者的骨隆突处，可使用软垫、气垫床等。避免使用环状器材，对局部发红皮肤进行按摩等保护。

8. 预防血栓护理　对患者采用静脉血栓栓塞症（VTE）风险评估表进行 VTE 风险评估，根据患者的 VTE 风险及出血风险进行动态评估，并按照实际情况及时调整预防策略。指导患者行踝泵运动、抬高患肢，以促进下肢静脉血液回流，减轻血流瘀滞；根据病情选择适宜的物理预防方法并指导患者如何使用：抗血栓袜、间歇气压装置、足底静脉泵等；遵医嘱正确使用药品预防深静脉血栓，并注意观察药品使用后的不良反应。

（1）踝泵运动：卧床、清醒后或麻醉作用消失后，指导患者主动进行踝泵运动，通过做主动屈伸踝关节动作，起到像泵一样的作用，促进下肢的血液循环和淋巴回流，防止双下肢深静脉血栓，减轻身体水肿。指导患者根据实际情况躺或坐于床上，大腿放松，然后缓慢但用力、在没有疼痛或者只有微微疼痛的限度之内，尽量大角度地勾脚尖（向上勾脚，让脚尖朝向自己），之后再向下踩（让脚尖向下），在最大位置保持 10 s 左右，然后放松，以踝关节为中心，脚趾做 360° 绕环（图 10-1），尽力保持动作幅度最大绕环，可以使更多的肌肉得到运动。10 秒 / 次，（10～30）次 / 组，至少 8 组 / 天。

☆ ☆ ☆ ☆

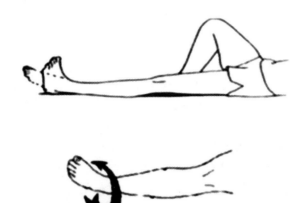

图 10-1　踝泵运动示意图

（2）梯度压力袜：梯度压力袜可以包裹下肢，踝关节周围压力高于近端压力，形成梯度压力，减少静脉的横截面积，从而增加血流速度，促进血液循环，消除静脉瘀滞，从而达到抗血栓的目的。

方法：①患者平卧或坐于床上，脱掉或卷起裤腿。②一手伸入梯度压力袜中直至脚后跟部，捏住梯度压力袜脚后跟中央部位将梯度压力袜翻出至脚后跟部。③两手拇指撑开袜子，拉至脚背并调整好脚后跟部位，注意脚后跟部对准梯度压力袜后跟处。④把袜筒往上翻，拇指在内四指在外，逐步向上以"Z"字形上提，穿好后将弹力袜贴身抚平。

注意事项：①使用的过程中，如果发现皮肤有红肿、痛、皮疹等，请移除压力袜并请主管医师或护士检查压力袜的大小是否合适。②长型压力袜应位于膝盖以下 2.5 ～ 5.0cm 处，要将压力袜平拉至大腿根部，防滑带应位于大腿根部，以防袜套滑脱。③任何情况下请勿翻转袜跟，请勿将压力袜任何其他的部分覆盖在膝盖上。④不能折叠，否则压力加倍。⑤对于患有糖尿病或血管病的患者，请告知护士，须经常进行皮肤检查。⑥避免扭转或过度拉扯袜子。⑦更换袜子时，间隔的时间不要超过 0.5h。⑧做好患者的口腔护理、尿管护理，以及定时协助进行轴线翻身等工作。轴线翻身方法见彩图 52 和彩图 53，即 2 名护士站在病床两侧，使用翻身布将患者平移至与翻身相反的方向，利用翻身布将患者轴向翻转至侧卧位，嘱患者身体前倾，将一软枕置于上腿膝下，上腿膝关节呈自然弯曲状。颈椎术后患者翻身需要另加一人保护头颈部。

9. 功能锻炼　遵循早期、循序渐进、持之以恒的原则。

（1）肢体功能锻炼

①鼓励并协助患者进行肢体康复锻炼，定时为患者做肢体肌肉按摩或给予预防静脉血栓仪治疗，每天 2 ～ 3 次，每次 20 ～ 30 min。预防关节僵直、肌肉萎缩、静脉血栓等并发症的发生。加强关节主动、被动活动，有助于保护关节功能和促进关节功能修复。

②术后 1 ～ 2d 进行双下肢的肌肉按摩，进行足趾、踝、膝关节的屈伸、旋转活动，股四头肌的等长收缩练习，每日 2 ～ 3 次，每次 10 ～ 20 min；同时指导并督促患者进行床上抬头、深呼吸及上肢的自主活动。

③3d 后逐步增加活动量，可主动伸屈各关节，指导患者进行双下肢直腿抬高练习。

④术后第 4 周根据影像学显示的内固定及骨质情况穿支具下床活动，以增加脊柱的稳

定性，保持胸腰部肌肉的肌力。为防止由于长期卧床突然改变体位引起的不适症状，指导患者可以按以下方法进行：

a. 先将床头摇起，在腰部垫一软枕靠坐约 20 min，以适应体位的改变。

b. 如无心慌、恶心等不适症状，可以臀部为中心，在床边空坐。

c. 如无不适，可在护理人员或患者家属的帮助下站立片刻，也可借助习步架的力量进行原地抬腿运动。

d. 如无心慌或腿打软站立不住等情况，可在家属的搀扶下行走。

e. 下肢及腰部肌肉有力量后，方可逐渐独立行走。

f. 下床时正确佩戴胸围、腰围，避免活动时造成脊柱扭曲，以加强胸、腰部保护。

⑤颈椎结核患者视病情允许，术后 4 周可戴颈托下床活动，给予助行器扶行，应有专人看护，注意保证周围环境的安全，预防意外。

（2）膀胱功能训练：评估膀胱自主控尿能力，制订膀胱功能训练计划；早期应保留尿管，嘱患者训练膀胱逼尿功能；拔除保留尿管后，鼓励患者自行排尿。对仍不能自行排尿者，可指导自行间隙导尿法。

（3）个体化功能锻炼：根据患者个体情况制订功能锻炼计划，预防肢体失用综合征。

（雷国华）

第四节　健康指导

指导患者合理使用护具，做好运动保护。对脊柱结核患者说明佩戴护具的目的、意义、注意事项、使用时间；指导患者或其家属学会自行佩戴护具。

1. 颈托的佩戴方法　见彩图 54 和彩图 55。

（1）卧位

①双手托住枕部并轻轻抬起枕部。

②将后垫通过近侧颈部向对侧插入或从枕部向下插入，使后垫下缘至肩颈部，上缘应低于两侧耳廓，注意暴露患者耳廓皮肤，以防发生压疮。

③将前托两侧稍微外展，从胸骨柄处将前托向上推移，直到下颌部完全放入前托的下颌窝内为止。

④从后面向前拉紧双侧粘胶带，并调节至适宜松紧度，粘好粘扣。

（2）坐位：先妥善放置好前托位置，一手托住并固定下颌，另一手将后垫置于枕颈部中央位置，从后面完全将前托包裹向前拉紧双侧粘扣，注意松紧度的调节，并粘好粘扣。

（3）注意事项

①颈托的松紧要适宜，佩戴后患者应无气紧、头晕等不适，以能放入 1 个手指为宜。

②使用时应注意观察患者的颈部皮肤状况，防止颈部及耳廓、下颌部皮肤破损。

③颈托一定要先佩戴好后，患者再坐起或下床，直到卧床后方可去掉颈托。

④长期使用颈托可能会引起患者颈背部肌肉萎缩、关节僵硬，所以颈托佩戴时间不是越久越好，应遵医嘱进行。

2. 腰围的使用方法及注意事项　见彩图 56 和彩图 57。

☆ ★ ☆ ☆

（1）卧位

①正确定位，腰围的上缘应齐肋弓下缘，下缘应至臀裂处。

②侧卧，应将腰围平整塞入腰背部。

③翻向另一侧，将腰围拉至腹部并固定。

④佩戴腰围后应采用侧身起床法，以减轻腰椎的压力。

（2）立位

①展开腰围，检查腰围的正反方向及上下位置。

②患者应抬头挺胸收腹，手持腰围两端由后向前将粘胶带拉紧固定。

③双手同时将侧拉带向前外侧拉紧，并固定于腹部。

（3）注意事项

①佩戴腰围选择适合的规格型号，佩戴应松紧适宜，固定、舒适要兼顾。

②术后患者佩戴腰围时，一定要先佩戴好腰围后患者再坐起或下床，直到患者卧床后才应去掉腰围。

③注意观察患者受压皮肤有无压红、疼痛，以及肢体肿胀、麻木等症状。

④患者佩带腰围后不宜在短时间内进食大量的食物，否则容易导致胃部不适，甚至出现恶心、呕吐。

⑤去掉腰围后，要加强患者腰背肌的锻炼，尽快地恢复肌肉的力量，增强腰部的稳定性。

⑥佩戴支具期间，应加强各关节肢体的功能训练，避免肢体失用综合征的发生。

⑦佩戴腰围的时间要适度，长时间佩戴腰围可能会导致患者腰背肌肉萎缩，去除腰围的时间应遵医嘱进行。

（雷国华　王　倩）

主要参考文献

[1] 唐恺，董伟杰，兰汀隆，等 . 一期后路病灶清除植骨内固定治疗上胸椎结核 . 中国防痨杂志，2014，36(8): 675-678.

[2] 李宏伟，余方圆，马远征，等 . 颈胸段脊柱结核的手术入路选择 . 军事医学科学院院刊，2008, 32(1): 27-30.

[3] 张庄，修鹏，胡博文，等 . 前路与后路手术治疗上胸椎结核的临床疗效及并发症对比 . 中国脊柱脊髓杂志，2019, 29(8): 684-691.

[4] Kim SJ, Postigo R, Koo S, et al. Total hip replacement for patients with active tuberculosis of the hip: a systematic review and pooled analysis. Bone Joint J, 2013, 95-B(5): 578-582.

[5] Tan Y, Li Q, Wang Q, et al. Evaluation of the MTBDRplus 2.0 assay for the detection of multidrug resistance among persons with presumptive pulmonary TB in China. Sci Rep, 2017, 7(1): 3364.

[6] Rufai SB, Kumar P, Singh A, et al. Comparison of Xpert MTB/RIF with line probe assay for detection of rifampin-monoresistant Mycobacterium tuberculosis. J Clin Microbiol, 2014, 52(6): 1846-1852.

[7] Wang G, Dong W, Lan T, et al. Diagnostic accuracy evaluation of the conventional and molecular tests for Spinal Tuberculosis in a cohort, head-to-head study. Emerg Microbes Infect, 2018, 7(1): 109.

[8] 施建党，王自立 . 脊柱结核术后未愈及术后复发的原因探讨 . 中国矫形外科杂志，2005, 13(15): 1184-1186.

[9] 王永清，赵臣堂，王凤江，等 . 结核杆菌在可植入材料表面黏附性和生物膜形成的体外研究 . 生物医学工程与临床，2008, 12(4): 282-284.

[10] Tuli SM. General principles of osteoarticular tuberculosis. Clin Orthop Relat Res, 2002(398): 11-19.

[11] 兰汀隆, 董伟杰, 范俊, 等. 39 例胸椎结核累及胸腔的手术时机、手术方式和疗效分析. 中国防痨杂志, 2017, 39(4): 342-347.

[12] 窦学军, 王亮, 路伟强, 等. 78 例结核性脓胸的外科治疗. 中国防痨杂志, 2013, 35(9): 738-740.

[13] 董健, 李娟. 脊柱结核手术时机的选择. 中华骨科杂志, 2014, 34(2): 247-249.

[14] 张嘉利, 李大伟, 马远征, 等. 多节段胸腰椎脊柱结核外科治疗的回顾性研究. 中国防痨杂志, 2013, 35(5): 305-308.

附　　录

【编者按】本书编辑委员会与《中国防痨杂志》编委会等近几年组织专家教授召开学术会议，进行广泛的学术交流与讨论，组织专题重点号，取得了良好的两个效益，并且逐步形成了若干专家共识、临床路径等指导性文件，经过《中国防痨杂志》期刊社同意转载于此，供各位专家教授参考。

附录 1
正确理解和认识骨与关节结核诊疗的若干问题

　　骨与关节结核（bone and joint tuberculosis）在新中国成立后一度是非常多见的感染性疾病，它与生活贫困有着直接的关系。由于抗结核药物的广泛使用与生活条件的逐步好转，使骨与关节结核的发生率明显下降。但近年来，由于耐药性细菌 [1] 及城镇化建设导致人口流动性的增加，使骨与关节结核的发病率有所增高。

　　传统认为骨与关节结核好发于儿童与青少年，随着人口平均寿命的延长，老年人患骨与关节结核的概率亦有大幅提升 [2]。进入 21 世纪以来，北京胸科医院统计儿童（0 ～ 14 岁）骨与关节结核的患病率为 9.5%；老年人（65 岁以上）患病率为 14.7%。骨与关节结核是一种继发性结核病，原发病灶为肺结核或消化道结核。在我国，以原发于肺结核的占绝大多数。骨与关节结核可以出现在原发性结核的活动期，但大多发生于原发病灶已经静止，甚至痊愈多年以后。在原发病灶活动期，结核分枝杆菌经血液循环到达骨与关节部位，不一定会立刻发病。它在骨与关节内可以潜伏多年，待机体抵抗力下降，如外伤、营养不良、过度劳累、糖尿病、大手术等诱发因素，都可以促使潜伏的结核分枝杆菌活跃起来而出现临床症状。

　　骨与关节结核的好发部位是脊柱，约占 50% [3]，其次是膝关节、髋关节与肘关节。可见，骨与关节结核的好发部位都是一些负重大、活动多、易于发生创伤的部位。

概　　论

一、病理

　　骨与关节结核的最初病理变化是渗出性炎症改变，之后会出现增生性或坏死性病变。骨与关节结核可分为单纯性滑膜结核、单纯性骨结核和全关节结核，以单纯性骨结核多见。椎体结核可分为中心型和边缘型两种；椎体破坏后形成的寒性脓肿可以有两种表现：椎旁脓肿和流注脓肿。关节结核在发病的最初阶段，病灶均局限于骨组织或滑膜组织，关节面软骨完好无损，关节功能多无明显障碍。如果早期结核病变被很好地控制，则关节功能不受影响。如果病变进一步发展，结核病灶会穿破关节面，进入关节腔，使关节软骨面受到不同程度损害，称为全关节结核。全关节结核必定会导致不同程度的关节功能障碍。全关节结核不能被控制，便会出现继发感染，甚至破溃产生窦道，此时关节已完全损毁。

二、临床表现

　　1. 典型的结核中毒症状　患者起病缓慢，有低热、乏力、盗汗、消瘦、食欲缺乏及贫血等；

☆ ☆ ☆ ☆

也有起病急骤者，有高热及毒血症状，一般多见于儿童及免疫力差的患者。

2. **好发部位**　脊柱结核好发于腰椎，胸腰段，胸椎次之，颈椎再次之，单纯累及骶尾椎者少见。关节结核病变部位大多为单发性，少数为多发性，但对称性十分罕见。青少年患者起病前往往有关节外伤病史。

3. **疼痛**　病变部位有疼痛，初起不甚严重，每于活动后加剧[4]。儿童患者常有"夜啼"。部分患者因病灶快速造成骨质破坏及形成脓肿，致使骨关节腔内压力升高和产生炎症刺激的急性症状，此时疼痛剧烈。髋关节与膝关节的神经支配有重叠现象，髋关节结核患者可以指认膝关节部位有疼痛。单纯骨结核者髓腔内压力高，脓液积聚过多，疼痛也很剧烈。

脊柱结核"疼痛"是最先出现的症状。通常为轻微疼痛，休息后症状减轻，劳累后则加重。颈椎结核除有颈部疼痛外，还有上肢放射痛及麻木等神经根受刺激、压迫的表现，咳嗽、喷嚏时会使疼痛与麻木加重。有咽后壁脓肿者可妨碍呼吸与吞咽，睡眠时有鼾声。后期可在颈侧扪及寒性脓肿所致的颈部肿块。

胸椎结核患者有背痛症状，下胸椎病变的疼痛有时表现为腰骶部疼痛。脊柱后凸十分常见，部分患者直至偶然发现后凸畸形方至医院就诊。炎症组织刺激神经根时会出现肋部放射痛，病变组织进入椎管会出现截瘫。

腰椎结核患者在站立与行走时，往往用双手托住腰部，头及躯干向后倾，使重心后移，尽量减轻对病变椎体的压力。炎症组织刺激神经根时会产生下肢放射痛，严重者大量病变组织进入椎管压迫硬膜囊，会出现马尾神经症状，导致大、小便功能障碍。

4. **局部肿胀或积液**　脊柱结核流注脓肿可以直至皮下，出现在腰三角、胸壁、腹股沟、大腿，部分患者以此就诊[5]。浅表关节可以查出有肿胀与积液，并有压痛，关节常处于半屈状态以缓解疼痛；至后期，肌肉萎缩，关节呈梭形肿胀。

5. **窦道或瘘管形成**　骨关节结核发展的结果是在病灶部位积聚了大量脓液、结核性肉芽组织、死骨和干酪样坏死物质。脓肿可经过组织间隙流动，向体表溃破形成窦道。脓肿也可以与空腔内脏器官沟通成为瘘管。

6. **混合性感染**　窦道瘘管经久不愈会合并感染导致高热，局部急性炎症反应加重。重度混合感染的结果是慢性消耗、贫血、中毒症状明显，甚至因肝、肾衰竭而致死。

7. **截瘫**　脊柱结核骨质破坏形成死骨或脓肿会压迫脊髓而产生截瘫症状，以颈椎及胸椎多见[6]。

8. **病理性骨折与脱位**　结核病病灶会导致骨与关节的病理性骨折与脱位。

9. **病变静止后遗症**　①关节腔纤维性粘连形成纤维性强直而产生不同程度的关节功能障碍；②关节挛缩于非功能位，最常见的畸形为屈曲挛缩与椎体破坏形成脊柱后凸畸形（驼背）；③儿童骨骼破坏将产生双侧肢体的长度不等。

三、实验室检查

有轻度贫血，白细胞计数一般正常。有混合感染或存在巨大脓肿时白细胞计数增高。红细胞沉降率在活动期明显增快；病变趋向静止或治愈，则红细胞沉降率逐渐下降至正常。红细胞沉降率是用来检测病变是否静止和有无复发的重要指标。从单纯性寒性脓肿获得脓液标本进行结核分枝杆菌培养，其阳性率约30%。

☆☆☆☆☆

四、影像学检查

X 线摄片检查对诊断骨与关节结核十分重要。在骨与关节结核早期，出现软组织肿胀和关节腔大量积液时，可见关节间隙增宽和周围软组织密度增高等；当骨质出现破坏时方可在 X 线片上观察到骨质结构的改变；在骨与关节结核的晚期，尚可清楚显示关节组成、骨的位置关系及破坏程度。

核素骨显像可以早期显示出病灶，但不能作出定性诊断，也不是常规的检查项目。

CT 检查能够比普通 X 线摄片发现更多更细微的改变，特别是显示病灶死骨及空洞等具有独特优势，并可以更清晰地显示病灶周围寒性脓肿的部位及累及范围；尤其是多平面重建技术（MPR）及三维（3D）重建技术显示骨与软组织结构更加清晰直观。

MRI 检查可以在炎性浸润阶段就显示出异常信号，具有早期诊断的价值。MRI 尚可显示脊柱结核患者的脊髓有无受压与变性等异常，尤其对并发截瘫患者的诊断与评价具有重要意义，且明显优于 CT 及其他检查。寒性脓肿通常 MRI 表现为：腰大肌或者椎旁均匀一致的 T_1WI 低信号、T_2WI 高信号，因此可以早期明确颈椎、胸椎、腰椎以及骶椎的寒性脓肿形状、大小和流注方向 [7]。骨质破坏的典型 MRI 表现为：T_1WI 呈混杂低信号或均匀信号，T_2WI 呈混杂高信号，部分呈均匀高信号；病灶内死骨可使 T_1WI、T_2WI 信号明显不均匀，T_2 抑脂序列对病变显示更佳。滑膜增厚 T_1WI 表现为均匀一致的中等偏低信号，T_2WI 表现为中高低混杂信号，可见不规则的低信号条状、突起状结节或团块影，高信号的液体渗出信号可分布于混杂信号间 [8]。MRI 的多平面成像有利于观察脊柱和椎间盘细微的病理改变，有利于观察病变向前或向后纵韧带及椎间孔蔓延的范围，确定病变区内有无脓肿形成及流注脓肿的范围，观察病变向椎管内侵犯的情况和硬脊膜囊、脊髓的受压程度，为更确切地制订治疗方案，以及进行术后或药物治疗后的随访提供参考。

超声波检查可以探查深部寒性脓肿的位置和大小，关节镜检查及滑膜活检对滑膜结核的早期诊断具有重要价值 [9]。

五、早期诊断的可能性与困境

如何利用好现有的技术做到早期发现骨与关节结核是需要关注的问题。21 世纪以来，MRI 在基层医院推广应用，使得早期发现骨关节感染成为可能；但是如何鉴别结核感染还是一般化脓性感染，如何鉴别结核分枝杆菌感染和非结核分枝杆菌感染，是对目前既有的实验室检查提出的挑战。一般借助于 PPD、抗结核抗体、结核分枝杆菌 PCR 检查 [10]，以及结核感染 T 细胞斑点试验（T-SPOT）[11] 等能确诊一部分早期骨关节结核患者；一部分患者借助试验性抗结核治疗可以获得早期诊断与治疗；剩下的相当一部分患者可能只有静待疾病进展到影像学检查出现典型表现时方能确诊。

2010 年利福平耐药实时荧光定量核酸扩增检测技术（Xpert Mtb/RIF）问世 [12]，Xpert Mtb/RIF 作为一种分子生物学快速诊断技术，可以同时检测结核分枝杆菌复合群和利福平耐药情况，可以在 100min 内报告结果，操作简便，基于多中心实验室和国际多中心的评价与验证，结果显示：Xpert Mtb/RIF 检测技术从痰标本中检测涂阳肺结核患者和涂阴肺结核患者的敏感度分别为 99% 和 74% [13]。检测利福平耐药的敏感度和特异度分别为 95% 和 98% [14]。目前，在世界范围内该技术处于快速验证阶段，但在骨关节结核领域缺乏多中心协作试验。大家可以以此技术的应用为契机，推动国内骨结核诊疗的多中心协作建设。

☆ ☆ ☆ ☆

获取关节结核的标本需要的技术条件相对简单。脊柱结核由于位置较深，周围毗邻重要脏器，早期行 CT 定位下穿刺活检是可行的办法，但获取标本的技术难度高，限制了脊柱结核的早期发现。

再者，由于骨与关节结核患者绝大部分初诊于综合医院，综合医院骨科医生对于结核的认知度与敏感度不一。在骨与关节疾病问诊时，若多一句对结核病接触史及病史的询问，可能有助于早期发现结核病；如何促使患者在临床上能够早期做 MRI 检查或检查抗结核抗体等普遍开展的项目，以便及时排除结核病，是临床骨科医师需要引起关注的一个问题。

做好早期诊断，对于从源头上推动骨与关节结核规范的手术和抗结核治疗，并对预防多耐药、耐多药结核病的产生具有重大意义。

六、治疗

（一）全身治疗

1. **支持疗法**　注意休息、营养，每日摄入足够的蛋白质和维生素。平时多卧床休息，必要时遵医嘱严格卧床休息。有贫血者可给予补血药，重度贫血或反复发热不退者可间断性输给少量新鲜血液。混合感染的急性期可给予抗生素治疗。

2. **抗结核药物疗法**　分为治疗原则、药物选择、治疗方案三部分进行阐述。

（1）治疗原则：早期、联合、适量、规律、全程。

（2）药物选择：WHO 将结核药物分为五组：第一组为一线口服抗结核药物：异烟肼（H）、利福平（R）、乙胺丁醇（E）、吡嗪酰胺（Z）、利福布汀（Rfb）；第二组为注射用抗结核药物：卡那霉素（Km）、阿米卡星（Am）、卷曲霉素（Cm）、链霉素（S）；第三组为氟喹诺酮类药物：莫西沙星（Mfx）、左氧氟沙星（Lfx）、氧氟沙星（Ofx）、加替沙星（Gfx）；第四组为口服抑菌二线抗结核药物：乙硫异烟胺（Eto）、丙硫异烟胺（Pto）、环丝氨酸（Cs）、特立齐酮（Trd）、对氨基水杨酸（PAS）；第五组为疗效尚不确切的抗结核药物：氯法齐明（Cfz）、利奈唑胺（Lzd）、阿莫西林/克拉维酸（Amx/Clv）、氨硫脲（Thz）、亚胺培南/西司他丁（Ipm/Cln）、大剂量异烟肼（H）、克拉霉素（Clr）[15]。

（3）治疗方案

1）初治患者：单一部位骨关节结核，病程在 6 个月内，无窦道、不合并巨大脓肿且临床未发现肺结核征象者推荐 1 年方案：3HRSE/9HRE；除此之外，以 1.5 年方案为佳：6HREZ/12HRE。

2）复治患者：对于未知耐药者使用 1.5 年方案：6HREZ/12HRE，获得药物敏感试验结果后及时调整。有药敏试验结果者可根据药敏试验结果和既往用药史制订治疗方案。若患者为多次治疗或治疗失败者，可根据患者既往治疗史制订经验性治疗方案，获得药敏试验结果后及时调整方案[16]。

3）耐多药骨与关节结核：6ZAm（Km，Cm）Lfx（Mfx）PAS（Cs，E）Pto/18ZLfx（Mfx）PAS（Cs，E）Pto（括号内为替代药物）[17]。化疗方案确定后，要注意保证方案能够按要求实施，应尽可能地将患者纳入耐多药控制策略（DOTS-Plus）[18]，实施医务人员直接面视下的督导治疗（DOT）。静脉用药期间宜住院治疗，便于督导、观察和处理药物的不良反应。

经过抗结核药物治疗后，全身症状与局部症状都会逐渐减轻。用药满 1～1.5 年后能否停药的标准为：①全身情况良好，体温正常，食欲良好；②局部症状消失，无疼痛，窦道闭合；③ X 线表现脓肿缩小乃至消失，或已经钙化；无死骨或仅有少量死骨，病灶边缘轮廓清晰；④每次间隔 1 个月以上、连续 3 次红细胞沉降率检查，结果都在正常范围；⑤患者起床活动已 1 年，仍能保持上述 4 项指标。符合标准者可以停止抗结核药物治疗，但仍需要定期复查。

鉴于目前骨与关节结核诊断、手术治疗与药物治疗分离的现象，即骨与关节结核的诊断、手术治疗有一大部分在综合医院完成，而督导下抗结核药物治疗疗程不足或不规范，因此产生一部分复发复治或耐药患者。因此，有必要建立一套如肺结核一样的骨与关节结核患者的信息登记系统，做到规范、综合、全程的科学管理。

（二）局部治疗

1. **局部制动**　有石膏、支架固定与牵引等。为了保证病变部位的休息、减轻疼痛，固定制动甚为重要。临床实践证明，全身药物治疗及局部制动，其疗效优于单独抗结核药物治疗。固定时间要足够，一般小关节结核固定期限为 1 个月，大关节结核要延长到 3 个月。皮肤牵引主要用来解除肌肉痉挛，减轻疼痛，防止病理性骨折、脱位，并可纠正关节畸形。骨牵引主要用于纠正成人重度关节畸形。

2. **局部应用抗结核药物**　局部注射抗结核药物具有药量小、局部药物浓度高和全身反应小的优点，最适用于早期单纯性滑膜结核患者。常用药物为异烟肼，剂量为 100 ~ 200mg，每周注射 1 ~ 2 次，视关节积液的多少而定。每次穿刺时如果发现积液逐渐减少，液体转清，说明有效果，可以继续穿刺抽液及注射抗结核药物；如果未见好转，应及时更换治疗方法。

3. **手术治疗**　分为切开排脓、病灶清除术、其他手术治疗三类进行阐述。

1）切开排脓：寒性脓肿有混合感染、体温高、中毒症状明显者，因全身状况不好，不能耐受病灶清除术，可以做寒性脓肿切开排脓。

2）病灶清除术：采用合适的手术切口途径，直接进入骨关节结核病灶部位，将脓液、死骨、结核性肉芽组织与干酪样坏死物质彻底清除掉，称之为病灶清除术。在全身性抗结核药物治疗下行病灶清除术可以取得疗效好、疗程短的效果。

病灶清除术的手术指征：①骨与关节结核有明显的死骨及大脓肿形成；②窦道经久不愈者；③单纯性骨结核髓腔内积脓压力过高者；④单纯性滑膜结核经药物治疗效果不佳，即将发展为全关节结核者；⑤脊柱结核有脊髓受压、神经根刺激症状者。

病灶清除术的手术禁忌证：①合并严重的结核性脑膜炎或血行播散性肺结核危及生命者；②有混合性感染、中毒症状明显且经综合评估不能耐受手术者；③患者合并有其他重要疾病难以耐受手术者。

病灶清除术的相对禁忌证：①患者有其他脏器结核性病变尚处于活动期，但如果经过一段时间非手术治疗及准备工作，全身情况好转时，仍可接受手术；②有混合性感染、体温高但不超过 38.5℃，病灶清除术后有可能帮助患者改善一般状况，有利于控制结核病病情者，例如：急性粟粒型肺结核、结核性脑膜炎及脑炎等。

手术时机的选择：为提高手术的安全性，术前应用抗结核药物 4 ~ 6 周，至少 3 周。

3）其他手术治疗

①关节融合术：用于全关节结核、关节不稳定者。

②截骨术：用以矫正畸形。

③关节成形术：用以改善关节功能。

④关节置换术 [19]：用于静止期全关节结核。

⑤脊柱内固定：用于维持、增强脊柱稳定性 [20]。

脊 柱 结 核

脊柱结核占全身骨与关节结核的首位，其中以椎体结核占大多数，附件结核罕见。椎体以松质骨为主，它的滋养动脉为终末动脉，结核分枝杆菌容易停留在椎体部位。在整个脊柱中腰椎活动度最大，腰椎结核发生率也最高，胸椎次之，颈椎更次之。

本病以青壮年患者多见，老年人发病率近 10 年上升趋势明显。

一、诊断与鉴别诊断

根据症状、体征与影像学表现，典型患者诊断不难，但必须与下列疾病作鉴别。

1. 强直性脊柱炎　本病均有骶髂关节炎症，没有全身中毒症状，人类白细胞抗原 -B27（HLA-B27）阳性，X 线检查看不到骨破坏与死骨，胸椎受累后会出现胸廓扩张受限等临床表现足以进行鉴别。

2. 化脓性脊柱炎　发病急，有高热及明显疼痛，进展很快，早期血培养可检出致病菌，X 线表现进展快。但慢性化脓性脊柱炎与脊柱结核鉴别困难。

3. 腰椎间盘突出　无全身症状，有下肢神经根受压症状，红细胞沉降率不快。X 线片上无骨质破坏，CT 检查可发现突出的髓核。

4. 脊柱肿瘤　多见于老年人，疼痛逐日加重，X 线片可见骨破坏累及椎弓根，椎间隙高度正常，一般没有椎旁软组织块影。

5. 嗜酸性肉芽肿　多见于胸椎，患者年龄通常不满 12 岁，整个椎体均匀性压扁成线条状，上下椎间隙完全正常。没有发热等全身症状。

6. 退行性脊椎骨关节病　为老年性疾病，普遍性椎间隙变窄，邻近椎体上、下缘硬化发白，有骨桥形成，没有骨质破坏与全身症状。

二、治疗

全身治疗如概论所述，局部固定用支具（胸椎及上腰椎结核），以及佩戴腰围（下腰椎结核），固定期为 3 个月，固定期间应多卧床休息。

1. 手术有 3 种类型

（1）脓肿清除术：寒性脓肿广泛流注并出现继发性感染、全身中毒症状明显、不能耐受病灶清除术者可做局部小切口脓肿清除或引流术 [21]，这样可以减轻结核中毒症状，延缓疾病进展。

（2）病灶清除术：有前路、后路手术或前后路联合手术 3 种术式。

①后路手术：理论上适用于胸椎、腰椎、骶椎结核，即切除病变脊椎的棘突、椎板或部分关节突，进入病灶，做彻底的清创术，可以清除脓液、结核性肉芽组织、干酪样坏死物质和死骨。缺点是破坏了脊柱后柱的稳定性，需要借助内固定重建稳定性；无法彻底清除椎旁脓肿，不能清除合并的胸腔脓肿及腰大肌脓肿；受操作空间限制，不能植入大块植骨材料，实现椎体融合。

②前路手术：前路手术途径则视病灶部位而定。胸椎 3 ～ 12 受侵者均可以经胸进入

☆☆☆☆

病灶,而腰椎结核可以经下腹部斜切口或正中切口,从腹膜外间隙经腰大肌脓肿而进入病灶,如果同时需做大块植骨脊柱融合术,则以前路手术为宜。

③前后路联合手术[22]:对于能耐受并需要同时解决前后路问题的患者,联合手术可以更好地进行病灶清除植骨及增加脊柱的稳定性。

(3)矫形手术:对于病灶治愈性截瘫及脊柱畸形的患者,借助脊柱前路及后路内固定器纠正脊柱后凸畸形,以及实现脊髓减压。

2.手术入路的选择[23]　　①单纯前路;②单纯后路;③一期前后路联合;④分期前后路联合。

3.选择条件

(1)医院软硬件设施及医师对入路术式的熟练程度:包括手术室条件、麻醉条件、医师对于前后路手术的熟练程度。

(2)患者年龄、一般状况及是否合并其他疾病:高龄、合并糖尿病、心脏病无法耐受大手术的患者,只能选择单纯前路或后路手术,以尽量减少创伤和围术期风险。

(3)病变部位:胸椎结核前路可以提供宽阔视野并提供肋骨植骨,在条件许可下应尽可能选择前路手术。颈椎结核前路可以良好显露,并较少产生并发症。

(4)是否合并腰大肌或胸腔脓肿:选择前路可以同时清除脓肿。

(5)脊柱稳定性程度:脊柱结核稳定性如何科学评价,缺乏统一标准,因此采取何种内固定方式及是否要内固定,值得商榷。

脊柱结核并发截瘫的治疗

脊柱结核合并瘫痪的发生率大约在10%左右,以胸椎结核发生截瘫最多见,颈椎结核发生四肢瘫痪次之;腰椎椎管管径宽大,内容物为马尾,故腰椎结核并发马尾神经受压者少见。脊椎附件结核少见,一旦患病,容易发生截瘫。

发病机制:可分为早期瘫痪和病变治愈性瘫痪两种。

(1)早期瘫痪:发生于病灶处于活动期,随着脓液、结核性肉芽组织、干酪样坏死物质和死骨进入椎管内压迫脊髓而发生。如果及时清除了压迫物质,截瘫完全可以恢复。有时脓液进入椎管前半部,使脊髓前动脉发生栓塞导致脊髓永久性损害。

(2)病变治愈型瘫痪:发生于病变已静止的后期,甚至已愈合后多年。致瘫的原因主要是瘢痕组织形成对脊髓产生环形压迫[24]。愈合很多年后出现的瘫痪大多有脊柱后凸畸形或陈旧性病理性脱位,椎管前方所形成的骨嵴是主要的致压因素,故称为病变治愈型截瘫。病变治愈型瘫痪也可源于脊髓血管的栓塞。

一、临床表现和诊断

除了有脊柱结核的全身症状和局部表现外,还有脊髓受压迫的临床表现。开始出现束带感,这种束带感的部位和病变节段一致,是神经根受刺激的结果,然后出现瘫痪。瘫痪发生的过程是:最早出现运动障碍,接着出现感觉障碍,最迟出现的是大、小便功能障碍。也有大量脓液涌入椎管内产生急性脊髓受压者,表现为脊髓休克所致的下肢弛缓性瘫痪,待休克过去后,仍发展成痉挛性瘫痪。在颈椎结核患者,则还有上肢运动障碍。在检查时可以测试出与病灶节段一致的感觉缺失平面。每例患者应按截瘫指数标准给予评分(ASIA

分级法）。

　　CT 和 MRI 检查可以显示病灶部位、受压情况，MRI 还可观察脊髓有无液化所致的异常信号，以帮助估计预后。

二、治疗

　　脊柱结核出现神经症状而影像学检查确有脊髓受压者原则上都应该接受手术治疗。部分不能耐受手术者可进行非手术治疗，待情况好转时再争取手术。通常主张经前路手术，彻底去除所有致压物质。为维持脊柱的稳定性，可取髂嵴骨一块做一期脊柱植骨融合术。切除病变脊椎的椎板会加重脊柱的不稳定，使脊髓受压更明显，因此不主张做椎板切除减压。同样的理由，椎板减压术亦不适用于迟发性患者。对迟发性患者，应该经前路切除椎管前方的骨嵴。这类手术操作困难，而脊髓受压过久已有变性者，则手术后效果往往不佳。

髋关节结核

　　髋关节结核发病率位居全身骨与关节结核的第三位。儿童多见，单侧居多。
　　病理：早期髋关节结核为单纯性滑膜结核或单纯性骨结核，以单纯性滑膜结核多见。单纯性骨结核的好发部位在股骨头的边缘部分或髋臼的髂骨部分。至后期会产生寒性脓肿与病理性脱位。寒性脓肿可以通过前内方髋关节囊的薄弱点突出于腹股沟的内侧方，也可以流向后方，成为臀部寒性脓肿。

一、临床表现

　　起病缓慢，有低热、乏力、倦怠、食欲不振、消瘦及贫血等全身症状。多为单发性，早期症状为疼痛。初起时疼痛不剧烈，休息后会好转；在小儿则表现为夜啼。儿童患者常诉膝部疼痛，如不加注意，会延误诊断。随着疼痛的加剧，出现跛行。至后期，会在腹股沟内侧与臀部出现寒性脓肿，破溃后成为慢性窦道。股骨头破坏明显时会形成病理性脱位，通常为后脱位。愈合后会遗留各种畸形，以髋关节屈曲内收、内旋畸形及髋关节强直、下肢不等长最为常见。

二、诊断

（一）临床检查试验

　　1. 4 字试验　本试验包含髋关节屈曲、外展和外旋 3 种运动。方法如下：患者平卧于检查桌上，蜷其患肢，将外踝置于健侧肢髌骨上方，检查者用手下压其患侧膝部。若患髋出现疼痛而使膝部不能接触桌面即为阳性。

　　2. 髋关节过伸试验　可用来检查儿童早期髋关节结核。患儿俯卧位，检查者一手按住骨盆，另一手握住踝部把下肢提起，直到骨盆开始从桌面升起为止。同样试验对侧髋关节，两侧对比，可以发现患侧髋关节在后伸时有抗拒感觉，因而后伸的范围不如正常侧大。正常侧可以有 10° 后伸。

　　3. 托马斯（Thomas）征　用来检查髋关节有无屈曲畸形。方法如下：患者平卧于硬桌上，检查者将其健侧髋、膝关节完全屈曲，使膝部贴住或尽可能贴近前胸，此时腰椎前凸完全消失而腰背平贴于床面，若患髋存在屈曲畸形，即能一目了然，根据大腿与桌面所成的角度，

☆☆☆☆

断定屈曲畸形为多少。

（二）影像学检查

X 线片检查对诊断髋关节结核十分重要，必须两髋关节同时摄片以资比较。早期病变只有局限性骨质疏松，质量好的 X 线片可显示出肿胀的关节囊。进行性关节间隙变窄与边缘性骨破坏病灶为早期 X 线征象。随着破坏的加剧，出现空洞和死骨；严重者股骨头部几乎消失。后期有病理性后脱位。经治疗后骨轮廓边缘转为清晰时提示病变趋于静止。

CT 与 MRI 检查可获得早期诊断。能清楚显示髋关节内积液多少，能揭示普通 X 线摄片不能显示的微小骨破坏病灶。MRI 还能显示骨内的炎性浸润。

（三）鉴别诊断

根据病史、症状与影像学表现，典型患者诊断不难。须与下列疾病作鉴别诊断：

1. 暂时性滑膜炎　多为一过性。7 岁以下儿童多见，有过度活动的病史，表现为髋部疼痛和跛行。X 线片未见异常。卧床休息 2 周即愈，没有后遗症。

2. 儿童股骨头骨软骨病　本病 X 线表现特殊，初期关节间隙增宽，接着骨化中心变为扁平和破碎及囊性改变。红细胞沉降率正常。但早期滑膜结核与儿童股骨头骨软骨病难以区别。

3. 类风湿关节炎　儿童型类风湿关节炎也有发热、红细胞沉降率增高，尤其是初发时为单关节性时很难区别。但本病的特征为多发性和对称性，经过短期观察不难区别。

4. 化脓性关节炎　发病急骤，有高热。急性期有脓毒症表现，血液和关节液中可检出化脓性致病菌。X 线表现为骨破坏迅速，并有增生性改变，后期会发生骨性强直。

三、治疗

全身治疗和局部治疗同样重要。抗结核药物治疗一般维持 1～1.5 年。有屈曲畸形者应行皮肤牵引，畸形矫正后上髋人形石膏固定 3 个月。单纯滑膜结核可以在关节腔内注射抗结核药物；如果髋关节内液体较多，为保全股骨头，有指征进行髋关节滑膜切除术。一般手术中的发现远重于 X 线表现（即临床估计），有必要在滑膜切除时做局限性病灶清除，即对骨性病灶做彻底刮除。有寒性脓肿形成时宜做彻底的病灶清除术。术后髋部人形石膏固定 3 周，以利病灶愈合；然后开始髋关节功能锻炼。有慢性窦道形成者亦需手术，术前后还需加用抗生素以治疗混合性感染。部分患者病变已静止，髋关节出现纤维性强直，但微小活动便会诱发疼痛，对该类患者适宜做髋关节融合术。该类患者在抗结核药物控制下，也可做全髋关节置换术[25]。关节置换术后会诱发结核病灶活动，需要长期随访观察，并辅以必要的术前、术后抗结核治疗。对髋关节有明显屈曲、内收或外展畸形者，可做转子下矫形截骨术。

膝关节结核

膝关节结核发病率位居全身骨关节结核的第二位，仅次于脊柱结核。儿童和青少年患者多见。

一、病理

起病时以滑膜结核多见。病变缓慢发展，以炎性浸润和渗出为主，表现为膝关节肿胀和积液。随着病变的发展,结核性病变可以经过滑膜附着处侵袭至骨骼,产生边缘性骨腐蚀。骨质破坏沿着软骨下潜行生长,使大块关节软骨板剥落而形成全关节结核。至后期则有脓液积聚,成为寒性脓肿,穿破后会成为慢性窦道。关节韧带结构的毁坏会产生病理性半脱位或脱位。病变静止后产生膝关节纤维性强直,有时还伴有屈曲挛缩。

二、临床表现

起病缓慢,有低热、乏力、疲倦、食欲缺乏、消瘦、贫血等全身症状。红细胞沉降率增高;儿童有夜啼表现。膝关节位置表浅,因此肿胀和积液十分明显。检查时发现膝眼饱满,髌上囊肿大,浮髌试验阳性。较晚期的膝关节结核,滑膜可以显著肿胀和增厚。早期膝关节穿刺可获得比较清亮的液体,随着病程进展,抽出液逐渐变浑浊,最终变为脓性。关节持续的积液和废用性肌萎缩,使膝部呈梭形肿胀。由于疼痛、膝关节半屈曲状,日久即发生屈曲挛缩。至后期寒性脓肿形成,溃破后成慢性窦道,经久不愈合。或因韧带的毁损而产生病理性脱位。病变静止或愈合后成为纤维性强直;骨生长受到抑制,造成两下肢不等长。

影像学检查与关节镜检查:早期处于滑膜结核阶段,X 线片上仅见髌上囊肿胀与局限性骨质疏松。病程较长者可见到进行性关节间隙变窄和边缘性骨腐蚀。至后期,骨质破坏加重。关节间隙消失,严重时出现胫骨向后半脱位。无混合感染时骨质疏松十分严重;有窦道形成、出现混合感染时则表现为骨硬化。

CT 与 MRI 检查可以看到普通 X 线片不能显示的病灶,特别是 MRI 具有早期诊断价值[26]。而关节镜检查对早期诊断膝关节滑膜结核具有独特价值,但少数患者治疗不及时将会形成窦道。

三、治疗

全身治疗和局部治疗都不容忽视。膝关节是表浅关节,容易早期发现病变。因此,单纯性滑膜结核患者绝大部分是可以治愈的,还可以保留全部或大部分关节功能。

1. 关节腔内抗结核药物局部注射方法　先进行抽吸关节积液,再将抗结核药物直接注入关节腔内。成人可注入异烟肼每次 200mg,儿童根据体质量用量酌减。每周注射 1～2 次,3 个月为 1 个疗程。如果滑膜肿胀厉害,抽不到液体,也可于穿刺部位注入药物。因为抗结核药物足以控制病情,故不主张对早期膝关节结核患者施行滑膜切除术。经过局部药物治疗后,如果积液减少,色泽转清时可以继续治疗;如果不见好转,滑膜肿胀肥厚,再考虑施行滑膜切除术。

2. 滑膜切除术　行此手术时往往会发现病变的实际情况比术前估计的要重些,此时要及时更改手术方法。

3. 病灶清除术　全关节结核患者,如果破坏进展明显,或有脓液积聚,需做病灶清除术。一般认为,15 岁以下的儿童,或在病灶清除术后尚有部分关节软骨面残留的成人患者可以不做融合术;15 岁以上患者关节毁损严重并有畸形者,在病灶清除术后应同时行膝关节加压融合术;有窦道或有屈曲挛缩者均宜做融合术。外固定器一般在 3 个月骨性融合后去除。

☆☆☆☆

踝关节结核

踝关节结核患病率次于髋、膝、肘关节。各年龄段均可发病，男性略多于女性。左右侧发病率大致相等。

一、病理

踝关节为下肢关节中位置最低的关节，负重大，易损伤，关节周围缺少丰富的肌肉覆盖，易为结核分枝杆菌侵袭而发病。单纯滑膜结核较单纯骨结核为多见，且单纯滑膜结核远比单纯骨结核易发展成为全关节结核。踝关节结核原发的骨病灶多来源于距骨体部，其次为胫骨下端，而较少位于内踝或外踝。因踝关节周围有强劲的韧带如内侧的三角韧带，外侧的距腓前后韧带及胫腓下骨间韧带等包绕，及内、外踝的约束，因而当踝关节因病变破坏时较少产生病理性脱位。

二、临床表现

踝关节结核起病较缓慢，通常多无明显体征，仅感觉踝部不适、乏力，往往于踝部扭伤后症状趋于明显。主要症状通常表现为疼痛、肿胀、功能障碍、肌萎缩和脓肿及窦道形成等方面。疼痛和跛行一般出现较早，常于负重或行走时感觉踝关节不适或轻微疼痛而出现跛行。疼痛常反复发作并逐渐加重，疼痛因病变类型不同而略有差异：单纯骨结核疼痛通常较轻，且多有明确局限性压痛，多位于内、外踝及踝关节前方；单纯滑膜结核踝关节疼痛通常较单纯骨结核重，且踝关节周围压痛广泛。肿胀：单纯骨结核通常较轻，多局限；而滑膜结核则肿胀明显而广泛。因踝关节周围有较多韧带保护，故很少发生病理性脱位。踝关节结核随病变进展可于关节的不同部位出现脓肿或窦道。脓肿多较局限，较少向远处流注，而窦道却经常发生。脓肿多沿关节线向前、后、内、外破溃形成窦道，以前方和外侧为多见，窦道多为数个，常合并混合感染，这也是踝关节结核的一个特点。踝关节结核病程较长者，病变常波及周围跗骨，引起继发性跗骨结核，因范围较广，故治疗亦较困难。

影像学检查：X线可表现为关节囊及关节周围软组织肿胀，及病区骨质疏松、关节间隙增宽，或关节间隙减小或消失，关节间隙增宽或缩小取决于关节内积液的多少。全关节结核表现为关节间隙明显变窄，胫骨下端、距骨或外踝可发现骨质破坏。

CT与MRI检查可以更清楚地显示X线摄片发现的病灶，特别是MRI具有早期诊断价值。MRI可以早期发现关节囊及骨质的异常信号：T_1WI表现为均匀一致的中等偏低信号，T_2WI表现为中、高、低混杂信号[27]。

三、诊断与鉴别诊断

踝关节结核根据病史典型症状、体征及影像学表现，对于单纯骨结核和全关节结核诊断多无困难，而单纯滑膜结核诊断较困难，常需通过脓肿穿刺、窦道细菌培养明确诊断，必要时还需做滑膜切除活检，通过病理检查来确诊。同时，踝关节结核还需与下列疾患相鉴别。

1. 陈旧性踝关节扭伤　长期得不到正确治疗的陈旧性踝关节扭伤，有反复扭伤及非正规治疗史，压痛和肿胀范围较踝关节结核局限。诊断困难者可取滑膜活检和做细菌培养明确诊断。

2. 类风湿性关节炎　常为多关节受累，较少单纯侵犯踝关节，四肢小关节受累及晨僵为其特点。单纯性踝关节类风湿性关节炎与踝关节结核的鉴别较困难，需靠滑膜活检及细菌学检查确诊。

3. 慢性骨髓炎　有急性感染史，常因治疗不当演变而来，可有死骨和窦道形成。慢性局限性脓肿（brodie abscess）多见于儿童和青年胫骨下端，临床症状多不明显，X 线检查显示在椭圆形低密度区边缘有一硬化带，低密度区内有时可有死骨存在，不易与中心型骨结核区别，可行细菌学及病理学检查来鉴别。

4. 足舟状骨无菌性坏死　临床特征为疼痛和肿胀，有外伤及扭伤史。X 线检查可见舟状骨变形，骨化中心较健侧小，边缘不整齐，骨质密度均匀增高，附近软组织阴影增宽。

四、治疗

1. 非手术治疗　对于单纯性结核早期病变不十分严重者，可考虑先用非手术疗法进行治疗，全身药物治疗辅以矫形制动疗法。主要是小腿踝关节的制动，减少负重或不负重，对于关节肿痛显著者可考虑使用支具将踝关节固定在背屈 90°位。非手术治疗 1 个月无效或病变由单纯结核逐渐趋于全关节结核时，应考虑行手术治疗，以避免关节功能的进一步破坏。

2. 手术治疗

（1）病灶清除术：若不存在窦道可采用前正中切口，若存在窦道可以根据窦道位置灵活选择内侧、外侧入路切除窦道，清除病变滑膜及坏死骨质，并植骨修补局部缺损。

（2）关节融合术[28]：对于全关节结核需在病灶清除术基础上施行关节融合术，但在 15 岁以下儿童不宜做关节融合，采用踝关节前方入路。外固定通常在术后 3 个月或根据 X 线表现择机拆除。

肘 关 节 结 核

肘关节结核较为常见，发病率占上肢三大关节之首。肘关节结核多见于青壮年，儿童较少。左右侧发病概率大致相同，双侧同时发病者罕见，此亦常被用作临床鉴别诊断之用。

一、病理

肘关节结核病理分型为单纯滑膜结核、单纯骨结核和全关节结核，其中以全关节结核最为多见，单纯滑膜结核较少，而单纯骨结核居中。骨病灶多半在尺骨，主要位于尺骨鹰嘴与鹰嘴窝内，其次是肱骨内髁和外髁部，桡骨头亦可累及。因肘关节松质骨较多，往往可有大块死骨形成。肘关节位置表浅，所以亦常伴有脓肿和窦道发生。随病变进展关节骨端破坏，常导致关节畸形和脱位。病变静止时关节常发生纤维性或骨性强直，且多为非功能位强直。

二、临床表现

早期特征是上肢软弱无力及关节屈曲活动受限，以后则有运动后疼痛和局部压痛。关节肿胀以单纯滑膜结核最为明显，多位于鹰嘴处，有时可有波动，腋部及肘关节可触及肿大的淋巴结。病情进展因初期症状不甚明显常被忽视，首先是关节伸直活动受限，继之屈

☆★☆☆

曲受限。当病灶位于肱骨时，患病关节尚可自如地旋前旋后，而当病灶侵及尺骨及上尺桡骨关节时，则旋转活动即会严重受限甚至消失。通常单纯滑膜结核的关节运动功能受限较单纯骨结核严重。肘关节结核所致肌萎缩以上臂明显，肘关节因局部肿胀而上下肌肉萎缩常呈梭形。肘关节结核脓肿常位于肱骨外髁上部及尺骨鹰嘴附近，并可向前臂流注并形成窦道。随着病变趋于稳定静止，关节逐渐于屈曲位发生纤维性或骨性强直。

影像学检查：X 线可见关节间隙变窄，骨质密度降低、疏松或破坏，软组织肿胀、阴影略宽。全关节结核则可见关节间隙狭窄或消失，关节软骨下骨板广泛破坏，骨质缺损，关节失去正常形态，发生屈曲畸形、侧方移位伴关节脱位、半脱位。

CT 与 MRI 检查可以清楚显示骨质破坏范围、脓肿境界及走行。MRI 可以早期发现关节囊及骨质的异常信号改变：T_1WI 表现为均匀一致的中等偏低信号，T_2WI 表现为中、高、低混杂信号。

三、诊断与鉴别诊断

肘关节结核早期诊断比较困难，需要与化脓性关节炎、类风湿性关节炎、创伤性关节炎、老年性关节病及夏科（Charcot）关节病相鉴别。发展至全关节结核则诊断不难做出。

四、治疗

肘关节结核的治疗亦分为全身与局部治疗。局部治疗依其病理分型不同而有所不同。单纯滑膜结核关节功能轻度受限、疼痛及肿胀不甚严重者，可先考虑非手术治疗，即关节功能位制动，用三角巾或石膏托固定肘关节于屈肘位，同时可做关节腔内穿刺注药。1 个月为一个观察阶段，效果明显则可继续，如效果不佳则应行滑膜切除术。单纯骨结核的保守治疗无效者亦须考虑手术治疗，手术可根据骨病灶的不同位置做皮下直接切口，如鹰嘴后方、内上髁及外上髁附近等。早期全关节结核若关节软骨及骨质破坏较局限，可以只行病灶清除术，术后辅以积极的功能锻炼，多能达到较满意效果。晚期全关节结核关节破坏严重、关节软骨面破坏达 1/2 以上者，除施行病灶清除术外尚需同时施行"叉"状成形术[29]，以保留关节功能，疗效比较确切，因此不建议行"关节融合术"。国内尚有报道在关节结核静止期施行"肘关节置换术"，亦值得进一步推广研究。

尚需要进行充分交流和讨论的问题

1. **专科病的诊疗协作**　国内大部分的骨关节结核患者手术是在综合医院骨科完成，而大多数综合医院药物缺失，结核化疗多在结核病医院进行，或由综合医院医师代劳，如此往往造成对化疗督导的严重缺失。耐药、耐多药问题由此产生。肺结核的专科经验给临床工作者提示，专科治疗对患者的治疗和行业发展是否更有益处？合并他处结核特别是合并肺结核的骨关节结核的治疗，"诊治 - 协作"是发展方向。骨与关节结核治疗：收权？授权？

2. **非手术治疗与手术治疗的多中心对照研究**　在抗结核化疗时代之前或早期结核病发生，骨与关节结核患者大部分通过非手术治疗痊愈。目前争论的焦点是，国内大部分结核病医院缺乏成熟的骨科手术技术与设备，而综合医院骨科在骨与关节结核手术适应证掌握上太过宽泛，手术清除不彻底或抗结核药物应用上存在问题，并且往往在患者出现刀口破溃或结核分枝杆菌播散的情况下，把患者推向结核病医院了之，对此结核界颇有微词，但苦于拿不出有说服力的数据，究竟多少患者可以不手术？

3. 微创手术与常规手术适应证的多中心对照研究　微创手术[30]作为新兴的医疗技术在结核病治疗中得到应用，但在大部分患者及其医师中间尚没有得到满意的结果，其适应证及应用范围尚有很大探讨空间。其发展前景如何？

4. 骨与关节结核传统手术治疗遭遇到人工关节置换技术[31]应用的冲击　保关节意味着复发率上升，不保则患者的关节功能消失，影响患者的生活、工作。关节功能保与不保？人工关节置换技术应用空间及适应证的探讨，其空间有多大？对于失败患者的总结显得尤为重要。

5. 耐药问题[32]　这是国际性热点话题，也是难题。特别是不断产生的耐多药结核分枝杆菌对骨关节结核治疗的冲击和影响，应对策略与措施准备好了吗？耐药结核病的临床与实验室鉴别的方法与技术路径，以及标准化、规范化化疗等需要认真研究、进一步完善。

6. 脊柱结核的脊柱稳定性重建　该问题需要进一步细化，如固定节段长短？需要相对稳定还是绝对稳定？

7. 小儿及老年性骨关节结核　对于小儿与老年性骨关节结核的诊治问题，有待加强交流与进行深入研究。

本专家共识执笔人有（排名不分先后）：101149 北京胸科医院骨外科（秦世炳、董伟杰），影像科（周新华），结核内科（陈效友），病理科（张海青）；201508 上海市复旦大学附属公共卫生临床中心外科（宋言峥）；200433 同济大学附属上海市肺科医院结核科（唐神结、肖和平）；250013 济南，山东省胸科医院外科（金锋）；100091 北京，解放军第三〇九医院骨科（马远征）；750004 宁夏医科大学总医院脊柱外科（王自立）。

主要参考文献

[1] Zhao Y, Xu S, Wang L, et al. National survey of drug-resistant tuberculosis in China. N Engl J Med, 2012, 366(23): 2161-2170.

[2] 全国第五次结核病流行病学抽样调查技术指导组，全国第五次结核病流行病学抽样调查办公室. 2010 年全国第五次结核病流行病学抽样调查报告. 中国防痨杂志，2012, 34(8): 485-508.

[3] 马远征，胡明，才晓军，等. 脊柱结核外科治疗的探讨. 中华骨科杂志，2005, 25(2): 68-73.

[4] Sandher DS, Al-Jibury M, Paton RW, et al. Bone and joint tuberculosis: cases in Blackburn between 1988and 2005. J Bone Joint Surg Br, 2007, 89(10): 1379-1381.

[5] do Amaral SH, Silva MN, Giraldi M, et al. Intravertebral abscess in a patient with spinal tuberculosis. J Neurosurg Spine, 2009, 10(2): 160.

[6] Dunn R, Zondagh I, Candy S. Spinal tuberculosis: magnetic resonance imaging and neurological impairment. Spine(Phila Pa 1976), 2011, 36(6): 469-473.

[7] 秦世炳，程宏，董伟杰，等. 胸椎结核不同部位脓肿的形态分析. 中华感染杂志，2004, 14(10): 1128-1130.

[8] Kaila R, Malhi AM, Mahmood B, et al. The incidence of multiple level noncontiguous vertebral tuberculosis detected using whole spine MRI. J Spinal Disord Tech, 2007, 20(1): 78-81.

[9] 彭旭，段小军，杨柳，等. 踝关节镜下微创治疗踝关节结核的临床疗效. 中华关节外科杂志（电子版），2012, 6(4): 554-560.

[10] Kobayashi N, Fraser TG, Bauer TW, et al. The use of realtime polymerase chain reaction for rapid diagnosis of skeletal tuberculosis. Arch Pathol Lab Med, 2006, 130(7): 1053-1056.

[11] van Zyl-Smit RN, Pai M, Peprah K, et al. Within-subject variability and boosting of T-cell interferon-

☆ ☆ ☆ ☆

gamma responses after tuberculin skin testing. Am J Respir Crit Care Med, 2009, 180(1): 49-58.

[12] Boehme CC, Nabeta P, Hillemann D, et al. Rapid molecular detection of tuberculosis and rifampin resistance. N Engl J Med, 2010, 363(11): 1005-1015.

[13] 尹青琴, 焦伟伟, 孙琳, 等. Xpert 结核分枝杆菌/利福平试验对结核病及耐多药结核病诊断价值的 Meta 分析. 中国循证儿科杂志, 2012, 7(5): 341-348.

[14] 张治国, 欧喜超, 孙倩, 等. 利福平耐药实时荧光定量核酸扩增技术检测痰标本中结核分枝杆菌及其耐药性的研究. 中国防痨杂志, 2013, 35(1): 13-16.

[15] Global Alliance for TB Drug Development. Handbook of antituberculosis agents. Tuberculosis, 2008, 88(2): 85-170.

[16] 秦世炳, 董伟杰, 徐双铮. 脊柱结核药物治疗回顾性分析. 第三军医大学学报, 2009, 31(20): 1929-1931.

[17] 唐神结. 耐药结核病的诊断与治疗新进展. 中华医学信息导报, 2010, 25(6): 20-21.

[18] No authors listed. A crowded field starts WHO's Director-General election. Lancet, 2006, 368(9540): 964.

[19] Neogi DS, Yadav CS, Ashok Kumar, et al. Total hip arthroplasty in patients with active tuberculosis of the hip with advanced arthritis. Clin Orthop Relat Res, 2010, 468(2): 605-612.

[20] Dai LY, Jiang LS, Wang W, et al. Single-stage anterior autogenous bone grafting and instrumentation in the surgical management of spinal tuberculosis. Spine(Phila Pa 1976), 2005, 30(20): 2342-2349.

[21] 秦世炳, 董伟杰, 管波清, 等. 小切口单纯脓肿清除治疗脊柱结核 112 例分析. 中国脊柱脊髓杂志, 2005, 15(3): 141-143.

[22] Wang Z, Yuan H, Geng G, et al. Posterior mono-segmental fixation, combined with anterior debridement and strut graft, for treatment of the mono-segmental lumbar spine tuberculosis. Int Orthop, 2012, 36(2): 325-329.

[23] 崔旭, 马远征, 陈兴, 等. 脊柱结核前后路不同术式的选择及其疗效. 中国脊柱脊髓杂志, 2011, 21(10): 807-812.

[24] 秦世炳, 程宏, 林羽, 等. 脊柱结核病灶治愈型截瘫 39 例报告. 中国脊柱脊髓杂志, 2004, 14(8): 476-479.

[25] 沈灏, 王俏杰, 张先龙, 等. 晚期髋关节结核的非骨水泥全髋关节置换. 中华医学杂志, 2012, 92(35): 2456-2459.

[26] Sanghvi DA, Iyer VR, Deshmukh T, et al. MRI features of tuberculosis of the knee. Skeletal Radiol, 2009, 38(3): 267-273.

[27] Sawlani V, Chandra T, Mishra RN, et al. MRI features of tuberculosis of peripheral joints. Clin Radiol, 2003, 58(10): 755-762.

[28] Kovoor CC, Padmanabhan V, Bhaskar D, et al. Ankle fusion for bone loss around the ankle joint using the Ilizarov technique. J Bone Joint Surg Br, 2009, 91(3): 361-366.

[29] 任凯晶, 李晓辉, 于建华, 等. 肘关节叉状成形术重建肘关节功能的疗效分析. 中国矫形外科杂志, 2007, 15(13): 970-972.

[30] 张西峰, 王岩, 肖嵩华, 等. 活动期脊柱结核的微创治疗: 提高病灶内药物浓度的探讨. 中华外科杂志, 2008, 46(9): 700-702.

[31] Marmor M, Parnes N, Dekel S. Tuberculosis infection complicating total knee arthroplasty: report of 3cases and review of the literature. J Arthroplasty, 2004, 19(3): 397-400.

[32] Nathanson E, Nunn P, Uplekar M, et al. MDR tuberculosis-critical steps for prevention and control. N Engl J Med, 2010, 363(11): 1050-1058.

(骨关节结核临床诊断与治疗进展及其规范化专题研讨会学术委员会)

附录 2

耐药脊柱结核临床诊疗专家共识

【摘要】耐药结核病是目前结核病治疗领域的难点，脊柱结核是一种常见的肺外继发性结核病，耐药问题严重影响脊柱结核患者的治疗效果和预后。本专家共识简要介绍了耐药脊柱结核的定义和流行病学；指出耐药脊柱结核的诊断标准和方法；提出了抗结核治疗方案制定，手术时机和手术方法的选择等方面的建议；对耐药脊柱结核的未来研究方向进行了展望。

【关键词】结核，脊柱；结核，抗多种药物性；诊断技术和方法；外科手术，选择性；综合疗法；临床方案

作者单位：中国防痨协会临床专业分会骨结核专业委员会；华北骨结核联盟；《中国防痨杂志》期刊社

耐药结核病是目前结核病治疗领域的难点，骨关节结核尤其是脊柱结核是一种常见的肺外继发性结核病，耐药问题严重影响脊柱结核患者预后，并大大增加外科手术风险。为及时交流国内外关于耐药脊柱结核诊断与治疗的科研成果和经验，掌握最新学术动态，提高骨关节结核的诊疗水平，进一步推动我国骨关节结核诊治工作的规范化进程，由首都医科大学附属北京胸科医院主办，天津市海河医院、河北省胸科医院及内蒙古自治区第四医院共同参与的"耐药脊柱结核临床诊疗论坛暨第一届京津冀蒙骨关节结核诊疗研讨会"于2018年3月30日在首都医科大学附属北京胸科医院召开，与会专家从耐药脊柱结核的新诊断技术、手术治疗时机、手术入路方式等，讨论总结了耐药脊柱结核的药物治疗及手术诊疗规范，并对几例临床疑难病例进行深入的分析研究，并商讨一致形成了本耐药脊柱结核临床诊治的初步共识。该共识旨在规范我国对耐药脊柱结核的规范化的诊断流程和治疗策略，进一步提高我国耐药脊柱结核的诊治水平。

一、耐药脊柱结核定义及分型

耐药脊柱结核是由耐药结核分枝杆菌感染脊柱而罹患的疾病。耐药脊柱结核多样化，正确的分析分型对于指导治疗有重要意义，目前耐药脊柱结核按照WHO[1]公布的相关标准分为：①单耐药脊柱结核：患者脊柱感染的结核分枝杆菌经体外药物敏感性试验（简称"药敏试验"）证实对1种抗结核药物耐药；其中单耐利福平（RFP）者往往容易转变为耐多药结核病，所以在治疗上等同于耐多药结核病。②多耐药脊柱结核：患者脊柱感染的结核分枝杆菌经体外药敏试验证实对1种以上的抗结核药物耐药，但不包括同时耐异烟肼（INH）和RFP。③耐多药脊柱结核：是指对RFP和INH均具有耐药性的脊柱结核。④广泛耐药脊柱结核：是指结核分枝杆菌对RFP和INH均具有耐药性的基础上，还对全部氟

喹诺酮类药物及至少对二线抗结核药物中的卡那霉素（Km）、卷曲霉素（Cm）和阿米卡星（Am）之一具有耐药性的脊柱结核[2]。⑤对所有抗结核药均耐药的结核病（total drug-resistant TB，TDRTB）；"所有"指对我国现有的并且能做药敏试验的所有抗结核药 [INH、Sm、乙胺丁醇（EMB）、RFP、Km、Cm、Am、丙硫异烟胺（Pto）、对氨基水杨酸钠（PAS）、氧氟沙星（Ofx）、左氧氟沙星（Lfx）和利福喷丁（Rft）] 耐药，如同癌症晚期一样，会成为不治之症。

耐药脊柱结核临床又分为原发耐药和继发耐药两种：①原发耐药脊柱结核：指既往未接受过抗结核药物治疗的脊柱结核患者或者用抗结核药物 < 1 个月的患者，由于感染了耐药结核分枝杆菌而对抗结核药物耐药。②获得性耐药脊柱结核：指在治疗过程中出现与形成的对抗结核药物耐药，又称继发性耐药。形成原因包括：不规律用药；医源性耐药；药物不良反应、心理因素等限制用药；误诊误治；等等[3]。

二、耐药脊柱结核相关的流行病学

据 2016 年 WHO[4] 全球结核病报告，全球 2015 年新发结核病患者约为 1040 万例。其中 MDR-TB 患者 48 万例，约占全球结核病患者例数的 20%，MDR-TB 发病率为1.1%；在复治患者中，18.4% 的患者至少对一种抗结核药物耐药，MDR-TB 的发病率为 7.0%[2]。

因中国的医疗环境，脊柱结核患者首诊于综合医院，但综合医院往往没有结核分枝杆菌检测及培养、药敏试验的条件。在治疗上，对抗结核药物治疗缺乏规范性认识，化疗方案不合理，重手术、轻化疗的情况屡见不鲜；加上医生对患者健康教育及监督不到位，造成了药物搭配不合理、剂量不够，以及患者不能规律用药、疗程不能坚持等，使脊柱结核继发耐药的发生越来越常见[5-6]。

首都医科大学附属北京胸科医院骨科统计了 2015—2017 年的脊柱结核患者，发现耐药脊柱结核的发现例数逐年增高（表附 1-1）；对各类药物的耐药率情况也不容乐观（表附 1-2）。但这只是单中心数据，缺乏多中心的大样本数据与分析，需要进一步进行流行病学调查研究。

表附 1-1　北京胸科医院骨科 2015—2017 年收治的非耐药与耐药脊柱结核患者统计

脊柱结核患者类别	2015 年	2016 年	2017 年
非耐药例数	572	586	553
单耐药例数	4	10	3
耐多药例数	6	8	38
多耐药例数	1	2	2
初治耐药例数	0	2	4
复治耐药例数	11	18	39

表附 1-2　各类抗结核药物近 3 年在北京胸科医院骨科进行耐药性检测的结果

药物名称	2015 年			2016 年			2017 年		
	检测例数	耐药例数	耐药率(%)	检测例数	耐药例数	耐药率(%)	检测例数	耐药例数	耐药率(%)
异烟肼	594	10	1.7	626	16	2.6	639	16	2.5
利福平	594	9	1.5	626	20	3.2	639	20	3.1
链霉素	487	5	1.0	389	9	2.3	639	12	1.9
利福喷丁	594	8	1.3	626	13	2.1	639	11	1.7
利福布汀	594	8	1.3	626	13	2.1	639	10	1.6
对氨基水杨酸 - 异烟肼	487	2	0.4	389	7	1.8	639	6	0.9
丙硫异烟胺	487	1	0.2	389	2	0.5	639	3	0.5
阿米卡星	487	2	0.4	389	2	0.5	639	3	0.5
左氧氯沙星	487	2	0.4	389	3	0.8	639	3	0.5
莫西沙星	-	-	-	389	2	0.5	639	3	0.5
卷曲霉素	487	2	0.4	389	2	0.5	639	3	0.5
氯法齐明	-	-	-	389	5	1.3	639	3	0.5
克拉霉素	-	-	-	389	2	0.5	-	-	-
乙胺丁醇	-	-	-	626	4	0.6	639	0	-

注：表中"-"表示未检测

三、耐药脊柱结核的诊断技术、方法与标准

目前，可用的诊断耐药脊柱结核的技术与方法包括：①实验室检测与病理学检查。结核分枝杆菌培养（菌型检测）、分子生物学检测、病理分子生物学检测，以及病理学检查。送检的标本包括静脉血（多在患者发热时检查）、痰（并发肺结核者）、脓液、死骨、肉芽组织，其中尤以肉芽组织检出阳性率高[7]。②无客观实验室证据支持的临床判断。包括综合患者病史、临床表现、影像学检查表现、诊断性抗结核药物治疗等。

1. 结核分枝杆菌的改良罗氏培养　依照标本检查对结核分枝杆菌进行分离培养和药敏试验，是骨关节结核耐药性检测最具权威性的临床诊断标准。在临床上已有几十年的历史[8]。该方法简单、实用、推广范围广，可对大多数（达 18 种之多）一线和二线的抗结核药物进行临床药敏试验[9]。但是该方法检测的阳性率相对较低，加上结核分枝杆菌的自然生长周期长，往往出结果需要 2～3 个月。故不能充分实现临床上早期诊断及早期治疗的要求，但是其作为临床重要的参考依据及治疗依据，目前仍然是必不可少的[10]。

2. 全自动 BACTEC MGIT 960 分枝杆菌培养系统（简称"MGIT 960"）和 BacT/ALERT 3D 系统　采用非放射液体培养系统，使菌培养、菌种鉴定时间缩短（4～12d），亦可行药敏试验，但主要针对 4 种一线抗结核药物。但经 MGIT 960 系统快速增菌后，接种于 7H10 培养基，可对包括一、二线抗结核药物在内的 15 种药物行药敏试验，整个过程需时 3 周[11]。

3. 分子生物学的相关技术[12]　这是目前较先进和快速的方法，根据检测位点的基因突

☆ ☆ ☆ ☆

变情况判断结核分枝杆菌的耐药性，有直接测序法、微阵列基因芯片试验法、多聚酶链式反应 - 单链构象多态性全面分析法。包括：① GeneXpert MTB/RIF，是基于 GeneXpert 平台以及 real-PCR 技术的结核分枝杆菌及利福平耐药性检测系统，能快速出结果 [13]。该技术在肺结核患者的痰液标本中，检测结核分枝杆菌及利福平耐药性具有高敏感度及特异度。对肺外结核尤其是脊柱结核，同样有较高的敏感度和特异度。②线性探针杂交技术（简称"HAIN 技术"），该技术 9h 内即能鉴定结核分枝杆菌复合群与龟分枝杆菌、脓肿分枝杆菌等 13 种常见非结核分枝杆菌，同时确定是否对异烟肼和利福平耐药 [14]。

4. 病理分子生物学诊断　基于核酸扩增技术的分子检测方法对石蜡包埋标本进行检测，在结核病的诊断和鉴别诊断及耐药突变检测中目前发展较快，能对异烟肼、利福平、乙胺丁醇和氟喹诺酮类等常见抗结核药物进行耐药性检测 [15]。

5. 无实验室检测证据支持的临床耐药脊柱结核的判定　在临床工作中，我们经常遇到一部分患者，在罗氏培养及基因检测等方面均未明确其结核分枝杆菌临床分离株是否对抗结核药物耐药。但是经过规范化抗结核药物治疗（诊断性）后，临床的治疗效果欠佳或者病情加重，在排除自身免疫和其他并发症等原因后，具备以下条件者：①经历 1 次以上失败的病灶清除术者，并且术前、术后均按标准抗结核化疗方案治疗 3 ～ 4 周；②无明显诱因的脊柱结核复发者；③脊柱结核并发慢性窦道者，并且窦道持续 1 年以上不愈合的骨结核患者。具备上述 3 条之一者，则可判断有临床耐药的可能；我们可以依照耐多药脊柱结核的诊疗方式进行治疗 [16]。经专家讨论，建议在上述情况下要及时调整抗结核药物，不必要完全依赖和按照实验室检测结果来安排临床治疗。但是，这需要我们做进一步的研究进行规范 [17]。

四、治疗

1. 营养支持及提高患者对疾病的认知　在脊柱结核的临床治疗过程中，营养支持治疗是基础，自身营养状况是脊柱结核术后复发的一个重要危险因素。对脊柱结核术后的患者，加强营养、提高自身免疫力，是防止病变复发与复治的一个重要手段。同时，需要提高患者对该病的认识，告知患者对此病治疗的长期性与规律性，坚持服药，必要时需要长期输液，从根本上提高患者的治疗依从性。

2. 药物治疗　在耐药脊柱结核的临床药物治疗中，主要原则为尽早、合用、定量、定期，以及全面等。就耐药结核患者来说，其结核分枝杆菌耐药性的生成因素和严重程度都各有其特点。所以对于不同特点的患者，临床化疗方案是不尽相同的，需要充分地评估患者自身的具体情况，在密切结合药敏试验结果的基础上为患者制定科学有效的临床治疗计划 [18]。若进行药敏试验的难度较大或无法得到准确的试验结果，可在临床综合判断预测耐药情况的基础上，参考二线抗结核药物使用的相关标准进行抗结核药物的组合，也就是所谓的经验性治疗 [19]。

目前，在耐多药脊柱结核的治疗上我们严格按照 WHO[20]《耐药结核病治疗指南（2016 年更新版）》的要求来指导用药。从目前耐药脊柱结核的发病率特点考虑，本共识重点强调利福平单耐脊柱结核及耐多药脊柱结核的治疗药物应该进行如下分组：A 组为氟喹诺酮类，包括高剂量左氧氟沙星（≥ 750mg/d）、莫西沙星及加替沙星。B 组为二线注射类药物，包括阿米卡星、卷曲霉素、卡那霉素（或链霉素）。C 组为其他二线核心药物，包括乙硫异烟胺（或丙硫异烟胺）、环丝氨酸（或特立齐酮）、利奈唑胺和氯法齐明。D 组分为 3 个亚组，

D1 为吡嗪酰胺、乙胺丁醇和高剂量异烟肼；D2 为贝达喹啉和德拉马尼；D3 为对氨基水杨酸、亚胺培南 - 西司他丁、美罗培南、阿莫西林 - 克拉维酸、氨硫脲。其中 A、B、C 组为治疗的核心药物，D 组不作为 MDR-TB 治疗的核心药物。依照上述药物分组，其原则是：①坚持联合用药，避免单一给药：氟喹诺酮类药物为首选药物，并至少选择一种注射类药物，如卡那霉素、丁胺卡那霉素或卷曲霉素。这两组药物至少使用 6 个月及以上；同时必须选择 2 ～ 3 种二线核心药物。例如，环丝氨酸、利奈唑胺、丙硫异烟胺等辅助治疗；药敏试验提示仍敏感者一线药物仍可使用。化疗方案中至少包括 2、3 种敏感药，强化期最好有 5 种有效的抗结核药物组成化疗方案，巩固期至少 3 种药物联合使用[19-20]。②个体化给药原则：依据患者既往使用抗结核药物史、局部地区耐药的分布情况、药敏试验结果、耐药基因的检测结果，制定适宜的治疗方案[21]。③足够的疗程：耐多药脊柱结核治疗必须足够、足量。强化期需 4 个月，疗程至少 18 ～ 24 个月，在手术治疗后，亦应不少于 18 个月[22]。④教育、督导，并鼓励患者坚持治疗：必须教育患者坚持用药，有条件的患者在开始的强化期可以考虑住院进行输液治疗。便于观察药物的使用效果，及时处理药物产生的不良反应。⑤学会辩证地看待传统药敏试验、耐药基因检测结果。部分结果与实际临床治疗效果不相符，治疗期间应实行动态性监控和调整药物。如果疗效欠佳或者某些药物实验室检测虽提示耐药，但在实验室诊断之前的化疗效果比较好，应及时查找原因，调整、修改治疗方案[23]。

3. **手术治疗**　耐药脊柱结核的手术治疗困难，术后易出现复发、窦道形成、内固定失效等[24]。但是，耐药脊柱结核的手术治疗在有效的化疗为前提下，手术方法仍为治愈脊柱结核的必要手段。

4. **手术时机**　"宁右勿左"。共识专家组一致建议，规范化抗结核药物治疗在手术时机上的重要性，建议术前应做到尽量安排足够的时间进行有效的抗结核药物治疗，避免因药物治疗控制的程度不够而造成耐药脊柱结核患者手术后的复治，建议进行有效抗结核药物治疗 1 个月或以上，待患者病情控制或者缓解后再考虑手术治疗为宜。

5. **手术适应证**　"宁左勿右"。建议早期清除病灶，对脓肿较大、局部疼痛症状和结核中毒症状较重、血红细胞沉降率居高不下者，建议术前在超声或 CT 引导下行穿刺引流术。这对于重症患者降低结核毒性对机体的影响有一定作用，同时也方便留取标本行细菌学培养、药敏试验和耐药基因检测，以便有针对性地进行化疗，也有利于提高患者对手术的耐受性[25]。对于并发有椎旁巨大脓肿、经久不愈的窦道、脊髓或神经根受压、脊柱不稳、调整进行个体化化疗的效果仍不明显以致病情恶化者，应辅以手术治疗，以缩短疗程，提高疗效[26]。

6. **手术方法**　手术的目的是消除病变组织。脊柱结核病灶多位于脊柱的前柱，从清理病灶的角度出发，应以前路手术为首选，故前路病灶清除、植骨术式是目前较常选用的术式，但需患者的心肺功能较好。同时，需要术前根据横断面 CT 扫描图像了解患者椎体的主要破坏位置、侧方脓肿的情况，以及病灶与附近神经、血管和肾脏、肝脏等器官的位置关系。后路病灶清除适用于椎体破坏严重致后凸畸形者、硬膜或神经根受累严重者、椎体前方未发生巨大脓肿者，以及颈胸段和腰骶段脊柱结核患者[27-28]。

内固定的使用：内固定可以有效矫正畸形，预防远期畸形进一步发展，重建脊柱稳定性。在充分的病灶清除基础上，内固定的选择是有益的；内固定和植骨材料不应是复发的原因；前路内固定一般选择病灶节段小，病变范围小的结核病，而后路椎弓根内固定在使用的范围上可更加广泛[29]。

☆☆☆☆

耐药脊柱结核患者的再次手术治疗较初次手术治疗更加复杂,选择术式要以初次手术治疗采用术式的不同而异。对需病灶清除减压、脊柱不稳、后路内固定失效者,选择前路病灶清除、重建稳定性;对于初次手术植骨融合良好或内固定坚强者,仅行病灶清除;前路或后路内固定失效者应先取出内固定,再行相应后路或前路病灶清除、植骨内固定。针对跳跃性脊柱结核的治疗,如各处病灶均存在畸形、不稳或减压后失稳,则均需要采取手术内固定治疗;如一处病灶需行稳定性重建,除非余处病灶不需制动,其余病灶皆应采用手术内固定治疗,手术方式的选择要根据相应病灶情况进行个体化的考虑[30]。

7.耐药脊柱结核并发截瘫的治疗　对于耐药脊柱结核活动型截瘫,病变较轻者可以考虑前期进行药物治疗观察截瘫进展,如果截瘫维持不变可以暂待结核活动控制后再行手术;如果截瘫进行性加重,可以考虑早期手术。对于截瘫病变 Frankel 分级 C 级以下的患者,早期手术治疗有利于神经功能恢复[31]。

五、术后处理、随访及耐药脊柱结核手术的疗效评估

定期观察耐药脊柱结核手术疗效,对于判断脊柱结核预后和抗结核化疗结束时间,具有重要临床意义。建议患者术后每个月甚至隔周复查 1 次,要求第 1、3、6、12、18 个月时均必须门诊进行脊柱 CT 或 MR 复查,以了解患者病变转归情况。并每月进行血常规、肝肾功能、血红细胞沉降率等复查,以了解患者的一般状况及避免抗结核药物治疗带来的不良反应。

术后疗效评价指标包括:①患者结核中毒症状和病椎疼痛的改善情况;②血红细胞沉降率和 C 反应蛋白等实验室检验指标的动态变化,以及患者营养状况改善情况;③神经受损症状是否得到改善;④术后残腔积液或切口窦道等并发症是否好转[32]。

术后 12 个月及 18 个月要继续对脊柱结核的疗效进行评估,具体指标包括:①影像学检查脊柱畸形矫正与病椎植骨融合情况,脓肿消失或钙化,死骨吸收或替代,移植骨或钛笼植骨与植骨床骨性融合状况,脊柱矫形后有无明显丢失,内固定有无松动;②临床观察脊髓运动功能和括约肌功能的恢复情况;③综合评估脊柱结核病灶的治愈情况[32]。

六、术后转归

单耐药及耐多药脊柱结核的手术成功率高,首都医科大学附属北京胸科医院骨科2017 年耐多药脊柱结核患者经过有效抗结核药物治疗后,一期手术治疗的满意率达 78.9%(30/38)。而广泛耐药脊柱结核,因用药控制较差,常常需要多次手术,且存在治愈后再复发、他处耐药结核病新发的可能,提示规范抗结核药物治疗在耐药脊柱结核中的重要作用。

七、耐药脊柱结核的研究方向

①开展大规模耐药脊柱结核的流行病学研究,建立国家性或地区性的登记系统和数据库;②耐药脊柱结核的早期诊断;③选择更加有效的抗结核药物加入脊柱结核规范化化疗方案;④加强耐药脊柱结核手术方式的进一步改善及规范化研究;⑤耐药脊柱结核防治措施的进一步推广。

总之,对耐药脊柱结核疫情应引起足够重视。在科学的角度上达成共识是一项艰巨的任务,尤其是药物治疗及手术治疗两个方面。本共识是对耐药脊柱结核临床诊治的初步探讨,亟待将来逐步完善。希望国内外的专家通过临床工作及相互商榷和切磋,使得耐药脊柱结

核诊疗共识持续更新和进一步完善。

编写组成员：秦世炳、范俊、董伟杰、兰汀隆（首都医科大学附属北京胸科医院）；朱德智、王文胜、张少华（呼和浩特，内蒙古自治区第四医院）；刘丰胜、贾晨光（石家庄，河北省胸科医院）；张文龙、鲍玉成（天津市海河医院）；王锁柱（太原市第四人民医院）；夏平（武汉市第一医院）；李敬朝、王传庆（济南，山东省胸科医院）；柳盛春（沈阳市胸科医院）；石仕元（杭州市红十字会医院）；马远征（北京，解放军总医院第八医学中心）；宋言峥（上海市公共卫生临床中心）；薛爱华、范永德、李敬文（北京，《中国防痨杂志》编辑部）；于景来、彭喜林（长春，吉林省结核病医院）；张宏其（长沙，中南大学湘雅医院）；张强（广州市胸科医院）；陈其亮（陕西省结核病防治院）；朱昌生（西安市胸科医院）；蒲育（成都市公共卫生临床医疗中心）；地里下提·阿不力孜（乌鲁木齐，新疆维吾尔自治区胸科医院）

参 考 文 献

[1] Cox HS, Niemann S, Ismailov G, et al. Risk of acquired drug resistance during short-course directly observed treatment of tuberculosis in an area with high levels of drug resistance. Clin Infect Dis, 2007, 44(11):1421-1427.

[2] World Health Organization. Global tuberculosis report 2015. Geneva:World Health Organization, 2015.

[3] Keshavjee S, Farmer PE. Tuberculosis, drug resistance, and the history of modern medicine. N Engl J Med, 2012, 367(10):931-936.

[4] World Health Organization. Global tuberculosis report 2016. Geneva:World Health Organization, 2016.

[5] 许宾，孙加源，黄燕．综合医院肺外结核 101 例临床分析．中国防痨杂志，2004, 26(3):151-154.

[6] Yoon HJ, Song YG, Park WI, et al. Clinical manifestatians and diagnosis of extrapulmonary tuberculosis. Yonsei Med J, 2004, 45(3):453-461.

[7] 李强，董伟杰，范俊，等．38 例骨关节结核患者病灶标本分枝杆菌培养及药物敏感性试验结果分析．中国防痨杂志，2017, 39(3):277-281.

[8] 张娟，蒋俊，张红，等．MGIT960 与罗氏培养法在结核分枝杆菌培养及药敏试验中的比对分析．中国防痨杂志，2011, 33(6):361-365.

[9] 许宏涛，陈东科，赖惠英．结核分枝杆菌四种常用方法检测比较．中国热带医学，2015, 15(5):612-614.

[10] 范顺武，胡子昂．重视脊柱结核化学药物治疗的重要性．中国骨伤，2017, 30(9):783-786.

[11] Tan Y, Li Q, Wang Q, et al. Evaluation of the MTBDRplus 2.0 assay for the detection of multidrug resistance among persons with presumptive pulmonary TB in China. Sci Rep, 2017, 7(1):3364.

[12] Rufai SB, Kumar P, Singh A, et al. Comparison of Xpert MTB/RIF with line probe assay for detection of rifampin-monoresistant Mycobacterium tuberculosis. J Clin Microbiol, 2014, 52(6):1846-1852.

[13] Wang G, Dong W, Lan T, et al. Diagnostic accuracy evaluation of the conventional and molecular tests for spinal tuberculosis in a cohort, head-to-head study. Emerg Microbes Infect, 2018, 7(1):109.

[14] Li Y, Jia W, Lei G, et al. Diagnostic efficiency of Xpert MTB/RIF assay for osteoarticular tuberculosis in patients with inflammatory arthritis in China. PLoS One, 2018, 13(6):e0198600.

[15] 穆晶，赵丹，董宇杰，等．结核病病理学诊断的研究进展与临床应用．结核病与肺部健康杂志，2017, 6(4):386-390.

[16] Valafar F. Pathogenesis of multi drug-resistant and extensively drug-resistant tuberculosis as a determinant of future treatment success. Int J Mycobacteriol, 2016, 5 Suppl 1:S64-S65.

[17] Rahman MA, Sarkar A. Extensively drug-resistant tuberculosis(XDR-TB):A daunting challenge to the current End TB Strategy and policy recommendations. Indian J Tuberc, 2017, 64(3):153-160.

☆ ☆ ☆ ☆

[18] 秦世炳. 重视结核病诊治和脊柱结核手术时机的选择. 中国骨伤, 2013, 26(7):533-535.

[19] Pang Y, Lu J, Huo F, at el. Prevalence and treatment outcome of extensively drug-resistant tuberculosis plus additional drug resistance from the National Clinical Center for Tuberculosis in China:A five-year review. J Infect, 2017, 75(5):433-440.

[20] World Health Organization. Treatment guidelines for drug-resistant tuberculosis, 2016 update. Geneva:World Health Organization, 2016.

[21] 宋向伟, 梁强, 马文鑫, 等. 影响脊柱结核术后超短程化疗方案的因素分析. 中国矫形外科杂志, 2018, 26(2):144-149.

[22] 姚晓伟, 董昭良, 李卓, 等. 60 例耐药脊柱结核患者个体化治疗及疗效的临床研究. 中国防痨杂志, 2016, 38(11):978-984.

[23] 习昕. 肺外结核 514 例临床分析. 广州 : 中山大学, 2006.

[24] 牟朋林, 陈克冰, 杨建惠. 脊柱结核术后复治的危险因素 Logistic 回归分析. 现代医院, 2018, 18(5):719-721, 724.

[25] 秦世炳. 重视肺外结核病并规范骨关节结核的临床诊治. 中国防痨杂志, 2014, 36(8):655-658.

[26] 马远征. 进一步提高脊柱结核的治疗效果. 中国脊柱脊髓杂志, 2010, 20(10):795-796.

[27] 马远征, 李大伟, 胡明马, 等. 耐药脊柱结核个体化诊疗模式应用研究 // 中华医学会骨科分会. 中华医学会第十四届骨科学术会议暨第七届 COA 国际学术大会资料汇编. 北京 : 中华医学会骨科分会, 2012.

[28] 许建中. 规范脊柱结核治疗, 为我国结核病防治做出更大贡献. 中华骨科杂志, 2014, 34(2):97-101.

[29] 张宏其. 如何全面认识和规范应用单纯经后路病灶清除椎体间植骨术治疗脊柱结核. 中国矫形外科杂志, 2018, 26(2):97-100.

[30] 蒋之, 屈满英, 万轲. 耐药脊柱结核的临床分析及疗效研究. 中国现代医学杂志, 2016, 11(6):132-136.

[31] 李大伟, 马远征, 李力韬, 等. 脊柱结核伴截瘫外科治疗的疗效分析. 中华骨科杂志, 2014, 34(2):156-161.

[32] 张宏其, 陈筱, 郭虎兵, 等. 单纯后路病灶清除椎体间植骨融合内固定治疗脊柱结核的适应证及疗效评价. 中国矫形外科杂志, 2012, 20(3):196-199.

(《耐药脊柱结核临床诊疗专家共识》编写组)

(中国防痨协会骨关节结核专业委员会　华北骨结核联盟　中国防痨杂志社)

摘自《中国防痨杂志》2019 年 42 卷 4 期

附录 3
脊柱结核并发 HIV 感染 /AIDS 患者诊断及治疗专家共识

【摘要】脊柱结核并发 HIV 感染 /AIDS 患者因免疫功能低下，治疗的难度成倍增加。为规范脊柱结核并发 HIV 感染 /AIDS 患者的诊疗流程，使更多同行了解此类疾病治疗细节，并在治疗时有可靠依据，中国防痨协会骨关节结核专业分会、中国西部骨结核联盟、中国华北骨结核联盟、《中国防痨杂志》编辑委员会共同制定了《脊柱结核并发 HIV 感染 /AIDS 患者诊断及治疗专家共识》。本共识从脊柱结核并发 HIV 感染 /AIDS 患者的流行病学背景开始论述，对其常见临床表现、实验室检查、诊断标准、药物及手术治疗方法、手术治疗过程中的职业暴露和注意事项，以及研究方向等方面做了深入的阐述与讨论。

【关键词】结核，脊柱；HIV 感染；获得性免疫缺陷综合征；诊断；治疗；

【共识】HIV 感染是结核病发病的独立危险因素，结核病是 HIV 感染者最常见的机会感染之一，是 HIV 感染者疾病进展的重要影响因素，也是 AIDS 患者（包括已接受抗病毒治疗的患者）死亡的重要原因。在 2017 年，全世界大约有 30 万例 HIV 感染 /AIDS 患者因并发结核感染而死亡[1]。MTB、HIV 双重感染已经成为影响公众健康的重要公共卫生问题。相关的荟萃分析显示，MTB、HIV 双重感染率为 23.51%，非洲、亚洲、欧洲、拉丁美洲分别为 31.25%、17.21%、20.11%、25.06%；美国为 14.84%；中国大陆 HIV 感染者和 AIDS 患者中结核病的患病率分别为 7.2% 和 22.8%。

一、背景

在我国结核病并发 HIV 感染 /AIDS 患者疫情逐步增高的背景下，随着高效抗逆转录病毒疗法（HARRT）治疗的普及，HIV 感染 /AIDS 已逐渐转变成为慢性疾病，临床中脊柱结核并发 HIV 感染 /AIDS 患者数量也不断增加。由于 HIV 感染 /AIDS 患者的免疫力低下，因此脊柱结核并发 HIV 感染 /AIDS 患者的治疗被归为一个特殊的范畴。

脊柱结核并发 HIV 感染 /AIDS 患者的诊治有其特殊性，涉及诊断新技术的应用、抗结核和抗 HIV 治疗，以及手术的众多方面，脊柱结核并发 HIV 感染 /AIDS 患者的治疗成功率也相对较低。为了进一步规范脊柱结核并发 HIV 感染 /AIDS 患者的诊治，中国防痨协会骨关节结核专业分会和中国西部骨结核联盟、中国华北骨结核联盟、《中国防痨杂志》编辑委员会共同组织专家制定了本专家共识。本共识是基于我国脊柱结核并发 HIV 感染 /AIDS 的流行现状、临床实践和研究进展进行广泛讨论后编写的，同时参考了国内外脊柱结核并发 HIV 感染 /AIDS 的诊疗相关指南。本共识将随着脊柱结核并发 HIV 感染 /AIDS 流行病学的变化，以及临床与基础研究的进展而定期更新。

二、脊柱结核并发 HIV 感染 /AIDS 患者的临床表现

大部分脊柱结核并发 HIV 感染 /AIDS 患者有午后低热、盗汗、精神倦怠、乏力、食欲减退、体质量减轻等全身症状，病变恶化或有其他并发症时可有持续高热等急性病症。需要提出的是，部分并发 HIV 感染 /AIDS 患者由于免疫力的下降，有时全身症状反而不明显，仅仅表现出脊柱结核的局部症状。

1. 疼痛　患病部位疼痛，初起疼痛多较轻，痛点也不局限。随病变进展，痛点多固定于脊柱病变平面的棘突或棘突旁。有时可伴有相应神经节段支配区的放射性疼痛。患病处棘突或棘突旁有压痛、叩击痛，以及病变部位神经支配区的放射性疼痛。

2. 痉挛　因疼痛及病变椎体的不稳定造成肌肉痉挛，使脊柱处于某种固定的被动体位，脊柱运动明显受限。

3. 脊柱畸形　由于椎体的破坏、塌陷，以及骨质缺损致发生脊柱后凸畸形和侧弯，脊柱各段因生理弯曲的不同导致后凸畸形程度也不相同，其中以胸椎和胸腰椎发生后凸畸形最明显。

4. 寒性脓肿和窦道　脊柱结核随病变发展大多数患者可有寒性脓肿生成。脓肿可位于病灶局部也可远离骨病灶形成流注脓肿。脓肿穿破皮肤可形成久治不愈的窦道，窦道常招致混合感染。有时脓肿还可穿破邻近的脏器形成内瘘。如胸椎椎旁脓肿可穿入胸腔、肺脏和食管，腰椎腰大肌脓肿可穿破腹部肠管，形成肠瘘等。

5. 神经功能障碍　当病变累及神经或脊髓时，可有剧烈的根性疼痛，以及该神经支配区皮肤感觉异常，严重时患者可出现感觉障碍平面、肌肉张力失衡、运动失调及行走困难；甚至丧失感觉、运动及大、小便功能，肢体瘫痪；生理反射减弱或消失，病理反射阳性。截瘫患者常出现褥疮、泌尿系感染、坠积性肺炎等并发症。

脊柱结核并发 HIV 感染 /AIDS 患者的临床表现不典型，并发多种其他机会感染时使病情更加复杂，诊断相对更困难 [2]。

三、实验室检查

HIV 感染 /AIDS 患者的实验室检查主要包括 HIV-1/HIV-2 抗体筛查、HIV-1/HIV-2 抗体确证试验、CD4$^+$T 淋巴细胞计数、HIV 核酸检测，以及 HIV 基因型耐药检测，其中 HIV-1/HIV-2 抗体确证试验和 HIV 核酸检测又统称为 "HIV 补充试验"。

（一）HIV-1/HIV-2 抗体筛查试验

HIV-1/HIV-2 抗体筛查是判断是否 HIV 感染的重要方法，包括酶联免疫吸附试验（ELISA）、化学发光 / 免疫荧光试验（CIA/IFA）、快速试验（RT）包括斑点 ELISA 和斑点免疫胶体金或胶体硒、免疫层析试验，以及明胶颗粒凝集试验等。因不同方法的筛查试验及不同厂家的试剂盒各自的窗口期有所不同，在解释结果时应考虑上述因素。目前，市面上主流的筛查试剂包括第三代和第四代（可同时检测 HIV-1/HIV-2 抗体与 HIV-1O 亚群抗体及 P24 抗原）HIV 检测试剂。筛查试验结果的解释要结合其他检测结果和宿主的免疫状态综合考虑 [3]。筛查结果若呈阳性反应，用原有试剂双份（快速试验）/ 双孔（化学发光试验或 ELISA）或两种试剂进行重复检测，如均呈阴性反应，则报告为 HIV-1/HIV-2 抗体阴性；如一阴一阳或均呈阳性反应，需要进行 HIV 补充试验。HIV-1/HIV-2 抗体的筛查和复检均应按照国家 AIDS 检测技术规范进行。

☆ ☆ ☆ ☆

（二）HIV-1/HIV-2 抗体确证试验

HIV-1/HIV-2 抗体的确证试验包括免疫印迹法（WB）、条带 / 线性免疫试验（RIBA/LIA），国内主要以 WB 检测为主。HIV-1/HIV-2 抗体的确证试验对 HIV 感染早期或者终末期患者会出现假阴性的结果，在出具报告时应充分考虑患者的暴露时间及免疫状态，并结合其他实验室指标进行综合判断。若无 HIV 特异性条带产生，报告 HIV 抗体阴性；出现条带但不满足诊断条件者报告为 HIV 抗体不确定，建议进行核酸试验或 2 ～ 4 周后复检，根据核酸试验或随访结果进行判断[4]。另外，国内市面上的试剂几乎不可以同时区分 HIV-1/HIV-2 型抗体，对于需要区分或者疑似 HIV-2 型感染的患者则送至 HIV 参比实验室进行定型。

（三）HIV 感染的核酸检测

最新版《WS 293—2019 艾滋病和艾滋病病毒感染诊断》将 HIV 核酸检测作为 HIV 感染的另一补充试验，极大地提高了核酸检测的地位，也实现了中国 HIV 感染诊疗与国际接轨。HIV 病毒核酸检测分为定性和定量试验，现各级临床医疗机构多开展定量试验。定量检测（病毒载量）的常用方法为基于靶核酸扩增 RT-PCR 和信号放大扩增两种方法，国内临床医疗单位常用国内外生产的实时荧光定量 RT-PCR 靶核酸扩增试剂（荧光探针法）。HIV 病毒载量检测对评估疾病的进程、HAART 疗效的评估，以及治疗方案的调整等有重要意义。此外，对于 WB 检测造成的假阴性结果是重要的补充，用于急性期或晚期抗体阴性患者 HIV 感染诊断和小于 18 月龄的婴幼儿 HIV 感染诊断。

（四）CD4+T 淋巴细胞计数检测

CD4+T 淋巴细胞是 HIV 感染后损害的最主要靶细胞，HIV 感染人体后，使得外周血 CD4+T 淋巴细胞数量进行性减少伴免疫功能受损；CD8+T 淋巴细胞数量则增加，其免疫活化及功能受损，出现 HIV 患者外周血 CD4+/CD8+T 淋巴细胞比值倒置。目前，国内主要采用流式细胞仪检测 CD4+T 淋巴细胞。使用单平台流式细胞术检测外周血 T 淋巴细胞亚群，可以直接获取患者外周血 CD4+ 或者 CD8+T 淋巴细胞的比例和各亚群的数量。研究证实，开始进行 HAART 的 HIV 感染 /AIDS 患者，CD4+T 淋巴细胞计数 > 500 个 /μl 者，其发生 AIDS 相关事件的比率及死亡率要明显低于 CD4+T 淋巴细胞计数 < 350 个 /μl 者[5]。CD4+T 淋巴细胞的绝对计数对了解机体免疫状态和病程进展、确定疾病分期、判断治疗效果，以及进行 HIV 感染 /AIDS 患者发生机会性感染的风险评估，甚至免疫重建炎症综合征（immune reconstitution inflammatory syndrome，IRIS）的评判都有重要意义。CD4+T 淋巴细胞检测的频率应该根据患者的具体情况决定。此外，CD4+/CD8+T 淋巴细胞比值的监测结果对患者的治疗效果和免疫功能重建状态有提示作用[6]。

（五）HIV 基因型耐药检测

HIV 耐药是由多种机制综合作用的结果，其中不规范的 HAART 及患者依从性差是导致 HIV 产生耐药性的重要原因。据 2019 年 WHO 数据显示，全球 HIV 病毒耐药性显著增加，应该对此引起足够的重视。HIV 耐药性检测将为 AIDS 患者治疗方案的制订和调整提供重要参考。需要强调的基因型耐药与表型耐药不完全一致。当耐药基因检测阳性时，提示该患者体内 HIV 可能耐药，同时需要密切结合临床情况，充分考虑 HIV 感染 /AIDS 患者的依从性，对药物的耐受性及药物的代谢吸收等因素进行综合评判。此外，对耐药基因检测阴性时，要考虑检测样品的采样原因等因素，对结果的解读做出综合判断。对 HAART 后病毒载量下降不理想或抗病毒治疗失败而需要改变治疗方案时，应该进行耐药基因检测。

☆ ☆ ☆ ☆

对于 HAART 失败的患者，如其病毒载量＞ 400 拷贝 /ml 且未停用抗病毒药物进行耐药基因检测时，需在停药 4 周内进行基因型耐药检测。

四、诊断

（一）HIV 感染 /AIDS 的诊断标准

诊断原则：HIV 感染 /AIDS 的诊断需结合流行病学史（包括不安全性生活史、静脉注射毒品史、输入未经 HIV 抗体检测的血液或血液制品、HIV 抗体阳性者所生子女或职业暴露史等），以及临床表现和实验室检查等进行综合分析，慎重做出诊断。

1. 成人、青少年及 18 月龄以上儿童，符合下列一项者即可诊断：①抗体筛查试验阳性和 HIV 补充试验阳性（抗体补充试验阳性或核酸定性检测阳性或核酸定量大于 5000 拷贝 /ml）；② HIV 分离试验阳性。

2.18 月龄及以下儿童，符合下列一项者即可诊断：①为 HIV 感染母亲所生和 HIV 分离试验结果阳性；②为 HIV 感染母亲所生和 2 次 HIV 核酸检测均为阳性（第 2 次检测需在出生 6 周后进行）；③有医源性暴露史，HIV 分离试验结果阳性或 2 次 HIV 核酸检测均为阳性。

（二）脊柱结核并发 HIV 感染 /AIDS 的诊断 [7]

脊柱结核可发生在任何 $CD4^+T$ 淋巴细胞计数水平的 HIV 感染 /AIDS 患者。脊柱结核并发 HIV 感染 /AIDS 的诊断需要结合患者的临床表现、辅助检查、病理学检查，以及影像学检查结果来进行综合判断。尤其要注意的是，发生于 HIV 感染 /AIDS 患者的脊柱结核在临床表现及诊断方面有其自身特点，不能将一般脊柱结核的诊断方法简单地套用于脊柱结核并发 HIV 感染 /AIDS 患者的诊断中。在进行诊断时必须注意患者的免疫功能状态，$CD4^+T$ 淋巴细胞计数较高患者的表现与普通脊柱结核患者类似，而 $CD4^+T$ 淋巴细胞计数低的患者常常显示脊柱结核的病情较重，预后较差。

五、药物治疗

脊柱结核并发 HIV 感染 /AIDS 患者的治疗原则与单纯脊柱结核患者相同，但抗结核药物使用时应注意与抗病毒药物之间的相互作用及配伍禁忌。

治疗药物：包括异烟肼、利福平、利福布汀、乙胺丁醇、吡嗪酰胺，根据情况也可选用对氨基水杨酸钠、阿米卡星、氟喹诺酮类抗生素及链霉素等。

如果结核分枝杆菌对一线抗结核药物敏感，则使用异烟肼＋利福布汀＋乙胺丁醇＋吡嗪酰胺进行 6 ～ 9 个月的强化期治疗，必要时辅助应用氟喹诺酮类药物，然后使用异烟肼＋利福布汀＋乙胺丁醇进行 6 个月的巩固期治疗。对于脊柱结核并发 HIV 感染 /AIDS 患者，需要密切监测药物不良反应并注意药物间的相互作用，必要时调整抗病毒或抗结核药物的剂量，并进行血药浓度监测。

WHO 建议所有结核病并发 HIV 感染者均应给予 HAART[8]，无论其 $CD4^+T$ 淋巴细胞计数值高低，均应在抗结核药物治疗 8 周内尽快进行 HAART。对于免疫功能严重低下者（$CD4^+T$ 淋巴细胞计数＜ 50 个 /μl）应在抗结核药物治疗后 2 周内进行 HAART 治疗。对于 HAART 治疗期间被诊断为结核病的患者，首先要考虑是否由药物的相互作用或潜在的叠加毒性所致，是否需要调整 HAART 治疗方案；其次要考虑发生结核病是否与 HAART 治疗失败有关。如果已经确定 HAART 治疗失败，在开始 HAART 治疗的开始阶段不推荐同时使用新的二线 HAART 治疗方案，应继续原来的 HAART 治疗方案，并在抗结核药物治疗开始后的 2 ～ 8 周调整为二线 HAART 治疗方案。

脊柱结核并发 HIV 感染 /AIDS 时，患者术前 $CD4^+T$ 淋巴细胞计数值对手术时机选择尤为重要。HIV 主要侵犯人体的 $CD4^+T$ 淋巴细胞，引起其数量减少和功能缺陷，使机体免疫功能低下，导致各种机会性感染的发病率增加，术后各种并发症的发生率明显升高，增加了手术风险。一项针对 2012—2015 年成都市公共卫生临床医疗中心 HIV 感染者 I 类切口手术抗菌药物使用情况的研究显示，$CD4^+T$ 淋巴细胞计数 < 200、200 ～ 350、> 350 个 /μl 的患者术后感染率分别为 16.67%、6.06%、4.35%[9]。在患者 $CD4^+T$ 淋巴细胞计数 < 200 个 /μl 时行手术需谨慎。若非急诊手术，经积极进行抗病毒治疗，待 $CD4^+T$ 淋巴细胞计数 > 200 个 /μl 再行手术，可以减少术后并发症的发生。延缓手术的同时需考虑患者术后功能改善不良的潜在风险。有研究表明，HIV 感染者术后切口愈合不良患者的血清白蛋白明显低于 HIV 感染者术后切口愈合良好患者[10]。纠正营养不良可以通过改善机体的负氮平衡，增强免疫力，以保证术后抗结核药物的有效血药浓度，同时可以维持细胞、器官与组织的代谢，使之发挥正常的功能，加速组织的修复，促进患者康复。因此，对于脊柱结核并发 HIV 感染 /AIDS 患者，需及早进行围手术期营养风险筛查，给予个性化营养支持，采取有效的营养干预措施，以降低患者的营养风险，改善临床结局。因此，对于脊柱结核并发 HIV 感染 /AIDS 患者，除非是急诊手术，应尽量选择 $CD4^+T$ 淋巴细胞计数 > 200 个 /μl 时进行手术；另外，术前应行规律抗结核药物治疗 4 ～ 12 周，并积极纠正电解质紊乱、贫血及低蛋白血症，患者无严重的全身其他部位感染，待一般情况改善、结核中毒症状减轻、血红细胞沉降率下降时可考虑手术。术前还应评估患者的 AIDS 病情是否稳定，是否有严重的并发症，预估生存期 > 6 个月。若术前患者 $CD4^+T$ 淋巴细胞计数 < 200 个 /μl，但其病情不允许延长术前治疗时间（如脊髓受压、脊髓功能障碍进行性加重）；经规律抗结核药物治疗 4 周以上，然后根据具体情况，向患者及家属充分说明手术治疗的风险性及其可能出现的预后，方可考虑手术治疗。

六、手术治疗

（一）手术时机的选择

脊柱结核并发 HIV 感染 /AIDS 患者因为免疫力低下，机会性感染发生率高；根据患者全身情况及辅助检查、实验室检查等结果，术前应进行风险讨论，选择什么样的手术方案，并评估此种手术的收益。需要指出的是：在临床上经常遇到很多脊柱结核并发 HIV 感染 /AIDS 患者虽然 $CD4^+T$ 淋巴细胞水平低，但血红蛋白和白细胞及白蛋白等指标正常。曾有文献报道，$CD4^+T$ 淋巴细胞水平与白细胞和血红蛋白无明显相关，所以根据血白细胞和血红蛋白的高低不能判断细胞免疫功能情况[11]。

手术时机选择有其特殊性，一般应遵循以下几点原则：①术前抗结核药物治疗时间至少 3 ～ 4 周。②结核中毒症状明显减轻或消失。③血红细胞沉降率和 C- 反应蛋白（C-reactive protein，CRP）降下来或稳定下来（高但稳定）。④机会性感染应得到控制，低蛋白血症、贫血、白细胞减少症得到纠正。有研究指出：白细胞水平、白蛋白水平、血红蛋白水平与 HIV 感染 /AIDS 患者围手术期并发症及伤口愈合相关[12-13]。⑤ $CD4^+T$ 淋巴细胞计数 > 200 个 /μl。⑥脊柱结核并发 HIV 感染 /AIDS 患者发生截瘫时，应以挽救脊髓功能为主，尽快完善术前准备，早期行手术减压，而非消极等待[14-15]。

☆☆☆☆

低 CD4$^+$ T 淋巴细胞水平已经不是手术绝对禁忌证，但是大部分来自发展中国家的研究仍然显示，CD4$^+$ T 淋巴细胞计数＜ 200 个 /μl 的患者手术后出现感染等并发症的概率增加[16-19]。

（二）手术适应证

脊柱结核并发 HIV 感染 /AIDS 患者是否需要手术，应根据患者的全身情况、免疫力低下程度、骨质破坏程度、脊柱畸形及稳定性情况、神经功能受损程度、保守治疗效果等进行详细的分析，并采取不同的治疗方式。对于免疫力低下、诊断明确、症状较轻、骨破坏少、脓肿小，以及无脊柱畸形、不稳和神经功能受损，并且对抗结核药物又较为敏感的患者，可采用保守治疗。对于符合适应证需要进行手术的患者，主要考虑以下几个方面：①严重的和渐进性加重的后凸畸形者。②椎体破坏继发脊柱不稳者。③脊柱结核并发截瘫，经 Frankel 分级为 A 级或 B 级者。④不完全截瘫经 Frankel 分级为 C 级或 D 级者，特别是 CT 和 MRI 检查显示脊髓致压物为死骨和坏死椎间盘者应尽早手术；致压物为脓肿，抗结核药物治疗 1 个月后无缓解者。⑤患者局部疼痛剧烈，不能下地行走，并常规治疗无效者。⑥脓肿虽不作为手术绝对指征，但引起剧烈疼痛者；脓液较多、黏稠致使置管引流无效者。⑦形成慢性窦道者，为避免继发性感染，应尽早切除。⑧经正规抗结核药物治疗但效果差，患者免疫功能降低，需要手术切除病灶，或手术获取标本鉴别是否耐药者。

（三）手术方式

前路手术仍然是最经典的术式。前路手术能直接显露病变椎体，显露范围较大，病灶清除彻底，植骨容易，更适合于椎体破坏严重、巨大椎旁脓肿形成、后路难以进行支撑植骨的患者。

尽管后路手术在病灶清除、椎体高度重建方面不如前路手术直接，但对于脊柱力线的矫正及矫形能力上明显强于前路手术[20-21]。在临床，HIV 感染 /AIDS 患者一般体质相对较差，耐受不了长时间手术及采用多个切口，此时后路手术将成为唯一选择。

前后路联合手术并非该类患者最理想的手术方法。前后路联合手术同时具备前路和后路手术的优点，对结核病灶清除彻底，支撑植骨容易，后凸畸形矫正更理想，能有效重建脊柱稳定性及正常序列。但该技术相当于 2 次手术，其带来的手术时间延长、出血量增多、术中术者暴露时间增加等问题，导致该技术不可能作为该类患者的最理想手术方法。

微创手术可供选择。目前，较广泛应用的微创手术包括 CT 引导下介入治疗、腔镜手术治疗等。脊柱结核微创手术治疗具有创伤小、并发症少等特点，能够降低患者卧床及住院时间，但对医生手术技巧和医院综合实力水平要求较高。需要强调的是：脊柱结核的微创手术需要严格把握手术适应证，其局限性较大；微创手术的目的是清除脓液、局限性病灶清除，故微创手术仅能作为一种治疗的选择和补充[22-23]。对于伴有后凸畸形、神经功能障碍及多节段脊柱结核患者无法使用。

七、脊柱结核并发 HIV 感染 /AIDS 患者手术时的职业暴露及对策

1. **职业暴露情况分析**　在脊柱结核并发 HIV 感染 /AIDS 患者行手术治疗的围手术期，医务人员发生职业暴露主要集中发生在针刺伤及体液飞溅导致的黏膜暴露。医务人员发生针刺伤后造成 HIV 感染的概率为 0.03% ～ 0.3%，感染概率随针刺伤伤口的深度、空心针穿刺、接种血液量，以及患者病毒载量的增高而增高。医务人员因体液飞溅导致的黏膜暴露发生 HIV 感染的概率为 0.09%[24]。

2. **职业暴露的防护**　脊柱结核并发 HIV 感染 /AIDS 患者手术职业暴露的防护应首先

遵循 WHO 推荐的普遍性防护的原则，将手术相关人员接触到患者血液和感染性体液的危险性减少到最低程度，这是预防因职业暴露而发生 HIV 感染的关键。

普遍性防护原则包括以下 5 项基本内容：①安全处置锐利器具；②对所有器具严格消毒；③认真洗手；④使用防护设备避免直接接触体液；⑤安全处置废弃物[25]。

与其他外科手术相比，脊柱结核手术复杂程度较高，手术时间长，手术操作显露位置较深，更易发生针刺伤及体液飞溅导致的黏膜暴露。因此，在常规防护设备的基础上，手术医生和器械护士应当佩戴防护眼罩或面罩，穿着长款防渗透手术衣和防护鞋套，使用双层手套（如有条件推荐使用药物夹层手套）。针刺伤主要发生在手术缝合过程中，特别是直接使用非持针手将待缝合组织提供支持情况下的缝合，操作者可在缝合过程中将最常发生针刺伤的左手拇指、左手食指等部位（右手缝合状态下）佩戴临时防护装置。对于皮肤组织的缝合建议使用钉皮器等无针缝合装置，能够最大程度地降低缝合时间，有效减少针刺伤发生。在手术操作过程中，建议多应用电切或电凝替代手术刀或剪刀，使得手术视野暴露，同时应避免直接传递锐器。最为重要的是，建议手术医生与器械护士为曾经同时参加过多台普通患者手术的配合娴熟的手术团队成员[26]，如此能够最大程度地降低误伤导致职业暴露的发生。

3. 职业暴露后的处置措施　一旦职业暴露应该及时上报主管部门并及时处置（尽可能在 24h 之内采取预防措施，根据暴露情况选择预防性用药）[27-28]。发生锐器伤后应立即在伤口近心端轻轻挤压，尽可能挤出损伤处的血液，避免挤压伤口局部。再次用皂液和流动水反复冲洗伤口，能够很好地去污及去除局部残留病毒的作用。冲洗的时间要根据受伤的程度及暴露源的感染情况来决定：一般需要冲洗 5 ～ 10 min，如果暴露类型为损伤面积大、伤口深，或者割伤，或者暴露源为 HIV 感染且病毒载量水平为重度类型者，则应适当延长冲洗时间。最后，用 0.5% 碘伏或 75% 酒精消毒伤口。暴露者需接受感染科专家评估，职业暴露后当天、1 个月、3 个月、6 个月及 1 年时应进行 HIV 抗体检测，若抗体阴性则视为未感染[29]。

八、注意事项

脊柱结核并发 HIV 感染 /AIDS 患者手术为Ⅲ类切口，且大多数患者存在免疫缺陷，术后常规预防性使用抗生素和正常患者无区别[29-30]。要根据患者症状、体征、实验室检查及具体情况决定抗生素使用时间，在患者术后能进食时及时恢复抗结核抗病毒治疗，并发神经功能受损患者需予以营养神经的对症治疗；此外，术后严密关注点还包括患者生命体征及体位、术口的渗血及引流情况、脊髓神经功能恢复情况、康复训练、心理护理及生活护理，以及并发症的预防[24, 31]。

九、脊柱结核并发 HIV 感染 /AIDS 的研究方向

①开展大规模多中心的脊柱结核并发 HIV 感染 /AIDS 的流行病学研究，建立国家或地区性的登记系统和数据库；②对于耐药脊柱结核并发 HIV 感染 /AIDS 患者的早期诊断及治疗；③选择更加有效的抗结核及抗病毒药物并进行规范化治疗；④加强脊柱结核并发 HIV 感染 /AIDS 患者手术方式的进一步改善及规范化研究；⑤脊柱结核并发 HIV 感染 /AIDS 防治措施的进一步落实与推广[32-33]。

总之，对脊柱结核并发 HIV 感染 /AIDS 应引起足够重视。在科学的角度上达成共识是一项艰巨的任务，尤其是在药物治疗及手术治疗方面有许多经验需要总结，有许多问题需

☆ ☆ ☆ ☆

要进一步探讨与深入研究。本共识是对脊柱结核并发 HIV 感染 /AIDS 患者临床诊治的初步探讨，亟待将来逐步完善。希望国内外的专家通过《中国防痨杂志》这个平台，广泛开展临床工作经验交流，在学术上相互商榷和切磋，使得本共识能够得到持续更新和不断完善。

《脊柱结核并发 HIV 感染 /AIDS 患者诊断及治疗专家共识》编写组成员（排名不分先后）：101149 首都医科大学附属北京胸科医院（秦世炳、范俊）；610000 成都市公共卫生临床医疗中心（刘勇、蒲育、何敏、李青锋、周锐锋、蔡琳、尚鹏程）；450015 郑州，河南省传染病医院（钱南平、赵永杰）；100015 首都医科大学附属北京地坛医院（张强、赵汝岗、张耀）；400036 重庆市公共卫生救治中心（杨李军、廖伟）；710100 西安市胸科医院（朱昌生）；650041 昆明市第三人民医院（寸新华、刘思源）；750021 银川，宁夏回族自治区第四人民医院（田军）；850000 拉萨，西藏自治区第三人民医院（达娃）；100035 北京，《中国防痨杂志》编辑部（薛爱华、范永德、李敬文）；710100 西安，陕西省结核病防治院（陈其亮）；830049 乌鲁木齐，新疆维吾尔自治区胸科医院（地里下提·阿不力孜）；610031 成都，四川大学华西医院（李涛）；545005 柳州，广西壮族自治区龙潭医院（黄永宝、周兵）；810000 西宁，青海省第四人民医院（海杰）；730046 兰州市肺科医院（罗永军）；550004 贵阳市公共卫生救治中心（任鹏、鲍锐、吴森）

参 考 文 献

[1] World Health Organization. Global tuberculosis report 2018. Geneva：World Health Organization，2018.

[2] 沈银忠，卢洪洲 . 艾滋病合并结核病诊治现状 . 中国实用内科杂志，2015，35（8）：671-674.

[3] 中华医学会感染病学分会艾滋病丙型肝炎学组，中国疾病预防控制中心 . 中国艾滋病诊疗指南（2018年版）. 中华内科杂志，2018，57（12）：867-884.

[4] 中国疾病预防控制中心性病艾滋病预防控制中心 . 全国艾滋病检测技术规范（2015 年修订版）. 北京：中国疾病预防控制中心，2015.

[5] US Preventive Services Task Force，Owens DK，Davidson KW，et al. Screening for HIV infection：US Preventive Services Task Force recommendation statement. JAMA，2019，321（23）：2326-2336.

[6] 荆凡辉，吕玮，李太生 . HIV 感染者免疫功能重建新视角：CD4/CD8 比值 . 中国艾滋病性病，2018，24（6）：643-644，封三 - 封四 .

[7] 中华医学会感染病学分会艾滋病学组，中华医学会热带病与寄生虫学分会艾滋病学组 . HIV 合并结核分枝杆菌感染诊治专家共识 . 中华临床感染病杂志，2017，10（2）：81-90.

[8] Kaplan JE，Benson C，Holmes KK，et al. Guidelines for prevention and treatment of opportunistic infections in HIV-infected adults and adolescents：recommendations from CDC，the National Institutes of Health，and the HIV Medicine Association of the Infectious Diseases Society of America. MMWR Recomm Rep，2009，58（RR-4）：1-207.

[9] 吕飞，张明明，郑莉，等 . 2012—2015 年成都市公共卫生临床医疗中心 HIV 感染者 I 类切口手术抗菌药物的使用情况分析 . 现代药物与临床，2017，32（4）：733-736.

[10] 孙胜，张耀申，张强，等 . 围手术期辅助治疗对骨科人类免疫缺陷病毒感染者术后伤口愈合的影响 . 中华医学杂志，2014，94（29）：2269-2273.

[11] 刘保池，刘立，杨昌明，等 . 艾滋病病毒感染者手术后脓毒症的救治 . 中华临床医师杂志（电子版），2011，5（9）：2742-2744.

[12] Feng T，Feng X，Jiang C，et al.Sepsis risk factors associated with HIV-1 patients undergoing surgery. Emerg Microbes Infect，2015，4（9）：e59.

[13] 赵汝岗，赵昌松，李鑫，等 . 人类免疫缺陷病毒阳性青年男性患者四肢闭合骨折内固定术后切口延迟愈合影响因素的研究 . 中国矫形外科杂志，2017，25（2）：114-118.

[14] 严广璇，秦世炳，董伟杰，等 . 胸椎结核病变活动型合并截瘫患者手术疗效分析 . 中国防痨杂志，2015，37（3）：223-229.

[15] 李元，秦世炳，董伟杰，等 . 老年脊柱结核伴截瘫患者的手术时机与疗效分析 . 中国防痨杂志，2015，37（3）：223-229.

[16] Guild GN，Moore TJ，Barnes W，et al. CD4 count is associated with postoperative infection in patients with orthopaedic trauma who are HIV positive. Clin Orthop Relat Res，2012，470（5）：1507-1512.

[17] 刘立，刘保池 . CD4 T 淋巴细胞计数与 HIV 感染者手术风险评估 . 中华全科医学，2011，9（1）：7-8.

[18] Deneve JL，Shantha JG，Page AJ，et al. CD4 count is predictive of outcome in HIV-positive patients undergoing abdominal operations. Am J Surg，2010，200（6）：694-699；discussion 699-700.

[19] Kigera JW，Straetemans M，Vuhaka SK，et al. Is there an increased risk of post-operative surgical site infection after orthopaedic surgery in HIV patients? A systematic review and meta-analysis. PLoS One，2012，7（8）：e42254.

[20] Hassan K，Elmorshidy E. Anterior versus posterior approach in surgical treatment of tuberculous spondylodiscitis of thoracic and lumbar spine. Eur Spine J，2016，25（4）：1056-1063.

[21] 王志华，舒钧，任莉荣，等 . 不同入路内固定手术对老年胸腰椎结核患者脊柱后凸畸形矫正效果的影响 . 颈腰痛杂志，2018，39（6）：721-724.

[22] 刘思源，窦吉辰，饶涛，等 . 术前穿刺置管冲洗引流联合手术治疗复发性脊柱结核的效果分析 . 中国防痨杂志，2019，41（4）：457-462.

[23] 阿布都艾尼·米吉提 . 脊柱结核的手术治疗研究进展 . 医学信息，2018，31（1）：64-66.

[24] Kumakech E，Achora S，Berggren V，et al. Occupational exposure to HIV：a conflict situation for health workers. Int Nuts Rev，2011，58（4）：454-462.

[25] Traynor K. Revised guidelines for occupational HIV exposure include simpler regimens. Am J Health Syst Pharm，2013，70（19）：1642，1246.

[26] 马淑焕 . 脊柱结核的护理 // 中华护理学会 . 中华护理学会第 11 届全国骨科护理学术交流暨专题讲座会议论文汇编 . 北京：中华护理学会，2009：259-261.

[27] Sandher DS，Al-Jibury M，Paton RW，et al. Bone and joint tuberculosis：cases in Blackburn between 1988 and 2005. J Bone Joint Surg Br，2007，89（10）：1379-1381.

[28] do Amaral SH，Silva MN，Giraldi M，et al. Intravertebral abscess in a patient with spinal tuberculosis. J Neurosurg Spine，2009，10（2）：160.

[29] Dunn R，Zondagh I，Candy S. Spinal tuberculosis：magnetic resonance imaging and neurological impairment. Spine（Phila Pa 1976），2011，36（6）：469-473.

[30] Kaila R，Malhi AM，Mahmood B，et al. The incidence of multiple level noncontiguous vertebral tuberculosis detected using whole spine MRI. J Spinal Disord Tech，2007，20（1）：78-81.

[31] Kobayashi N，Fraser TG，Bauer TW，et al. The use of real-time polymerase chain reaction for rapid diagnosis of skeletal tuberculosis. Arch Pathol Lab Med，2006，130（7）：1053-1056.

[32] van Zyl-Smit RN，Pai M，Peprah K，et al. Within-subject variability and boosting of T-cell interferon-gamma responses after tuberculin skin testing. Am J Respir Crit Care Med，2009，180（1）：49-58.

[33] Boehme CC，Nabeta P，Hillemann D，et al. Rapid molecular detection of tuberculosis and rifampin resistance. N Engl J Med，2010，363（11）：1005-1015.

（中国防痨协会骨关节结核专业分会　中国西部骨结核联盟

中国华北骨结核联盟　《中国防痨杂志》编辑委员会）

摘自《中国防痨杂志》2020 年 42 卷 5 期

附录 4
脊柱结核手术治疗临床路径

【编者按】 随着脊柱结核发病率的提高，临床诊治任务明显加重。而中国各地脊柱外科医师对脊柱结核的干预意识及知识的普及率有待提高，各区（县）、各层级医院对脊柱结核外科治疗仍以自己经验积累为主，需要对诊断治疗的临床路径进行规范。中国防痨协会结核病临床专业分会骨关节结核学组、《中国防痨杂志》和《结核病与肺部健康杂志》编委会借鉴国际上的相关指南，依托首都医科大学附属北京胸科医院骨科丰富的临床经验与较多的病例数，结合我国目前对脊柱结核治疗的特殊性和社会经济发展现状，制订了《脊柱结核手术治疗临床路径》，以规范与指导脊柱结核的外科诊断与治疗。本《脊柱结核手术治疗临床路径》将满足大部分患者的诊治需要，临床医师在应用本临床路径时还要考虑患者的个体情况，根据病情与经济承受能力等因素选择个性化的治疗方案及措施。

结核病的历史可追溯至大约 5000 年前，直至今日仍是威胁人类健康的最严重的传染病之一。目前，全球有将近 1/3 的人感染了结核分枝杆菌，其中每年有近 900 万例发病。我国是全球 22 个结核病流行严重的国家之一，每年发病患者约 130 万例。其中脊柱结核约占骨关节结核患者总数的 50%[1-4]；脊柱结核发生神经和脊髓损伤而致残者高达10% ~ 43%[5]。近年来，对脊柱结核的外科干预手段发展迅速，其治疗效果已得到证实，并且在对脊柱结核的治疗上已经达成了一定共识[6]：在正规的抗结核药物治疗的基础上，必要时辅以手术治疗。手术的目的是清除病灶，缓解疼痛，保护神经功能，稳定脊柱，防止迟发性神经功能损伤及后凸畸形[7-8]。我国各地区各层级医院的医生对骨关节结核诊断、治疗的水平参差不齐，多数结核病医院中骨外科专业的缺乏导致对手术治疗的认知不足；而综合医院骨科医生对结核病诊治的知识更应加强。上述情况，导致大量罹患脊柱结核的患者得不到及时、合理、规范的诊断和治疗，造成病情延误、手术失败，甚至造成瘫痪等严重残疾。

近 10 年来，首都医科大学附属北京胸科医院骨科经过对近 3000 例脊柱结核患者的诊断治疗，结合 2009 年中华人民共和国卫生部组织制定的《临床路径管理指导原则（试行）》要求[9]，总结了一套较为完善规范的脊椎结核手术治疗临床路径，并在"第四届骨关节结核临床诊断与治疗进展及其规范化专题研讨会"上进行了阐述，同时呈送中国防痨协会结核病临床专业分会骨关节结核学组讨论，不少专家对该临床路径提出了宝贵的指导和修改意见，经过反复修改最终出台了这份《脊柱结核手术治疗临床路径》，供各位同仁参考，并请多提宝贵意见或建议，以进一步完善与推广。

临 床 路 径

一、适用患者

第一诊断为脊柱结核，既往未行手术治疗，需要行手术治疗者。

二、诊断依据 [10]

1. 病史　有结核病患者接触史，现患或曾患肺结核或其他部位和（或）系统结核病。

2. 有结核中毒症状　低热（午后）、盗汗（夜间）、乏力、食欲不振、消瘦等。

3. 疼痛　患病部位疼痛，患病处棘突或棘突旁有压、叩痛和病变部位神经支配区的放射性疼痛。

4. 肌肉痉挛　躯体处于强迫体位（被动体位），患者活动受限。

5. 脊柱生理弯曲改变　出现后突畸形、驼背等。

6. 脓肿和窦道　脊柱病灶相应部位出现脓肿、形成窦道并有混合感染。

7. 神经功能障碍　当病变累及神经或脊髓时，可有剧烈的根性疼痛，以及该神经支配区皮肤感觉异常，严重时可有感觉障碍平面出现，肌肉张力失衡，运动失调及行走困难；甚至感觉、运动及大小便功能丧失，肢体瘫痪；生理反射减弱或消失，病理反射阳性。截瘫患者常有褥疮、泌尿系感染、坠积性肺炎等并发症。

8. 实验室检查　①血红细胞沉降率（erythrocyte sedimentation rate，ESR）升高；②结核菌素纯蛋白衍生物（purified protein derivative，PPD）试验阳性；③脓液涂片查找抗酸杆菌和结核分枝杆菌培养阳性；④ PCR、结核分枝杆菌 DNA 检测、结核感染 T 淋巴细胞斑点试验（T-SPOT.TB）（或采用其他 γ - 干扰素释放试验检测技术）阳性。

9. 影像学检查　X 线、CT 及 MR 检查提示脊柱结核 [11]。

三、手术适应证 [12]

①有明显椎旁脓肿或死骨，非手术治疗无效者。②脊柱结核并发周围组织病变需要同期手术处理者。③脊柱结核并发脊髓、神经损伤者或有严重后突畸形，脊柱不稳定者。④脊柱结核病变治愈型截瘫。

四、治疗方案 [10-12]

1. 全身治疗　①卧床休息，合理增加饮食营养，保持室内空气新鲜与阳光照射。②抗结核药物治疗。

2. 局部治疗　①窦道换药。②脓肿穿刺或引流。③褥疮、泌尿系感染的防治。

3. 手术治疗　①胸椎。前路经胸腔或胸膜外胸椎结核病灶清除＋植骨术；后路胸椎结核病灶清除＋植骨术。②腰椎。前路腹膜外腰椎结核病灶清除＋植骨术；后路腰椎结核病灶清除＋植骨术。③依据情况决定是否植入内固定系统，以及采用前路、后路或前后路联合手术入路。④标准住院日为 21 ～ 30d。

五、入选标准

①患者第一诊断符合脊柱结核，既往未行手术治疗，需行前路经胸腔或胸膜外或腹膜

☆☆☆☆

外结核病灶清除＋植骨，或后路脊柱结核病灶清除＋植骨，或前路或后路内固定术[13-15]。②患者心、肝、肺、肾等器官功能可以耐受全麻手术。③患者并发其他疾病时，不需要特殊处理和影响第一诊断疾病治疗时可以入选。

六、术前准备与评估（入院后7～15d）

1. 功能性检查　血常规、ESR、凝血功能、血型、尿液常规、粪便常规；相关传染性疾病筛查（排除乙型肝炎、丙型肝炎、梅毒、艾滋病等）；肝肾功能、电解质、血糖、C反应蛋白；心电图、肺功能、动脉血气分析。

2. 诊断性检查　抗结核抗体、结核分枝杆菌PCR测定、混合淋巴细胞培养＋γ-干扰素试验；核素骨扫描；肿瘤标记物；人类白细胞抗原B27（HLA-B27）；布氏杆菌凝集试验；正侧位X线胸部摄影、正侧位胸椎X线摄影、正侧位腰椎X线摄影、正位骨盆X线摄影、胸部CT、胸椎CT和MR（与血管关系密切时需增强）；腹部脏器和双侧腰大肌超声检查；必要时行听力、视力、视野检测。

3. 选择性检查　心脑血管系统相关的专业检查；尿妊娠试验（育龄期妇女）；细胞免疫功能检查（怀疑免疫异常患者）。

七、抗结核药物的选择与使用

术前抗结核药物治疗常规采用"INH（300 mg/d）+RFP（450～600 mg/d）+EMB（750 mg/d）+PZA（500 mg/次，3次/天）"联合治疗2周以上。特殊患者（如儿童、老年、妊娠、免疫抑制，以及发生药物不良反应等）可以在上述方案基础上调整药物剂量或药物，或根据药物敏感性试验结果选择有效的抗结核药物[16]。

八、手术日（入院后8～16d）常规要求

1. 麻醉方式　全麻。

2. 抗生素应用　术前1h之内预防性应用抗生素，如手术时间超过3h可追加1次抗生素。

3. 术中耗材　脊柱内固定、人工骨、同种异体骨、医用脊柱防粘连膜、止血材料、可吸收缝线、一次性引流装置等。

4. 输血　根据术中失血量而定。

5. 病理检查　冰冻（必要时）＋石蜡切片。

九、术后（7～14d）常规要求

1. 复查项目　血常规、肝肾功能、电解质检查，以及胸部X线摄影（床边）、脊柱X线正侧位摄影。

2. 术后抗生素应用　依据有无肺部及其他感染，应用头孢二代或三代抗生素治疗3～7d。

3. 术后抗结核药物治疗　继续采用术前常规[INH（300mg/d）+RFP（450～600mg/d）+EMB（750mg/d）+PZA（500mg/次，3次/天）]的联合抗结核药物治疗方案治疗。特殊患者（如儿童、老年、妊娠、免疫抑制，以及发生药物不良反应等）可以在上述方案基础上调整药物剂量或药物。

十、出院标准

①手术 7 ～ 14d 后，体温正常 3d 以上，切口愈合良好，已拆线。②脊柱正侧位 X 线摄影显示正常术后改变，胸部 X 线摄影显示正常术后改变，腰大肌 B 型超声检查未见脓肿残腔存在大量积液。

十一、特殊情况

①影响第一诊断疾病治疗的并发疾病，术前需进行相关诊断及治疗。②根据存在的并发症进行对症治疗。

十二、术后抗结核药物治疗

出院后继续采用术前常规 [INH (300 mg/d) +RFP (450 ～ 600 mg/d) +EMB (750 mg/d) +PZA (500 mg/ 次，3 次 / 天)] 的联合抗结核药物治疗方案治疗 3 ～ 6 个月，随后采用 "INH 300 mg/d+RFP 450 ～ 600 mg/d+EMB 750 mg/d" 联合抗结核药物治疗方案治疗 9 ～ 12 个月。

临床路径表单

为了方便临床应用，特设计临床路径表单（表 1）和临床路径变异表单（表 2）。

适用对象：患者第一诊断为脊柱结核，需行 "前路经胸腔或胸膜外或腹膜外结核病灶清除 + 植骨术"，或 "后路脊柱结核病灶清除 + 植骨术"，以及 "前路或后路内固定术" 者。

表 1　脊柱结核手术治疗临床路径执行表单

患者姓名：_____　性别：_____　年龄：_____　门诊号：_____　住院号：_____
住院日期：_____年__月__日　出院日期：_____年__月__日　标准住院日： <u>15 ～ 30 d</u>

项目	住院第 1 天	住院第 2 ～ 15 天（术前日）	住院第 8 ～ 16 天（手术日）
术前主要诊疗工作	□ 询问病史及体格检查 □ 详细了解既往抗结核药物用药史 □ 主管医师查房 □ 制订初步诊疗计划 □ 开化验及检查申请单 □ 完成病历书写	□ 三级医师查房 □ 尽早完成辅助检查并追踪结果 □ 处理基础性疾病及对症治疗 □ 评估辅助检查的结果是否有异常，根据患者病情制订合理的化疗方案 □ 签署 "结核病化疗知情同意书" 及 "授权委托书" □ 观察药物不良反应 □ 评估患者是否具有手术指征、禁忌证 □ 术前讨论 □ 手术医师和主管医师向患者及家属或法定代理人介绍手术方式、时间、可能发生的风险和注意事项	□ 术前留置尿管 □ 手术 □ 术者完成手术记录 □ 住院医师书写完成术后病程（上级医师审核） □ 监测生命体征 □ 向患者及家属交代病情及术后注意事项 □ 术中标本送病理 □ 细菌培养 + 药物敏感性试验 □ 抗酸染色涂片（标本可以是脓液、肉芽、干酪样坏死物等术中取得的任何病变组织） □ 结核分枝杆菌 DNA 测定及耐药基因检测

☆ ☆ ☆ ☆

续表

项目	住院第 1 天	住院第 2 ～ 15 天（术前日）	住院第 8 ～ 16 天（手术日）
		□ 在征得患者同意后，需要患者及家属或法定代理人签署"手术知情同意书、授权委托书、非自体物内固定植入知情同意书、输血知情同意书、资费协议"。麻醉师需要签署"麻醉知情同意书" □ 配血、备血 □ 青霉素或头孢菌素等抗生素皮肤试验，备好术中使用的抗生素 □ 备好术中使用的内固定器械 □ 开术前医嘱 □ 完成术前病历记录	□ 结核分枝杆菌培养＋药物敏感性试验
术前重点医嘱	长期医嘱： □ 骨外科护理常规 □ Ⅰ～Ⅱ级护理（根据病情） □ 饮食 □ 卧床 □ 患者既往基础病用药 □ 预防褥疮，抗血栓治疗 □ 如发生褥疮、窦道，需消毒换药 □ 并发其他细菌感染，选用适当的抗生素 □ 如并发神经、脊髓损伤，选用营养神经药物及脱水药物 □ 如并发尿潴留，保留导尿管，进行膀胱冲洗 □ 对症治疗 临时医嘱： □ 血常规、血型、尿常规、便常规 □ 凝血功能、血生物化学检验、传染性疾病筛查（乙型肝炎、丙型肝炎、HIV、梅毒等）、ESR、C 反应蛋白	长期医嘱： □ 骨外科护理常规 □ Ⅰ～Ⅱ级护理（根据病情） □ 饮食 □ 卧床 □ 患者既往基础病用药 □ 预防褥疮，抗血栓治疗 □ 如并发褥疮、窦道，需消毒换药 □ 并发其他细菌感染，选用适当的抗生素 □ 如并发神经、脊髓损伤，选用营养神经药物及脱水药物 □ 如并发尿潴留，保留导尿管，进行膀胱冲洗 □ 化学治疗 □ 保肝治疗 □ 对症治疗 临时医嘱： □ 对症治疗 □ 抗结核药物治疗 7 ～ 14d 后复查血、尿常规，ESR，肝肾功能，凝血功能检查 □ 对影响手术的异常检验，检查情况进行复查，必要时行进一步其他检查 明日在全麻的状态下进行： □ 前路经胸腔或腹膜外结核病灶清除＋植骨	长期医嘱： □ 骨外科护理常规 □ Ⅰ～Ⅱ级护理（根据病情） □ 禁食水 □ 卧床 □ 患者既往基础病用药 □ 预防褥疮 □ 如并发褥疮、窦道，需消毒换药 □ 并发其他细菌感染，选用适当的抗生素 □ 如并发神经、脊髓损伤，选用营养神经药物及脱水药物 □ 如并发尿潴留，保留导尿管，进行膀胱冲洗（指术前并发尿潴留患者的延续性治疗） □ 抗结核药物治疗 □ 保肝治疗 □ 保留导尿管（全麻手术日需导尿） □ 保留引流管并记录引流量 □ 非手术多功能重症监护：体温、心电、血压、呼吸、脉搏、血氧饱和度 □ 氧气吸入 □ 预防性应用抗生素 □ 静脉补液营养支持

☆　☆　☆　☆

项目	住院第 1 天	住院第 2～15 天（术前日）	住院第 8～16 天（手术日）
	□ 心电图、血气分析、肺功能 □ 正侧位胸部 X 线摄影、正侧位脊柱 X 线摄影、胸部 CT、胸椎 CT、胸椎 MR、腹部脏器和腰大肌超声波检查 □ 鉴别诊断检查：抗结核抗体、结核分枝杆菌 PCR 测定、γ-干扰素释放试验、核素骨扫描、肿瘤标记物、HLA-B27、布氏杆菌凝集试验 □ 并发肺结核患者：痰抗酸染色涂片 ×3 次 □ 褥疮、窦道分泌物检查：细菌培养 + 药物敏感性试验；抗酸染色涂片 ×3 次；结核分枝杆菌改良罗氏培养 + 药物敏感性试验 □ 尿细功培养 + 药物敏感性试验 □ 对症治疗	□ 后路脊柱结核病灶清除 □ 髂骨或肋骨取骨植骨 □ 前路或后路内固定术 □ 术前禁食 12h，禁水 8h □ 消毒、备皮 □ 结肠灌洗 □ 配血、备血 □ 抗生素皮肤试验 □ 镇静药物促患者入眠（必要时） □ 其他特殊医嘱	□ 对症治疗 临时医嘱： □ 对症治疗 □ 痰抗酸染色涂片 □ 细菌培养 + 敏感药物测定 □ 结核分枝杆菌 DNA 测定及耐药基因检测 □ 结核分枝杆菌改良罗氏培养 + 敏感药物测定 □ 其他特殊医嘱
术前主要护理工作	□ 责任护士首先自我介绍并安排好患者的床位 □ 介绍病房环境、医院制度、医护人员和住院期间的注意事项 □ 入院护理评估（生命体征、体质量测量、病史询问及体格检查） □ 入院健康教育 □ 心理护理 □ 通知主管医生 □ 通知营养科新患者饮食 □ 完成护理病历书写 □ 执行医嘱，用药指导	□ 实验室及其他检查前的宣传教育 □ 指导戒烟、戒酒、规律作息时间 □ 相关疾病的健康教育 □ 督导卧床，指导正确的翻身方法，指导练习床上排便 □ 督导肺功能锻炼的必要性和正确方法 □ 正确落实各项治疗性护理措施 □ 观察治疗效果及药物反应 □ 护理安全措施到位 □ 给予正确的饮食指导 □ 了解患者心理需求，做好心理护理 □ 根据实际需要，帮助患者选择适当的输液方式	□ 测量体温、脉搏、呼吸及双侧上肢血压 □ 检查患者是否禁食、水 □ 协助取下义齿、发卡、戒指、项链等贵重物品，交家属保管 □ 术前静脉输注或肌内注射抗生素 □ 术前其他用药 □ 填写手术交接单并与手术室护士进行交班 □ 手术室护士与骨科病房护士交接麻醉及术中情况 □ 随时观察患者的生命体征 □ 各种管路的观察和维护 □ 患者术后麻醉清醒后协助其进行早期活动

☆ ☆ ☆ ☆

续表

项目	住院第1天	住院第2～15天（术前日）	住院第8～16天（手术日）
		□ 介绍术前准备的内容、目的，麻醉的方式。术前术后健康教育及心理指导 □ 详细讲解手术部位引流的原理及注意事项 □ 手术备皮，做抗生素皮肤试验等 □ 结肠灌洗 □ 手术前一晚消毒手术区域皮肤并用无菌胸带包扎 □ 督导患者晚餐少量进食，20h后禁食，24h后禁水	□ 患者术后心理与生活护理 □ 按医嘱进行治疗
术前病情变异记录	□ 无；□ 有 原因： 1. 2.	□ 无；□ 有 原因： 1. 2.	□ 无；□ 有 原因： 1. 2.

项目	术后第1天	术后第2～7天	术后第8～14天（出院）
术后主要诊疗工作	□ 术者查房 □ 住院医师完成病程书写 □ 观察引流情况 □ 注意生命体征 □ 检查双下肢肌力及皮肤感觉 □ 伤口换药 □ 复查血常规、血生物化学检验等 □ 并发症的预防及观察	□ 三级医师查房 □ 住院医师完成病程书写 □ 观察引流情况，酌情拔除引流管 □ 注意生命体征 □ 检查双下肢肌力及皮肤感觉 □ 定期伤口换药 □ 并发症的预防及观察 □ 根据病情停用或调整抗生素 □ 根据结核分枝杆菌耐药基因检测及时调整抗结核治疗方案	□ 并发症的预防及观察 □ 抗结核治疗 □ 保肝治疗 □ 根据术后病理确诊 □ 伤口拆线 □ 上级医师查房，明确能否出院 □ 住院医生完成出院病历 □ 向患者及家属交代出院后的注意事项 □ 交代出院所带药物的服用方法及注意事项
术后重点医嘱	长期医嘱： □ 骨外科术后护理常规 □ 特级～Ⅱ级护理（根据病情） □ 禁食、水 □ 卧床 □ 患者既往基础用药 □ 预防褥疮，抗血栓治疗 □ 如并发褥疮，需消毒换药 □ 并发其他细菌感染，选用适当的抗生素	长期医嘱： □ 骨外科术后护理常规 □ Ⅰ～Ⅱ级护理（根据病情） □ 饮食 □ 卧床 □ 患者既往基础用药 □ 预防褥疮，抗血栓治疗 □ 如并发褥疮，需消毒换药 □ 如并发神经、脊髓损伤，选用营养神经药物 □ 停用糖皮质激素、脱水药物 □ 如并发尿潴留，保留导尿管，进行膀胱冲洗	长期医嘱： □ 骨外科术后常规护理 □ Ⅱ级护理 □ 饮食 □ 卧床 □ 患者既往基础用药 □ 预防褥疮，抗血栓治疗 □ 如并发褥疮，需消毒换药 □ 如并发神经、脊髓损伤，选用营养神经药物 □ 停用糖皮质激素、脱水药物 □ 如并发尿潴留，保留导尿管，膀胱冲洗

☆ ☆ ☆ ★

续表

项目	术后第 1 天	术后第 2 ～ 7 天	术后第 8 ～ 14 天（出院）
	□ 如并发神经、脊髓损伤，选用糖皮质激素、营养神经药物及脱水药物 □ 拔除导尿管，如并发尿潴留，保留导尿管，进行膀胱冲洗 □ 抗结核药物治疗 □ 保肝治疗 □ 保留引流管并记录引流量 □ 非手术多功能重症监护：体温、心电、血压、呼吸、脉搏、血氧饱和度 □ 氧气吸入 □ 预防性应用抗生素 □ 静脉补液营养支持 □ 对症治疗 临时医嘱： □ 对症治疗 □ 伤口换药 □ 床旁胸部 X 线摄影	□ 抗结核药物治疗 □ 保肝治疗 □ 停用引流管 □ 停止非手术多功能重症监护 □ 停止吸氧 □ 停用抗生素 □ 对症治疗 临时医嘱： □ 对症治疗 □ 拔除引流管 □ 伤口换药 □ 床旁胸部 X 线摄影复查（经胸腔患者建议每日检查），直至拔除胸腔引流管后复查无异常	□ 抗结核药物治疗 □ 保肝治疗 □ 对症治疗 临时医嘱： □ 对症治疗 □ 伤口换药 □ 伤口拆线 □ 血常规、ESR、凝血功能、血生物化学检查、正侧位脊柱 X 线摄影、双侧腰大肌 B 型超声检查
术后主要护理工作	□ 给患者讲解并按医嘱实施各项治疗及护理，晨晚间护理、夜间巡视 □ 指导正确翻身 □ 术后饮食指导 □ 术后健康教育 □ 协助患者生活护理 □ 随时观察患者的生命体征 □ 各种管路的观察和维护 □ 并发症的观察与预防 □ 了解患者术后心理状态并给予正确的指导 □ 完成各项检验、检查	□ 给患者讲解并按医嘱实施各项治疗及护理，晨晚间护理、夜间巡视 □ 指导正确翻身 □ 督导咳嗽、咯痰，肺功能锻炼 □ 术后饮食指导 □ 术后健康教育 □ 协助患者生活护理 □ 随时观察患者的生命体征 □ 观察伤口情况 □ 各种管路的观察与预防 □ 并发症的观察与预防 □ 了解患者术后心理状态并给予正确的指导	□ 协助患者生活护理 □ 督导肺功能锻炼 □ 观察伤口情况 □ 并发症的观察与预防 □ 了解患者术后心理状态并给予正确的指导 □ 完成各项检验、检查 □ 术后康复指导 □ 出院指导
术后病情变异记录	□ 无；□ 有　原因： 1. 2.	□ 无；□ 有　原因： 1. 2.	□ 无；□ 有　原因： 1. 2.

☆ ☆ ☆ ☆

结　语

　　脊柱结核目前发病率逐年提高，各个年龄段均有发病[17-18]。为了提高中国脊柱外科医师对脊柱结核的认识，普及和规范诊断治疗，达到优化治疗的目的，特制订了本临床路径。遵循本临床路径，可以最大限度地提高对脊柱结核的治愈率，减少因对脊柱结核认识不足而带来的各种术后并发症。在中国和大部分发展中国家，广大临床医师应努力整合有限的医疗资源，优化诊断治疗的医疗服务，将最好的手术方式及时、恰当地用于患者，争取最佳的治疗效果，提高广大脊柱结核患者的生活质量。

　　本临床路径提供了基于临床研究证据的指导建议，有利于在临床实践中普及和推广。同时我们还应充分认识到，本临床路径旨在满足大部分患者群体需求，并不完全适用于每一例患者的个体情况；本临床路径推荐的指导原则并不保证使每一例患者都能获得最好的治疗效果。临床医师在应用本临床路径时需要充分考虑所在医院的软硬件水平和当地结核病诊断实验室的技术水平[19]，同时还要考虑患者个体情况，根据病情与经济承受能力等因素选择个性化的治疗方案及措施。

表 2　脊柱结核手术治疗临床路径变异表单

患者姓名		性别		年龄		住院号		门诊号	
入院日期			出院日期				医师		

Ⅰ.变异项目
　A. 患者或家属因素
　　A1 □病情变化（含并发症）
　　A2 □入院即并发其他疾病
　　A3 □要求其他治疗
　　A4 □无法配合医护指导
　　A5 □患者无法按时出院
　　A6 □其他_____
　B. 医护因素
　　B1 □主治医师决定
　　B2 □医护间沟通
　　B3 □医嘱延迟
　　B4 □执行医嘱延迟
　　B5 □会诊延迟
　　B6 □其他_____

C. 系统因素
　　C1 □缺乏设备
　　C2 □设备故障
　　C3 □安排的检查延迟
　　C4 □检查报告延迟
　　C5 □部门间沟通不良
　　C6 □手术室安排
　　C7 □休假
　　C8 □其他_____
Ⅱ.选入临床路径情形：
　　Ⅱ1 □入院即进入临床路径
　　Ⅱ2 □住院期间中途进入临床路径
　　Ⅱ3 □住院期间中途退出临床路径

　　注：本脊柱结核手术治疗临床路径由 101149 首都医科大学附属北京胸科医院骨科秦世炳、兰汀隆、董伟杰、范俊、唐恺、严广璇、李元撰写并已在临床试用 2 年。在此特别感谢在"第四届骨关节结核临床诊断与治疗进展及其规范化专题研讨会"上对本路径提出指导和宝贵修改意见的各位专家（排名不分先后）：201508 上海，复旦大学附属公共卫生临床中心外科（宋言峥）；250000 济南，山东省胸科医院外科（李敬朝）；110044 沈阳市胸科医院骨科（柳盛春）；510095 广州市胸科医院骨科（张强）；830049 乌鲁木齐，新疆维吾尔自治区胸科医院骨科（地里下提·阿布力孜）；300051 天津市胸科医院骨科（张文龙）；100091 北京，解放军第三〇九医院骨科（马远征）；750004 银川，宁夏医科大学总医院脊柱外科（王自立）

参 考 文 献

[1] Schirmer P, Renault CA, Holodniy M. Is spinal tuberculosis contagious? Int J Infect Dis, 2010, 14(8):e659-e666.

[2] Ozol D, Köktener A, Uyar ME. Active pulmonary tuberculosis with vertebra and rib involvement:case report. South Med J, 2006, 99(2):171-173.

[3] Turgut M. Spinal tuberculosis(Pott's disease):its clinical presentation, surgical management, and outcome. asurvey study on 694 patients. Neurosurg Rev, 2001, 24(1):8-13.

[4] Kaya A, Topu Z, Fitos S, et al. Pulmonary tuberculosis with multifocal skeletal involvement. Mondaldi Arch Chest Dis, 2004, 61(2):133-135.

[5] Sai Kiran NA, Vaishya S, Kale SS, et al. Surgical results in patients with tuberculosis of the spine and severe lower-extremity motor deficits:a retrospective study of 48 patients. J Neuroserg Spine, 2007, 6(4):320-326.

[6] 秦世炳, 宋言峥, 董伟杰. 骨关节结核临床诊断与治疗进展及其规范化专题研讨会纪要. 中国防痨杂志, 2013, 35(1):81-84.

[7] 骨关节结核临床诊断与治疗进展及其规范化专题研讨会学术委员会. 正确理解和认识骨与关节结核诊疗的若干问题. 中国防痨杂志, 2013, 35(5):384-392.

[8] Knop C, Fabian HF, Bastian L, et al. Late results of thoracolumbar fractures after posterior instrumentation and transpedicular bone grafting. Spine(Phila Pa 1976), 2001, 26(1):88-99.

[9] 中华人民共和国卫生部. 临床路径管理指导原则（试行）. 卫医管发 [2009]99 号. 2009-10-13.

[10] 中华医学会. 临床诊疗指南:结核病分册. 北京:人民卫生出版社, 2005.

[11] 车凤义, 刘树清, 云来彪. CT 检查在脊柱结核中的临床应用. 中国防痨杂志, 2002, 24(1):19-20.

[12] 中华医学会. 临床技术操作规范:结核病分册. 北京:人民军医出版社, 2004.

[13] 郭立新, 马远征, 陈兴, 等. 脊柱结核的外科治疗与术后疗效评估. 中华骨科杂志, 2008, 28(12):979-982.

[14] 叶伟, 李春海, 梁安靖, 等. 脊柱结核一期手术治疗的并发症分析及对策. 中国进修医师杂志, 2010, 33(17):18-20.

[15] 任强, 陈清汉, 吴增浦. 脊柱结核手术方法选择. 中国实用医药, 2013, 8(9):42-43.

[16] 秦世炳, 董伟杰, 兰汀隆, 等. 128 例脊柱结核耐药患者的临床分析. 中国防痨志, 2013, 35(5):299-304.

[17] 李元, 秦世炳, 董伟杰, 等. 老年脊柱结核伴截瘫患者的手术时机与疗效分析. 中国防痨杂志, 2015, 37(3):271-275.

[18] 兰汀隆, 董伟杰, 范俊, 等. 少儿脊柱结核的临床特点分析. 中国脊柱脊髓杂志, 2015, 25(3):195-201.

[19] 宋媛媛, 郑惠文, 赵雁林. 我国结核病实验室诊断进展历程. 中国防痨杂志, 2014, 36(9):764-768.

（中国防痨协会结核病临床专业分会骨关节结核学组）

摘自《中国防痨杂志》2016 年 38 卷 8 期

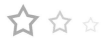

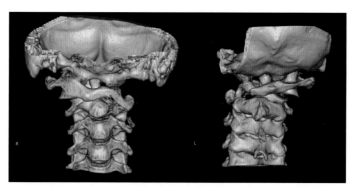

彩图 1　颈椎 CT 扫描三维成像。显示结核病灶致寰椎左侧侧块破坏缺如，枢椎左侧齿突及椎体严重破坏，寰枢椎稳定性丢失

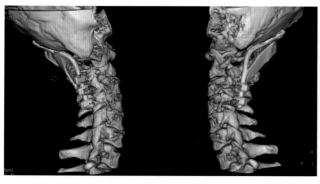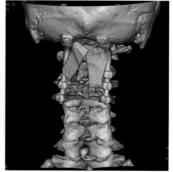

彩图 2　术后 5 年行颈椎 CT 扫描 + 三维成像复查，显示内固定位置良好，颈椎生理曲度保持良好

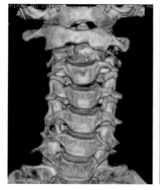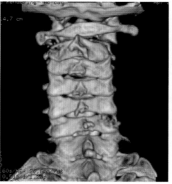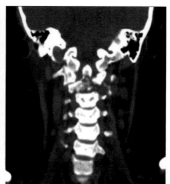

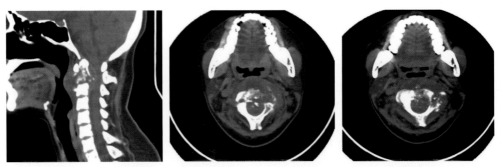

彩图3　颈椎CT扫描+三维重建，显示C2椎体、齿状突及左侧寰枢外侧关节骨质破坏，有死骨形成，周围有软组织肿胀阴影，寰椎向右侧旋转脱位

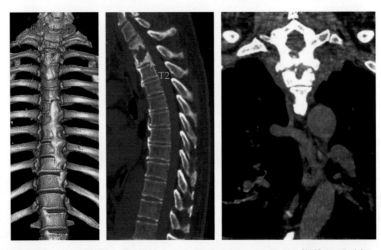

彩图4　颈胸段CT扫描+三维重建，显示T1及T2骨质破坏，T1及T2椎体骨质破坏，内大量死骨及脓肿影，椎前软组织影增宽

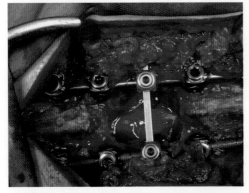

彩图5　术中置入椎弓根螺钉，切除棘突及双侧椎板，经椎间孔将钛网植入T11、T12残余椎间隙，最后安装钛棒及采用横联固定

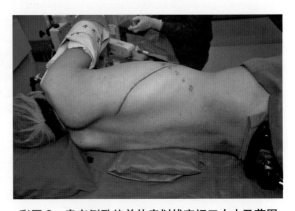

彩图6　患者侧卧位并体表划线定切口大小及范围

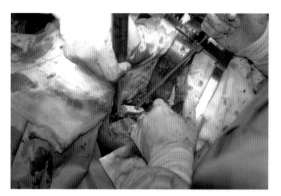

彩图 7　术中人工椎体植入实例：骨刀辅助人工椎体斜行植入

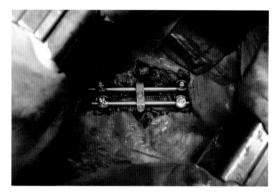

彩图 8　术中完成钛棒及横联的放置，可见内固定及钛棒的置入，人工椎体的完美植入

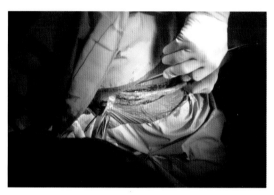

彩图 9　侧前入路取第 9 肋入胸

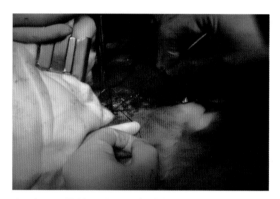

彩图 10　椎体侧方切开椎旁软组织及脓肿壁，吸净脓液及肉芽肿病灶组织，边切边缝扎止血

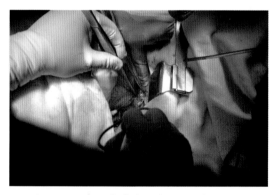

彩图 11　胸腔腹膜外入路，切开部分隔肌

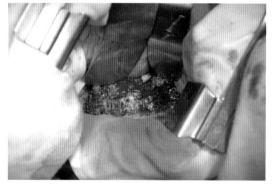

彩图 12　骨刀修整 T10 椎体下缘、L1 椎体上缘，并搔刮植骨床至植骨床面有微微渗血，显露并冲洗椎间骨缺损处

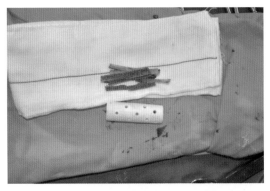

彩图 13　术中需要的植骨材料：人工椎体及修整好的肋骨条

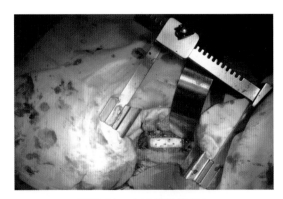

彩图 14　人工椎体的植入

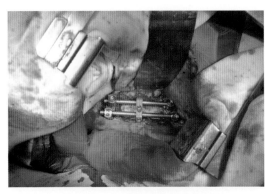

彩图 15　内固定材料的前路置

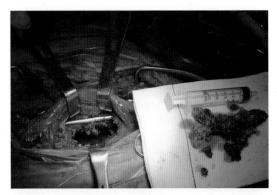

彩图 16　术中置入椎弓根螺钉，切除病椎横突及肋骨头、部分肋骨，处理肋间血管，清除椎间坏死肉芽组织、死骨，将钛网植入 T11～T12 残余椎体间隙，最后安装钛棒及横联固定

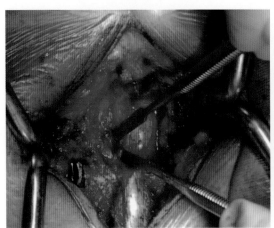

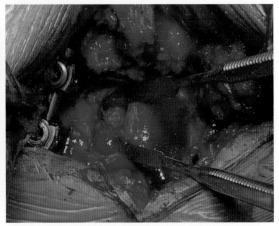

彩图 17　TLIF 法病灶清除植骨术。术中置入椎弓根螺钉，切除棘突及双侧椎板，切除左侧关节突关节，经椎间孔入路进行椎体间病灶清除、植骨手术。图为将修剪合适的自体髂骨经左侧椎间孔径路植入 L1～L2 病灶清除术后的椎体间骨缺损处。最后安装钛棒及横联固定

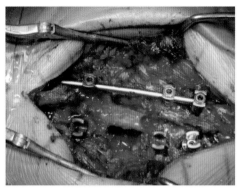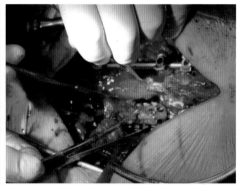

彩图 18 术中置入椎弓根螺钉，切除 T12、L1 整个后柱结构、椎弓根、整个椎体及相邻的上下椎间盘，矫正后凸畸形。从一侧将测量调整好的钛笼植入 T11 ～ L2 椎体间隙内，最后安装钛棒及横联

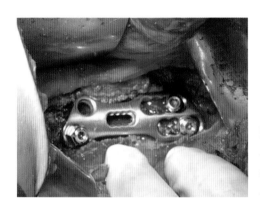

彩图 19 术中植入钛笼支撑植骨（填充自体骨和人工骨），根据病变清除后的椎体残留及上下椎体位置关系，选择合适长度脊柱前路钛板，置入椎体主钉及辅钉加强固定

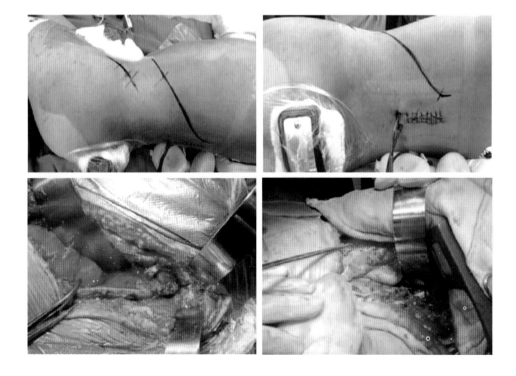

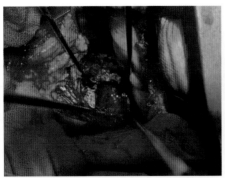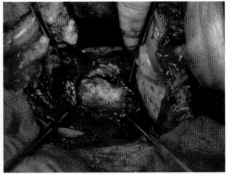

彩图 20　前路经胸、腹膜外入路切除病灶植骨术，充分显露 T12、L1 椎体及椎间盘，直视下彻底清除病灶，将修整规则的自体髂骨块严密、恰当地植入病灶清除后的骨缺损处

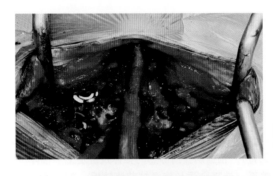

彩图 21　术中置入椎弓根螺钉，切除左侧 L4 下关节突及部分椎板

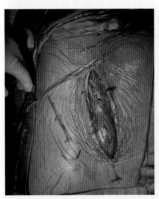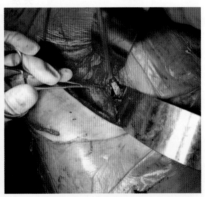

彩图 22　腹部正中切口，术中注意保护血管、神经

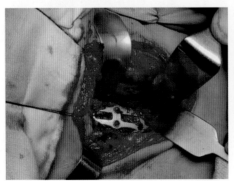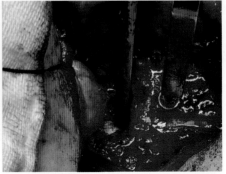

彩图 23　术中病灶清除及椎管减压照片

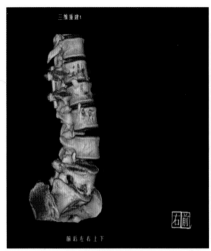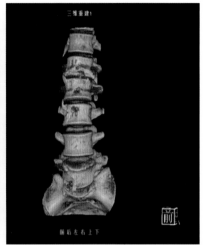

彩图 24　患者术后 1 年行腰椎 CT 扫描＋三维重建复查，显示腰椎稳定性良好，椎间植骨已融合

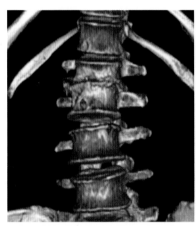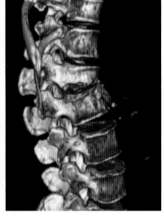

彩图 25　CT 三维重建正侧位：腰椎 1、2 骨质破坏，间隙狭窄，后凸及侧凸明显

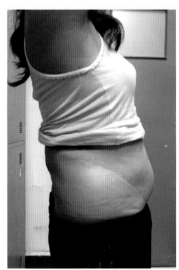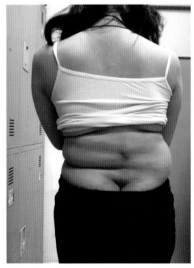

彩图 26　术前患者后凸及窦道形成

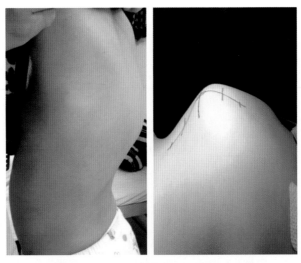

彩图 27　术前可见后凸及手术切口示意

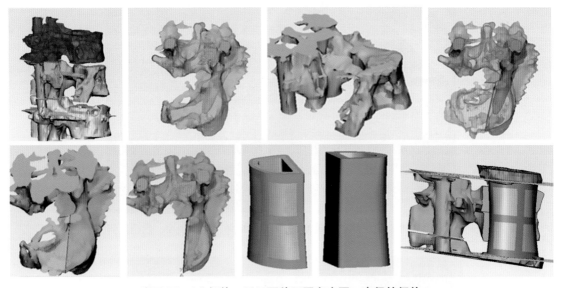

彩图 28　L1 假体。显示两种不同高度同一直径的假体

假体匹配尺寸

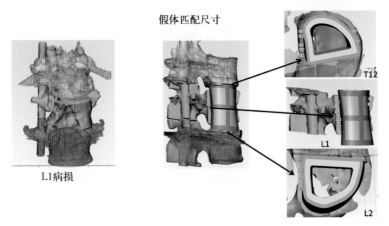

L1病损

彩图 29　L1 假体匹配尺寸示意图

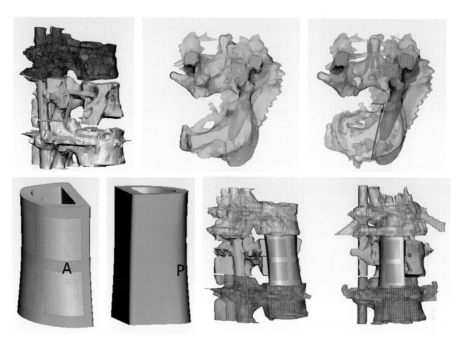

彩图 30 L1 假体效果图

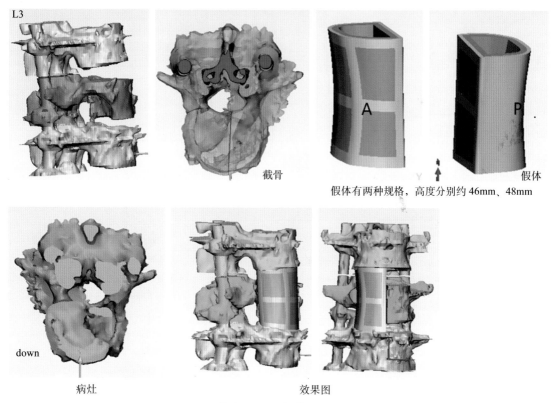

彩图 31 L3 假体效果图

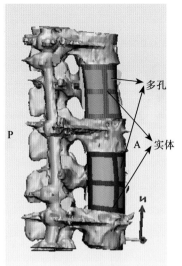
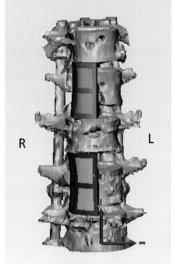
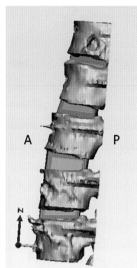

彩图 32 L1 ~ L3 假体置入人体效果图

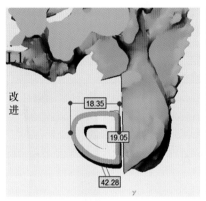

L1 截面尺寸，前后径约 19mm，内外侧宽
度约 18.5mm

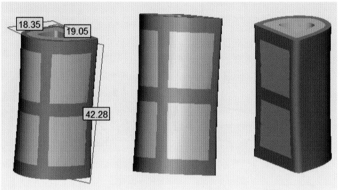

高度约 42mm 和 44mm

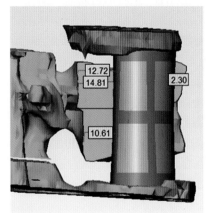

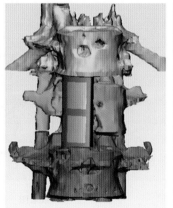

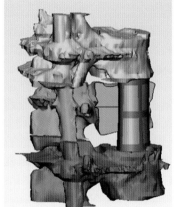

置于前柱效果图

彩图 33 缩小假体的前后径及缩小假体横径的假体效果图

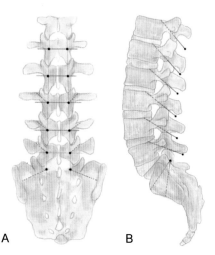

A   B

彩图 34　皮质骨通道螺钉的进钉点参考：由内向外 20°，头尾端 30°～45°

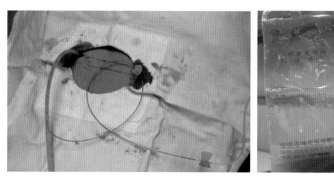

彩图 35　给予患者病灶穿刺置管行灌注冲洗、椎间隙推药治疗

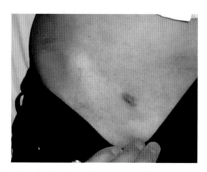

彩图 36　术后 2 年复查，患者伤口愈合良好，局部瘢痕形成

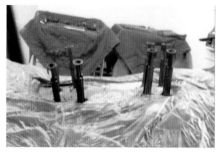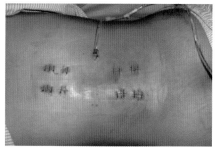

彩图 37　患者椎弓根螺钉置入过程及置管后图像

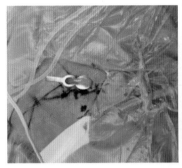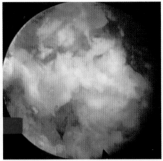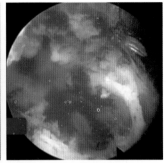

彩图 38　术中置入引流管后可见脓液流出，内镜下见椎间隙内坏死组织及清除后情况

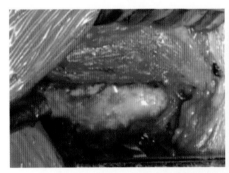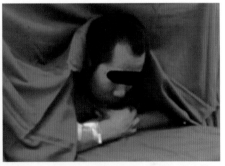

彩图 39　T9 ～ T10 小开窗减压手术过程，术后继续行置管冲洗治疗

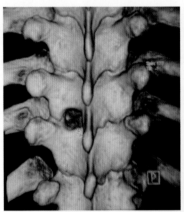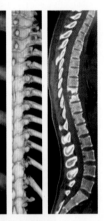

彩图 40　术后 CT 扫描 + 三维重建复查，显示在椎板上做的开窗小切口

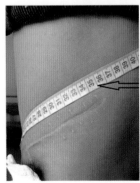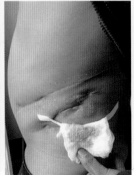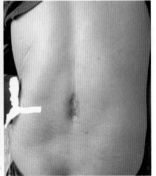

彩图 41　外院内固定术后 4.5 年复查，伤口仍未愈合，并呈间断破溃

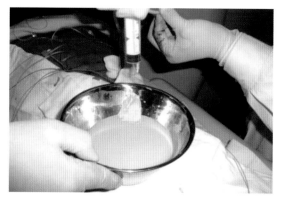

彩图42 患者脓肿部位穿刺，抽出脓肿为黏稠的牙膏状物

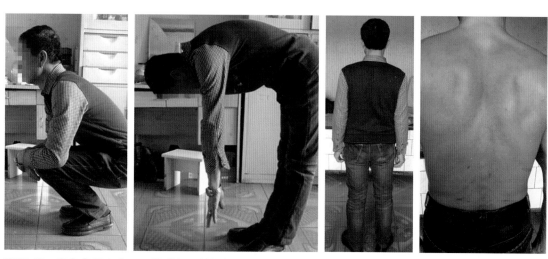

彩图43 患者术后3个月开始进行下地锻炼，10个月后随访观察无特殊不适，术后8年随访已能正常工作生活。图为患者术后8年随访时的功能检查图像及外观图像

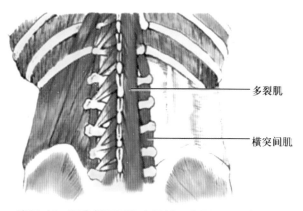

多裂肌

横突间肌

彩图44 腰背部深层肌肉解剖示意图，显示多裂肌

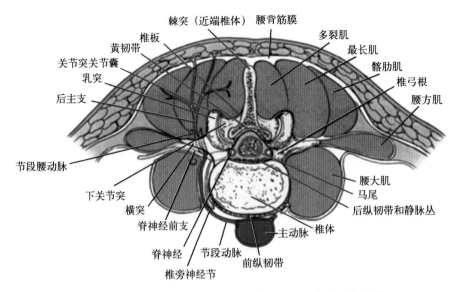

棘突（近端椎体）　腰背筋膜
椎板　　　　　　　　　多裂肌
黄韧带　　　　　　　　　最长肌
关节突关节囊　　　　　　髂肋肌
乳突　　　　　　　　　　椎弓根
后主支　　　　　　　　　腰方肌
节段腰动脉
下关节突
横突　　　　　　　　　　腰大肌
脊神经前支　　　　　　　马尾
脊神经　　节段动脉　　后纵韧带和静脉丛
椎旁神经节　主动脉　椎体
前纵韧带

彩图 45　腰背部肌肉解剖示意图，横断面显示多裂肌和最长肌

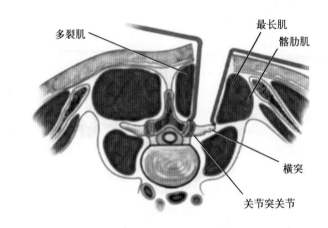

多裂肌　　　　　　　　　最长肌
　　　　　　　　　　　　髂肋肌

横突
关节突关节

彩图 46　自多裂肌和最长肌间隙进入，可显露关节突关节及横突

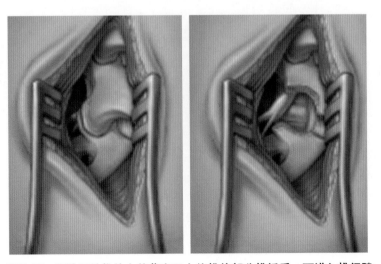

彩图 47　切除下位椎体上关节突及上位椎体部分椎板后，可进入椎间隙

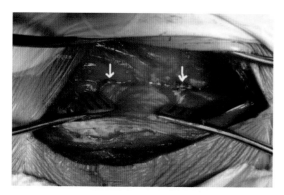

彩图 48　自肌间隙进入，便于术中置入椎弓根螺钉。白色箭显示进钉点

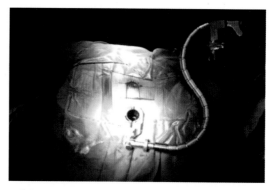

彩图 49　放入可扩张通道后，安装自由臂固定

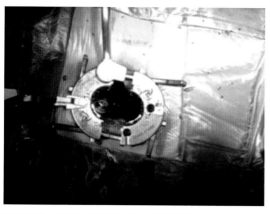

彩图 50　通道下直视完成病灶清除植骨及置钉固定

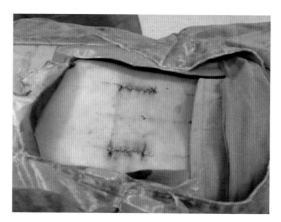

彩图 51　术后缝合切口，不需要放置引流管

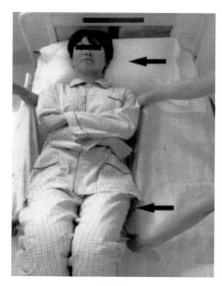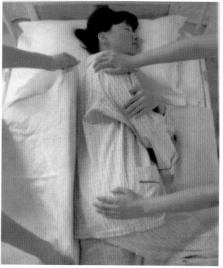

彩图 52　将患者平移至患者欲翻身方向的对侧床旁

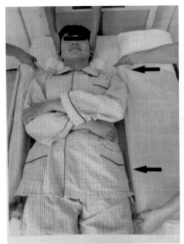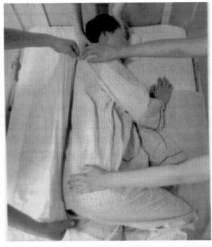

彩图 53　颈椎术后患者翻身需要另加一人保护头颈部

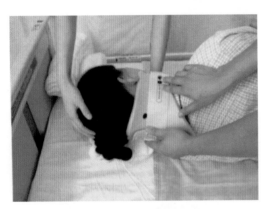

彩图 54　为患者佩戴颈托后片

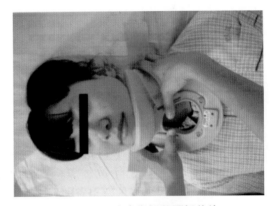

彩图 55　为患者佩戴颈托前片

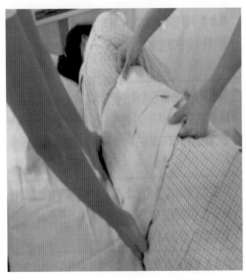

彩图 56　腰围左侧置于患者身下

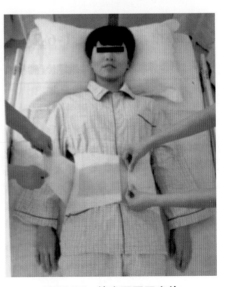

彩图 57　粘牢腰围固定片